환경보건학

강공언 · 김남송 · 박재원 공저

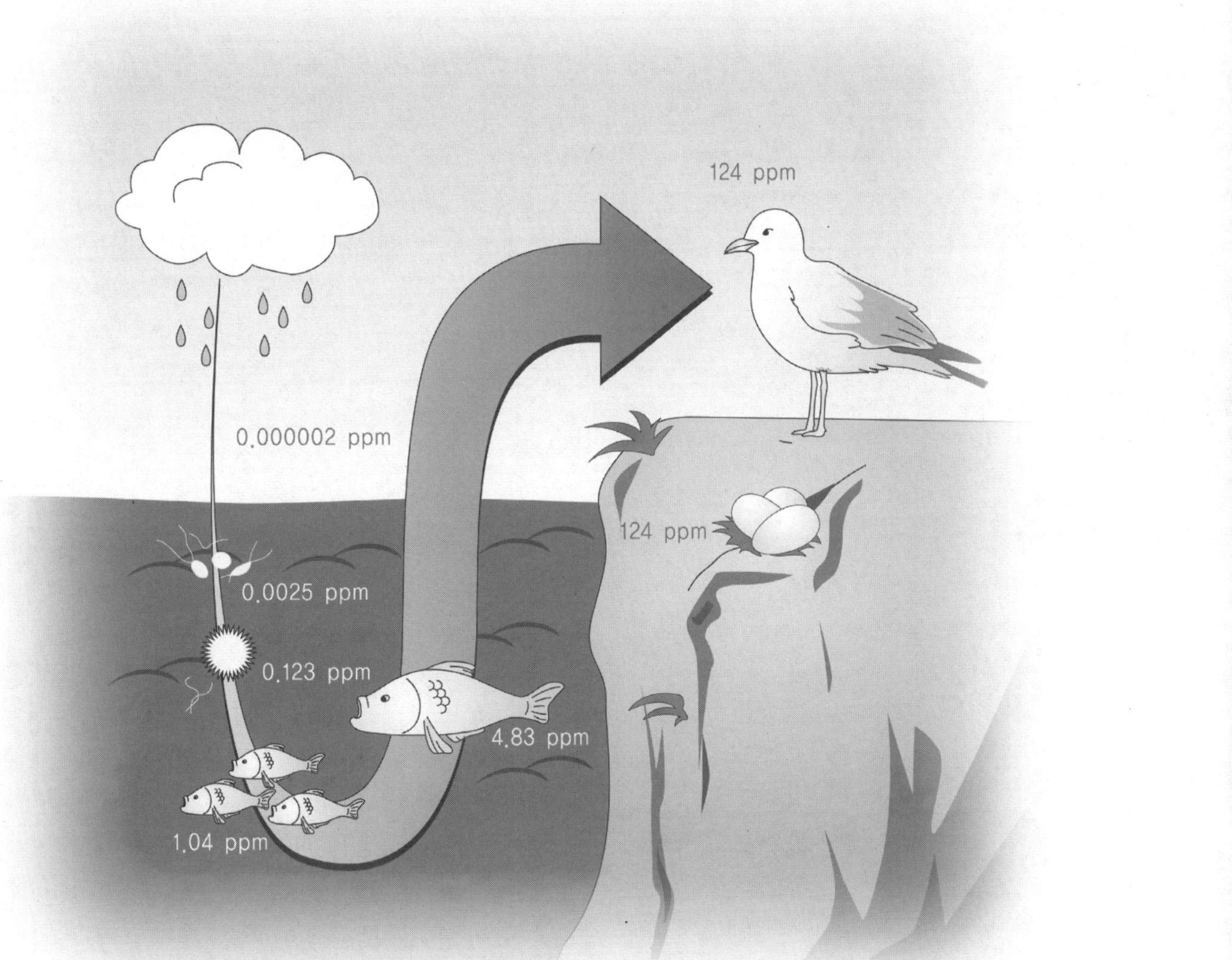

KOREA 고려의학

머 리 말

오늘날 환경문제는 인류의 건강문제 뿐만 아니라 생존 그 자체에도 심각한 영향을 주고 있다. 환경오염에 대한 사회적인 관심이 시작된 것은 산업혁명 이후로, 그 당시에는 더럽고 지저분한 도시환경과 이로 인한 전염성 질환의 유행이 가장 중요한 환경보건 문제로 나타났으며, 해결방안 또한 위생상태를 개선하는데 초점이 맞추어졌다. 그러나 인구의 증가와 더불어 산업화와 도시화가 진행되면서, 인간의 건강과 생존에 필수적인 공기 · 물 · 토양 · 동물과 식물 등의 환경자원이 고갈되거나 오염되어 수많은 환경문제를 초래하고 있다. 더욱이 환경자원의 이용과정에서 버려진 수많은 폐기물은 직접적인 환경오염의 원인이 될 뿐만 아니라 그 독성이 생태계의 먹이사슬을 거쳐 다양한 경로로 인간에게 되돌아오고 있으며, 자연생태계의 순환에도 심각한 악영향을 초래하고 있다. 인류의 가장 중요한 에너지원으로 이용되고 있는 화석연료는 각종 대기오염현상을 일으키고 있으며, 오늘날 전 세계적인 관심의 대상이 되고 있는 지구온난화(global warming)의 주범이 되고 있다. 또한 편리하고 유용한 생활의 도구로 개발되어 사용되고 있는 각종 문명의 산물들도, 우리 눈에는 보이지 않지만 생명체 내분비계의 정상적인 호르몬 기능을 방해하는 내분비교란물질(endocrine disruptors, EDs), 일명 환경호르몬이라 불리는 유독성 화학물질을 방출하고 있다. 그 결과 오늘날에는 예상하지 못했던 각종 기상재해가 발생되고 있으며, 과거에 경험하지 않았던 새로운 유형의 질병들이 생겨나고 있다. 새집증후군(sick house syndrome, SHS)이나 빌딩증후군(sick building syndrome, SBS), 아토피 피부염과 천식 등의 알레르기성 질환, 각종 암 등 만성질환의 건강피해가 급증하면서 새로운 유형의 환경보건 문제가 세간의 주목을 받고 있다. 이와 같이 환경보건에 대한 관심사는 시대의 흐름에 따라 달라지고 있는데, 세계보건기구는 1993년 불가리아의 소피아(Sofia)에서 개최된 WHO 회의에서 환경보건(environmental health)을 다음과 같이 정의하였다.

"Environmental health comprises those aspects of human health, including quality of life, that are determined by physical, chemical, biological, social and psychological factors in the environment. It also refers to the theory and practice of assessing, correcting, controlling, and preventing those factors in the environment that can potentially affect adversely the health of present and future generations."

즉, 환경보건이란 환경에서의 물리적 · 화학적 · 생물학적 · 사회적 · 심리적 요인들에 의해 영향을 받는 삶의 질이 포함된 인간의 건강 양상을 의미하고, 다른 한편으로는 현재와 미래 세대의 건강에 잠재적으로 해를 줄 수 있는 환경 중의 이러한 요인들을 평가하고 · 바로 잡고 · 통제하며 · 예방하는 이론과 실천을 의미한다. 이와 같은 환경보건의 정의로 미루어볼 때, 그 학문영역은 매우 광범위하고, 인간의 건강과 관련된 모든 학문 분야의 기초적인 토대가 되고 있음을 알 수 있다. 더욱이 환경부는 환경오염 등으로 인한 국민의 건강영향과 질환 발생 우려가 증가함에 따라 수용체인 국민의 건강과 생태계의 안전에 중심을 둔 환경보건 정책을 추진하기 위한 법적 근거와 기반을 마련하기 위하여 2008년 3월 21일에 환경보건법을 제정하였으며, 국가의 정책적인 측면에서도 환경보건은 매우 중요한 문제로 자리매김하고 있다.

오늘날 환경보건학은 대학의 환경보건학과에서 필수교과목으로 편성되어 있으며, 보건의약 · 보건교육 · 건강증진 등의 공중보건 분야에서도 기본적인 교과내용으로 다루고 있다. 또한 모든 현대인에게 필수적인 교양과목으로도 매우 중요한 의미를 갖고 있다. 이러한 이유로 보건직 또는 관련 공무원 임용시험 및 승진시험의 시험과목에 환경보건학을 채택하고 있으며, 보건 · 의료 · 공중위생 분야의 면허나 자격증 시험에서도 출제되고 있다. 또한 유아 및 초중등의 학교교육에서도 매우 중요한 교과내용으로 다루어지고 있다.

본 교재에서는 인간의 건강과 생존에 보다 직접적인 영향을 미치는 환경요인들에 대하여 체계적으로 정리하였으며, 기본적인 환경보건 내용에서부터 최근 새롭게 대두되고 있는 환경보건 문제들을 포괄적으로 다룰 수 있도록 하였다. 또한 개인적으로 공부하는 수험생들에게도 도움이 될 수 있도록 교재 내용의 대부분을 강의노트 형식으로 작성하였다. 교재내용은 각종 시험의 출제기준에 근거하여 제1장 환경위생, 제2장 환경보전, 제3장 산업보건, 제4장 식품위생으로 분류하였으며, 특히 2장의 환경보전 분야에서는 오늘날 전 지구적인 관심의 대상이 되고 있는 산성비(acid rain), 오존층 파괴(ozone depletion) 및 지구온난화(global warming)의 광역대기오염현상에 대한 보다 최근의 자료를 토대로 그 원인과 대책에 대해 자세하게 기술하였다. 본문은 한글 사용을 원칙으로 하였으나, 주요 학술용어에 대해서는 영어와 한자를 괄호 안에 기입하였으며, 다소 난해한 학술용어나 내용에 대해서는 그 이해를 도울 수 있도록 부가적인 정보를 별도로 첨가하였다. 그러나 강의 일정에 따라 한정되어진 짧은 시간에 원고 집필이 이루어지다보니 미흡하고 부족한 점들이 많지만, 바라건대 독자 여러분들과 각 분야의 선 · 후배님들을 모시고, 향후 지속적인 수정 및 보완이 이루어질 수 있었으면 한다.

마지막으로 교재를 집필 할 수 있도록 배려해 주신 주위 분들께 삼가 감사를 드리며, 출판이 이루어지기까지 정성을 기울여 주신 고려의학 최병진 사장님과 직원 선생님들께 마음으로나마 깊은 감사의 뜻을 전합니다.

2008년 7월
신용동에서 저자 씀

목 차

환경보건학

제1장 환경위생

1. 환경위생의 개념

학습목표
- 환경위생의 정의를 이해할 수 있다.
- 환경위생학의 발전에 기여한 인물을 설명할 수 있다.
- 중요한 환경위생사업을 기술할 수 있다.

1) 정의 (WHO)

환경위생이란 인간의 신체발육과 건강 및 생존에 유해한 영향을 미치거나 미칠 가능성이 있는 모든 환경요소를 제어하는 것이다. 여기서, 환경이란 크게 자연적 환경과 사회적 환경으로 나누어진다. 자연적 환경은 빛, 소음 등과 같은 물리적 환경과 동·식물, 미생물과 같은 생물학적 환경으로 나누어지며, 사회적 환경은 의·식·주와 같은 인위적 환경과 정치, 경제, 종교, 교육과 같은 문화적 환경으로 나누어진다.

(1) 자연적 환경

① 물리적 환경 : 기후, 물, 토양, 광선, 소리, 빛 등

② 생물학적 환경 : 동·식물, 미생물 등

(2) 사회적 환경

① 인위적 환경 : 주택, 의복, 위생시설 등

② 문화적 환경 : 정치, 경제, 종교, 교육 등

2) 환경위생의 발전

환경위생을 근대과학으로 발전시킨 인물은 Max Von Pettenkofer(1818~1901)로 독일 뮌헨대학에서 위생학 강좌를 개설(1886)하였으며, 의식주에 관계되는 분야의 예방의학적 연구에 이화학적 기술을 도입하여 실험위생학(experimental hygiene)의 발전을 도모하였다.

근대 실험의학의 창시자인 Claude Bernard(1813~1878)는 외부환경의 변화에 대한 내부환경의 변화에 의해 건강을 유지해 갈 수 있는 항상성(恒常性, homeostasis)을 지닌 것은 인간이나 동물이 갖는 특성이라고 하였다. 외부환경의 변동이 장시간 계속되면 생리적 적응을 거쳐 새로운 적응한도가 성립되는데 이를 순화(馴化, acclimatization) 또는 순응현상이라 한다.

☞ **순응현상의 종류**

① 대상적 순응 : 새로운 환경에 세포 또는 기관이 그 기능을 적응해 가는 현상
② 수동적 순응 : 약한 개체가 최적의 환경조건을 찾아 적응하는 현상
③ 자극적 순응 : 저하된 기능이 새로운 환경자극에 의하여 정상으로 회복되는 현상
④ 민족적 순응 : 민족별로 새로운 환경에 적응하는 현상

3) 환경위생사업

인간집단을 둘러싸고 있는 생활환경을 개선하고 향상시킴으로써 인간의 건강을 확보하고자 하는 사업으로 공중보건사업의 중요한 대상이다. 인간의 생활환경요소를 과학적으로 측정하고 쾌적한 생활환경을 만들 수 있도록 하는 사업으로, 인간의 건강과 생존에 중요한 환경요소는 다음과 같다.

- 기후와 일광, 온열환경, 공기
- 상수, 하수, 폐기물 및 분뇨처리
- 의복 및 주택보건
- 구충 · 구서, 소독

☞ **베르나르** (Claude Bernard, 1813~1878)

프랑스의 생리학자이며 실험의학과 일반생리학의 창시자이다. 파리의과대학에 들어가 의학을 공부하였으며 1855년 콜레주드 프랑스 대학의 생리학 교수가 되었다. 지방소화에 있어서 췌액(이자액)의 기능, 당뇨병의 성립, 교감신경, 간의 생리작용에 관한 많은 연구를 하였다. "내분비"라는 용어를 처음 사용하였으며 저서로는 "실험의약서설"이 있다.

2. 기후와 일광

학습목표
- 기후요소와 기후인자를 설명할 수 있다.
- 일광 중 자외선이 인체에 미치는 작용을 설명할 수 있다.
- 일광 중 가시광선이 인체에 미치는 작용을 설명할 수 있다.
- 일광 중 적외선이 인체에 미치는 작용을 설명할 수 있다.

1) 기후 (climate)

기후는 동일 장소의 매년 반복되는 대기현상의 종합적인 상태를 의미하며, 기상은 비 · 눈 · 바람 · 구름 · 기온 · 기압 등이 대기권 내에서 일어나는 자연현상을 의미한다.

(1) 기후요소
- 기후를 구성하는 각각의 요소
- 기온, 기습, 기류, 강우, 강설, 운량, 복사량, 일조량 등
- 기후 3요소 : 기온, 기습, 기류

(2) 기후인자
- 기후의 변화를 일으키는 인자
- 고도, 지형, 해류, 위도, 수륙분포 등

(3) 기후의 유형과 기후대
- 기후요소와 기후인자의 상호작용에 의해 기후의 유형은 대륙성 · 해양성 · 사막 · 산악 · 산림기후 등으로 분류
- 기후대는 열대 · 온대 · 한대로 대별되며, 우리나라는 4계절이 분명한 온대 기후대

(4) 기후순화
생물체는 어느 정도의 기후나 온도에 대해 적응해 가면서 살아가는 항상성(恒常性, homeostasis)이 있다. 이러한 항상성의 유지는 순응현상 또는 순화현상으로 설명할 수 있는데 이것은 외부환경의 변동이 장시간 계속되면 생리적인 적응을 거쳐 내부환경의 변화에 의하여 새로운 적응한도가 성립되기 때문이다.

(5) 기후와 건강
- 전염병은 한대지역보다 온대와 열대지역에서 많이 유행

- 온대나 열대지역에서는 위생해충의 매개에 의한 전염병 발생이 쉽고 계절적으로는 여름에 소화기계전염병, 겨울에 호흡기계전염병이 유행
- 한대지역에서는 전염병이 크게 유행하지 않지만 기온 · 일조시간 · 일사량이 극히 적고, 여름이 짧은 반면 겨울이 길어 정신적 · 육체적인 활동에 영향

2) 일광 (日光, sunlight)

일광은 태양으로부터 지구에 도달하는 복사에너지로 파장에 따라 광범위한 스펙트럼(spectrum) 분포를 한다. 그림 1-1은 파장에 따른 태양복사에너지의 스펙트럼을 나타낸 것으로 중요한 복사에너지는 자외선, 가시광선, 적외선으로 나누어진다. 자외선은 화학작용을 하고 가시광선은 시각작용을 하며 적외선은 열작용을 한다.

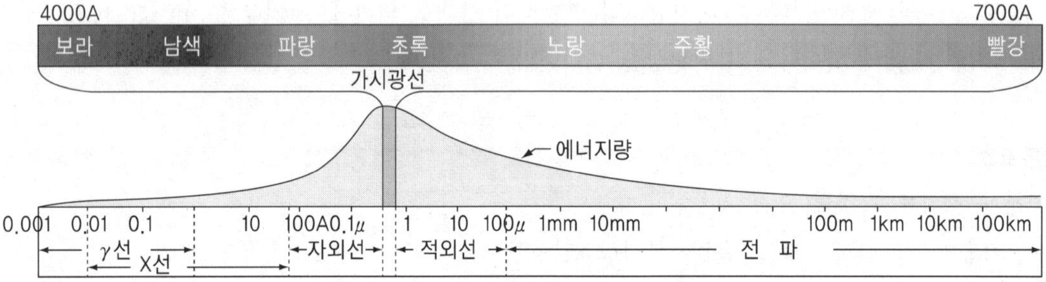

그림 1-1. 태양에너지의 스펙트럼

(1) 자외선 (紫外線, ultraviolet ray, UV)

- 1801년 J.W. Ritter와 Woloston에 의해 발견
- 파장이 400 nm 이하인 전자파로 전리작용은 없으나 광화학반응을 일으키는 등 화학작용이 강해 화학선이라 함, 열작용이 없어 냉선으로도 명명
- 지면에 도달하는 자외선은 290~400 nm 범위
- 파장이 280~315 nm인 자외선(스위스 Dorno에 의해 발견)을 **도르노선**(Dorno ray) 또는 인체에 유익하여 생명선(vital ray), 일명 건강선이라고도 하는데 소독작용과 함께 비타민 D를 형성하기도 하지만 피부의 색소침착 등 강한 생물학적 작용을 함

① 자외선의 종류와 오존층

- 자외선은 파장에 따라 다음의 세 가지로 분류
  - UV-C (200~280 nm) : 극히 유해한 자외선으로 성층권의 오존층에 완전히 흡수
  - UV-B (280~320 nm) : 대부분이 성층권의 오존층에 흡수되지만 일부는 지표면에 도달
  - UV-A (320~400 nm) : 성층권의 오존층에 흡수되지 않음

– 지상의 자외선(UV-B)은 성층권의 오존층 분포에 의해 좌우
• 오존층 1% 감소 → 자외선량 2% 증가 → 피부암 환자 4% 증가

② 자외선의 생물학적 영향
– 인체에 미치는 영향
• 피부 : 홍반, 색소침착, 수포, 표피박리, 부종, 피부노화, 피부암 등
• 눈 : 결막염, 수포, 안검부종, 전광성 안염, 백내장, 수정체의 단백질 변성 등
• 혈액 : 적혈구, 백혈구 및 혈소판이 증가
• 표피와 진피의 두께 증가로 피부의 비후(일종의 순화현상)
• 진피층에 비타민 D 형성(구루병 예방)
• 피부병과 피부결핵(특히 임파선 · 뼈 · 관절 등의 결핵) 치료
• 창상부위 살균, 병적조직을 파괴하여 건강조직의 증식을 촉진
– 살균작용
• 250~280 nm의 파장에서 강한 살균작용을 하나 태양복사에너지 중 이러한 파장은 지표면에 도달하지 않음(살균력이 가장 강한 253.7 nm의 파장을 갖는 인공적인 자외선램프가 개발되어 살균에 이용)
• 태양복사에너지 중 실제로 살균작용을 하는 자외선 280~320 nm
• 물과 공기 중에 존재하는 미생물을 살균하여 물과 공기의 자정작용에 기여

③ 자외선 지수
자외선 지수는 자외선 강도에 따라 5단계로 나누어진다. 자외선 지수의 예보는 자외선 과다노출로부터 오는 위험을 인식시키고 국민에게 정보를 제공하여 스스로 자외선으로부터 자신을 보호하도록 권장하며, 자외선에 의해 발생할 수 있는 피부암, 백내장 등 국민보건에 미치는 영향을 최소화하는데 목적을 두고 있다. 피부민감도가 보통인 사람의 경우 자외선 지수의 범위별 자외선 강도와 홍반생성시간은 표 1-1과 같다.

표 1-1. 자외선 지수와 인체의 영향

단계	자외선 지수	자외선 강도	홍반생성시간
1단계	0.0~2.9	매우 낮음	2~3시간 피부노출시
2단계	3.0~4.9	낮음	100분 내외 피부노출시
3단계	5.0~6.9	보통	1시간 내외 피부노출시
4단계	7.0~8.9	강함	30분 내외 피부노출시
5단계	9.0 이상	매우 강함	20분 내외 피부노출시

(2) 가시광선 (可視光線, visible ray)

— 파장 400~750 nm
— 눈의 망막을 자극하여 명암과 색 구별 · 물체의 식별기능을 함
— 인체에 미치는 영향
 • 강한 조명 : 시력장애, 암순응능력 저하
 • 불충분한 조명 : 시력저하, 안정피로, 안구진탕증, 근시

(3) 적외선 (赤外線, infrared ray, IR)

— 파장 750 nm 이상
— 복사열을 운반하여 열선(熱線)이라 함
— 복사계나 광전관식 적외선계로 측정
— 인체에 미치는 영향
 • 피부 : 체온 상승으로 혈관 확장, 홍반, 화상
 • 눈 : 백내장, 망막이나 맥락막에 열성 손상
 • 머리 : 두통, 현기증, 일사병
— 작업환경에서 발생하는 적외선은 열중증(熱中症, heat attack) 초래
— 인위적인 배출원
 • 용접공, 야금공, 유리공업, 초자제조공업, 용광로 작업
 • 건조기와 가열기
 • 의료용 적외선 발생장치
— 적외선과 지구온난화
 • 적외선의 복사에너지는 대류권에서 수증기나 구름 등에 흡수되어 지표면에 인접한 대기층을 따뜻하게 하는 역할을 하지만, 인위적인 활동에 의한 온실가스의 배출량 증가로 보다 많은 양의 에너지가 대기층에 흡수됨으로써 오늘날 지구온난화 현상을 초래하는 것으로 알려짐

3. 온열환경

학습목표

- 온열요소를 열거하고 각각에 대하여 설명할 수 있다.
- 온열요소의 종합작용을 설명할 수 있다.
- 감각온도를 설명할 수 있다.
- 불쾌지수를 설명할 수 있다.

인간은 항온동물(恒溫動物)로 약 37℃ 전후의 일정한 온도를 유지해야 한다. 이는 신체에서의 체열생산과 피부로부터의 복사 · 전도 · 증발에 의해 가능하게 된다. 이때 인체의 열복사 작용에 영향을 주는 외적인 조건을 온열인자라 하며, 기온 · 기습 · 기류 · 복사열 등이 있다. 이러한 온열인자의 종합적인 상태를 온열환경 또는 온열조건이라 하는데 인체의 건강유지에 중요한 영향을 미치게 된다.

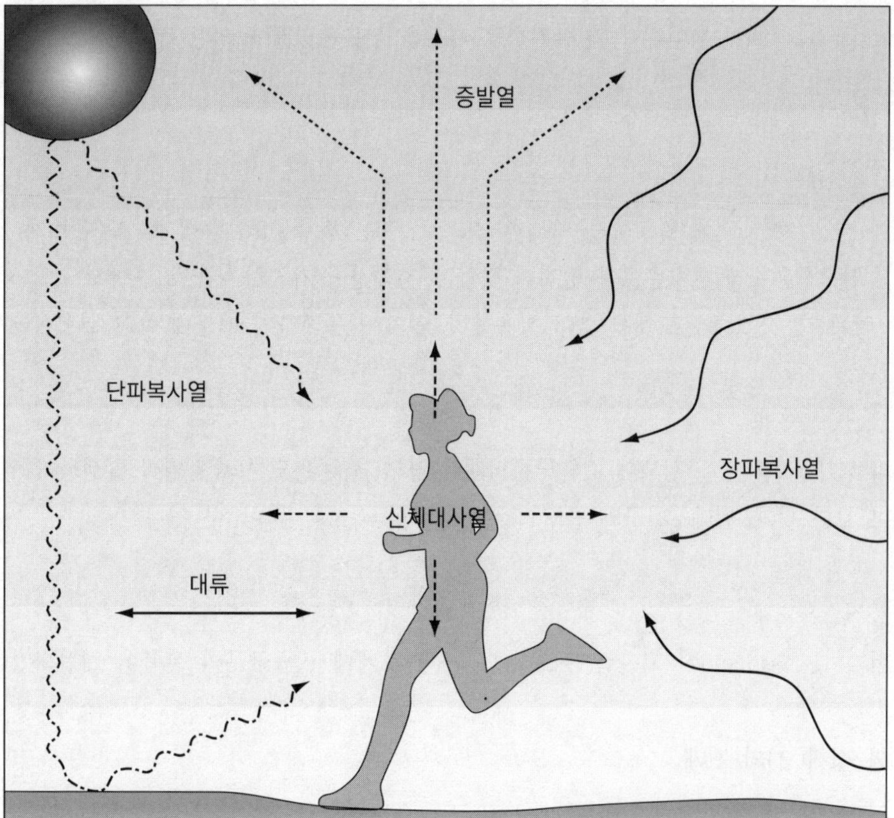

그림 1-2. 신체 대사에 따른 열수지 (heat balance)

1) 기온 (氣溫, air temperature)

기온은 지상 1.5 m에서 대기의 건구온도를 의미한다. 이것은 지표면으로부터 복사열의 영향을 배제하기 위해 백엽상 안에서 측정한다. 대류권에서는 고도에 따라 100m 상승시 0.6~1℃ 하강하는 기온감률이 일어난다. 이러한 기온감률은 일별 및 기상조건 등에 따라 다르고, 기류의 대류현상에 중요한 영향을 미치게 된다.

(1) 실내의 보건온도

– 침실 15 ± 1℃ 〈 거실 18 ± 2℃ 〈 병실 21 ± 2℃

(2) 일교차 (diurnal range)

– 일중 최고 및 최저 기온의 온도차 : 내륙지역 〉 해안지역 〉 산림지역

– 하루 중 최저기온은 해뜨기 30분전, 최고기온은 오후 2시경(습도는 최저)

(3) 기온측정

온도는 수은이나 알코올 온도계로 측정한 건구온도(dry bulb temperature)와 기온, 기습, 기류를 종합한 습구온도(wet bulb temperature)로 나누어진다. 일반적으로 기온은 수은온도계에 의한 건구온도로 측정되며 온도계의 종류는 다음과 같다.

① 막대(봉상)온도계

유리 모세관에 수은 또는 적색 알코올을 주입한 것으로, 기온(건구온도) 측정에 수은온도계 2분, 알코올온도계 3분이 소요된다. 알코올온도계는 수은보다 빙점이 낮아 저온측정이 가능하지만, 고온에서 정확성이 떨어지는 단점이 있다. 한대지역에서는 알코올온도계를 많이 사용하며, 인체에 무해하기 때문에 학교 실험실에서 사용되고 있다.

② 아우구스트건습온도계

건구와 습구의 막대온도계로 구성되어 건습구온도계라 하며, 습구온도는 증발열이 발생되어 열을 방출하기 때문에 보통 건구온도보다 낮게 된다. 건구와 습구의 온도로부터 습도를 구할 수 있다.

③ 아스만통풍건습온도계

독일의 기상학자 R. Assmann이 고안한 것으로 건습구온도계에서 습구부의 통풍이 개선되었다.

(4) 화씨(℉)와 섭씨(℃)의 관계

$$°F = \frac{9}{5}°C + 32$$

$$°C = 1.8\ °F$$

2) 기습 (air humidity, 습도)

일정한 온도의 공기 중에 포함된 수증기의 양 또는 비율로 정의된다.

(1) 습도의 척도

① 절대습도 (absolute humidity)
공기 1 m^3 중에 포함된 수증기의 양을 의미한다.

② **상대습도** (relative humidity, RH, 비교습도)
실제 공기 중에 포함되어 있는 수증기량과 동일한 온도에서의 포화수증기량의 비를 백분율로 나타낸 것이다. 즉, 어떤 온도에서 최대로 포함할 수 있는 수증기량(**포화습도**)에 대한 실제로 포함하고 있는 수증기량(절대습도)의 비를 나타내며, 일상생활에서 흔히 습도의 개념으로 사용되고 있다. 기온과 상대습도를 알면 절대습도를 구할 수 있다.

③ 포화수증기량
일정한 온도에서 공기 1 m^3 중에 수증기가 포화되었을 때의 수증기량을 의미한다. 그림 1-3과 같이 기온이 높을수록 포화수증기량은 증가하게 되고, 상대습도는 감소하게 된다. 상대습도는 하루를 주기로 기온이 최고인 오후 2시경에 최저가 된다.

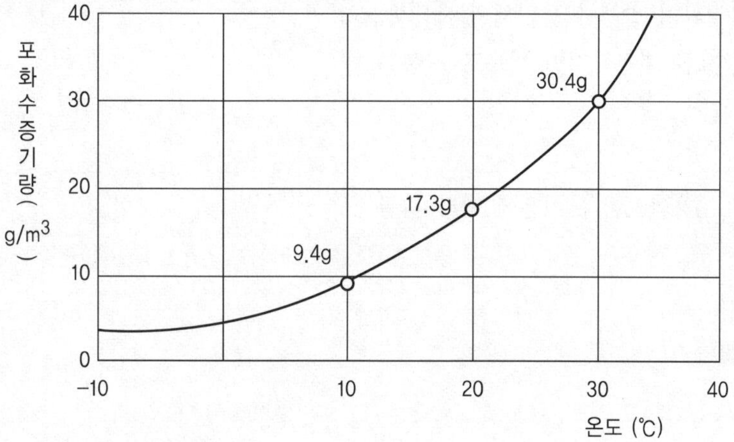

그림 1-3. 온도와 포화수증기량의 관계

(2) 습도의 측정

습도는 건습구온도계를 사용하여 측정할 수 있다. 건구온도계는 우리가 흔히 말하는 온도계를 의미하며, 습구온도계는 온도계 구부의 끝이 물에 담가진 무명헝겊(gauze)으로 쌓인 상태에서 기온이 측정되는 온도계를 말한다. 그런데 습구온도계는 물이 증발되면서(氣化) 열이 손실되기 때문에 일반적으로 건구온도보다 낮은 온도를 나타내고,

이들의 온도 차이로부터 물의 기화에 따른 증발의 정도를 알 수 있게 된다.

주변이 건조하면 많은 양의 물이 증발하게 되어 습구온도와 건구온도의 차이가 커진 반면에, 주변이 습하면 적은 양의 물이 증발하게 되어 습구온도와 건구온도의 차이는 작아지게 된다. 이와 같이 건구온도계와 습구온도계의 온도 차이를 이용하여 표 1-2의 습도표로부터 상대습도를 구할 수 있다. 예를 들어, 습구의 온도가 21℃이고 건구와 습구의 온도차가 4℃라면, 상대습도는 68%가 된다.

(3) 기온에 따른 습도의 변화

대기 중의 수증기량은 변하지 않아도 기온이 높아지면 포화수증기량이 증가하기 때문에 습도는 낮아지고, 기온이 낮아지면 포화수증기량이 감소하기 때문에 습도는 높게 된다. 대체로 하루 동안의 습도는 기온이 낮은 밤에는 높고, 기온이 높은 낮에는 낮아지게 된다.

(4) 습도의 영향

- 기후변화 : 기온변화를 완화시키는 작용
  - 낮 : 태양열 흡수로 대지의 과열을 방지
  - 밤 : 지열복사를 차단
- 구름을 형성하여 물의 순환에 기여
- 습도에 따른 인체의 감각과 영향
  - 낮으면 쾌적하고 높으면 불쾌감을 초래
  - 너무 낮으면 건조하여 호흡기질환을 유발
  - 너무 높으면 피부질환이 발생하고 인체의 체열방산이 곤란
- 대기오염발생에 중요한 기상학적인 변수로 작용

(5) 보건습도

- 쾌적한 보건습도는 40~70%이나 기온에 따라 다름
  - 15℃ : 70~80%
  - 18~20℃ : 60~70%
  - 24℃ 이상 : 40~60%

표 1-2. 습도표

습구온도 (℃)	건구와 습구의 온도차 (℃)										
	0	1	2	3	4	5	6	7	8	9	10
35	100	93	87	81	76	71	66	62	58	54	50
34	100	93	87	81	75	70	66	61	57	53	50
33	100	93	87	81	75	70	65	61	56	52	49
32	100	93	86	80	75	69	65	60	56	52	48
31	100	93	86	80	74	69	64	59	55	51	47
30	100	93	86	80	74	68	63	59	54	50	46
29	100	93	85	79	73	68	63	58	54	49	45
28	100	92	85	79	73	67	62	57	53	48	44
27	100	92	85	78	72	67	61	56	52	47	43
26	100	92	85	78	71	66	60	55	51	46	42
25	100	92	84	77	71	65	59	54	50	45	42
24	100	92	84	77	70	64	59	53	49	44	40
23	100	91	84	76	69	63	58	53	48	43	39
22	100	91	83	76	69	63	57	52	47	42	38
21	100	91	83	75	68	62	56	51	46	41	37
20	100	91	82	74	67	61	55	49	44	40	36
19	100	91	82	74	66	60	54	48	43	39	34
18	100	90	81	74	66	59	53	47	42	37	33
17	100	90	81	72	65	58	52	46	40	36	31
16	100	90	80	72	64	57	50	44	39	34	30
15	100	89	80	71	63	55	49	43	38	33	28
14	100	89	79	70	62	54	47	41	36	31	26
13	100	89	78	69	61	53	46	40	34	29	25
12	100	89	78	68	59	52	44	38	32	27	22
11	100	89	77	67	48	50	43	36	30	25	18
10	100	87	76	66	57	49	41	34	28	23	16
9	100	87	75	65	55	47	39	32	26	20	13
8	100	87	74	63	54	45	37	30	24	18	10
7	100	86	73	62	52	43	35	28	21	15	–
6	100	85	72	61	50	41	33	25	18	13	–
5	100	85	71	59	48	39	30	22	16	10	–
4	100	84	70	57	47	36	28	19	13	–	–
3	100	83	69	55	44	33	24	16	–	–	–
2	100	82	67	53	41	30	21	–	–	–	–
1	100	82	65	51	38	27	17	–	–	–	–
0	100	81	64	49	35	24	14	–	–	–	–
–1	100	80	62	46	32	20	10	–	–	–	–
–2	100	80	62	46	32	20	5	–	–	–	–
–3	100	78	58	41	25	12	1	–	–	–	–
–4	100	76	55	37	21	8	–	–	–	–	–
–5	100	75	53	34	17	3	–	–	–	–	–

3) 기류 (air movement, 바람)

기압의 차와 기온의 차에 의해 발생하는 공기의 흐름을 의미하며 그 강도를 풍속(m/sec)으로 나타낼 수 있다.

(1) 기류의 분류

- 무풍 : 0.1 m/sec 이하
- 불감기류 (의복기류) : 0.5 m/sec 이하
- 불감기류는 쾌적한 실내기류로 실내환기의 원동력이 될 뿐만 아니라 의복과 체표면 사이의 방열작용을 도와 신진대사를 촉진
- 사람이 가장 쾌감을 느끼는 실외의 쾌적기류 : 1 m/sec (실내 0.2~0.3 m/sec)
- 체열방산 유효기류 : 1 m/sec 이상

(2) 기류의 영향과 보건학적 의의

- 기후변화, 공기성분 혼합, 자연환기 등
- 인체로부터 수분증발 및 신체의 열발산 촉진 등
- 체온조절 및 신진대사 촉진

(3) 기류의 측정

① 카타온도계 (Kata thermometer, 카타한란계)
- 주로 실내에서 불감기류와 같은 미풍 측정이 가능 (그림 1-4)

② 풍차속도계 (anemometer, 풍속계)
- 비교적 풍속이 큰 실외에서 사용
- 소형풍차의 회전속도를 이용하여 풍속 측정

③ 열선풍속계 (hot-wire anemometer)
- 기류의 유속에 따라 백금선의 열전달량이 다르게 되어 온도의 증감이 발생하고, 이때 전기저항치의 변화로부터 풍속 측정이 가능

4) 복사열

물체는 복사열을 방사하고, 인체도 주위 물체와 복사열을 교환하고 있다. 인체는 피부온도보다 낮은 온도를 갖는 물체에 대해서 복사열을 방사하고, 고온물체로부터는 복사열을 흡수한다.

- 복사열은 거리의 제곱에 비례해서 감소

– 흑구온도계로 측정 (그림 1-5)

☞ **카타온도계 (Kata thermometer, 카타한란계)**

사람의 체감을 기초로 하여 더위와 추위를 측정하기 위해 고안된 알코올온도계의 일종으로 영국의 생리학자 힐(Leonard Hill)이 발명하였다. 사람의 체감에 의한 더위와 추위는 기온뿐만 아니라 인체로부터 단위시간당 방출되는 열량에 따라 다르게 된다. 카타온도계는 더위와 추위를 가늠하기 위하여 단위시간에 단위표면적으로부터 대기 중에 방출하는 열량이 체온과 거의 동일하다고 가정한 것으로, 눈금은 체온에 비교적 가까운 38℃(100℉)에서 35℃(95℉)의 두 곳에만 새겨져 있다. 사용방법은 온도계를 38℃ 이상 데운 후에 측정하고자 하는 환경에 두고 온도가 38℃에서 35℃까지 떨어지는 시간을 실측하는 것이다. 이때 실측된 시간이 t(sec)라고 하면 단위시간 동안 방출되는 열량은 이 온도계의 단위표면적으로부터 방출된 열량 F(카타상수, cal/cm^2)를 시간 t로 나누어 구할 수 있다. 다음 식에서 산출된 H를 카타냉각력(H, cal/㎠ · sec)이라 한다.

$$H = F/t$$

카타냉각력은 기온과 풍속의 영향을 잘 반영하는데, 기온과 풍속이 T_a와 v라고 하면 이 기류에 의한 냉각력은 다음 식과 같이 구할 수 있다.

$$H = F/t = (36.5 - T_a)(A + B\sqrt{v})$$

여기에서, A와 B는 온도계 구부의 감도를 의미하는 상수이다. 위 식에서 냉각시간 t를 측정하면 풍속(v)을 구할 수 있는데, 카타온도계는 주로 1 m/sec 미만의 실내 공간의 풍속을 측정하는데 사용된다.

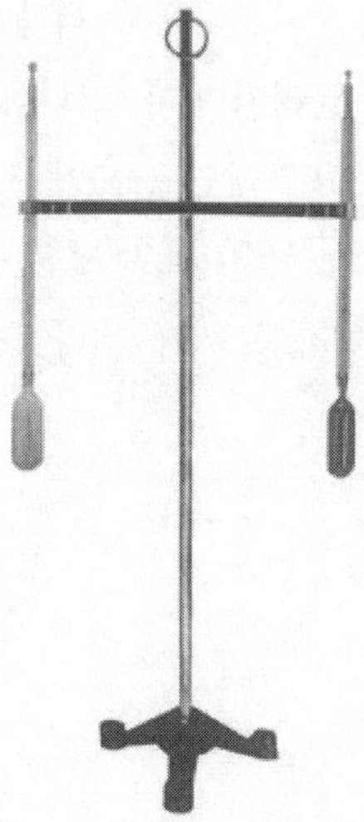

그림 1-4. 카타온도계

☞ **흑구온도계** (black bulb thermometer, **黑球溫度計**)

태양의 직달일사량과 대기의 산란에 의한 일사량을 측정하기 위해 영국에서 고안된 온도계이다. 구부가 둥근모양의 수은온도계로서 구부에 유연 등을 칠해서 일사를 완전히 흡수하도록 하고, 다시 이것을 투명한 유리구에 밀봉한 것이다. 유리구의 내부에는 건조된 공기가 희박한 상태로 넣어져 있다. 이 온도계를 백엽상 등의 그늘에 놓으면 대기의 온도를 나타낸다. 이것을 햇볕에 쪼이면 태양의 직사와 대기의 산란에 의한 복사열을 흡수하여 대기의 온도보다 높게 된다.

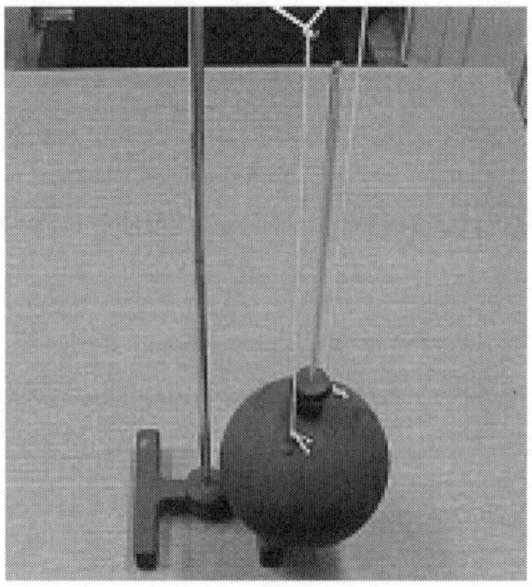

그림 1-5. 흑구온도계

5) 온열요소의 종합작용

(1) 쾌감대 (comfort zone)

Hill-Shephard는 온도와 습도의 관계에서 가장 쾌감을 느낄 수 있는 점을 연결하여 쾌감선을 구하고 그 상하의 범위를 쾌감대라 하였다. 성인이 안정시 적당한 착의상태에서 **쾌감을 느낄 수 있는 온열조건**은 **불감기류** 0.2~0.5 m/sec, **습도** 60% **전후, 기온** 18℃ **전후**인 것으로 알려져 있다. 그림 1-6에서 A, B, C, D의 사선영역은 쾌감대에 해당되며, 종축과 횡축에서의 점선으로부터 온도가 18℃이면 습도가 65%일 때 가장 쾌적한 상태임을 알 수 있다. 쾌감대는 온도와 습도에 따라 다르게 되는데, 온도가 높은 경우 낮은 습도영역에서 쾌감대가 형성된다. 반면에 온도가 낮은 경우에는 다소 높은 습도영역에서 쾌적하게 느끼게 된다. 건습구온도계에서 건구온도와 습구온도의 차이가 대략 3℃일 때 쾌적한 상태가 된다.

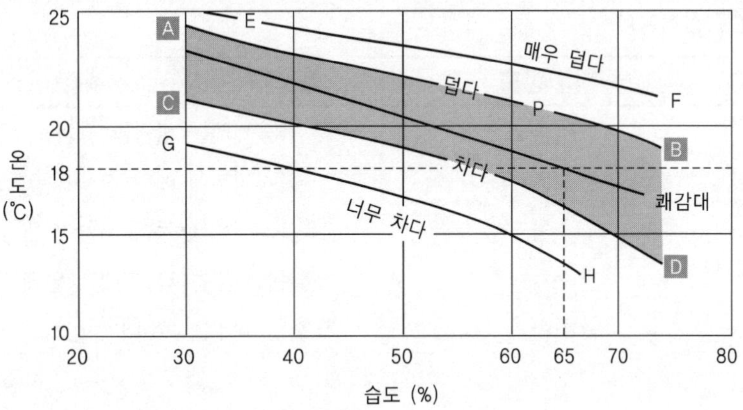

그림 1-6. 실내에서 안정시 쾌감대와 온 · 습도의 범위

(2) 감각온도 (effective temperature, 체감온도)

① 정의

- Yaglou와 Houghton에 의해서 고안된 온도로 유효온도 또는 실효온도로 명명
- 기후 3요소(기온 · 기습 · 기류)의 종합작용을 고려한 등온감각온도
- 무풍(0.1 m/sec 이하) 상태에서 포화습도(습도 100%), 기온 t℃를 기준으로 하여 이와 등온감각을 느끼게 하는 온도(℃)로 정의
- 어떤 실내의 감각온도가 20℃란 무풍상태에서 습도 100%, 기온 20℃에서의 느낌과 동일한 감각상태를 의미

② 최적감각온도 (optimum effective temperature)

감각온도는 피복, 계절, 성별, 연령 및 기타 조건에 따라 다르게 되는데, 계절별 최적감각온도는 다음과 같다. 겨울에 낮은 이유는 인체의 기후순화에 의한 영향으로 설명할 수 있다.

- 겨울 66℉ (19℃) 〈 여름 71℉ (21.7℃)

③ 체감온도에 따른 신체증상

외부에 있는 사람이 바람과 한기에 노출되어 있을 때 체감온도는 노출된 피부로부터 열을 빼앗길 때 느끼는 추운정도를 가늠할 수 있게 한다. 표 1-3은 체감온도에 따라 예상되는 신체증상을 나타낸 것이다.

표 1-3. 체감온도에 따른 신체증상

체감온도	추운 정도	신체증상
10~−10℃	낮음	추위를 느끼는 불편함 증가
−10~−25℃	보통	노출된 피부에 매우 찬 기운이 느껴짐
−25~−45℃	추움	10~15분 이내 동상 위험이 있음
−45~−59℃	주의	노출된 피부는 몇 분내에 얼게 됨
−60℃ 이하	위험	노출된 피부는 2분내 동상

(3) 불쾌지수 (discomfort index, DI)

불쾌지수는 원래 기온변화에 따른 공장, 사무실 등의 전력소모를 파악하기 위하여 사용했던 것으로 미국의 Thom(1957년)이 제창하였다. 이것은 기온과 습도에 따라 사람이 불쾌감을 느끼는 정도를 경험적으로 수치화한 것이다. 이 지수는 복사나 바람 조건을 포함하지 않기 때문에 그 사용에는 한계가 있다. 즉, 기류와 복사열이 고려되지 않아 **실내에서만 적용**되며 고온 고습으로 인한 불쾌감을 나타내는데, 주로 **여름철 실내의 무더위 기준**으로 사용되고 있다.

불쾌지수는 보통 오후 3시의 건구온도과 습구온도로부터 산출되며, 1959년부터 미국의 일기예보에 포함되기 시작하였다. 그러나 사람마다 더위와 습도에 불쾌감을 느끼는 정도가 다르고 "불쾌지수 발표가 불쾌감을 더욱 조장한다"는 의견도 있어 최근에는 "온습지수" 또는 "온습도지수(temperature-humidity index, THI)"라고도 한다.

불쾌지수 산출식은 다음과 같다.

DI = (건구온도 ℃ + 습구온도 ℃) × 0.72 + 40.6

= (건구온도 ℉ + 습구온도 ℉) × 0.4 + 15

그림 1-7은 건구온도와 습구온도로부터 불쾌지수를 산출하기 위한 모노그램이다. 예를 들어 건구온도가 30℃이고 습구온도가 20℃이면, 두 점을 연결하는 직선이 DI선의 76.5를 지난다. 따라서 불쾌지수는 76.5가 된다.

불쾌지수는 온도보다는 습도의 영향을 많이 받기 때문에 장마철에는 날이 궂어 기온이 크게 오르지 않더라도 습도가 높아 강한 불쾌감이 느껴진다. 이것은 땀이 잘 증발하지 않아 체온을 떨어뜨리는 효과를 기대할 수 없기 때문이다. 불쾌감을 줄이려면 기온과 습도를 함께 낮춰야 하는데 실내외 온도차는 5~7℃ 이하, 실내온도는 23~25℃로 유지하고 한두 시간마다 창문을 열어 환기시키는 것이 좋다. 실내외 온도차가 10℃ 이상인 경우 냉방병이 우려된다.

불쾌지수는 인종에 따라 차이를 보이고 있으나, 미국인을 기준으로 했을 때 신체증상은 다음과 같다.

- DI 65 이하 : 모든 사람이 쾌적함
- DI 70 : 약 10%의 사람이 불쾌함
- DI 75 : 약 50%의 사람이 불쾌함
- DI 80 : 거의 모든 사람이 불쾌함
- DI 85 : 견딜 수 없는 상태로 매우 불쾌함

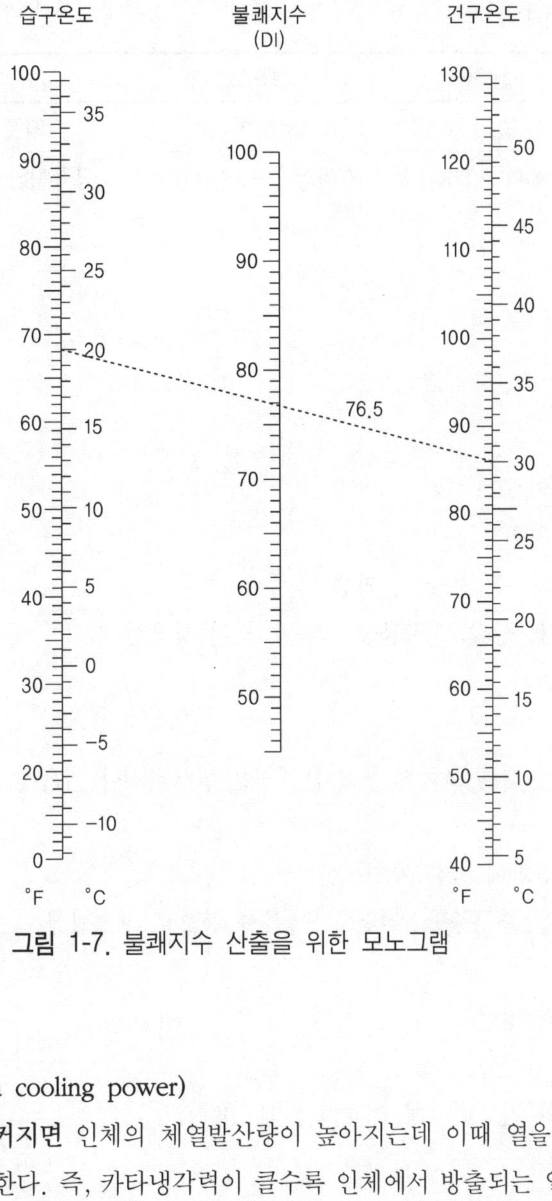

그림 1-7. 불쾌지수 산출을 위한 모노그램

(4) **냉각력 (카타냉각력,** Kata cooling power)

기온과 습도가 낮고 기류가 커지면 인체의 체열발산량이 높아지는데 이때 열을 빼앗는 공기의 힘을 의미하며, **인체에서의 열손실 정도를 설명**한다. 즉, 카타냉각력이 클수록 인체에서 방출되는 열발산량은 커지게 되어 더욱 심한 추위를 느끼게 된다.

영국의 생리학자 힐(Leonard Hill)은 불감기류와 같은 미풍을 정확히 측정할 수 있는 카타온도계(Kata temperature)를 고안하였다. 이것은 체감온도를 측정하는 알코올온도계로 주로 광산의 갱내기상(坑內氣象)이 노동력에 미치는 영향을 측정하기 위해 사용되었다. 힐은 인체가 추위를 느끼는 것은 인체에서 방출되는 체열발산량에 의해 결정된다고 생각하고 인체를 기준으로 알코올온도계가 100°F(38℃)에서 95°F(35℃)까지 떨어지는 시간을 측정하여 단위시간, 단위면적에서 손실되는 체열발산량(H, cal/㎠/sec)을 구해 냉각력을 표시하였다. 카타온도계는 100°F와 95°F의 2곳에 표선이 있는데, 미리 온도를 100°F로 올려놓고 온도가 95°F에 이르는 냉각시간(t)을 측정하여 냉각력의 정도를 구할 수 있다. 카타냉각력은 계측기마다 카타상수(F, 단위면적당 손실된 열량)가 정해져 있기 때문에 F/t에 의해 산출되며, 이 값에 따른 인체의 감각은 표 1-4와 같다. 카타온도계는 냉각력뿐만 아니라 불감기류와 같은 실내풍속을 구할 때 주로 이용되고 있다.

표 1-4. 카타냉각력(H)에 따른 인체의 감각

H 〉 40	40~30	30~20	20~10	H 〈 10
매우 춥다	춥다	서늘하다	따뜻하다	덥다

H = F/T, H : 카타냉각력 (cal/cm^2/sec), F : 카타상수 (cal/cm^2), t : 냉각시간 (sec)

6) 체온조절

(1) 인간의 체온

- 정상체온 : 36.1~37.2℃ (36.5℃)
- 정상체온 범위를 넘어선 경우 체온이상
  - 42℃ 이상 : 불가역적 변화, 신경조직의 기능 마비
  - 30℃ 이하 : 각 기관의 기능상실, 회복불능 상태가 되어 항상성 파괴

(2) 체온조절의 기전

체온조절은 신진대사의 증감에 따른 화학적 조절과 체열을 발산하거나 기온에 의한 이학적인 조절에 의해서 이루어진다.

- 화학적 조절 : 영양소의 산화에 의한 체열생산
- 이학적 조절 : 발한에 의한 수분증발 · 열전도 · 열복사 등으로 체열방산

(3) 신체부위별 체열의 생산과 방산

- 열생산 : 골격근(근육) 〉 간장 〉 신장 〉 심장 〉 호흡
- 열방산 : 피부(특히 복사와 전도) 〉 폐 〉 호기 〉 대소변

표 1-5. 신체부위별 체열생산 비율

체열생산 부위	체온생산(kcal)	비율(%)
골격근	1,000	59.5
간 장	368	21.9
신 장	74	4.4
심 장	60	3.6
호 흡	47	2.8
기 타	131	7.8
계	1,680	100.0

표 1-6. 신체부위별 체열방산 비율

방열의 종류	체온방산(kcal)	비율(%)
소변 및 대변	48	1.8
호기 가온(加溫)	84	3.5
폐포증발	182	7.2
피부에서의 증발	364	14.5
피부에서의 복사 및 전도	1,792	73.0
계	2,470	100.0

(4) **지적온도** (optimum temperature)

– 체온조절에 가장 적절한 온도

- 주관적 지적온도 : 감각적으로 가장 쾌적하게 느끼는 온도
- 생산적 지적온도 : 최소의 작업으로 최대의 생산을 올릴 수 있는 온도
- 생리적(기능적) 지적온도 : 최소의 에너지소모로 최대의 생리적 기능을 발휘할 수 있는 온도

– 인간의 온도 식별 범위 : 0.2~1.2℃

– 피부의 순응 온도 범위 : 10~40℃

4. 공기

학습목표

- 공기의 성분과 인체의 영향을 설명할 수 있다.
- 실내공기오염물질(CO_2, 먼지)의 기준치를 이해할 수 있다.
- 군집독을 설명할 수 있다.
- 실내의 보건학적 조건(온도, 습도, 기류 등)을 이해할 수 있다.
- 이상기압과 유해광선을 설명할 수 있다.

1) 공기의 성분과 오염

(1) 공기의 조성

공기란 지구를 둘러싸고 있는 기체상 물질로 주로 대류권에 존재하고 있으며, 인간뿐만 아니라 동식물의 생존에 필수적인 환경요소이다. 자연상태의 공기의 조성은 표준상태에서 건조공기를 기준으로 할 때 표 1-7과 같다. 여기에서 공기의 조성에는 수증기가 포함되어 있지 않지만 실제 공기 중에는 평균 3.12%의 부피를 나타내며 시간과 공간에 따라 다르게 된다.

공기의 주성분은 질소(78%)와 산소(21%)로 공기의 약 99%를 점유한다. 나머지 약 1%는 적은 함량임에도 불구하고 다양한 종류의 물질로 구성되어 있으며, 이중에서 CO_2 · CH_4 · N_2O 등은 온실효과를 일으키기 때문에 지구의 기후변화에 중요한 역할을 한다.

표 1-7. 표준상태(0℃, 1기압)에서 건조공기의 조성

성 분	화학기호	체적백분율 (%)	체류시간
질소(nitrogen)	N_2	78.10	4×10^8년
산소(oxygen)	O_2	20.94	6000년
아르곤(argon)	Ar	0.93	주로 축적
이산화탄소(carbon dioxide)	CO_2	0.032	7~10년
네온(neon)	Ne	0.0018	주로 축적
헬륨(helium)	He	0.00052	
메탄(methane)	CH_4	0.00015	
크립톤(krypton)	Kr	0.0001	
아산화질소(nitrous oxide)	N_2O	0.00005	0.5년
수소(hydrogen)	H_2	0.00005	
제논(xenon)	Xe	0.000009	주로 축적
오존(ozone)	O_3	0.01~0.2	장소 · 시간에 따라 변함

(2) 공기의 오염

인간의 인위적인 활동(특히 화석연료의 연소)에 의해 각종 대기오염물질이 배출되고 있으며, 대기오염현상이 발생하여 인간을 포함한 동식물의 생존과 자연생태계에 심각한 피해를 주고 있다.

표 1-8은 청정공기와 오염된 공기 중 가스성분의 농도분포를 나타낸 것이다. 여기에서 청정공기와 오염공기의 농도비가 큰 가스성분일수록 인위적인 활동에서 배출되고 있음을 의미하며, 대기오염 수준에 따라 쉽게 농도가 변하게 된다. 그러나 자연상태의 공기 중에 존재하는 주요가스성분은 대기 중에서 그 농도가 쉽게 변하지 않는다. 온실가스로 알려진 CO_2의 경우 공기 중의 미량성분에서 양적으로 큰 부분을 차지하고 있는데 산업혁명 이후 화석연료의 사용량 증가로 대기 중의 농도가 증가하고 있으며, 최근에는 더욱 빠른 증가 추세를 보이고 있다.

표 1-8. 청정공기와 오염된 공기 중 가스의 조성

성분	청정공기 (ppm)	오염된 공기 (ppm)	오염공기/청정공기
이산화탄소 (CO_2)	350	400	1.3
일산화탄소 (CO)	0.1	40~70	400~700
메탄 (CH_4)	1.5	2.5	1.3
오존 (O_3)	0.02	0.5	25
암모니아 (NH_3)	0.01	0.02	2
이산화질소 (NO_2)	0.001	0.2	200
아황산가스 (SO_2)	0.0002	0.2	1000

(3) 공기의 자정작용 (自淨作用, autopurification)

- 바람에 의한 공기의 희석작용
- 강우, 강설 등에 의한 유해가스 및 먼지의 세정작용
- 산소(O_2), 오존(O_3), 과산화수소(H_2O_2) 등에 의한 산화작용
- 태양광선 중 자외선에 의한 살균작용
- 식물에 의한 탄소동화작용 (식물의 광합성에 의한 CO_2와 O_2의 교환작용)

2) 공기의 성분과 건강

(1) 공기와 호흡작용 (respiration)

인간의 정상적인 호흡작용은 생존과 건강에 필수적이다. **정상적인 성인의 경우 1일 13 *kl*의 공기를 호흡**해야 한다. 인체의 호흡작용에 의해 폐에 유입된 산소는 폐포에서 혈액중의 혈색소인 헤모글로빈(hemoglobin, Hb)에 의해 HbO_2 형태로 전신의 조직세포에 공급되고, 다시 조직세포의 대사과정에서 발생된 이산화탄소는 $HbCO_2$ 형태로 폐포로 운반되어 호기로 배출된다. 이에 따라 흡기와 호기의 공기조성은 다르게 되며 이들의 조성은 다음과 같다.

— 흡기 : 산소 20.93%, 이산화탄소 0.03%
— 호기 : 산소 17%, 이산화탄소 4%

(2) **산소 (O_2)**
— 성인의 1일 산소소비량은 0.52~0.65 *kl* (호흡시 흡입하는 공기량의 4~5%)
— 대기 중 평균 산소농도 21% (15~27% 범위)
— 산소 농도는 고도에 따라 감소
• 15% 이하 **저산소증** (고산지대의 경우 한냉, 피로 등의 고산병 또는 산악병)
• 10% 이하 호흡곤란
• 7% 이하 질식사 (고도 7 km 이상)
— 고농도 또는 고압시 **산소중독** (oxygen poison)

(3) **이산화탄소 (CO_2)**
— 무색 · 무취 · 무독성의 기체상 물질로 자연상태의 공기중에 약 0.03% 함유
— **실내공기오염의 지표**로 환기상태의 판정기준이 됨
— 동물의 호흡작용에 의해 배출
— 화석연료의 연소로 발생 (화석연료의 에너지 사용량 증가로 대기 중의 농도 증가)
— 대기 중에서 지구복사에너지의 적외선을 흡수하는 온실가스
— 실내의 허용한계(恕限度) 0.1% (1000 ppm)
— 3% 불쾌감, 10% 전후 호흡곤란으로 사망

(4) **일산화탄소 (CO)**
— 무색 · 무취 · 무미 · 무자극성의 기체상 물질
— 탄소성분의 불완전 연소시 발생 (타기 시작할 때와 꺼질 때 많이 발생)
— 체내에서 Hb 친화력이 산소의 210~300배
— CO의 이중작용 (二重作用)
• HbO_2 대신 HbCO 공급으로 혈중의 O_2 농도 저하
• 무산소증(anoxia) 초래
— CO의 농도기준
• 대기환경기준 : 1시간 평균 25 ppm, 8시간 기준 9 ppm
• 다중이용시설 유지기준 : 10 ppm (단, 실내주차장 25 ppm)
• 공중위생시설의 실내공기질 기준 : 1시간 평균 25 ppm
• 1~2시간 내 생명이 위험한 농도 : 1000 ppm 전후
• 실내의 서한도 0.01%(100 ppm)
— 일산화탄소의 중독증상 (혈중 COHb 기준)

- 10% 미만 : 거의 무증상
- 10~20% : 두통
- 20~40% : 심한 두통·오심·구토
- 40~50% : 시각장애
- 50~60% : 경련·혼수·실신
- 60~70% 이상 : 사망

– 일산화탄소 중독시 고압산소요법 (O_2 공급으로 COHb의 가역반응 촉진)
– 심한 경우 소생되더라도 심장·뇌·신경조직 마비 등의 후유증 초래 (신경·정신·호흡기능 장애, 시야협착 등)

(5) 질소 (N_2)

– 불활성 가스로 공기의 78.1%를 점유하여 기압과 밀접한 관련
– 인체에 직접적인 영향을 주지 않으나 고기압 환경에서 마취작용과 감압시 체내에 질소기포 발생

- 잠수작업 등의 고압환경에서 중추신경계 마취작용으로 정신기능이 둔화되고 심할 경우 의식상실
- 고압환경에서 급격하게 정상적인 압력상태로 이행하는 경우(잠수부, 항공기조정사) **감압병**(decompression sickness) 또는 **잠함병**(caisson disease) 유발
- 원인은 인체의 체액과 조직에 액체상태로 있던 질소가 급감압으로 다시 기화되면서 질소 기포가 형성되어 혈류를 방해하고 모세혈관에 혈전을 만들어 전색증 유발

(6) 오존 (O_3)

– 산화력이 강해 탈취, 살균효과를 갖는 기체상 물질
– 성층권의 오존층 : 생물체에 유해한 자외선을 차단
– 지상의 오존 : 대표적인 광화학산화물(photochemical oxidants)로 기침이나 폐렴 등을 유발하고 인체, 동·식물 및 재산상의 피해를 초래하는 대기오염물질(오존농도가 0.3 ppm 이상일 때 오존경보 발령)

3) 기압과 건강장애

(1) 기압의 정의

기압은 대기 중의 공기가 누르는 무게로 수은기압계나 아네로이드기압계(aneroid barometer)로 측정한다. 기압은 고도에 따라 다르게 되는데, 고도가 높을수록 낮아지며 고도가 낮을수록 높게 된다. 표준대기압은 해수면에서의 기압으로 수은주로는 760 mmHg에 해당되며 이것을 1기압 또는 1 atm이라 한다. 해수면에서는 10m 하강시마다 1기압씩 증가하여 수심 30 m에서는 약 4기압이 된다.

(2) 이상기압과 건강장애

이상기압의 경우 건강에 장애를 초래한다. 고지대 거주, 고산 등산, 고공비행 등에서는 저기압 장애가 발생한다. 이상저기압 상태에서는 체내에 존재하는 기체가 평형유지를 위하여 체내에서 밖으로 빠져나가는데 탈출경로가

없어 체내의 압력이 기압보다 높아지는데 이를 기계적 장애라 한다. 또한 공기 중의 산소분압도 낮아져서 폐포공기의 산소분압에 의하여 결정되는 혈중의 HbO_2가 낮아져 호흡회수가 빨라지고 저산소 분압에 의한 장애가 나타난다. 이상저기압으로 산소가 부족하면 두통, 구토, 운동상실, 기억력 감퇴, 혼수, 마비 등의 증상이 발생한다.

이상고기압 상태에서는 체내에서 산소가 지속적으로 소비되기 때문에 별 문제는 없다. 그러나 급감압시에는 불활성인 질소가스가 기포를 형성하게 됨으로서 기계적인 장애를 초래한다. 잠수 중 급격한 정상압력 상태로의 복귀나 항공기가 급상승할 때 잠수병, 잠함병 및 항공병이 나타나는데 이를 모두 감압병이라 한다.

4) 실내공기오염과 군집독

(1) 실내공기오염

① 실내공기오염의 중요성

- 실내공기오염 수준은 실외보다 약 2~5배 높고, 100배 이상인 경우도 보고
- 실내의 체류시간이 약 80~90% 이상
- 실내의 냉·난방에 따른 에너지 사용량을 줄이기 위해 건물의 밀폐화 및 단열재 사용
- 빌딩증후군(sick building syndrome, SBS)이나 새집증후군(sick house syndrome, SHS) 등의 새로운 질병 발생
- 생활수준의 향상으로 실내공기질(indoor air quality, IAQ)에 대한 관심 증가
- 실내공기질의 적절한 유지 관리가 요구됨

② 빌딩증후군과 새집증후군

빌딩증후군은 빌딩 내의 단열재를 포함한 건축자재 · 가구 등에서 나오는 각종 유해물질에 의해 눈·코·목·피부를 자극하여 두통이나 현기증 · 졸림 · 메스꺼움 · 발진 · 피부염 · 복통과 같은 증상의 총체적인 표현이다. 최근 문제가 되고 있는 새집증후군은 주택의 건축자재 및 가구 등에서 발생하는 포름알데히드와 휘발성유기화합물 등 유해화학물질로 인한 거주자의 일시적 또는 만성적 자각증상을 의미한다.

③ 실내공기오염물질의 영향과 발생원

실내공기에서는 900가지 이상의 물질이 검출되는 것으로 알려져 있는데, 대표적인 오염물질은 석면, 라돈, 생물학적 오염물질, 연소생성물, 휘발성유기오염물질 등이다. 표 1-9는 이들 실내공기오염물질에 대한 인체의 영향과 발생원을 나타낸 것이다.

④ 실내공기질 관리 및 관계부처

실내공기질 관리는 대상시설에 따라 다음과 같이 이루어지고 있다.

- 다중이용시설, 신축공동주택 : 다중이용시설 등의 실내공기질 관리법 (환경부)
- 공중이용시설 : 공중위생관리법 (보건복지부)

표 1-9. 주요 실내공기오염물질과 건강장해

실내공기오염물질		건강장해	발생원
석면		발암성 물질(폐암)	절연제, 내화성 제재
라돈		발암성 물질(폐암)	건물, 지하실
생물학적 오염물질		감염성 질환이나 알레르기 질환	공기중 바이러스, 박테리아, 꽃가루, 곰팡이, 진드기
연소생성물	일산화탄소	두통, 혼돈, 피로, 메스꺼움, 나른함,	난방이나 흡연시의 연소생성물 외부에서 유입
	이산화질소	피부·눈·점막·호흡기 자극, 만성호흡기 및 폐질환	
	PM_{10}	호흡성분진으로 눈·점막 자극, 호흡기계 질환	
휘발성유기오염물질	포름알데히드	눈 및 호흡기계 자극, 동물성 발암물질	건축자재, 흡연
	벤젠	호흡기계 자극, 발암물질	흡연, 페인트
	크실렌	자극, 심장, 간, 신장 및 신경계에 손상	수지용매, 에나멜, 무연휘발유
	톨루엔	빈혈	유기용제
	스티렌	두통, 피로, 우울, 눈 손상	플라스틱, 합성고무, 합성수지
	트리클로로에탄	발암성물질	농약, 세척용매
	트리클로로에틸렌	동물성 발암물질	오일, 왁스용매, 세정성분
	에틸벤젠	눈과 호흡기계 심한 자극	스티렌 관련 제품
	클로로벤젠	폐, 간 및 신장손상	페인트, 니스
	PCBs	인체 발암 의심물질	전기절연체, 플라스틱 가소제
	농약류	인체 발암 의심물질	살충제

* PM_{10} : 공기 중 10 ㎛ 이하의 입자상 물질

- 주택성능등급제, 신축공동주택환기기준 : 주택법, 건축물 관련법 (건설교통부)
- 학교 : 학교보건법 (교육인적자원부)
- 작업장, 사무실 : 산업안전보건법 (노농부)

⑤ 다중이용시설의 실내공기질 기준

다중이용시설은 지하역사, 지하도상가, 여객자동차터미널, 철도역사, 공항시설, 항만시설, 도서관, 박물관, 미술관, 장례식장, 찜질방, 의료기관, 보육시설, 노인복지시설, 산후조리원, 대규모점포, 실내주차장 등의 17개 시설군으로 이루어져 있다. 이들 시설의 실내공기질 기준은 표 1-10과 같다. 실내공기질 기준은 유지기준과 권고기준으로 구분되어 있으며, 유지기준의 5가지 오염물질은 년 1회 그리고 권고기준의 5가지 오염물질은 2년에 1회 측정이 이루어져야 한다. 또한 다중이용시설의 주요 이용자를 고려하여 민감집단이 이용하는 의료기관이나 보육시설 등은 강화된 유지기준과 권고기준이 적용된다.

표 1-10. 다중이용시설에 따른 실내공기질 기준

<table>
<tr><th colspan="2">다중이용시설
항목</th><th>지하역사, 지하도상가
여객자동차터미널, 철도역사
공항시설, 항만시설중 대합실
도서관, 박물관, 장례식장, 찜질방
대규모점포</th><th>의료기관, 국공립보육시설
국공립노인전문요양시설
유료노인전문요양시설 및 병원
산후조리원</th><th>실내주차장</th></tr>
<tr><td rowspan="5">유지기준</td><td>PM_{10} (㎍/㎥)</td><td>150 이하</td><td>100 이하</td><td>200 이하</td></tr>
<tr><td>이산화탄소 (ppm)</td><td colspan="3">1,000 이하</td></tr>
<tr><td>포름알데히드 (㎍/㎥)</td><td colspan="3">120 이하</td></tr>
<tr><td>총부유세균 (CFU/㎥)</td><td>—</td><td>800 이하</td><td>—</td></tr>
<tr><td>일산화탄소 (ppm)</td><td colspan="2">10 이하</td><td>25 이하</td></tr>
<tr><td rowspan="5">권고기준</td><td>이산화질소 (ppm)</td><td colspan="2">0.05 이하</td><td>0.30 이하</td></tr>
<tr><td>라돈 (pCi/L)</td><td colspan="3">4.0 이하</td></tr>
<tr><td>VOC (㎍/㎥)</td><td>500 이하</td><td>400 이하</td><td>1,000 이하</td></tr>
<tr><td>석면 (개/cc)</td><td colspan="3">0.01 이하</td></tr>
<tr><td>오존 (ppm)</td><td colspan="2">0.06 이하</td><td>0.08 이하</td></tr>
</table>

⑥ 공중이용시설의 실내공기질 기준

– 공중이용시설은 다수인이 이용함으로써 이용자의 건강 및 공중위생에 영향을 미칠 수 있는 건축물 또는 시설로 공중위생관리법 시행령 제3조에 해당하는 대규모점포, 공연장, 학원, 예식장, 실내체육시설 등

– 실내공기질 기준 (공중위생관리법 시행규칙)

- 미세먼지(PM_{10}) 24시간 평균치 150 ㎍/㎥ 이하
- 일산화탄소(CO) 1시간 평균치 25 ppm 이하
- 이산화탄소(CO_2) 1시간 평균치 1000 ppm 이하
- 포름알데히드(HCHO)1시간 평균치 120 ㎍/㎥ 이하

(2) 군집독

① 군집독의 증상

실내 환기가 불량한 경우 공기의 이화학적인 조성변화에 의해 실내공기오염이 발생한다. 밀폐된 실내에 많은 사람이 장시간 머무르게 되면 공기의 물리적 · 화학적 조성의 변화로 발한(發汗) · 불쾌감 · 두통 · 구토 · 현기증 · 울혈증(鬱血症) 등의 증상이 나타나고 심하면 졸도나 집단사망에 이르게 되는데, 이를 군집독(群集毒, crowd poison)이라고 한다.

② 군집독의 원인과 대책

– 원인 : 실내에서 고온, 고습, 무기류, O_2 부족, 악취, 상호간의 복사열, 이온, 분진, 유해가스 발생 등 공기의 이화학적 조성 변화에 의해 발생
– 대책 : 통풍 및 환기개선으로 예방

☞ Black Hole 사건

1756년 인도 캘커타(Calcutta)의 형무소에서 146명의 죄수 중 23명을 제외하고는 모두 밤 사이에 사망한 사건이 발생하였다. 이 형무소에는 조그만 창문이 2개가 있어 산소공급이 충분히 이루어진 것으로 판명되었으나 실내공기의 이화학적인 조성변화에 문제가 있었던 것으로 알려져 있다.

5. 상수

1) 물의 중요성과 보건문제

(1) 물의 중요성

- 생물체의 생존에 필수 (체온유지조절, 산소운반 및 노폐물의 배설, 영양분 흡수 등의 신진대사와 생명유지 기능)
- 하루 동안 성인 1인 기준 2.0~2.5 l 필요
- 신체의 60~70%를 구성 (10% 상실시 생리적 이상, 20% 이상 생명 위험)
- 물 사용량 증가
  - 과거에는 문화생활의 척도로 인식, 생활수준이 높을수록 사용량이 많음
  - 최근에는 물 부족현상에 의해 중요한 자원으로 인식, 절수운동 전개
- 21세기 물 전쟁시대, 국가간 또는 지방자치단체 등의 복잡한 이해관계
- 1993년 UN 국제행동연구소는 우리나라를 물부족국가로 분류
- 중수도(waste water reusing system, 한번 사용된 물을 재처리하여 사용) 사용, 중수란 수질이 상수와 하수의 중간상태임을 의미하며, 1991년 수도법에 중수도제도 도입, 매년 중수도 설치건물 및 이용수량이 증가

(2) 물의 순환과 수자원

- 지구의 대류현상으로 순환 (지표수 증발 → 구름 → 비나 눈 등의 강수)
- 해수 97.0%, 담수 3.0%(얼음 2.2%, 지하수 · 하천 · 호소 · 토양수분 0.8%)
- 담수의 구성은 빙하 69.6%, 지하수 30.1%, 하천 및 호소 등이 0.34%
- 우리나라 연평균강수량은 1274 mm, 세계평균보다 1.3배 수준이나 수자원 부족 예상
  - 좁은 국토와 높은 인구밀도에 강수량의 2/3가 여름의 장마철에 집중
  - 국토의 대부분이 산악지역으로 이루어져 유실량이 큼
  - 수질오염 등
- 물은 가정용수뿐만 아니라 공업 · 농업 · 소방용수 등 일상생활에 필수적
- 적절한 수자원 관리 및 산림조성, 중수도 설치 등의 다각적인 대책이 필요

(3) 물의 보건문제

오염된 물은 심각한 보건문제를 야기한다. 과거에는 수인성 전염병과 같은 세균성 질환이 문제가 되었으나 오늘날은 미량의 중금속이나 유해물질 그리고 THMs(trihalomethanes)와 같은 염소소독부산물이 중요하게 되었다.

① 수인성 전염병

- 감염의 매개체로써 물에 의하여 감염되거나 오염된 물에 조제된 식품에 의해 발생되는 전염병을 총칭
- 수인성 전염병은 과거에 비해 환경위생의 개선으로 현저히 줄었으나 아직 근절되지 못함
- 레지오넬라와 같은 호흡기계 질환이나 피부접촉에 의한 피부질환도 있으나 소화기계 질병(장티푸스 · 파라티

푸스 · 세균성이질 · 콜레라 · A형간염 등)이 주가 됨

- 증상은 대부분 가벼운 설사나 거북함 정도로 심할 경우 구토, 고열, 두통, 어지럼증 등을 수반하지만 건강한 사람에게는 심각하지 않아 중요하게 인식하지 않는 관계로 수인성 질병의 추적이 곤란
- 유아, 노약자, AIDS 감염자나 수술 후 환자와 같이 면역체계가 약한 사람들에게는 중증에서 사망까지 치명적일 수 있음
- 수인성 전염병의 병원체 수는 물속에서 감소
  - 영양원의 부족
  - 잡균과의 생존경쟁
  - 일광의 살균작용
  - 온도의 부적당
- 수인성 전염병의 특징
  - 환자가 2~3일 내에 폭발적으로 발생
  - 급수구역과 환자발생지역이 일치 (급수구역내로 제한)
  - 2차 감염의 우려가 있으나 낮음
  - 성, 연령, 직업 등에 의한 이환율의 차이가 거의 없음
  - 이환률과 치명률이 낮고 2차 발병률도 낮음
  - 계절에 관계없이 발생하나 여름철에 발생하기 쉬움
  - 가족 집적성이 비교적 낮음
- 수인성 전염병의 예방
  - 병원성 미생물의 존재 여부를 파악하는 것이 중요하나 현실적으로 곤란
  - 간접적인 방법으로 대장균군이나 분원성 대장균군, 대장균 등과 같은 지표미생물을 이용하여 수인성 질병의 가능성을 나타내는 분원성 오염여부를 상시 진단하여 예방, 이것이 먹는물에서 미생물 항목을 검사하는 목적
  - 환경위생, 식품위생, 개인위생 철저

② 수도열 (Hannover fever, water fever)

- 1926년 독일 Hannover시에서 장티푸스 환자 2,500명이 발생하기 전에 약 10배의 발열 · 설사 환자 발생
- 수중의 대장균이나 잡균에 의한 발열현상
- 물을 여과하여 급수하면 수도열과 수인성 질병 감소 : Mills-Reincke 현상

☞ **Mills-Reincke 현상**

여과에 의한 정수작용의 효과를 의미하는 것으로, 1893년 미국의 Mills는 Massachusetts주 로렌스시에서 물을 여과하여 공급한 결과 장티푸스, 이질 등과 같은 수인성 질환이 감소하였으며, 독일의 Reincke도 Elbe강의 물을 여과하여 Hamburg 시민에게 공급하여 동일한 결과를 얻게 되었다. 그 후 여과에 의한 정수작용의 효과를 Mills-Reincke 현상으로 설명하게 되었다.

③ 기생충 질병
- 음용수나 야채 등의 식품과 함께 기생충 질병의 전파체
- 회충, 편충, 간디스토마, 페디스토마, 주혈흡충 등

④ 중금속 물질이나 유해물질의 중독원
- 시안, 수은, 카드뮴, 6가크롬, 유기인, 페놀 등의 유해물질은 만성적 질환의 원인
- 정수과정 중 염소소독부산물인 THMs(trihalomethanes)은 동물실험결과 발암성 물질

⑤ 수중 불소량
- 충치예방에 효과적, 소량 함유시 우식치 초래
- 2 ppm 이상의 과량 함유시 반상치 유발
- 먹는물 수질기준 1.5 mg/ l 이하 (먹는 샘물 2.0 mg/ l 이하)

(4) 물의 자정작용

하천 등의 지표수가 자연적으로 정화되는 현상으로 수중의 용존산소(DO), pH, 수온, 일광, 수심, 유속 등의 영향을 받는다. 수질오염물질이 물의 자정작용의 한계(환경용량)를 초과하지 않으면 자정작용에 의해 분해되어 안정화 된다. 자정작용은 다음과 같이 물리적, 화학적, 생물학적 작용으로 나눌 수 있다.

- 물리적 작용
  - 침전, 확산과 희석
  - 폭기에 의한 가스교환작용, 폭기는 화학적 및 생물학적 자정작용에도 영향
  - 일광의 자외선에 의한 소독작용
- 화학적 작용
  - 산화 : 수중의 유기물이 호기성 세균에 의해 CO_2와 H_2O의 무기물로 분해
  - 환원 : 오염이 심한 수중의 유기물이 혐기성 세균에 의해 분해
  - 중화
- 생물학적 작용
  - 하천의 자정작용 중 가장 큰 역할
  - 수중의 호기성 미생물에 의한 유기물 제거
  - 수중생물의 식균작용

2) 먹는 물의 수질기준

먹는 물의 수질기준은 2002년 7월 1일 수돗물의 경우 47개에서 55개 항목으로 강화되었다(표 1-11). 여기에서 먹는 샘물은 시판하고 있는 생수를 의미하고, 먹는 물 공동시설은 먹는 물을 공급할 목적으로 개발하였거나 자연히

형성된 약수터·샘터·우물 등으로 상시 이용인구가 50인 이상인 것으로 시장·군수·구청장이 지정하거나, 50인 미만인 것으로 특히 필요하다고 인정하여 지정하는 시설을 의미한다.

수질기준 항목의 경우 과거에는 지표미생물, 무기물, 중금속 등이 주가 되었으나 점차 미량으로도 인체에 독성을 나타내는 농약, 유기용제, 소독부산물 등의 유기물질이 추가되었다. 현행 먹는 물의 수질기준은 "먹는 물 수질기준 및 검사 등에 관한 규칙"에 규정되어 있으며, 수돗물의 경우 다음과 같이 총 55개 항목으로 이루어져 있다. 이외에 바이러스(viruses), 지아디아(giardia) 등 병원미생물에 대한 정수처리기준이 있다.

- 미생물에 관한 기준 4개 항목
- 건강상 유해영향무기물질에 관한 기준 11개 항목
- 건강상 유해영향유기물질에 관한 기준 24개 항목
- 심미적 영향물질에 관한 기준 16개 항목

(1) 미생물에 관한 기준

① 일반세균
- 일반세균은 공기 또는 물 속에 존재하는 병원성 또는 비병원성균을 총칭
- 멸균여부의 판단기준이 되고 정수과정에서 세균오염과 정수처리 효율의 지표
- 수질기준은 검수 1 ml중 100 CFU(colony forming unit) 이하

② 대장균군 (大腸菌群, Coliform group)
- 대장균군은 사람과 동물의 장내에서 기생하는 대장균 및 대장균과 유사한 성질을 가진 균의 총칭
- 수질기준
  - 총대장균군·분원성대장균군·대장균 모두 검수 100 ml 중 검출되지 않을 것
- 대장균군의 검사 의의
  - 대장균 자체의 유해작용보다 병원성 미생물에 의한 오염 가능성을 파악하기 위한 분변오염의 지표
  - 저항성이 병원균과 비슷하거나 강해서 병원성 미생물과 공존
  - 검출방법이 간편하고 정확
  - 신체의 장관 이외에서는 증식되지 않음
- 대장균의 정성적인 시험은 3단계(추정시험 → 확정시험 → 완전시험)로 실시
- 대장균의 정량적인 시험결과의 판독
  - 최적확수 (most probable number, MPN) : 검수 100 ml당 대장균군의 수
  - 대장균지수 (coli index) : 대장균군을 검출할 수 있는 최소검수량의 역수로 정의, 예를 들어 검수 10 ml에서 양성이면 대장균지수는 0.1이 된다. 이 값이 클수록 병원성미생물에 의한 오염이 심각함을 의미한다.

☞ **대장균(Escherichia coli)과 대장균군(Coliform group)**

대장균은 사람과 동물의 장(腸), 특히 대장에 많이 존재하는 세균으로 장 속에서는 보통 비병원성이지

만, 장 이외의 부위에 침입하면 방광염 · 신우염 · 복막염 · 패혈증 등을 일으킨다. 또한 장 속에서도 일부 항원성 대장균은 유아에서 성인에 이르기까지 전염성 설사를 일으킬 수 있는데 이를 병원성대장균이라 한다. 대장균은 열에 약해 60℃에서 약 20분간 가열하면 사멸한다. 대장균은 양쪽 끝이 둥글고 길이 2~4㎛, 폭 0.4~0.7㎛의 간균으로 편모를 가지고 있어 운동성이 있으며, 포자를 만들지 않는 그람 음성균이다. 수질검사에서 대장균의 검출 여부는 분변에 의한 오염을 판별하는 중요한 지표가 된다.

대장균군은 사람과 동물의 장내에서 기생하는 대장균 및 대장균과 유사한 성질을 가진 균의 총칭으로 총대장균군이라 하고, 물이나 식품 등의 오염여부에 대한 대표적인 생물학적 오염지표가 된다. 대장균군은 그람 음성의 간균으로 포자를 형성하지 않고 유당을 분해하여 산과 가스를 발생하는 호기성, 통성혐기성(痛性嫌氣性) 균으로 병원성은 낮다. 대장균군은 항상 변에서 배출되므로 이에 대한 수질검사는 분변에 의한 오염 기준이 된다. 즉, 음용수에서 대장균군이 검출되면 사람이나 가축의 배설물로 오염되었음을 의미하고, 수인성 병원성미생물의 존재 가능성을 시사해준다. 대장균군의 특성은 병원균에 비해 물속에서 오래 생존하고 저항력이 강하며, 검출하기 쉽고 검사법이 간단하다. 또한 소독에 대한 저항력은 병원균보다 강하나 바이러스보다는 약하다. 시험결과 양성인 경우, 해당 음료수나 식품 등에는 장관(腸管)에 유래하는 병원성 바이러스, 세균, 기생충도 존재할 여지가 있다. 대장균군 검사는 음료수 · 식품의 일정량에 대해 균의 존재 유무를 우선적으로 확인하고, 양성일 경우 다시 세균의 수를 측정한다. 대장균군의 정성적인 시험은 추정시험, 확정시험, 완전시험의 3단계로 이루어진다. 최적확수 시험(MPN test)은 대장균군의 정량적인 평가를 위한 시험법이다.

☞ 수질오염과 관련된 병원성 미생물

최근에 세계적으로 문제가 되고 있는 병원성 미생물로는 병원성 대장균(*enterophathogenic Escherichia coli*), 캠필로박터 제쥬니(*Campylobacter jejuni*), 엘시니아 엔테로콜리티카(*Yersinia enterocolitica*), 레지오넬라 뉴모필라(*Legionella pneumophilla*), 지아디아 람블리아(*Giardia lamblia*), 크립토스포리디움(*Cryptosporidium*), 바이러스(viruses) 등이 있다.

병원성 대장균에는 베로톡신(verotoxin)이라는 독소를 내어 장관출혈을 일으키는 O-157과 같은 것이 있으며, 캠필로박터 제쥬니는 장염, 소아설사증을 그리고 엘시니아 엔테로콜리티카는 설사, 복통, 발열, 두통 등을 일으킨다. 재향군인병(Legionnaires disease)은 1976년 미국 필라델피아의 재향군인대회에서 발생한 약 200여 명의 발병으로부터 이름 붙여졌으며, 이 중 34명이 급성폐렴증상으로 사망하였다. 조사결과 공기조화시설의 냉각수로부터 레지오넬라 뉴모필라가 기도를 통하여 감염된 것으로 밝혀졌다. 이 균은 하천이나 토양에 주로 존재하며, 공기조화시설의 냉각수는 물론 샤워기 등에서도 검출되어 사람과 접촉할 기회가 상당히 큰 것으로 밝혀졌다. 보통 건강한 사람은 문제가 없으나, 면역기능이 저하된 사람은 폐렴을 일으킨다. 이 균은 수도와 관련된 미생물의 대책에 새로운 시각을 요구하는 하나의 계기가 되었는데, 이제까지 분변오염에 의한 소화기계 전염병의 대책만이 주목되어 왔던 것에 대한 재검토를 요구하게 되었다. 또한, 정수처리 과정과 소독처리수의 안전성에 대한 지표로서 대장균군의 지표성을 재검토하게 되었다.

원생동물인 지아디아 람블리아는 6~12μm 크기의 편모충으로, 포자형태로 분변과 함께 환경 중에 배출되어 오염된 물, 식품, 손을 통해 직접 경구적으로 감염된다. 감염증은 복통, 설사, 장염, 식욕부진 등을 일으키고, 경우에 따라 심한 설사를 일으키는데 이것을 지아디아시스(giardiasis)라고 한다. 시스트(cyst)라 불리는 지아디아의 포자는 크립토스포리디움의 포자인 오시스트(oocyst)와 함께 염소소독에 대한 저항이 세균보다 훨씬 강하기 때문에 소독에 대한 지표로서 대장균군을 재검토하는 또 다른 요인이 되고 있다.

크립토스포리디움는 포자충류에 속하는 원생동물로, 1985년 이후에 사람에 대한 병원성이 주목을 받기 시작하였다. 이것은 지아디아와 같이 사람 외에 개, 돼지, 고양이, 닭, 양 등의 가축에도 공통으로 감염되는 병원체로 특히 *C. parvum*이 가장 감염되기 쉽다고 알려져 있다. 감염되면 3~6일에 심한 설사, 복통, 발열, 구토 등의 증상이 있고, 증상이 나타나면 환자는 오시스트를 분변으로 배출한다. 최소 감염량은 10개 정도로, 적은 감염량으로도 발병하는 것으로 알려져 있다. 수도수를 통한 감염증의 예로는 1993년 미국의 밀워키시에서 발생한 것이 가장 유명하다. 여기에서 중요한 사실은 염소소독이 규정대로 이루어졌는데도 저항성이 강한 이 원생동물이 급배수체계를 통해서 수요자들을 대량 감염시켰다는 것이다. 이 당시 감염자수는 약 40만에 이르렀고, 다수의 사망자를 내었다. 이를 계기로 미국을 중심으로 세계적인 관심이 이 미생물의 제어에 주목되고 있으며, 기존의 소독기술과 규정에 대한 재검토가 이루어지고 있다.

바이러스는 소독에 대한 저항성이 크고, 크기가 가장 작은 미생물로 분류된다. 관심의 대상이 되고 있는 바이러스는 장관계바이러스(enteric viruses)로 최근 검출기술의 발달도 그 배경이 되고 있다. 사람의 분변과 함께 환경 중에 배출되는 장관계바이러스의 종류는 약 100 종류 이상 알려져 있으며, 수질오염을 통한 유행이 역학적으로 확인된 것은 A형 간염바이러스(Hepatitis A virus), 노웍 바이러스(Norwalk virus), 레오바이러스(Reovirus), 아데노바이러스(Adenovirus) 등이 있다.

표 1-11. 먹는 물 수질기준

- **수돗물** ('02.6.21개정, '02.7.1시행)

구분		수질항목	종전	개정	비고
		총 계	47개	55개	신설 : 9개 항목 강화 : 2개 항목 삭제 : 1개 항목
미생물		일반세균 (Total Colony Counts)	100CFU/mℓ	100CFU/mℓ	
		총대장균군 (Total Coliforms)	ND/50mℓ	ND/100mℓ	강화
		분원성대장균군 (Fecal Coliforms)	-	ND/100mℓ	신설
		대장균 (Escherichia Coli)	-	ND/100mℓ	신설
유해영향무기물질		납 (Pb; Lead)	0.05mg/ℓ	0.05mg/ℓ	
		불소 (F; Fluoride)	1.5mg/ℓ	1.5mg/ℓ	
		비소 (As; Arsenic)	0.05mg/ℓ	0.05mg/ℓ	
		세레늄 (Se; Selenium)	0.01mg/ℓ	0.01mg/ℓ	
		수은 (Hg; Mercury)	0.001mg/ℓ	0.001mg/ℓ	
		시안 (CN; Cyanide)	0.01mg/ℓ	0.01mg/ℓ	
		6가크롬 (Cr+6; Hexachromium)	0.05mg/ℓ	0.05mg/ℓ	
		암모니아성 질소 (NH3-N; Ammonium Nitrogen)	0.5mg/ℓ	0.5mg/ℓ	
		질산성 질소 (NO3-N; Nitrate Nitrogen)	10mg/ℓ	10mg/ℓ	
		카드뮴 (Cd; Cadmium)	0.01mg/ℓ	0.005mg/ℓ	강화
		보론(붕소, B; Boron)	0.3mg/ℓ	0.3mg/ℓ	
유해영향유기물질	휘발성유기물질	페놀 (Phenol)	0.005mg/ℓ	0.005mg/ℓ	
		1.1.1-트리클로로 에탄 (1.1.1-Trichloroethane)	0.1mg/ℓ	0.1mg/ℓ	
		테트라클로로에틸렌(PCE; Tetrachloroethylene)	0.01mg/ℓ	0.01mg/ℓ	
		트리클로로 에틸렌 (TCE; Trichloroethylene)	0.03mg/ℓ	0.03mg/ℓ	
		디클로로 메탄 (Dichloromethane)	0.02mg/ℓ	0.02mg/ℓ	
		벤젠 (Benzene)	0.01mg/ℓ	0.01mg/ℓ	
		톨루엔 (Toluene)	0.7mg/ℓ	0.7mg/ℓ	
		에틸벤젠 (Ethyle Benzene)	0.3mg/ℓ	0.3mg/ℓ	
		크실렌 (Xylene)	0.5mg/ℓ	0.5mg/ℓ	
		1.1디클로로 에틸렌 (1.1 Dichloroethylene)	0.03mg/ℓ	0.03mg/ℓ	
		사염화탄소 (Carbon tetrachloride)	0.002mg/ℓ	0.002mg/ℓ	
	농약	다이아지논 (Diazinon)	0.02mg/ℓ	0.02mg/ℓ	
		파라티온 (Parathion)	0.06mg/ℓ	0.06mg/ℓ	
		말라티온 (Malathion)	0.25mg/ℓ	-	삭제
		페니트로티온 (Fenitrothion)	0.04mg/ℓ	0.04mg/ℓ	
		카바릴 (Carbaryl)	0.07mg/ℓ	0.07mg/ℓ	
		1,2-디브로모-3-클로로프로판 (1,2-Dibromo-3-Chloropropan)	-	0.003mg/ℓ	신설
	소독부산물	유리잔류염소 (Free Residual Chlorine)	-	4.0mg/ℓ	신설
		총트리할로메탄 (THMs; Trihalomethanes)	0.1mg/ℓ	0.1mg/ℓ	
		클로로포름 (Chloroform)	0.08mg/ℓ	0.08mg/ℓ	
		클로랄하이드레이트 (Chloralhydrate)	-	0.03mg/ℓ	신설 〈시행시기〉 10만톤이상 : ' 03.1.1. 10만톤미만 : ' 04.7.1.
		디브로모아세토니트릴 (Dibromoacetonitrile)	-	0.1mg/ℓ	신설
		디클로로아세토니트릴 (Dichloroacetonitrile)	-	0.09mg/ℓ	신설
		트리클로로아세토니트릴 (Trichloroacetonitrile)	-	0.004mg/ℓ	신설
		할로아세틱에시드 (HAA; Haloacetic acid)	-	0.1mg/ℓ	신설
심미적영향물질		경도 (Hardness)	300mg/ℓ	300mg/ℓ	
		과망간산칼륨소비량 (Consumption of KMnO4)	10mg/ℓ	10mg/ℓ	
		냄새(소독외의 냄새) (Odor)	ND	ND	
		맛(소독외의 맛) (Taste)	ND	ND	
		동 (Cu; Cooper)	1mg/ℓ	1mg/ℓ	
		색도 (Color)	5도	5도	
		세제 (ABS; Alkyl Benzene Sulfate)	0.5mg/ℓ	0.5mg/ℓ	
		수소이온농도 (pH)	5.8~8.5	5.8~8.5	
		아연 (Zn; Zinc))	1mg/ℓ	1mg/ℓ	
		염소이온 (Cl-; Chloride)	250mg/ℓ	250mg/ℓ	
		증발잔류물 (Total Solds)	500mg/ℓ	500mg/ℓ	
		철 (Fe; Iron)	0.3mg/ℓ	0.3mg/ℓ	
		망간 (Mn; Manganese)	0.3mg/ℓ	0.3mg/ℓ	
		탁도 (Turbidity)	0.5 NTU	0.5 NTU	
		황산이온 (SO4-2; Sulfate)	200mg/ℓ	200mg/ℓ	
		알루미늄 (Al; Aluminium)	0.2mg/ℓ	0.2mg/ℓ	
정수처리기준		바이러스(Viruses)	-	99.99% 제거	신설시행 : '02.8.1
		지아디아 포낭(Giardia lambia)	-	99.9% 제거	신설시행 : '04.7.1

• 먹는 샘물 및 먹는 물 공동시설 ('02.6.21개정, '02.7.1시행)

구분	수질 항목	먹는 샘물 종전	먹는 샘물 개정	먹는 샘물 비고	먹는 물 공동시설 종전	먹는 물 공동시설 개정	먹는 물 공동시설 비고
총 계		51개	51개	신설:2개 강화:1개 삭제:2개	46개	48개	신설:4개 강화:1개 삭제:2개
미생물	일반세균 (Total Colony Counts) 저온일반세균(21℃)	100CFU/ml	100CFU/ml				
미생물	일반세균 (Total Colony Counts) 중온일반세균(35℃)	20CFU/ml	20CFU/ml		100CFU/ml	100CFU/ml	
미생물	총대장균군 (Total Coliforms)	ND/250ml	ND/250ml		ND/100 ml	ND/100 ml	
미생물	분원성연쇄상구균(Fecal Streptococci)	ND/250ml	ND/250ml				
미생물	녹농균(Pseudomonas aeruginosa)	ND/250ml	ND/250ml				
미생물	아황산환원혐기성포자형성균(Spore-forming Sulfite-reducing anaerobes)	ND/250ml	ND/250ml				
미생물	살모넬라(Salmonella)	ND/250ml	ND/250ml				
미생물	쉬겔라(Shigella)	ND/250ml	ND/250ml				
미생물	분원성대장균군 (Fecal Coliforms)				-	ND/100ml	신설
미생물	대장균 (Escherichia Coli)				-	ND/100ml	신설
미생물	여시니아				ND/2 l	ND/2 l	
유해영향무기물질	납 (Pb; Lead)	0.05mg/l	0.05mg/l		0.05mg/l	0.05mg/l	
유해영향무기물질	불소 (F; Fluoride)	2.0mg/l	2.0mg/l		1.5mg/l	1.5mg/l	
유해영향무기물질	비소 (As; Arsenic)	0.05mg/l	0.05mg/l		0.05mg/l	0.05mg/l	
유해영향무기물질	세레늄 (Se; Selenium)	0.01mg/l	0.01mg/l		0.01mg/l	0.01mg/l	
유해영향무기물질	수은 (Hg; Mercury)	0.001mg/l	0.001mg/l		0.001mg/l	0.001mg/l	
유해영향무기물질	시안 (CN; Cyanide)	0.01mg/l	0.01mg/l		0.01mg/l	0.01mg/l	
유해영향무기물질	6가크롬 (Cr+6; Hexachromium)	0.05mg/l	0.05mg/l		0.05mg/l	0.05mg/l	
유해영향무기물질	암모니아성 질소 (NH3-N; Ammonium Nitrogen)	0.5mg/l	0.5mg/l		0.5mg/l	0.5mg/l	
유해영향무기물질	질산성 질소 (NO3-N; Nitrate Nitrogen)	10mg/l	10mg/l		10mg/l	10mg/l	
유해영향무기물질	카드뮴 (Cd; Cadmium)	0.01mg/l	0.005mg/l	강화	0.01mg/l	0.005mg/l	강화
유해영향무기물질	보론(붕소, B; Boron)	-	0.3mg/l	신설	-	0.3mg/l	신설
유해영향유기물질 (휘발성유기물질)	페놀 (Phenol)	0.005mg/l	0.005mg/l		0.005mg/l	0.005mg/l	
유해영향유기물질 (휘발성유기물질)	1,1,1-트리클로로 에탄 (1,1,1-Trichloroethane)	0.1mg/l	0.1mg/l		0.1mg/l	0.1mg/l	
유해영향유기물질 (휘발성유기물질)	테트라클로로에틸렌(PCE; Tetrachloroethylene)	0.01mg/l	0.01mg/l		0.01mg/l	0.01mg/l	
유해영향유기물질 (휘발성유기물질)	트리클로로 에틸렌 (TCE; Trichloroethylene)	0.03mg/l	0.03mg/l		0.03mg/l	0.03mg/l	
유해영향유기물질 (휘발성유기물질)	디클로로 메탄 (Dichloromethane)	0.02mg/l	0.02mg/l		0.02mg/l	0.02mg/l	
유해영향유기물질 (휘발성유기물질)	벤젠 (Benzene)	0.01mg/l	0.01mg/l		0.01mg/l	0.01mg/l	
유해영향유기물질 (휘발성유기물질)	톨루엔 (Toluene)	0.7mg/l	0.7mg/l		0.7mg/l	0.7mg/l	
유해영향유기물질 (휘발성유기물질)	에틸벤젠 (Ethylbenzene)	0.3mg/l	0.3mg/l		0.3mg/l	0.3mg/l	
유해영향유기물질 (휘발성유기물질)	크실렌 (Xylene)	0.5mg/l	0.5mg/l		0.5mg/l	0.5mg/l	
유해영향유기물질 (휘발성유기물질)	1,1디클로로 에틸렌 (1,1 Dichloroethylene)	0.03mg/l	0.03mg/l		0.03mg/l	0.03mg/l	
유해영향유기물질 (휘발성유기물질)	사염화탄소 (Tetrachlorocarbon)	0.002mg/l	0.002mg/l		0.002mg/l	0.002mg/l	
유해영향유기물질 (휘발성유기물질)	총트리할로메탄 (THMs; Trihalomethanes)	0.1mg/l	-	삭제	0.1mg/l	-	삭제
유해영향유기물질 (농약)	다이아지논 (Diazinon)	0.02mg/l	0.02mg/l		0.02mg/l	0.02mg/l	
유해영향유기물질 (농약)	파라티온 (Parathion)	0.06mg/l	0.06mg/l		0.06mg/l	0.06mg/l	
유해영향유기물질 (농약)	말라티온 (Malathion)	0.25mg/l	-	삭제	0.25mg/l	-	삭제
유해영향유기물질 (농약)	페니트로티온 (Fenitrothion)	0.04mg/l	0.04mg/l		0.04mg/l	0.04mg/l	
유해영향유기물질 (농약)	카바릴 (Carbaryl)	0.07mg/l	0.07mg/l		0.07mg/l	0.07mg/l	
유해영향유기물질	1,2-디브로모-3-클로로프로판 (1,2-Dibromo-3-Chloropropan)	-	0.003mg/l	신설	-	0.003mg/l	신설
심미적영향물질	경도 (Hardness)	300mg/l	500mg/l	'03.11.29	300mg/l	300mg/l	
심미적영향물질	과망간산칼륨 소비량 (Consumption of KMnO4)	10mg/l	10mg/l		10mg/l	10mg/l	
심미적영향물질	냄새(소독외의 냄새) (Odor)	ND	ND		ND	ND	
심미적영향물질	맛(소독외의 맛) (Taste)	ND	ND		ND	ND	
심미적영향물질	동 (Cu; Cooper)	1mg/l	1mg/l		1mg/l	1mg/l	
심미적영향물질	색도 (Color)	5도	5도		5도	5도	
심미적영향물질	세제 (ABS; Alkyl Benzene Sulfate)	0.5mg/l	0.5mg/l		0.5mg/l	0.5mg/l	
심미적영향물질	수소이온농도 (pH)	5.8~8.5	5.8~8.5		5.8~8.5	5.8~8.5	
심미적영향물질	아연 (Zn; Zinc))	1mg/l	1mg/l		1mg/l	1mg/l	
심미적영향물질	염소이온 (Cl-; Chloride)	250mg/l	250mg/l		250mg/l	250mg/l	
심미적영향물질	증발잔류물 (Total Solds)	500mg/l	500mg/l		500mg/l	500mg/l	
심미적영향물질	철 (Fe; Iron)	0.3mg/l	0.3mg/l		0.3mg/l	0.3mg/l	
심미적영향물질	망간 (Mn; Manganese)	0.3mg/l	0.3mg/l		0.3mg/l	0.3mg/l	
심미적영향물질	탁도 (Turbidity)	1 NTU	1 NTU		1 NTU	1 NTU	
심미적영향물질	황산이온 (SO4+; Sulfate)	200mg/l	200mg/l		200mg/l	200mg/l	
심미적영향물질	알루미늄 (Al; Aluminium)	0.2mg/l	0.2mg/l		0.2mg/l	0.2mg/l	

(2) 건강상 유해물질 기준

수은, 카드뮴, 비소, 납 등의 중금속뿐만 아니라 인체에 유해한 휘발성유기물질과 농약성분은 인위적인 활동에 의해 강이나 호소 등의 상수원에 쉽게 유입될 수 있다. 이들 유해물질이 함유된 물을 장기간 마시게 되면 체내에서 생물농축이 일어나 만성적인 질환을 야기한다 (표 1-12). 또한 정수과정 중 염소소독에 의한 각종 소독부산물의 경우 오늘날 중요한 유해유기물질로 알려져 있다.

표 1-12. 수중의 유해물질이 인체에 미치는 영향

유해물질	인체에 미치는 영향
알칼수은	중추신경장애 (언어장해 · 시야협착), 감정불안, 단백뇨, 구강염, 지각과 청각장애
카드뮴	만성중독시 골연화증, 급성중독시 단백뇨 · 급성위장염
6가크롬	피부를 자극, 부종 및 궤양 등의 피부염, 비중격천공, 간장해, 위장염, 폐암
비소	만성중독시 체중감소 · 지각장해 · 빈혈 · 피부청색화, 급성중독시 혈압강하 · 혼수 · 사망
시안	두통, 현기증, 호흡효소계 기능저하, 급성중독시 체온급감으로 사망
납	빈혈, 맥박증가, 안면창백, 중추와 말초신경장해, 급성위장장해, 혈변
PCB	손톱 · 구강점막의 색소침착, 모공의 흑점화, 전신권태, 간장해, 암
유기인	두통, 동공의 축소, 언어장해, 전신경련, 요실금

① 수질기준

- 수은 0.001 mg/ l 이하
- 카드뮴 0.005 mg/ l 이하
- 시안, 세레늄 0.01 mg/ l 이하
- 납, 비소, 6가크롬 0.05 mg/ l 이하
- 유기인, PCB 불검출
- 유리잔류염소 4.0 mg/ l 이하
- 총트리할로메탄 (THMs) 0.1 mg/ l 이하

② 질소성분

- 수중의 과도한 질소성분은 식물성 플랑크톤(algae)을 급성장시켜 부영양화 현상을 일으키고 수중의 산소고갈과 불쾌한 물맛을 초래
- 수중의 질소성분은 시간이 경과하면서 다음과 같이 화합물의 형태가 달라지기 때문에 오염시점에 대한 단서를 제공
  - 유기성 질소(단백질) → 암모니아성 질소(NH_4^+-N) → 아질산성 질소(NO_2^--N) → 질산성 질소(NO_3^--N)
  - 유기성 질소나 암모니아성 질소의 검출은 분뇨나 하수 등의 오염이 발생한지 오래되지 않았음을 의미, 암모니아성 질소는 분변오염의 간접적인 지표로도 해석

– 수질기준
- 암모니아성 질소(NH_4^+—N) 0.5 mg/ l 이하
- 질산성 질소(NO_3^-—N) 10 mg/ l 이하

– 질산성 질소가 다량 함유된 물을 유아(특히 생후 3개월 이하)가 장기간 마시게 되면 청색증 유발

☞ **청색증 (blue baby syndrome, methemoglobinemia)**

1945년 미국의 Comly에 의해 유아에서의 발명이 처음 보고되었는데, 다량의 질산성 질소가 함유되어 있는 식수로 인해 발생한 질병으로 피부가 파랗게 변하는 증세를 나타내어 블루베이비병(blue baby syndrome)으로 명명되었다. 질산은 체내 혈액에서 헤모글로빈과 결합하여 산소운반을 저해시키기 때문에 피부가 푸른색으로 변하는 증세를 보인다. 청색증이 발생하게 되면 성장발육이 늦어지고 심할 경우 사망하게 된다. 체코슬로바키아에서는 1953년부터 1960년까지 수백 명의 어린이에게 발생하였으며, 우리나라와 미국을 비롯하여 수많은 나라에서 대표적인 식수오염에 의한 피해로 보고되고 있다.

(3) 심미적 기준

– 무미, 무취(소독외의 맛과 냄새)
– 색도 5도 이하
– 탁도 0.5 NTU 이하
– pH 5.8~8.5
– 세제(ABS) 0.5 mg/ l 이하
– 망간, 철 0.3 mg/ l 이하
– 알루미늄 0.2 mg/ l 이하
– 과망간산칼륨($KMnO_4$) 소비량(수중의 유기물량 추정) 10 mg/ l 이하
– 경도(hardness) 300 mg/ l 이하
– 증발잔류물(total solids) 500 mg/ l 이하

☞ **탁도 (turbidity)**

물의 흐린 정도를 정량적으로 나타낸 것으로, 부유입자들에 의한 산란도를 측정하는 비탁법(nephelometric method)에 의해 NTU(nephelometric turbidity unit) 단위로 나타낸다.

☞ **과망간산칼륨 소비량 (potassium permanganate consumption)**

과망간산칼륨은 수질오염지표의 하나인 화학적산소요구량(COD)을 측정하는데 사용되는 산화제로, 과망간산칼륨의 소비량으로부터 수중의 유기물 함량을 추정할 수 있다.

☞ **경도 (hardness)**

물의 세기정도 즉, 경수(센물, hard water)의 정도를 나타내는 것으로, 수중의 칼슘(Ca)과 마그네슘(Mg)

이온에 의해 결정된다. 빗물은 연수(단물, soft water)에 해당되나 토양 및 암석과 접촉하면서 경도가 발생된다. 경수는 표토가 두껍고 석회암층이 존재하는 지역에서 발생하나, 연수는 표토가 얇고 석회암층이 없는 지역에서 볼 수 있다. 지표수는 지하수 보다 경도가 낮다.

(4) 정수처리 (treatment technique) 기준

수돗물은 바이러스(viruses), 지아디아(giardia) 등 병원성 미생물이 함유되지 않도록 정수장에서 정수처리에 관한 기준을 준수해야 한다.

3) 먹는 물의 수질검사

먹는 물의 수질검사는 먹는 물 관리법에 의한 먹는 물 수질공정시험방법에 의해 이루어지는데, 검사항목과 검사주기는 표 1-13에서 보는 바와 같다.

표 1-13. 먹는 물의 검사항목과 검사주기

구분		측정항목
정 수 장	매일검사(6항목)	냄새, 맛, 색도, pH, 탁도, 잔류염소
	매주검사[1](8항목)	일반세균, 총대장균군, 분원성대장균군 또는 대장균, 암모니아성질소, 질산성질소, 과망간산칼륨소비량, 증발잔류물
	매월검사[2](55항목)	먹는물 수질기준 전항목
수도꼭지	매월검사(5항목)	일반세균, 총대장균군, 분원성대장균군 또는 대장균, 잔류염소
수 도 관 노후지역 수도꼭지	매월검사(11항목)	일반세균, 총대장균군, 분원성대장균군 또는 대장균, 암모니아성질소, 철, 동, 아연, 망간, 염소이온, 잔류염소
급수과정 시 설 별	매분기검사(12항목)	일반세균, 총대장균군, 분원성대장균군 또는 대장균, 암모니아성질소, 총트리할로메탄, 동, 아연, 철, 탁도, 잔류염소, pH
간이 · 전용상수도 소규모급수시설	분기검사[3](14항목)	일반세균, 총대장균군, 분원성대장균군 또는 대장균, 암모니아성질소, 질산성질소, 냄새, 맛, 색도, 탁도, 불소, 망간, 알루미늄, 잔류염소
먹 는 물 공동시설	매분기검사[4](8항목)	일반세균, 총대장균군, 분원성대장균군 또는 대장균, 암모니아성질소, 질산성질소, 과망간산칼륨 소비량, 증발잔류물
	매년검사(48항목)	먹는물수질기준 전항목 (소독제 및 소독부산물질 제외)

1) 일반세균, 총대장균군 항목은 반드시 매주 1회 이상 검사를 실시하고, 기타 항목은 지난 1년간의 수질검사 결과에 따라 매월 1회 이상으로 조정하여 검사 가능
2) 염소이온, 망간, 알루미늄 항목은 반드시 매월 1회 이상 검사를 실시하고, 기타 항목은 지난 3년간의 수질검사 결과에 따라 매분기 1회 이상으로 조정하여 검사 가능
3) 지난 3년간의 수질검사 결과에 따라 매반기 1회 이상으로 조정하여 검사 가능
4) 3/4분기 중에는 매월 수질검사 실시

4) 상수의 처리

우리나라 상수도 보급률은 2005년 현재 90.7%로 지속적으로 증가하고 있으나 일본(97%) 등 선진국에 비해 다소 낮은 수준이다. 농어촌의 경우 지속적인 상수도 확충사업의 추진으로 읍과 면지역에서 각각 82.6%와 37.7%로 향상되었으나 도시지역에 비해 저조한 실정이다. 국민들의 물 사용량 및 수요를 가늠할 수 있는 1인 1일당 급수량은 363 l 로 1996년 이후 계속 감소하는 추세에 있다.

(1) 상수도의 구성

상수도는 수원지에서 도수로를 통해 정수장에 유입된 후 정수과정을 거쳐 송수로를 따라 배수지에 공급된다. 배수지에서는 급수관을 따라 가정이나 학교 등의 수요자에게 공급된다.

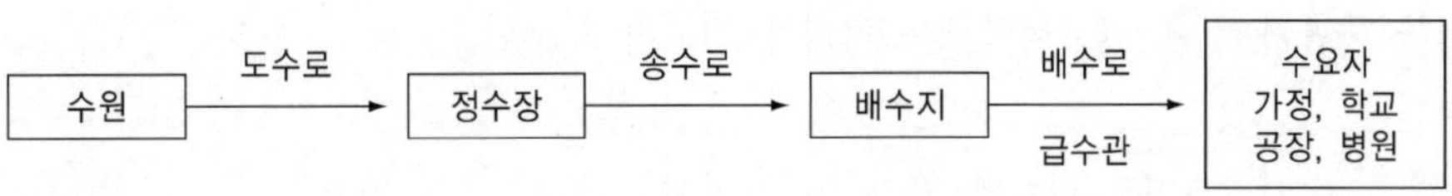

(2) 수원

수원은 천수, 지표수, 지하수, 복류수로 구분한다. 현재 취수원별로는 하천표류수가 전체수량의 64.6%이며, 호소수 23.5%, 하천복류수 9.1%, 지하수 2.8%이다. 이와 같이 지표수가 수원으로 가장 많이 이용되고 있으나, 오염가능성이 높아 적절한 정수처리가 필요하다.

① 천수 (rain water, 빗물)
- 비나 눈에 의한 강수
- 청정지역의 경우 비교적 깨끗하며 경도가 낮은 연수
- 지하수가 부족한 도서지역에서 이용
- 대기오염의 영향을 받음

② 지표수 (surface water)
- 지표를 흐르고 있는 하천, 강, 호수, 저수지 등에 존재하는 물
- 수량이 풍부하고 얻기 쉬워 수원으로 가장 많이 이용
- 오염 가능성이 높아 정수과정이 필요

③ 지하수 (ground water)
- 빗물이나 지표수가 지층을 통과하여 지하에 저장된 물
- 지하수의 특성
  - 세균, 유기물 등의 오염물이 적어 수질이 양호

- 무기염류와 경도가 높음

– 최근 지하수의 무분별한 개발로 수질악화 및 안전성 문제를 초래
– 수질이 오염된 경우 자정작용을 기대하기 어려움

④ 복류수 (river bed water, 伏流水)
– 하천의 수위가 주변 지하수면보다 높을 때 하천에서 흐르는 물이 강바닥 밑의 모래층 속으로 침투하여 지하수로서 흐르는 물
– 지표수에 비해 수질이 양호하여 수원으로도 사용

(3) 정수법 (water purification)

물의 정수는 희석, 침전, 일광소독, 산화작용, 생물의 식균작용 등의 자정작용에 의해서도 일어나지만 음용수로 사용하기 위해서는 다음과 같은 인공적인 정수처리가 필요하게 된다.

– 일반정수법 : 정수처리과정은 다음과 같다.

침사 → 침전 → 여과 → 소독 → 급수

– 특수정수법 : 원수의 수질상태와 처리대상에 따라 추가적인 정수처리가 요구될 때 사용된다.

5) 일반정수법

(1) 침사
– 가라앉기 쉬운 토사나 모래 등을 제거

(2) 침전
① 보통침전
– 중력에 의한 자연침강을 이용하여 물보다 비중이 큰 부유물질 제거
– 부유물질의 침전속도가 길어 많은 소요시간 필요
– 침전지내 느린 유속 유지

② 약품침전
– 응집제 첨가로 가교작용을 하는 불용성의 플락(floc) 형성으로 침전속도가 증가
– 응집제의 종류
- 황산알루미늄 (aluminum sulfate, $Al_2(SO_4)_3$, 황산반토), 알루미늄산 소다

- 황산제일철, 황산제이철
- 폴리염화알루미늄 (ploy aluminum chloride, PAC)
- 기타 고분자응집제 (synthetic polymer) 및 응집보조제

— 처리공정상 약품투입실, 혼화지, 응집지, 침전지 필요
— 짧은 시간 소요, 대도시 이용
— 알루미늄이 다량 함유된 응집제 사용시 물의 pH 감소, 알츠하이머병 유발
— 고분자응집제(synthetic polymer) 사용시 응집제 사용량 1/10 수준

(3) 여과

여과법은 크게 완속여과법과 급속여과법으로 나누어지며, 표 1-14는 이들 여과법의 세부적인 차이를 나타낸 것이다.

① 완속여과법

— 영국식 (1829년 영국의 James Simpson이 런던 Thames 강물을 최초로 처리)
— 여과지의 구성

- 상층 : 모래 (유효경 0.30~0.45 mm, 높이 60~90 cm 정도)
- 중간층 : 위에서부터 굵은 모래 → 작은 자갈 → 큰 자갈 순
- 최하층 : 둥근 돌

— 여과속도가 느려 전처리는 보통침전
— 여과작용 : 모래층과 모래층 표면에 형성된 콜로이드(colloid)상의 생물막(vital layer 또는 dirt cover, 여과막)에 의해 세균, 조류, 부유물 등이 제거
— 여과막의 제거 : 여과효과 감소시 사면대치로 여과막 제거

② 급속여과법

— 미국식 (1872년 미국에서 처음 사용)
— 거친 모래 사용
— 여과속도가 빨라 전처리는 약품침전
— 여과막 제거 : 압축공기에 의한 역류세척
— 추운지역이나 대도시에 많이 이용
— 조류나 부유물의 농도가 높은 경우에 적합

표 1-14. 완속여과법과 급속여과법의 차이점

구분	완속여과법	급속여과법
예비처리	보통 침전	약품 침전
여과속도	3~6 m/day	50~200 m/day
1회 사용일수	1~2개월	12시간~3일
여과막 제거	사면 대치	역류 세척
면적	넓은 면적	좁은 면적
비용	많은 건설비	적은 건설비
	적은 유지관리비	많은 유지관리비
세균제거율	98~99%	95~98%

(4) 소독

- 침전이나 여과과정에 의해 세균의 95~99%가 제거되지만 병원성 미생물 제거를 위해 소독은 필수
- 원수가 깨끗할 경우 침전이나 여과는 생략할 수 있지만 소독은 필요 (단일정수과정에서 가장 중요)
- 물의 소독는 물리적인 방법과 화학적인 방법으로 구분
- 물리적인 소독법
  - 가열법
  - 자외선법 : 강한 살균작용 250~280 nm, 햇빛의 경우 280~320 nm 이용

☞ **자외선 소독의 특징**

무미, 무취이며 인체에 해가 없는 것이 특징이다. 자외선에 의한 물소독은 253.7 nm를 주파장으로 하여 조사하는 자외선램프가 사용되나 직접 조사된 부분만 소독이 이루어지므로 물의 탁도나 유기물 부하가 높으면 빛의 투과가 나빠져 효율이 떨어진다. 따라서 수돗물보다는 식료품과 음료수 제조공정, 초순수제조, 병원과 제약회사, 작업장의 작업도구 소독에 주로 사용되고 있다.

- 화학적인 소독법
  - 활로겐류 산화제 : 염소(액화염소, 차아염소산염, 클로로아민, 이산화염소), 요소 등
  - 비활로겐류 산화제 : 오존, 과망간산칼륨, 과산화수소 등
  - 계면활성제
  - 이온교환제 : 이온교환수지, 이온교환막
- 물의 화학적인 소독시 고려해야 할 사항
  - 물에 대한 용해도가 높을 것
  - 살균력과 잔류효과가 클 것
  - 잔류독성이 없거나 극히 적을 것

- 시설비 및 유지관리비가 저렴할 것
- 안정적으로 쉽게 확보할 수 있을 것
- 주입조작, 취급이 쉬울 것

– 물의 소독제는 염소, 오존, 과망간산칼륨, 이산화염소, 차아염소산나트륨, 차아염소산칼슘(표백분) 등이 사용
- 오존 소독 : 강한 산화력, 살균 · 냄새 · 색 · 맛 · 망간 · 철 등 제거, 고비용, 잔류효과 없음
- 과망간산칼륨 소독 : 가축 음용수, 하수 소독

☞ **오존**

무색의 자극성 냄새가 있는 가스상 물질로 강력한 산화력을 갖는다. 화학적으로 매우 활성이 높아 공기나 물 속의 세균이나 바이러스 · 곰팡이 · 악취를 내는 각종 유해가스, 인체에 해로운 유해물질(유기용제, 농약, 중금속 성분 등)과 화학반응을 일으켜 산화시킨다. 그러나 비용이 많이 들고 소독의 잔류효과가 없으며 복잡한 오존발생장치를 필요로 한다.

– 우리나라는 주로 염소 소독법을 사용

① 염소 소독(chlorination)의 특징

– 장점
- 강한 소독력과 잔류효과
- 조작이 간편
- 구입이 쉽고 비용이 적어 경제적

– 단점
- 불쾌한 맛과 냄새(수중에 페놀 존재시 클로로페놀 생성)
- 바이러스에는 비효과적(오존 소독법의 경우 바이러스 사멸이 가능)
- 발암성 물질인 THMs(trihalomethanes) 생성
- pH 변화에 따른 살균력 저하
- 금속으로 된 장치나 배관시설을 부식시키고 배관 내부에 scale 생성

② 염소 소독제

– 염소(Cl_2), 이산화염소(ClO_2), 차아염소산나트륨(NaOCl), 표백분(차아염소산칼슘, $Ca(OCl)_2$) 등이 사용되나 액체염소(0℃, 4기압에서 액화)가 주로 사용

☞ **표백분 (漂白粉, calcium hypochlorite 또는 bleaching powder)**

소석회에 염소를 흡수시켜 만든 백색분말로 클로르칼키, 클로르석회, 염화석회, 차아염소산칼슘이라고도 부른다. 염소의 강한 자극성 냄새가 나며, 강한 산화력이 있어 살균·소독효과와 표백작용이 있다.

– 유리잔류염소와 농도기준

- 유리잔류염소 : 차아염소산(HOCl)과 차아염소산 이온(OCl^-)으로 존재하는 염소
- 수중에 잔류염소를 유지시키는 이유 : 수도관의 누수 또는 불완전한 급배수시설에 의해 일어날지도 모르는 오염에 대한 안전성 확보
- 수도전이나 먹기 직전 유리잔류염소의 농도 : 0.2 mg/l 이상
- 병원미생물에 오염되었거나 오염될 우려가 있는 경우 : 0.4 mg/l 이상

③ 염소 소독의 원리

– 염소는 강한 산화력을 갖고 있어 수중의 세균이나 대장균 등을 사멸

– 수중에 액체 염소(liquid chlorine)를 주입하면 다음과 같은 가스분해와 이온화 반응으로 차아염소산(HOCl)과 차아염소산 이온(OCl^-)이 생성, 이들을 유리잔류염소라 하며 강한 소독효과를 발휘

가수분해 : $Cl_2 + H_2O \rightleftarrows HCl + HOCl$

이 온 화 : $HOCl \rightleftarrows H^+ + OCl^-$

– 유리염소의 살균력 : HOCl 〉 OCl^- (약 40~80배)

– 소독효과는 pH, 수온, 소독제의 특성에 따라 다르지만 특히 pH가 살균력을 좌우, 이것은 가수분해 생성물의 조성이 다음과 같이 pH에 따라 다르기 때문

- pH 5 이하에서는 대부분 HOCl로 존재
- pH 7에서는 OCl^- 증가
- pH 10 이상에서는 대부분이 OCl^-로 존재
- pH가 낮을 때 유리염소의 대부분이 HOCl로 존재하여 강한 소독효과 발현

☞ **표백분에 의한 소독**

공동급수시설의 소독에 주로 사용되나 저장 중에 염소성분(유효염소농도 약 30%)이 쉽게 손실되고 다량의 수처리에 사용하기 곤란하다. 수중에서 표백분의 가수분해반응은 다음과 같다.

$Ca(OCl)_2 + 2H_2O \rightleftarrows Ca(OH)_2 + 2HOCl$

$2HOCl \rightleftarrows 2H^+ + 2OCl^-$

☞ **이산화염소(ClO_2)에 의한 소독**

이산화염소는 염소와 달리 THMs와 같은 소독부산물뿐만 아니라 수중에 페놀이 존재하더라도 불쾌한 맛과 냄새를 유발하는 클로로페놀(chlorophenol)을 생성하지 않으며, 바이러스에 대한 강한 살균력 등의 장점이 있어 대체소독방식으로 최근에 각광받기 시작한 소독제이다.

④ 염소요구량과 잔류염소

– 염소요구량(chlorine demand)은 염소 주입시 수중에 있는 물질들에 의해 소모된 염소의 양으로 주입한 염소

량과 수중에 남아있는 잔류염소량의 차로 설명

- 잔류염소는 주입한 염소 중 염소요구량에 의해 소모되고 남아있는 염소를 의미하며, 유리잔류염소(free residual chlorine)와 결합잔류염소(combined residual chlorine)로 존재
- 유리잔류염소는 수중에서 HOCl이나 OCl^- 형태로 존재하는 염소를 의미
- 결합잔류염소는 수중에 암모니아가 존재할 때 생성되는 클로라민(chloramine)으로 살균력은 약하지만 물에 이취미를 내지 않고 살균효과가 오래 지속되는 장점이 있음
  - 모노클로라민(monochloramine) : $NH_3 + HOCl \rightleftarrows NH_2Cl + H_2O$
  - 디클로라민(dichloramine) : $NH_2Cl + HOCl \rightleftarrows NHCl_2 + H_2O$
  - 트리클로라민(trichloramine) : $NHCl_2 + HOCl \rightleftarrows NCl_3 + H_2O$
- 잔류염소의 살균력 : 유리잔류염소(HOCl 〉 OCl^-) 〉 결합잔류염소(chloramine)

⑤ 불연속점 염소처리

그림 1-8은 주입염소량에 따른 잔류염소량을 나타낸 것이다. 순수한 물에 염소주입시(a) 잔류염소는 염소주입량에 비례하지만, 암모니아와 같은 오염물질이 함유된 경우(b) 주입량이 증가하더라도 어느 시점에 이르면 잔류염소는 감소되는데 결합잔류염소가 최소가 되는 점을 불연속점이라 한다. 이때 불연속점까지의 주입염소량을 물의 염소요구량이라 하며, 불연속점 이상으로 염소를 주입할 경우 다시 잔류염소의 농도가 증가하게 되는데 이를 불연속점 염소처리라 한다.

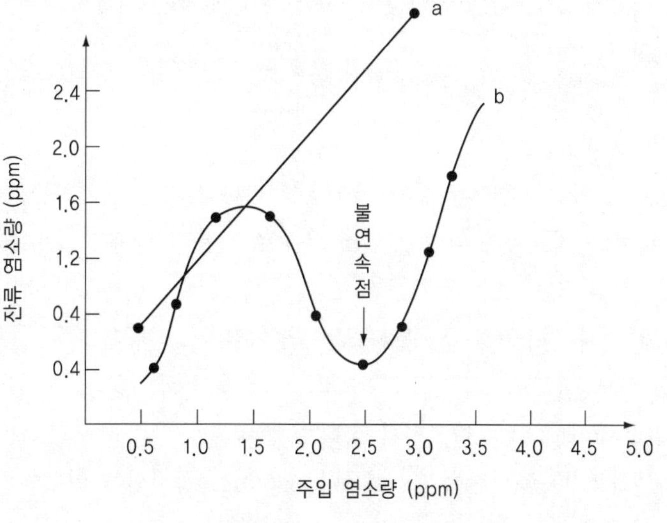

그림 1-8. 잔류염소곡선

⑥ 미생물의 부활현상 (after growth)

염소처리 후 세균이 평상시보다 증가하는 현상을 의미하는데 이러한 이유는 다음과 같다.

- 염소소독으로 포식자인 수중식균생물이 사멸하여 잔존세균이 급증
- 조류가 사멸하면 영양원으로 이용되어 잔존세균 증가
- 아포 형성균이 발아하여 증식

⑦ 총트리할로메탄 (trihalomethanes, THMs)

- 메탄(CH_4)의 수소원자 4개중 3개가 염소(Cl), 브롬(Br) 또는 요오드(I)로 치환된 화합물로서 클로로포름($CHCl_3$), 브로모디클로로메탄($CHBrCl_2$), 디브로모클로로메탄($CHBr_2Cl$), 브로모포름($CHBr_3$) 등이 수돗물에서 검출되는데 이들 화합물을 총칭, 이중 클로로포름이 가장 고농도로 검출
- 액체염소 소독시 물속에 들어있는 천연의 유기물질(humic substance, 부식질)과 염소가 반응하여 생성
- 동물실험결과 발암성 물질로 밝혀짐
- 수질기준 0.1 mg/ l 이하
- 상수원의 수질보호와 함께 염소소독 이외의 다른 소독방법이 요구
- THMs가 검출될 경우 폭기나 입상활성탄의 흡착으로 제거

☞ **부식질 (humic substance)**

조류, 자연계 동식물의 사체, 토양중의 유기물질과 부엽토, 동물의 분뇨나 식물의 낙엽 등이 미생물에 의해 분해되어 생성되는 부식산(humic acid), 피루빈산(pyruvic acid) 등이 있다.

6) 특수정수법

일반정수처리만으로 상수의 수질기준을 만족시킬 수 없는 경우에 제거 대상이 되는 물질에 따라 다음과 같은 특수정수법을 사용하여 처리할 수 있다.

① 경수의 연수화 (water softening)

- 경수란 물속에 칼슘(Ca), 마그네슘(Mg) 등의 광물질이 비교적 다량 존재하는 물로 센물이라고 함
- 비누거품이 생기지 않아 세척효과가 낮고 보일러 용수로 사용시 물때(scale) 생성
- 장기간 마시면 요도결석과 복통 또는 설사를 유발
- 일시경수(가열에 의해 쉽게 연수화)와 영구경수로 나누어짐
- 일시경수 (temporary hard water)
  - 중탄산염 ($Ca(HCO_3)_2$, $Mg(HCO_3)_2$), 탄산염의 형태로 존재
  - 중탄산염의 경우 가열하면 다음과 같이 Ca 성분이 $CaCO_3$로 침전되어 연수화

$$Ca(HCO_3)_2 \rightarrow CaCO_3 \downarrow + H_2O + CO_2$$

$$Mg(HCO_3)_2 \rightarrow MgCO_3 \downarrow + H_2O + CO_2$$

- 영구경수 (permanent hard water)
  - 황산염, 질산염, 염화물 등의 형태로 존재
  - $CaSO_4$나 $MgSO_4$ 등이 함유된 경우 끓여도 연수화 되지 않음
  - 석회소다법(lime－soda process), 이온교환법(ion exchange) 등으로 해당물질을 제거하여 연수화

- 석회소다법 : $Ca(HCO_3)_2 + Ca(OH)_2 \rightarrow 2CaCO_3 \downarrow + 2H_2O$
- 이온교환법 : 제올라이트(zeolite) 이온교환수지법

☞ **경수(硬水)와 연수(軟水)**

경수는 칼슘, 마그네슘 등의 염류가 다량 들어있는 센물로 음료, 표백, 염색 등에는 적절하지 않는다. 경도를 유발하는 금속이온들은 물속에서 탄산염이나 황산염, 염화물 형태로 존재하는데, 탄산염 형태의 경도는 끓이면 쉽게 연수화 되어 일시경도라 하고 황산염·염화물 형태의 경도는 끓여도 연수화 되지 않기 때문에 영구경도라 한다. 경수는 비누가 잘 풀리지 않아 세척효과가 낮은데 최근에는 물 사용량이 적고 세탁물이 엉키지 않는 드럼세탁기를 사용하여 경수의 단점을 보완하기도 한다. 연수는 칼슘, 마그네슘 등의 염류가 거의 들어있지 않은 물로 단물이라고도 한다. 이것은 세탁, 보일러, 염색물로 쓰기에 알맞는데 수돗물, 빗물, 냇물 등이 여기에 속한다.

② 조류(algae)와 세균류 등의 생물 제거
- 조류는 부영양화 현상으로 증식
- 불쾌한 냄새와 물맛(臭味)을 초래
- 물의 여과능력을 저하시키고 심할 경우 여과지 폐쇄
- 조류는 황산동($CuSO_4$), 세균류는 염소로 제거

③ 철, 망간의 제거
- 철은 적수(赤水), 망간은 흑수(黑水) 유발
- 폭기(aeration)에 의해 산소를 공급함으로서 산화시켜 수산화제이철, 수산화망간 등의 불용성 침전물로 만들어 침전이나 여과처리
- 망간의 경우 과망간산칼륨 주입에 의한 산화법, 망간 Zeolite법 등으로 제거

④ 취미(臭味)의 제거
- 폭기나 오존에 의해 불쾌한 냄새와 물맛 제거
- 활성탄 처리법 (activated carbon)

⑤ 불소 주입 (fluoridation)
- 우식치 예방, 우식치(齲蝕齒, dental caries)란 벌레 먹은 치아라는 뜻으로 상아질이 손상된 썩은 치아를 의미
- 과량의 불소가 함유된 물을 장기간 음용시 반상치 발생, 반상치(斑狀齒, mottled teeth)란 처음에는 치아에 흰색 반점이 생기고 점차 갈색이나 흑색 반점으로 되면서 법랑질이 침식된 치아를 의미

☞ **활성탄 처리**

정수과정 중 취미나 염소 소독에 따른 문제점을 해결하기 위한 방안으로 최근 배수 직전에 활성탄 처리

법이 사용되고 있다. 활성탄은 적당한 재료를 고온으로 가열하여 태운 뒤 숯 성분만이 남은 것으로 석탄, 목재나 야자열매를 원료로 한 입상활성탄과 화학섬유를 원료로 한 섬유상활성탄이 있다. 활성탄 표면의 기공크기와 분포도에 따라 흡착능력이 다르게 되는데 주로 냄새, 소독약, 농약, 페놀, 트리할로메탄과 같은 화학물질의 제거에 효과적이다.

7) 수영장 및 공공욕장

(1) 수영장 위생

– 소화기계, 이비인후계, 피부와 안질환 등의 전염경로
– 수영장의 수질기준 (체육시설의 설치 · 이용에 관한 법률 시행규칙)
- 수소이온농도 (pH) : 5.8~8.6
- 탁도 : 2.8 NTU 이하
- 과망간산칼륨소비량 : 12 mg/ l 이하
- 유리잔류염소 : 0.4~1.0 mg/ l 유지 (잔류염소일 때 1.0 mg/ l 이상)
- 대장균군 : 검수량이 10 ml인 시료 5개 중 양성이 2개 이하

– 수영장의 소독법 : 주로 염소나 차아염소산나트륨 용액을 사용
- 표면살포법 : 표백분을 일정한 주기로 살포
- 주입식 연속소독법 : 염소액이나 차아염소산나트륨 용액 사용
- 염소 사용에 따른 부작용으로 대안적인 방법이 요구

(2) 공중욕장

– 공중욕장은 피부병, 성병, 질트리코모나스증 등의 전염경로
– 목욕장 욕수의 수질기준은 원수와 욕조수로 구분 (공중위생관리법 시행규칙)
– 원수의 수질기준
- 수소이온농도 (pH) : 5.8~8.6
- 색도 : 5도 이하
- 탁도 : 1 NTU 이하
- 과망간산칼륨소비량 : 10 mg/ l 이하
- 대장균군 : 검수 50 ml중에서 검출되지 않을 것

– 욕조수의 수질기준
- 탁도 : 1.6 NTU 이하 (다른 법령에 의해 목욕장에서 사용할 수 있도록 허가받은 제품을 첨가한 경우 당해 제품에 의한 탁도 제외)
- 과망간산칼륨소비량 : 25 mg/ l 이하
- 대장균군 : 검수 1 ml중에서 1개를 초과하여 검출되지 않을 것

6. 하수

학습목표
- 하수도의 보건위생문제를 설명할 수 있다.
- 부영영화 현상을 설명할 수 있다.
- 하수의 혐기성 분해처리 방법들을 설명할 수 있다.
- 하수의 호기성 분해처리 방법들을 설명할 수 있다.
- 하수오염의 측정기준을 설명할 수 있다.

1) 하수와 보건

- 하수는 인간의 생활에서 발생하는 오수를 의미하며, 부엌 · 욕실 · 세탁 · 수세식 화장실 등의 가정하수와 공장의 산업폐수, 천수(天水, 비 · 눈) 등이 있음
- 하수 미처리시 가스 및 악취 발생, 세균의 번식, 해충 및 쥐의 서식 등 보건위생문제를 초래

2) 하수도

하수도는 도시의 침수방지와 생활환경의 개선을 위한 기초적인 생활기반시설이다. 하수가 발생원으로부터 하수관거를 거쳐 하수종말처리시설에서 처리된 후 공공수역으로 방류되는 경로는 그림 1-9와 같다. 선진국의 경우 소규모 하수처리장을 설치하여 발생지역에서 하수를 처리 · 방류함으로써 하천의 건천화 방지, 수중 생태계의 보호 등 환경적인 측면을 많이 고려하고 있으나, 우리나라는 설치 · 운영비의 절감을 위해 하수를 관로로 이송시켜 처리할 수 있도록 하천의 하류에 대규모 하수처리장을 건설하였다. 하수를 운반하는 하수도는 다음과 같이 합류식과 분류식으로 나누어진다.

(1) 분류식 (separate sewer system)
- 빗물과 오수가 각각 별도의 관거에 의해 이송
- 오수만이 하수처리장으로 이송된 후 처리하여 공공수역으로 방류

(2) 합류식 (combined sewer system)
- 빗물과 오수가 하나의 동일한 관거에 의해 하수종말처리시설로 이송
- 장점 : 적은 시설비, 하수관의 자연청소, 하수관이 폭이 넓어 관리가 쉬움

– 단점 : 우기시 범람 우려, 빗물 이용이 불가능, 하수량 증가로 고가의 처리비용 소요

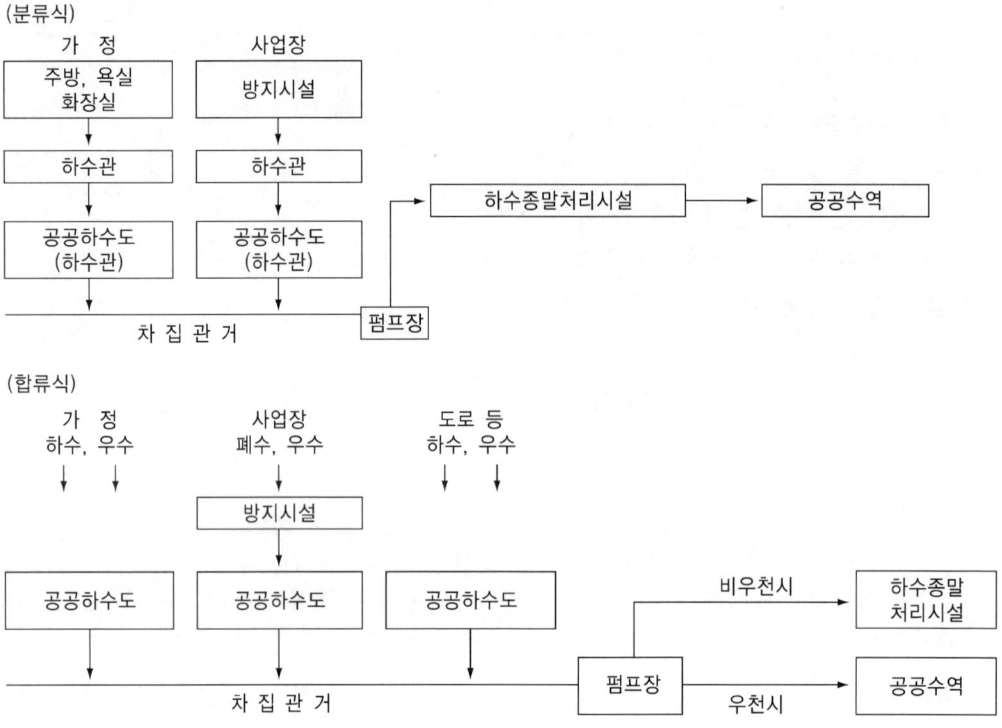

그림 1-9. 하수의 발생과 처리경로

☞ **하수도 보급률**

2005년 하수도 보급률은 전국 평균 83.5%로서 지속적으로 증가하고 있다. 지역별로는 특·광역시 95.5%, 시지역 80.9%, 농어촌지역(군단위 이하) 35.8%, 연안지역 77.5%로서 농어촌 및 연안지역의 보급률이 상대적으로 낮은 수준이다. 따라서 농어촌지역 및 연안지역의 하수도 보급 확대를 추진하여 하천과 상수원의 수질개선 및 연안지역의 적조발생을 방지해 나가야 한다.

3) 하수처리

하수처리는 하수 중 오염물질의 제거를 목적으로 하며 그 처리방식에 따라 1차처리, 2차처리, 3차처리로 분류된다(그림 1-10). 1차처리는 하수 중에 부유하는 물질이나 침강성 물질을 물리적으로 제거하는 방법으로 중력침강, 부상분리 등의 시설이 이용되며, 대개 하수처리장에서 최초침전지까지의 공정이 이에 해당한다. 2차처리는 1차처리에서 처리되지 않는 고형물과 하수중의 유기물 제거를 목적으로 주로 생물학적 처리방식이 이용되고 있다. 3차처리는 2차처리에서 제거되지 않은 유기물과 질소, 인 등의 영양물질을 제거하는 고도처리 과정이다.

일반적으로 도시하수처리는 활성슬러지법이라는 생물학적 2차처리가 주가 되는데, 이 경우 하수처리과정에서 슬

러지(하수오니)가 발생하게 되어 그 처리가 필요하게 된다. 또한 하수에 유입된 합성세제는 부영양화 현상의 원인이 될 뿐만 아니라 하수처리효율을 저하시키기는 등의 문제를 초래하고 있어 이에 대한 대책이 필요하다.

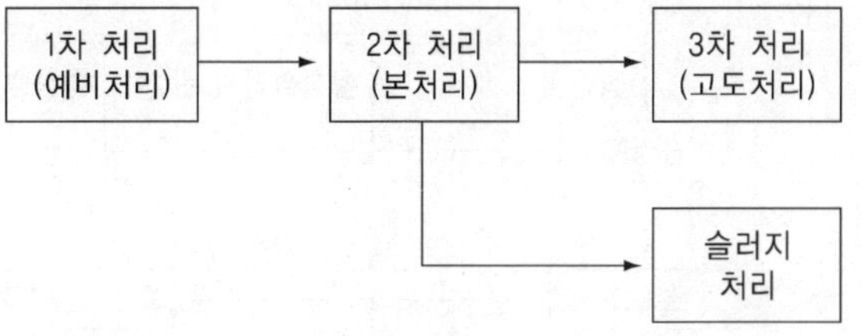

그림 1-10. 하수처리 계통도

(1) 1차처리

– 예비처리라고도 하며 부유물질이나 침강성 물질을 물리적인 방법으로 제거 (물리적 처리)
– 제진망 설치 : 스크린을 설치하여 부유물과 고형물을 제거
– 침사지 : 토사와 같이 비중이 큰 물질을 침전
– 침전지 : 부유물을 침전
- 보통침전 : 중력에 의한 자연적인 침강현상을 이용
- 약품침전 : 응집제(황산알루미늄이나 황산알루미늄 + 소석회 등)를 주입

(2) 2차처리

– 본처리에 해당되며 생물학적 및 화학적 처리가 가능하나 하수의 경우 생물학적 처리방법이 주가 됨
– 미생물을 이용한 생물학적 처리는 호기성 처리와 혐기성 처리로 나누어짐

① 호기성 처리 (aerobic disposal)
– 수중의 유기물이 호기성 미생물의 산화작용으로 분해, 다량의 CO_2 가스 발생
– 처리방법은 활성슬러지법, 살수여상법, 회전원판법, 산화지법 등이 있으나 활성슬러지법과 살수여과법이 대표적
– 활성슬러지법 (activated sludge process)
- 1914년 영국의 Arden과 Lockett에 의해 개발
- 진보된 하수처리방법으로 가장 많이 사용
- 호기성 미생물(호기성 세균)이 풍부한 활성슬러지를 하수에 가한 후 폭기로 충분한 산소를 공급하면 호기성균의 활동이 촉진되어 유기물이 산화 분해, 하수중의 BOD 제거
- 살수여과법보다 경제적이고 적은 처리면적이 소요되나 고도의 처리기술이 요구

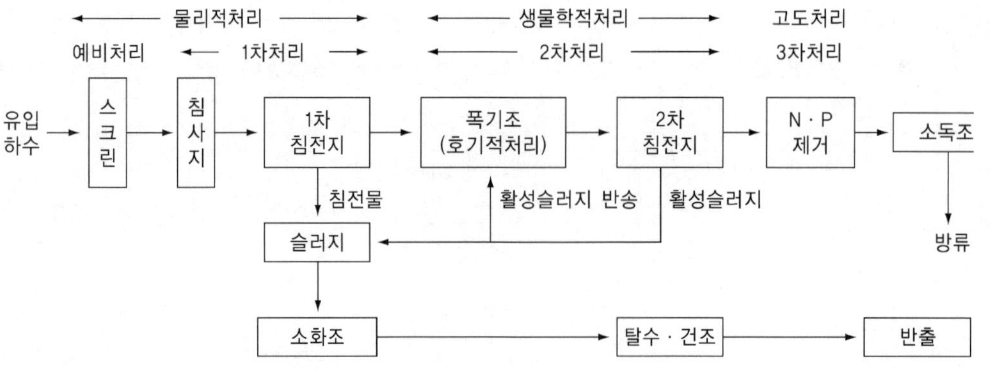

그림 1-11. 활성슬러지법의 하수처리 계통도

– 살수여상법 (tricking filter process)
- 여과재 위에 하수를 살포하여 처리
- 호기성 처리뿐만 아니라 여과재 내부에서는 혐기성 분해도 일어남
- 장점 : 수량변화에 조치 가능
- 단점 : 높은 수압 필요, 파리와 악취 발생

– 회전원판법 (rotating biological reactor, RBC)
- 활성슬러지법과 살수여상법의 단점을 보완하고 장점을 최대로 이용한 생물학적 처리
- 회전원판에 형성된 생물막을 이용하여 하수를 처리
- 회전축에 많은 원판을 고정하여 원판표면에 미생물을 부착시켜 하수중의 유기물을 처리하는 방식
- 반송슬러지가 불필요하고, 부하변동에 강하여 안정된 처리수를 얻을 수 있고, 조작과 유지관리가 용이
- 부영양화 · 적조현상의 주 요인인 질소 · 인 제거가 쉽고 유기물의 제거에 광범위하게 이용

☞ **활성슬러지법 (activated sludge process)의 처리공정**

유입하수를 스크린에 의해 협잡물을 걸러내고 침사지에서 모래 또는 무기물을 침전시켜 제거한다. 1차 침전지(최초침전지)는 부유성 고형물을 중력침전으로 제거하는 시설로 여기에서 BOD와 SS가 각각 30%와 40% 정도 제거된다. 폭기조에서는 1차침전지의 유출수를 미생물(활성슬러지)과 함께 폭기시켜 미생물의 대사작용에 의하여 유기물을 분해, 제거한다. 활성슬러지와 하수는 2차침전지(최종침전지)에서 고 · 액 분리되어 상등수는 3차처리 또는 소독처리 된다.

☞ **회전원판법(RBC)의 원리와 특징**

수십에서 수백 개의 플라스틱 원판을 물속에 대략 절반 정도 잠기게 하여 천천히 회전시키면 원판의 고체표면(media)에 호기성 생물막이 형성되는데, 이것을 이용하여 하수를 처리할 수 있다. 원판이 회전하면서 생물막이 물에 잠길 때는 미생물이 유기물을 섭취하고, 물 밖으로 나오면 공기 중의 산소를 이용하여 호기성 조건에서 하수가 처리된다. 생물막이 커져서 원판에서 분리되면 하수와 혼합되지만 원판이 계속

회전하기 때문에 침전하지 못하고 부유하다가 2차침전지로 이동하여 침전한다. 특징은 소요부지 및 에너지 사용량을 줄일 수 있고, 산소를 공급할 필요가 없어 설비가 단순하고 유지관리가 용이하다. 또한 잉여 슬러지의 발생량이 적고, 농도나 유량 변화에도 덜 민감하다는 장점이 있다. 단점으로는 고농도 및 대규모 하수처리에는 적합하지 않으며, 온도에 큰 영향을 받는다.

② 혐기성 처리 (anaerobic process)

- 고농도의 하수처리에 적합, 단독사용보다는 주로 호기성 처리나 슬러지 처리의 전단계로 사용
- 수중의 유기물을 혐기성 미생물에 의해 분해(부패작용), 심한 악취 발생
- 유기물의 분해로 다량의 메탄(CH_4) 가스 발생
- 질소화합물은 암모니아(NH_3)로, 황화합물은 황화수소(H_2S)와 머캅탄(mercaptan)으로 분해
- 처리방법은 부패조와 임호프탱크로 나누어짐
- 부패조 (septic tank)
  - 단순한 탱크로 무산소 상태에서 혐기성 처리
  - 소규모 분뇨처리, 많은 냄새 발생
- 임호프 탱크 (Imhoff tank)
  - 1907년 Karl Imhoff가 고안
  - 부패조를 개량한 혐기성 처리
  - 침전실과 슬러지 소화실로 나누어 처리
  - 검은 거품과 냄새 발생

(3) 3차처리 (advanced treatment)

- 수중의 질소, 인 등을 제거하며 고도처리라고 함
- 부영양화 현상에 의한 수질오염을 방지하기 위해 규제가 강화

(4) 슬러지 처리 (sludge disposal)

- 농축조 → 소화조 (혐기성 분해로 유기물이 분해 · 안정화) → 탈수 (수분을 제거해 케이크(cake)화) → 최종처분 (매립 · 소각 · 해양투기 · 퇴비 등)

그림 1-12. 슬러지의 처리 계통도

— 소화법

- 소화조에서 슬러지의 혐기성 분해로 유기물이 분해 · 안정화되는 처리과정
- 소화탱크에서 고온 유지로 병원성 미생물의 사멸이 가능
- 충분히 소화된 슬러지는 비료화 가능

☞ **슬러지 (sludge)**

정수 또는 하수처리과정에서 생긴 침전물로 오니(汚泥)라고도 한다. 이것은 다량의 유기질을 함유하고 함수율이 매우 높기 때문에 처리가 어렵다. 지금까지는 소화법으로 슬러지를 분해 · 안정화시킨 후 탈수하여 주로 매립하고 있다. 이외에도 직접 기계탈수한 후 소각하기도 하며, 건축이나 도로건설의 재료로 이용하는 방안도 연구되고 있다.

☞ **부영양화 현상**

질소나 인과 같은 무기물이 호소나 저수지 등과 같이 정체된 수역으로 다량 유입시 발생하는 수질오염 현상이다. 질소나 인이 다량 유입되면 식물성 플랑크톤이 과도 성장하게 되어 물의 색깔이 녹색으로 바뀌고, 성장한 식물성 플랑크톤은 다시 호수 밑바닥에 쌓이고 분해 되면서 수중의 산소 고갈과 불쾌한 물맛을 초래한다.

(5) 합성세제와 수질오염

— 합성세제 자체가 유기물이므로 하천의 BOD를 증가시켜 물 속의 산소를 고갈

— 분해속도가 느리고 거품이 과다하게 발생하여 대기 중의 산소가 물 속으로 유입되는 것을 차단, 수중의 용존산소를 감소시켜 하수의 자정작용을 억제

— 합성세제의 독성은 물고기 등 수중생물의 치사작용

— 부영양화 현상이 초래되어 수질악화

— 하수처리장에서는 하수처리 효율을 저하

☞ **합성세제 (合成洗劑, synthetic detergent)**

합성세제는 인공적으로 합성된 세정제로 대부분 중성이므로 중성세제라고도 하다. 이것은 1차 세계대전 당시에 독일에서 비누 원료인 식용유지가 부족해 그 대체물질로 부틸나프탈렌을 술폰화하여 만든 것이 그 시초이다. 그 뒤 1928년 독일에서 고급 알코올 황산염 제조가 공업화되고, 1933년 미국에서 가정용 합성세제가 처음으로 시판되었으며 1938년에는 하드형 알킬벤젠술폰산염(ABS)이 개발되었다. 합성세제는 세척력이 우수하고 사용이 편리하여 그 사용량이 1950년대 이후 날로 늘어나 하천의 중요한 오염원이 되었다. 초기에 개발된 **ABS 세제는 alkylbenzene sulfonate을 주성분으로 하는 가정용 합성세제로, 2차 세계대전 이후 급속히 보급되어 합성세제의 주류를 이루었으나, 경성세제로 난분해성인데다 지속성 기포를 형성하기 때문에 대기 중의 산소 공급을 차단하여 용존산소를 낮추고, 호기성 미생물에 의한 분해를 어렵게 하여 수질오염의 원인이 되었다. 따라서 생분해성이 비교적 높은 LAS 세제(직쇄상의 알킬벤젠술폰산염, linear** alkylbenzene sulfonate)가 **개발되었다.** 세탁용 합성세제는 더러움을 없애는 성분인 LAS와 고급 알코올계 등 계면활성제를 함유하는데, 초기에는 대부분 트리폴리인산염이 첨가되었다. 트리폴리인산염은 식물성 플랑크톤의 영양원이 되는 인을 함유하고 있어 바다나 호수로 유입되면 식물성 플랑크톤의 급성장하는 부영양화 현상이 발생해 심각한 수질악화가 초래되었다. 최근에는 제올라이트가 첨가된 무인합성세제로 대체되어 ABS보다 분해성이 좋아지기는 하였으나, 천연유지로 만들어진 비누에 비해 생분해성이 낮은 것이 많으며, 발포(發泡)문제도 해결되지 않고 있다.

합성세제는 미생물 · 동물성 플랑크톤 · 실지렁이 · 수생곤충 등 수생 생물에 대한 치사(致死) 작용도 강하다. 물고기의 경우 아가미 조직을 파괴하여 질식사시키고 전복 · 성게 · 어류 · 양서류(兩棲類) 수정란의 발생저해 · 성장저해 · 기형률 증대 등을 유발한다. 또한 합성세제는 하수처리장에서의 하수처리 효율을 감소시킨다. 따라서 건강과 환경에 문제가 적은 비누로 대체하려는 소비자 운동이 일어나고 있다.

4) 하수의 오염도 측정

(1) DO (dissolved oxygen, **용존산소량**)

수중에 녹아있는 분자상태의 산소량을 의미한다. 수중의 어패류나 호기성 미생물은 용존산소를 이용하여 호흡하고 수중에 존재하는 유기물은 용존산소에 의해 산화 · 분해되기 때문에 DO의 부족은 어패류의 사멸을 초래할 뿐만 아니라 유기물이 분해되지 않아 수질오염이 발생하게 된다. DO 부족이 심화될 경우 혐기성 부패가 일어나 메탄가스와 악취가 발생하게 된다. 결과적으로 수중의 DO가 높을수록 수질은 양호하게 되고, DO가 낮을수록 수질오염이 심각함을 의미한다. DO는 수온에 따라 변하게 되는데 온도가 낮을수록 증가한다. 20℃, 1기압의 대기 중에서 청정한 물의 DO는 9 ppm이고 10℃, 1기압에서는 14 ppm으로 증가한다. 물고기의 서식을 위해서 DO는 5 ppm 이상이 되어야 한다.

(2) BOD (biochemical oxygen demand, **생물화학적 산소요구량**)

하수의 오염도를 나타내는 중요한 지표로, 실제 수중에 존재하는 유기물의 종류는 아주 다양해 실측하기 어렵기 때문에 호기성 미생물에 의해 소비되는 산소량으로부터 유기물량을 간접적으로 측정할 수 있다. 즉, 호기성 미생물에 의해 수중의 유기물이 산화 · 분해 되는데 소비되는 산소량을 ppm으로 나타낸 것이다. BOD는 일반적으로 **20℃에서 5일간 배양했을 때 소비된 DO 농도를 의미하며, BOD_5라고 한다.**

하수의 BOD가 높을수록 수질오염이 심각한 수준임을 의미하며, DO와는 상반된 관계를 나타낸다. 수중에 유기물량이 다량 존재할 경우 그 만큼 호기성 미생물에 의해 유기물 분해에 필요한 산소량은 증가하게 된다. 1 *l* 의 물에 1 ㎎의 산소가 필요한 경우 BOD는 1 ppm이 되는데, 보통 하천의 경우 5 ppm이 되면 자정능력이 상실되고 10 ppm이 넘으면 악취가 난다.

(3) COD (chemical oxygen demand, **화학적 산소요구량**)

BOD와 마찬가지로 수중의 유기물량을 간접적으로 측정하여 나타낸 것으로, 산화제를 이용하여 유기물을 화학적으로 산화시킬 때 소비된 산소량으로부터 측정할 수 있다. 산화제로는 중크롬산칼륨($K_2Cr_2O_7$)이나 과망간산칼륨

($KMnO_4$)이 사용되고 있다.

(4) 총질소 (TN)

수중에 주로 존재하는 무기성 질소(암모니아성 질소, 아질산성 질소, 질산성 질소)와 아미노산, 단백질에 포함되어 있는 유기성 질소의 양을 합하여 나타낸 것으로 부영양화의 원인이 된다.

(5) 총인 (TP)

분뇨와 합성세제 · 공장폐수 · 비료 등에 존재하며, 하천 · 호수 등에 유입되면 부영양화의 원인이 된다.

(6) mg/ *l*

물 1 *l* 에 오염물질 1천 분의 1g이 들어있는 오염수준을 나타낸다. 수질오염분야에서 mg/ *l* 는 ppm과 같은 농도단위(1 mg/ *l* = 1 ppm)이지만 대기오염분야에서는 해당 오염물질의 분자량에 따라 다르게 된다.

(7) ppm (parts per million)

기체나 액체 · 고체 중에 함유되어 있는 어떤 물질의 비율을 나타내는 단위로서, 1 ppm은 100만분의 1을 의미한다. 이것은 수질오염에서 사용되는 mg/ *l* 와 같은 농도단위로 사용되지만, 대기 중의 아황산가스나 일산화탄소 등의 가스상 대기오염물질을 나타낼 때는 0℃, 1기압의 표준상태에서 1ppm = 1 ml/m³에 해당된다.

7. 폐기물 및 분뇨처리

학습목표

- 쓰레기의 분류방법을 설명할 수 있다.
- 폐기물 처리방법을 설명할 수 있다.
- 내분비교란물질을 분류하고 관리대책을 설명할 수 있다.
- 분뇨처리방법을 설명할 수 있다.

1) 폐기물 처리 (waste disposal)

폐기물은 쓰레기 · 연소재 · 폐유 · 폐산 · 폐알칼리 · 동물의 사체 등 사람의 생활이나 사업활동에 불필요하게 된 물질을 말한다. 처리란 폐기물을 소각 · 중화 · 파쇄 · 고형화 시키는 중간처리와 매립 · 해양투기 등에 의한 최종처리를 말한다. 또한 폐기물의 중간처리로써 폐기물을 재이용하기 위하여 처리하는 것을 재활용이라 한다.

(1) 폐기물의 종류

폐기물은 그림 1-13과 같이 크게 생활폐기물과 사업장폐기물로 나누어지는데 여기에서는 생활폐기물을 주로 다루고 있다.

① 생활폐기물

- 사업장 이외에서 발생하는 모든 쓰레기를 총칭

② 사업장폐기물

- 공장의 배출시설 폐기물, 지정폐기물, 1일 평균 300 kg 이상의 폐기물, 1회 1톤 이상 배출하는 사업장에서 발생하는 폐기물
- 지정폐기물은 사업장폐기물 중 폐유 · 폐산 등 주변 환경을 오염시킬 수 있거나 감염성 폐기물 등 인체에 위해를 줄 수 있는 유해한 물질
  - 폐산, 폐알칼리, 폐유기용제, 폐합성고분자화합물, 폐석면, 분진, 폐주물사, 소각잔재물, 고화처리물, 폐촉매, 폐흡착제, 폐농약, PCB 함유 폐기물 등
  - 감염성 폐기물은 인체조직 등 적출물, 탈지면, 실험동물의 사체 등 의료기관이나 시험 · 검사기관 등에서 배출되는 인체에 위해를 줄 수 있는 물질

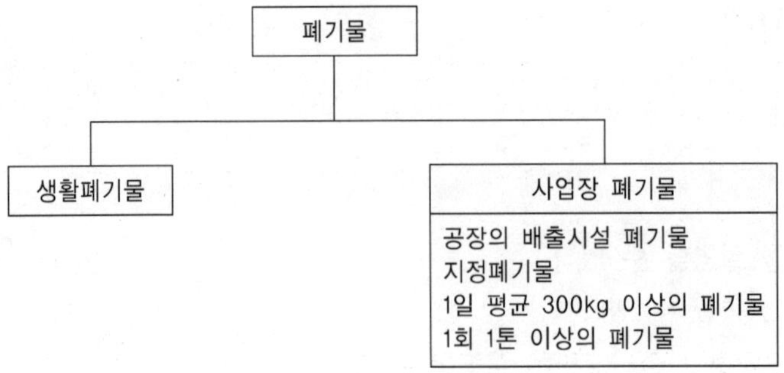

그림 1-13. 폐기물의 분류

(2) 폐기물의 발생 및 처리현황

- 폐기물 발생량은 2004년 기준 하루평균 304천톤으로 건설폐기물이 늘어나 증가추세 (그림 1-14)
- 폐기물의 구성
  - 건설폐기물 48.9%, 사업장폐기물 34.6% 및 생활폐기물 16.5%이었으며 (그림 1-15), 생활폐기물 구성비율은 매년 감소
- 폐기물의 처리방법
  - 2004년 기준 재활용 76.5%, 매립 14.1%, 소각 5.7%, 해역배출이 3.7%로 매립은 감소한 반면 재활용은 증가추세 (그림 1-16), 자원 순환형 폐기물 관리체계가 필요
- 생활폐기물 발생량
  - 생활폐기물 발생량은 매년 증가하였으나 2004년에 감소, 평균 1인당 1일 생활폐기물 발생량은 2004년 기준 1.03 kg으로 미국 (2.00 kg), 영국 (1.59 kg), 일본 (1.12 kg) 및 OECD 30개국 평균 1.56 kg보다 낮은 수준 (그림 1-17, 1-18)
  - 감소된 생활폐기물 종류는 의복 등 섬유류, 위생용품과 실내 개·보수로 인한 토사 잔재물 등으로 추정
  - 1인당 1일 음식물쓰레기 발생량은 0.24 kg/일으로 2001년 이후 일정수준 유지 (그림 1-19)

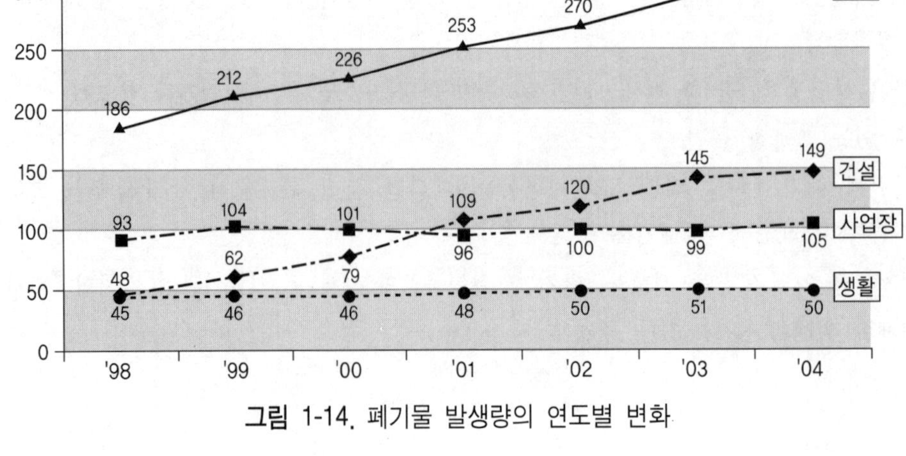

그림 1-14. 폐기물 발생량의 연도별 변화

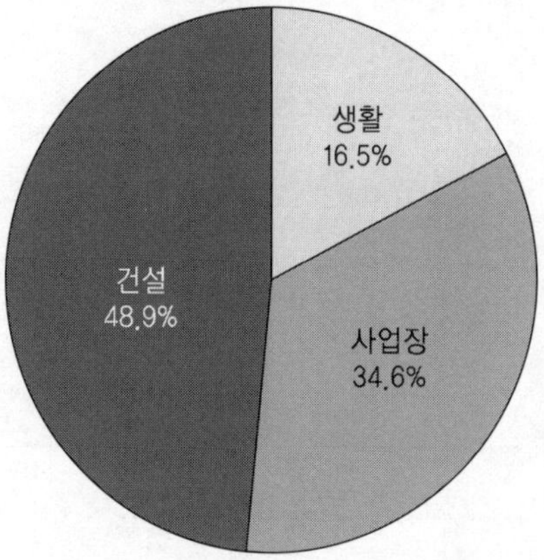

그림 1-15. 폐기물의 구성비율

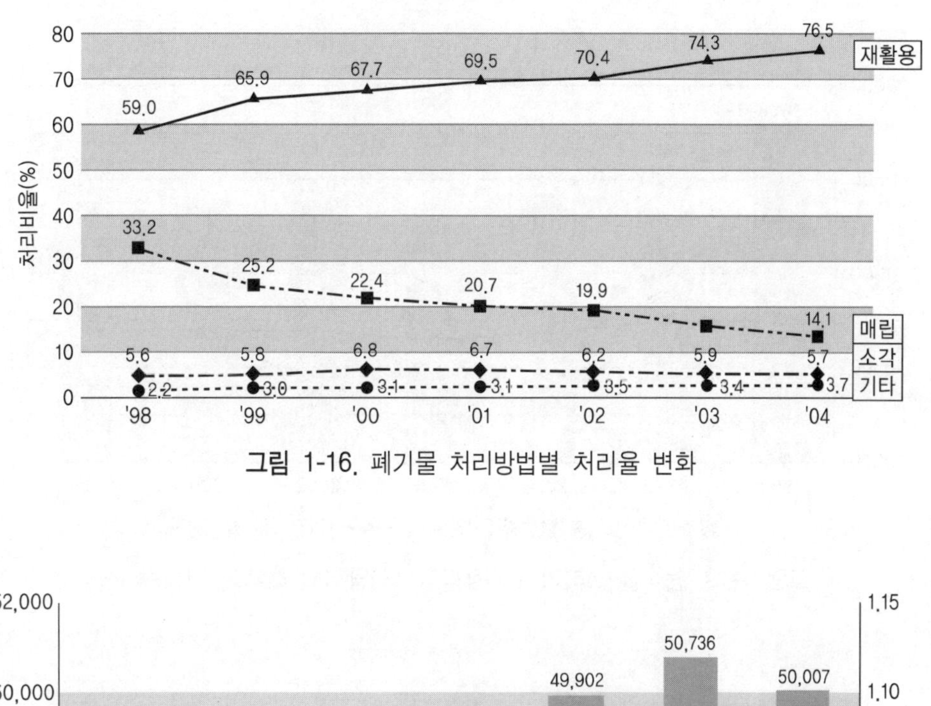

그림 1-16. 폐기물 처리방법별 처리율 변화

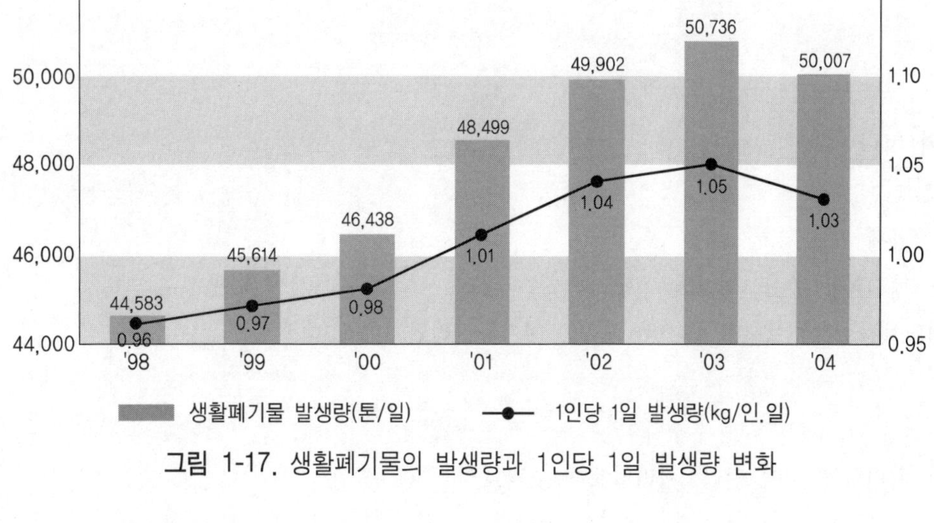

그림 1-17. 생활폐기물의 발생량과 1인당 1일 발생량 변화

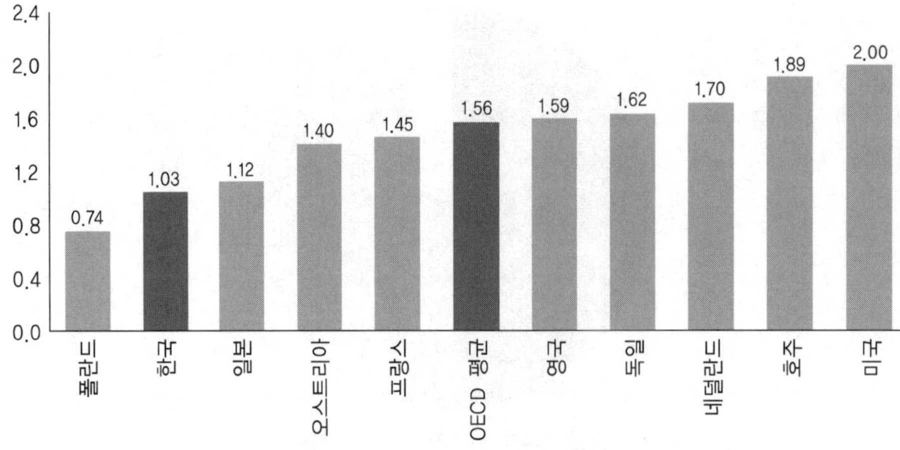

그림 1-18. OECD 주요 국가의 생활폐기물 1인당 1일 발생량

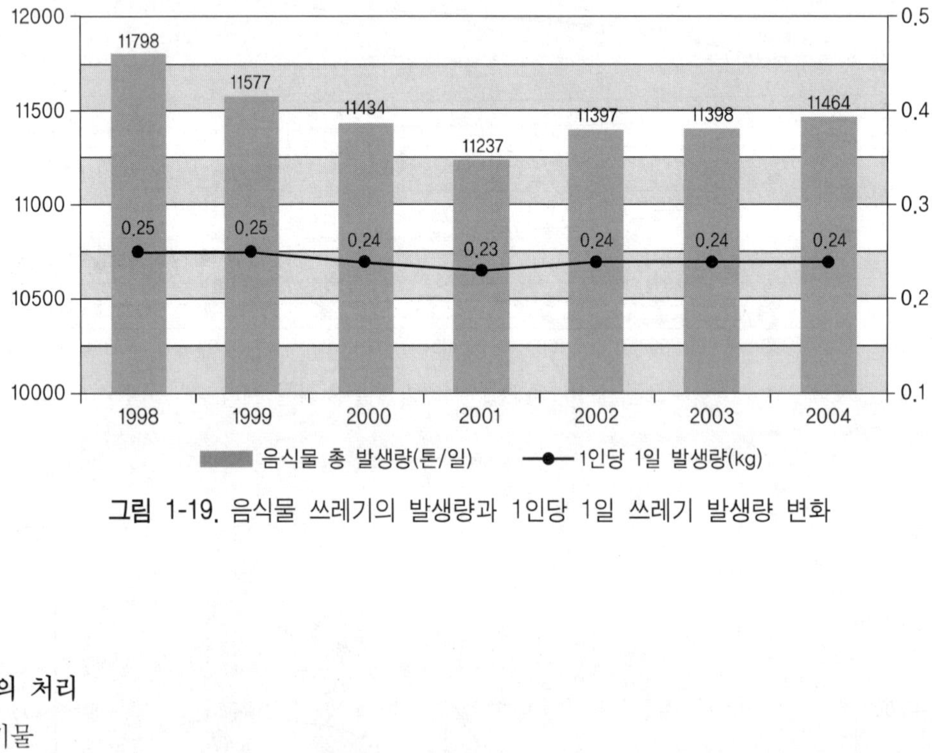

그림 1-19. 음식물 쓰레기의 발생량과 1인당 1일 쓰레기 발생량 변화

(3) 폐기물의 처리

① 생활폐기물

- 쓰레기 종량제
- 배출자는 폐기물을 종류, 성상별로 분리하여 지정된 시설이나 용기에 배출
- 지방자치단체장이 책임(수집 · 운반 · 처리), 폐기물처리업자에게 대행

② 사업장폐기물

- 배출자가 처리하는 것이 원칙, 처리업체에 위탁처리

☞ **쓰레기 종량제**

쓰레기의 배출량에 따라 돈을 부과하는 방식으로 배출량은 부피 또는 중량기준으로 할 수 있다. 우리나라의 경우 부피기준으로 1995년부터 실시하고 있다. 종량제는 쓰레기의 감량화와 재활용을 촉진하기 위한 제도로, 규격봉투 사용을 의무화하고 있는데 가정용 · 사업장용 · 공공용으로 구분하고 있다.

(4) 생활폐기물의 처리현황

– 처리방법 : 위생매립, 소각, 재활용, 퇴비화 등

– 과거에는 주로 매립에 의존했으나 점차매립은 감소하고 재활용과 소각처리가 증가

- 1995년 : 매립 72.3%, 재활용 23.7%, 소각 4.0%
- 2001년 : 매립 43.3%, 재활용 43.1%, 소각 13.6%
- 2004년 : 매립 36.4%, 재활용 49.2%, 소각 14.4%

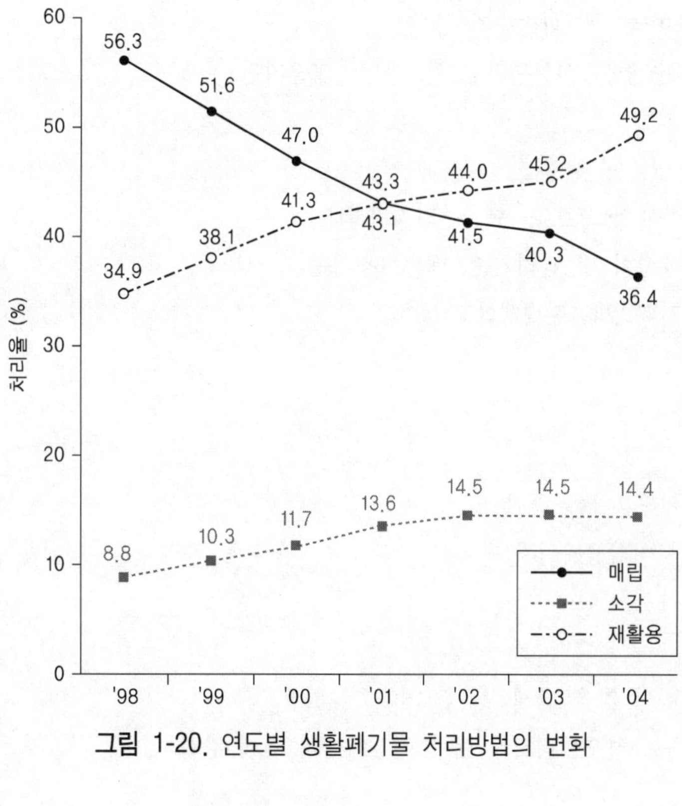

그림 1-20. 연도별 생활폐기물 처리방법의 변화

(5) 폐기물관리정책

① 발생량 억제 및 감량정책

– 쓰레기 종량제

– 1회용품 사용규제 : 1회용 컵, 용기, 수저, 봉투, 쇼핑백 등

– 과대포장 규제 : 화장품, 완구, 종합선물세트 등
– 폐기물 부담금 제도 : 살충제, 전지, 껌, 담배 등

② 재사용 (reuse)
– 공병보증금제 : 주류, 음료
– 리필제도 권고 : 세제, 샴푸, 린스 등
– 벼룩시장, 녹색가게 등의 알뜰시장 : 생활용품 재사용

③ 재활용 (recycling)
– 분리수거
– 폐기물예치금 : 포장용기, 타이어, 윤활유 등
– 재활용제품 의무구매 : 정부기관, 정부투자 및 출연기관, 공공기관 등
– 재활용지정사업자의 폐자원 이용률에 대한 목표치 부여 : 제지, 유리, 제철 등의 일정규모 이상의 생산업체
– 재질분류표시 : 알루미늄, 철, 합성수지 등
– 재활용산업지원 : 기술개발 · 시설투자 지원, 창업 · 기술지원

④ 소각
– 소각시설 확충 : 지자체 국고보조증액, 주민지원확대
– 소각기준 설정 : 시설설치 및 관리기준, 배출허용기준
– 소각에너지 회수 : 지역난방, 전력생산

⑤ 매립
– 매립시설 확충
– 매립가스 자원화 : 지구온난화 방지
– 단순매립이 이루어진 비위생매립지 정비

⑥ 해역배출
– 가능한 폐기물의 종류와 양을 규제
– 2008년부터 점차적으로 하수슬러지에 대한 해양배출의 규제 강화

⑦ 퇴비화
– 2005년부터 음식물 쓰레기의 매립금지
– 음식물 쓰레기 자원화 시설에서 사료나 퇴비로 처리, 지렁이 사육 등

(6) 폐기물의 처리

① 위생매립법 (sanitary landfill)
- 생활폐기물의 최종처분 방법, 유해폐기물은 안전매립 (secure landfill)
- 단순매립이 아니라 쓰레기 위에 복토를 하고, 지하수 오염을 방지하기 위해 바닥면에 침출수 차단막 설치, 침출수 처리
- 매립 후 20 cm 이상 복토, 최종복토의 경우 0.6~1 m
- 악취발생이나 쥐, 파리 등이 서식하지 않도록 하고 지하수 오염에 주의
- 매립지를 대지로 재이용시 **10년** 경과 필요

② 소각법 (incineration)
- **가장 위생적인 처리법**이지만 대기오염 유발
- 병원성 폐기물의 가장 위생적인 처리방법
- 장점
  - 적은 부지 소요
  - 소각 후 재는 유기물이 없고 소량이어서 매립에 적당
  - 소각열을 이용할 수 있고
  - 기상의 영향을 받지 않음
- 단점
  - 대기오염 유발(불완전 연소시 CO 발생, 내분비교란물질인 다이옥신 발생)
  - 건설비가 고가
  - 소각로 운전에 숙련공이 필요
  - 부지선정이 어려움
- 생활폐기물 소각시설에서 소각재는 소각량의 약 19%(바닥재 85%, 비산재 15%)로 대부분이 매립 처리
- 바닥재의 경우 벽돌, 도로노반재 등의 재료로 재활용될 수 있는 방안이 검토, 독일 · 덴마크 · 네덜란드 등 유럽에서는 바닥재 발생량의 60~90%가 도로건설의 노반재나 콘크리트의 골재 등으로 재활용

③ 재활용법
- 가장 바람직한 처리방법 : 폐기물 양 감소, 자원 절약, 처리비용 절감
- 폐기물 예치금 제도 : 생활폐기물의 재활용 촉진

④ 퇴비법
- 4~5개월 발효시킨 후 퇴비로 이용(비료화법), 고속퇴비화 시설 2~3일 소요
- 퇴비화 발효과정에서 60~70℃의 발열로 병원미생물이나 기생충 사멸
- 처리시설확보와 자원화기술에 어려움이 있으며, 주변지역에 잦은 민원 유발

⑤ 해역배출

- 육지에서 처리가 곤란한 폐기물로서 해양배출이 가능한 폐기물에 한해 지정된 해역에서 적정처리방법에 따라 배출하는 경우에 해역배출이 가능함
- 하수슬러지의 경우 소각 · 재활용보다는 처리비용이 저렴한 해양배출이 선호, 해양오염방지법의 규제강화로 육상처리로의 전환이 요구
- 생활폐기물 처리보다는 유해하지 않은 산업폐기물이나 하수슬러지 처리에 이용(분뇨, 음 · 식료품제조시설 폐수, 생물학적 폐수처리슬러지, 하수슬러지 및 정수슬러지 처리에 이용)

☞ **다이옥신** (dioxin)

주로 염소화합물인 비닐 · 플라스틱 · 제초제 · 살충제 등의 화학공장, 염소화합물에 의한 표백처리 공정이 있는 펄프 · 종이제조공장, 플라스틱이 많은 병원쓰레기나 도시쓰레기의 소각장 등에서 발생하는 내분비교란물질이다. 내분비교란물질은 생명체 내분비계의 정상적인 호르몬 기능을 방해하는 합성 또는 자연상태의 화학물질을 말하며, 환경오염물질로서 체내에 유입되면 마치 호르몬처럼 작용한다고 하여 환경호르몬으로 불리기도 한다.

다이옥신(dioxin)은 폴리클로리네이티드 다이벤조-파라-다이옥신(polychlorinated dibenzo-p-dioxin)을 말하며, 두개의 벤젠핵에 두개의 산소가 병렬로 연결되고 벤젠핵에 결합되어 있는 수소의 일부 또는 전부가 염소로 치환된 것(1염소화~8염소화)으로 염소의 치환수와 치환위치에 따라서 75개의 동족체(homologue)가 존재하며, 이들 동족체를 총칭하여 PCDDs로 표시한다. 2,3,7,8 위치에 염소원자가 치환된 2,3,7,8-T_4CDD(2,3,7,8-tetrachloro-dibenzodioxin)가 가장 독성이 크다. 다이옥신과 유사한 성질을 가진 것으로 폴리클로리네이티드 다이벤조퓨란(polychlorinated dibenzofuran)이 있는데, 총칭하여 PCDFs로 표시하며 다이옥신과 같이 염소의 치환수와 치환위치에 따라서 퓨란에는 135개의 동족체가 존재한다. 일반적으로 다이옥신과 퓨란을 합하여 다이옥신류라 하며, 다이옥신류에는 210개의 이성체(isomer)가 존재한다.

다이옥신은 열에 안정하고 휘발성이 낮으며, 자연상태에서는 난분해성 물질로 물에는 녹지 않으나 지방질에는 친화성이 큰 유독물질이다. 다이옥신은 물 · 공기 · 토양 어느 곳에서나 발견되는데 음식물 섭취나 피부 또는 호흡 등 다양한 경로를 통하여 인체로 흡수된다. 대부분이 식품과 함께 섭취되고 대기 중 다이옥신이 호흡을 통해 흡수되는 비율은 극히 낮은 것으로 알려져 있다. 그 독성은 1 g으로 체중 50 kg의 사람 2만명을 죽일 수 있으며, 청산가리보다 1000배나 강한 독성을 가지고 있다. WHO는 허용한계를 섭취총량으로 1~4 pg/kg/day로 규정하고 있으며, 여기서 1 pg(picogram)이란 1조분의 1 g을 의미한다.

(7) 내분비교란물질 (endocrine disruptors, EDs)

① 정의

내분비교란물질이란 생물체에서 정상적으로 생성 · 분비되는 물질이 아니라 인간의 산업활동에 의해 생성 · 방출된 화학물질로, 내분비계의 정상적인 기능을 방해하는 물질을 의미한다. 미국 EPA는 "생물의 항상성 유지와 생식 및 발달과정을 조절하는 체내 호르몬의 생산, 분비, 이동, 대사, 결합작용 및 배설을 간섭하는 외인성 물질"로,

OECD는 "내분비계 기능에 변화를 일으켜 정상적인 개체 또는 그 자손의 건강에 위해한 영향을 나타내는 외인성 물질"로 각각 정의하고 있다. 이들 정의의 공통점은 원인물질이 인체 내에서 합성되지 않는 외부물질이라는 것과 내분비계에 영향을 준다는 것이다. 또한 환경으로 배출된 물질이 체내에 유입되어 마치 호르몬처럼 작용한다고 하여 환경성 내분비교란물질(environmental endocrine disruptors) 또는 환경호르몬으로 불리기도 한다.

내분비교란물질은 1996년 3월 미국에서 "잃어버린 미래(Our Stolen Future)"라는 책이 출판되면서 세계적인 관심을 끌게 되었는데, 생태계뿐만 아니라 인간의 생식기능저하 · 기형 · 성장장애 · 암 등을 유발하여 모든 생물종에 위협이 될 수 있어 중요한 환경문제로 인식되고 있다. 내분비교란물질의 특성은 다음과 같다.

- 생체 호르몬과는 달리 쉽게 분해되지 않고 안정하다.
- 환경이나 생체내에 잔류하며 수년간 지속되기도 한다.
- 인체 등 생물체의 지방 및 조직에 농축되는 성질이 있다.

② 종류와 발생원

내분비계 장애를 일으킬 수 있다고 추정되는 물질들은 다음과 같다.

- 각종 산업용 화학물질(원료물질)
- 농약류(살충제 및 제초제)
- 중금속류
- 다이옥신류
- 식물에 존재하는 식물성 에스트로겐(phyto-estrogen) 등의 호르몬유사물질
- DES(diethylstilbestrol)와 같은 의약품으로 사용되는 합성 에스트로겐류(호르몬제제 의약품으로 사용)
- 식품 · 식품첨가물 등

현재 세계생태보전기금 WWF 목록에는 67종의 화학물질이 등재되어 있고 일본 후생성은 산업용 화학물질, 의약품, 식품첨가물 등 142종의 물질을 내분비교란물질로 분류하고 있다(표 1-15). 내분비교란물질의 종류에 따른 주요 발생원은 다음과 같다.

- 다이옥신 : 쓰레기 소각장, 월남전 고엽제의 성분으로 다량 살포
- 폴리크로리네이티드비페닐(polychlorinated biphenyls, PCB) : 전기 절연제
- 유기주석(tributyltin, TBT) : 해양의 선박 및 구조물의 방오 페인트
- 비스페놀 A(bisphenol A) : 합성수지 원료, 식품과 음료용 캔의 안쪽 코팅제
- 폴리카보네이트(Polycarbonate, PC) : 내열성이 좋고 투명성이 높아 널리 사용되고 있는 합성수지제, 비스페놀 A가 원료로 사용
- 프탈산화합물(DOP, DBP, BBP) : 플라스틱 가소제
- 스틸렌이합체/삼합체 : 컵라면 용기 등의 각종 식품 용기
- DDT, 아트라진(atrazine), 아미톨(amitrole), 엔도설판(endosulfan) : 살충제, 농약

표 1-15. 주요 내분비교란물질과 용출이 우려되는 생활용품

세계생태보전기금 (WWF) (67종)	일본 후생성 (142종)	용출이 우려되는 생활용품
– 다이옥신류 등 유기염소물질 6종 – DDT 등 농약류 44종 – 펜타~노닐 페놀 – 비스페놀 A – 디에틸헥실프탈레이트(DEHP) 등 프탈레이트 8종 – 스틸렌 이합체 · 삼합체 – 벤조피렌 – 수은 · 납 · 카드뮴 중금속 3종	– 디에틸프탈레이트 등 가소제 9종 – 플라스틱에 존재하는 물질 17종 – 다이옥신 등 산업장 및 환경오염물질 21종 – 농약류 75종 – 수은 등 중금속 3종 – DES 등 합성에스트로겐 8종 – 식품 및 식품첨가물 3종 – 식물에 존재하는 에스트로겐유사호르몬 6종	– 플라스틱 용기 · 음료캔 · 병마개 · 수도관의 내장코팅제 · 치과치료시 이용되는 아말감 : 비스페놀 A – 합성세제 : 알킬페놀 – 컵라면 용기 : 스틸렌이합체 · 삼합체 – 폐건전지 : 수은

③ 내분비교란물질의 관리와 대책

우리나라에서 내분비교란물질의 관리는 환경부 · 농림부 · 노동부 · 보건복지부 등 4개 부처의 유해화학물질관리법 등 7개 법령과 관련이 있으며, 국내화학물질관련법령과 주요 관리대상물질은 표 1-16에서 보는 바와 같다.

일상생활에서 내분비교란물질에 의한 영향을 최소화하기 위한 개인적인 대책 및 주의사항은 다음과 같다.

- 지방질이 많은 육류보다는 곡류 · 채소 · 과일이 풍부한 식단을 유지
- 먹이사슬의 초기단계에 해당하는 음식물을 섭취
- 컵라면과 같이 플라스틱 용기에 담긴 음식물 삼가
- 캔음료나 캔에 담긴 음식물을 삼가, 특히 캔에 열을 가한 제품에 주의
- 음식물을 보관할 때 플라스틱 용기나 랩의 사용을 자제하며 전자레인지에 음식을 조리할 때 주의
- 과다하게 농약이 사용된 과일이나 채소는 삼가
- 1회용 식품용기의 사용을 자제
- 습관적으로 손을 자주 씻기
- 파리 · 모기 등 해충구제를 위한 살충제의 과도한 사용 자제
- 주거지 주변의 정원이나 텃밭에 농약살포 자제
- 폐건전지 · 파손된 수은온도계 · 형광등 유해폐기물의 적절한 처리
- 아이들이 플라스틱 제품이나 장난감을 입에 넣지 않도록 주의
- 성분 표시에 염화 또는 클로로 등으로 표기된 염소계 표백제 · 세정제 · 염소표백된 종이제품의 사용을 자제
- PVC가 포함된 어린이용 장난감 구매 자제, 목재나 천연소재를 권장

표 1-16. 내분비교란물질의 관리부처와 법령별 주요관리대상물질

부처	법령	주요관리대상물질
환경부	유해화학물질관리법 (31종)	– 관찰물질 : DEHP 등 4종 – 유독물 : 2,4-D 등 27종 (유독물 중 금지물질은 DDT 등 16종 포함)
	대기환경보전법 (3종)	– 대기오염물질 : Dioxin 등 3종 (특정대기유해물질 2종 포함)
	수질환경보전법 (1종)	– 수질오염물질 : 페놀류
	먹는물관리법 (3종)	– 건강유해영향 물질 : 말라티온 등 3종
보건복지부	식품위생법 (17종)	– 잔류허용기준 설정 유해물질 : 2,4-D 등 15종 – 용기 · 포장제조사용금지물질 : DEHP등 2종
농림부	농약관리법 (31종)	– 품목폐지농약 : Nitrofen 등 14종 – 품목등록농약 : 2,4-D 등 17종
노동부	산업안전보건법 (22종)	– 작업장 노출기준 설정 – 특정유해물질 : 2,4,5-T 등 22종

2) 분뇨 처리

(1) 분뇨와 관련된 질병

분뇨의 위생적인 처리가 이루어지지 않으면 악취뿐만 아니라 세균성 및 기생충 질환 등 소화기계 전염병의 전파 경로로 작용하게 된다.

(2) 분뇨 처리

① 대소변 분리식

– 분뇨의 비료화를 위해서는 완전 부숙이 필요 (**겨울 3개월, 여름 1개월 이상**)

② 메탄가스 발생식

– 부패조의 메탄가스를 이용

– 이론적으로 농촌에서 권장되어야 할 처리방법

– 부패 가능한 다량의 유기물이 필요

– 겨울에는 가스발생량이 낮아 보온조치 필요

③ 수조식

– **분뇨정화조**를 갖춘 수세식 화장실

– 정화조의 구조

부패조 (혐기성 분해) → 예비여과조 → 산화조 (호기성 분해, 안정화) → 소독조

④ 수세식

– 하수도를 통해 하수처리장으로 운반하여 처리한 후 방류
– 하수처리시설이 잘 되어 있는 도시에서 이용
– 가장 위생적이며 안전하고 청결한 처리방법

8. 의복 및 주택보건

학습목포

- 의복의 위생적 조건과 방한력을 설명할 수 있다.
- 주택의 보건학적 의의를 설명할 수 있다.
- 환기방법을 설명할 수 있다.
- 채광과 조명이 인체에 미치는 영향을 설명할 수 있다.

1) 의복과 의복위생

의복이란 체표면과 의복 내외 표면 사이의 공간 전체를 말하는 것으로, 의복위생은 의복이 인체에 미치는 영향을 연구하여 건강의 확보 및 증진으로 정신적 · 육체적 능력을 최고도로 발휘할 수 있도록 실생활에 적용하는 과학을 의미한다.

(1) 의복의 목적

- 체온조절, 신체의 보호, 청결유지
- 생활 · 스포츠 등에 원활한 적응 및 능률향상
- 사회생활에서 예의 · 품격 · 개인의 취향 등을 반영하여 생활문화에의 적응, 패션
- 지리적 · 문화적 · 종교적 차이에 따라 다름

(2) 위생학적 조건

① 체온조절

- 인체의 일정한 체온유지는 체내의 열생산량과 체외로의 열발산량의 평형으로 가능
- 의복은 다양한 온열조건에서 체열발산과 억제 기능을 통해 체온조절에 기여
  - 발산촉진 : 복사, 전도, 대류에 의해
  - 발산억제 : 체열의 체류, 보온 능력에 의해
- 일정한 체온유지가 가능하도록 적절한 의복기후 형성이 가능할 것

☞ **인체의 열수지**

온난환경에서 인체의 반응은 다음과 같다.

- 약간 더운 경우 피부 모세혈관의 확장으로 피부에서의 복사 및 대류에 의한 열발산 촉진
- 아주 더운 경우 대뇌의 체온조절 중추에 의해 대사량이 감소하고 발한(發汗)작용에 의해 피부로부터 열

을 발산

추운 환경에서 인체의 반응은 다음과 같다.

- 약간 추운 경우 피부 모세혈관의 수축으로 피부에서의 복사 및 대류에 의한 열발산 감소
- 아주 추운 경우 대뇌의 체온조절 중추에 의해 대사량이 증가하고 근육의 떨림에 의한 근육운동대사 증가
- 체내온도가 30~20℃로 떨어지면 사망

② 피부와 신체보호

- 피부와 신체를 보호할 수 있도록 적절한 기능이 요구
  - 기계적인 충격에는 탄력성과 완충성이 클 것
  - 복사열에는 열전도성과 연소성이 낮을 것
  - 전기배선작업에는 절연성이 우수할 것
  - 여름철에는 흡수성이 클 것
  - 유해곤충으로부터 적절한 보호가 가능할 것

③ 피부의 청결유지

- 피부표면의 기름때나 땀을 흡착
- 외부로부터의 먼지유입을 차단
- 잦은 세탁으로 내구성 요구

④ 신체활동에 적합

- 각종 사회활동이나 스포츠 등에 적합
  - 호흡 · 운동 · 혈류순환에 적합
  - 가볍고, 양질의 촉감

(3) 의복기후 (clothing climate)

- 피부표면과 의복 가장 안쪽 층과의 사이에 외부 기후와 다른 의복내 공기층이 형성되는데 이것을 의복기후라 함
- 의복기후에 따른 감각
  - 30℃ 이하 : 추운 느낌
  - 34℃ 이상 : 더운 느낌
  - 32±1℃ : 안정시 쾌감 (RH 50±10%, 0.1 m/sec 기류)
- 의복으로 체온조절 할 수 있는 외기의 온도범위 : **10~26℃ (18±8℃)**
  - 10℃ 이하 : 난방
  - 26℃ 이상 : 냉방

(4) 의복기후 조절을 위한 관련인자

의복은 피부의 표면과 외계 사이에 공기층을 만들어 적절한 온도나 습도를 일정하게 유지시킴으로써 더위나 추위를 막는다. 의복기후 조절에 영향을 미치는 주요 인자들은 다음과 같다.

① 열전도성과 함기성

– 의복의 열전도성이 클수록 체온발산이 촉진, 의복내에 공기를 함유하는 성질인 함기성의 개념과 반대
– 재질에 따른 열전도율과 함기량
- 열전도율 : 동물의 털 6.1, 견직물 19.2, **마직** 29.5
- 함기량 : **모피** 98%, 모직 90%, 무명 70~80%, 마직 50%

② 방한력

– 방한력 : 의복의 단열성 수준을 의미하며, 열차단력으로 척도화
– 열차단력의 단위 : CLO (단열 값, 열저항 값)
- 1 CLO : 일정한 온열조건 (21℃, 습도 50% 이하, 기류 0.1 m/sec)에서 피부온도가 33℃로 유지될 때 의복의 열차단력
- 그림 2-21은 의복의 신체착용정도에 따른 CLO
- 방한력이 좋은 방한복 4 CLO, **보통 작업복 1 CLO**, 나체시 0 CLO
- 표 1-17은 의복의 종류에 따른 CLO

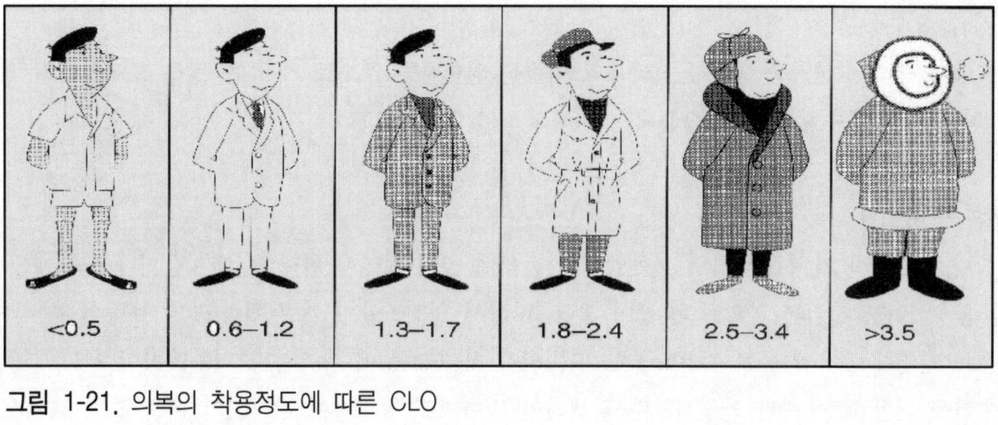

그림 1-21. 의복의 착용정도에 따른 CLO

표 1-17. 의복의 종류에 따른 CLO

남 자 용		여 자 용	
의복종류	CLO	의복종류	CLO
짧은 소매셔츠 (얇은 것)	0.14	얇은 블라우스	0.20
긴 소매셔츠 (얇은 것)	0.22	두꺼운 블라우스	0.29
짧은 소매셔츠 (두꺼운 것)	0.25	얇은 치마	0.10
긴 소매셔츠 (두꺼운 것)	0.29	두꺼운 치마	0.22
얇은 조끼	0.15	얇은 바지	0.26
두꺼운 조끼	0.29	두꺼운 바지	0.44
얇은 바지	0.26	얇은 쉐터	0.17
두꺼운 바지	0.32	두꺼운 쉐터	0.37
얇은 쉐터	0.20	얇은 자켓	0.17
두꺼운 쉐터	0.37	두꺼운 자켓	0.37
얇은 자켓	0.22	얇은 드레스	0.22
두꺼운 자켓	0.49	두꺼운 드레스	0.70
팬티	0.05	브래지어와 팬티	0.05
짧은 양말	0.04	반슬립	0.13
긴 양말	0.10	긴슬립	0.19
샌 달	0.02	스타킹	0.01
구 두	0.04	샌 달	0.02
부 츠	0.08	구 두	0.04
		부 츠	0.08

③ 흡습성과 흡수성

흡습성은 공기 중의 수증기를 흡수하는 의복의 성질을 의미하는 것으로 가장 큰 것은 모직물이고 견, 마, 면직물의 순으로 작아진다. 흡수성은 물에 습윤되는 의복의 성질을 말한다.

(5) 의복의 구비조건

의복의 중량은 가능한 가벼워야 하며 피복압이 지나치게 높지 않아야 한다. 열대지방이나 여름에는 통기성이 좋고 땀도 잘 흡수해 증발시키는 천으로 된 옷이 좋다. 따라서 열전도율이 커 시원하고 땀 배출이 용이하도록 흡수성이 커야 한다. 반면에 겨울에는 보온력이 좋아 따뜻해야 하기 때문에 함기량과 열차단력이 크고 열전도율은 작아야 한다. 수면을 취할 때는 주간 안정시보다 열생산이 떨어지고 방열량이 많아지기 때문에 침구는 옷보다 보온력이 더 필요하게 된다.

2) 주택 보건

주택은 생활의 근거로서 일생 중 대부분의 시간을 보내는 곳이므로 모든 유해환경으로부터 안전하고 편안하며 쾌적한 휴식공간이어야 한다. 주택은 기본적으로 건강성, 안정성, 기능성, 쾌적성 등이 요구된다.

(1) 주택의 위생학적 구비조건

① 주택부지

지하수위가 낮고 지질이 좋으며, 주변 환경이 깨끗해야 한다. 지나치게 저지대나 고지대는 적합하지 않으며, 배수나 풍수해 방지를 위해 언덕의 중턱이 적합하다.

② 일사와 채광

충분한 일사량을 얻기 위해서는 남향이나 동남향이 좋으며, 자연채광으로는 100~1000 Lux가 필요하다.

③ 가옥기후

안정착의상태에서 17~18℃, 취침시는 14~16℃가 쾌적한 지적온도이다. 10℃ 이하이면 난방이 필요하고 26℃ 이상이면 냉방이 필요하다. 적절한 실내의 온도와 습도는 16~20℃와 40~70%이며, 외부와의 온도차이는 5~7℃가 좋다.

④ 환기

실내에 있는 먼지나 일산화탄소, 냄새나 유해물질의 제거를 위해 적절한 환기가 필요하다.

⑤ 인공조명

인위적인 방법으로 밝기를 조절하여 채광의 효과를 내는 것으로 거실은 50~100 Lux, 화장실은 10~20 Lux, 사무실은 75~150 Lux가 적당하다.

⑥ 급수 및 배수

상수, 간이급수, 우물물 등이 있으며 음용수로 적당해야 한다. 특히 간이급수와 우물물의 경우 기생충, 대장균, 수인성질환 등에 오염되지 않도록 위생적인 관리가 필요하다.

⑦ 주거활동공간

1인당 침실면적과 공기용적은 각각 $4\ m^2$과 $10\ m^3$이 바람직하다.

(2) 환기 (ventilation)

실내의 공기는 사람의 호흡, 연소 등의 각종 원인에 의해 오염된다. 따라서 옥외의 신선한 공기를 유입시키고 실내의 오염된 공기가 배출될 수 있도록 적절한 환기가 필요하게 된다. 환기량은 1시간에 실내로 유입되는 공기량을 말한다. 이것을 실내용적으로 나눈 것을 환기횟수라 하며, 이것은 실내공기가 얼마나 교환되었는지를 나타낸다. 또한 실내거주자 1인에 대하여 건강상 필요한 환기량을 필요환기량이라 하는데 일반적으로 실내공기중의 CO_2 농도를 기준으로 구하게 된다. CO_2의 보건학적 허용농도인 1000 ppm을 유지하기 위해서 필요환기량은 성인의 경우 약 30m^3/hr이다. 환기횟수는 한시간당 3회 정도가 최적인 것으로 알려져 있으나 실내의 사람수가 늘거나 공기의 오염이 있는 경우 증가시킬 필요가 있다. 환기방법은 다음과 같이 자연환기와 인공환기로 나누어진다.

① 자연환기 (natural ventilation)
- 실내외 온도차, 기체의 확산력, 실내외 풍력차에 의해 발생
- 자연환기의 가장 큰 원동력은 **실내외 온도차**이고 이것은 밀도차(압력차)에 의해 이루어지기 때문에 **중력환기(gravity ventilation)**라고 함
- 환기량은 **중성대(neutral zone)**가 천장 가까이 형성될수록 증가
- 중성대란 실내로 들어오는 공기는 하부로 그리고 나가는 공기는 상부로 이동하게 되는데 그 중간에 압력이 0인 공간을 의미
- 거실이나 가옥 내의 환기에 이용

② 인공환기 (artificial ventilation)
- 동력을 이용하여 환기
- 큰 강당이나 공장 · 극장 · 선박 · 탄광 · 실험실 등에서 필요
- 공기조절장치(air conditioning)에 의해 공기정화와 냉난방이 동시에 이루어짐

(3) 냉방과 난방

- 의복에 의한 체온조절 범위(10~26℃)를 벗어난 경우 냉 · 난방이 필요
  - 10℃ 이하 : 난방 필요
  - 26℃ 이상 : 냉방 필요
- **적당한 실내온도 : 18±2℃**
  - 침실 : 15±1℃
  - 욕실이나 병실 : 20~22℃
  - 실내외 온도차는 5~7℃ 이내, 10℃ 이상일 경우 냉방병이 발생하는 등 건강에 유해
  - 실내온도의 측정위치 : 방바닥으로부터 45 cm
- 적당한 실내습도 : 40~70%
  - 최적 60±10%
  - 너무 낮으면 건조해 호흡기계통의 질환이 발생
  - 너무 높으면 피부질환이 발생하거나 곰팡이류 번식
- 냉방방법
  - 국소냉방법 : 선풍기, 에어컨, 룸쿨러(room cooler) 등
  - 중앙냉방법 : carrier system (1911년에 Willis H. Carrier가 고안)
- 난방방법
  - 국소난방법 : 열원이 실내에 위치, 경제적이나 환기 · 화재 · 안전사고 등이 문제

- 중앙난방법 : 중앙에서 배관을 통해 열을 공급, 많은 시설비와 관리비가 소요
- 지역난방법 : 대규모 열원시설(열병합발전소, 쓰레기소각로 등)의 건설로 생산된 열을 이용하여 지역 전체의 난방이 가능, 합리적인 에너지관리방식으로 난방비가 경제적

(4) 채광과 조명

채광(採光)이란 자연광을 창 등을 통해 이용하는 것이고, 조명(照明)이란 야간 또는 자연광이 부족할 때 인공적인 광원을 이용하는 것을 의미한다. 두 경우 모두 적당한 밝기(조도, 照度)와 균일한 조도분포가 필요하고 눈부심이 크지 않아야 한다.

① 자연채광

– 태양은 열원뿐만 아니라 광원으로도 작용 (가시광선)

– **창의 방향과 면적이 중요**

- 창의 방향 : 남향창이 바람직
- 고른 조명이나 장시간의 정밀 작업시 **북향창이 적당**
- 창의 면적 : 방바닥 면적의 1/5~1/7 정도(20~14%)가 적당
- 창의 폭은 좁게, 높이는 길게

– 차광물 존재시 개각과 입사각의 관계 : 개각 〈 입사각

- 개각 : 4~5° 이상
- 입사각 : 28° 이상

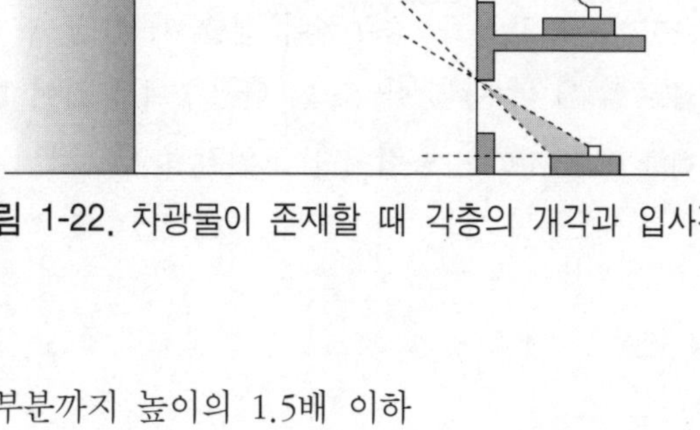

그림 1-22. 차광물이 존재할 때 각층의 개각과 입사각

– 거실의 안쪽길이 : 창틀 윗부분까지 높이의 1.5배 이하

– 일광의 효과

- 신진대사 촉진
- 구루병의 예방 및 치료효과

- 살균작용
- 피부건강 및 골대사 증진에 유효
- 적혈구수 및 헤모글로빈량 증가로 산소흡수능력 증가

☞ 동일 면적과 동일 방향의 창문으로 채광 및 환기량을 높일 수 있는 가장 좋은 방법은 **창문의 위치를 높게 하는 것**이다.

② 인공조명

– 조명방법

- 직접조명 : 효율이 높고 경제적이나 눈부심(眩輝)과 강한 음영이 발생
- 간접조명 : 온화하고 음영이나 눈부심이 없으나 효율이 낮고 비경제적
- 반간접조명 : 직접조명과 간접조명의 절충식

– 인공조명 선택시 고려해야 할 사항

- 충분한 조도, 광색은 **주광색**
- 취급이 쉽고 가격이 저렴
- 균일한 조도 유지
- 유해가스의 발생이 없고, 폭발 · 발화의 위험이 없을 것
- 광원은 **좌상방**에 설치된 **간접조명**이 바람직

– 장소별 표준조도 (Lux)

- 현관, 화장실 30~70 Lux
- 조리 및 식사 150~300 Lux
- 보통작업, 일반교실 300 Lux
- 정밀작업시 700 Lux 이상

③ 부적당한 조명에 의한 건강장애

– 근시 (myopia, 近視) : 조도가 낮을 때 눈의 시력을 위한 안내압의 항진으로 발생
– 안정피로 (eye strain, 眼精疲勞) : 조도 부족, 눈부심이 심할 때 발생
– 안구진탕증 (nystagmus, 眼球振盪症) : 부적당한 조명, 탄광부에서 많이 발생
– 전광성 안염 및 백내장 (cataract, 白內障) : 용접이나 고열작업자
– 작업능률저하 및 재해발생 등

9. 구충, 구서

학습목포

- 구충, 구서의 일반적 원칙을 설명할 수 있다.
- 위생해충의 구제방법을 열거할 수 있다.

1) 위생해충의 정의와 종류

- 해충이란 인간에게 직·간접적으로 피해를 주는 모든 곤충을 총칭
  - 전염병과 기생충을 전파하는 매개자(vector)로서의 해충, 질병과는 직접 관계가 없으나 혐오감을 주는 해충(nuisance)으로 분류할 수 있는데 이들 모두를 총칭
  - 계통학상으로 절지동물(anthropoda)에 해당되며, 이것은 거미강(거미·진드기·전갈), 곤충강(파리·모기·바퀴·이·빈대·벼룩 등), 다족류강(지네·노래기 등), 갑각류강(새우·가재·게 등) 등으로 분류
  - 위생해충이 설치동물(rodents)인 쥐에 기생하는 관계로 구서(驅鼠)도 중요
- 우리나라에서 가장 문제시 되는 것은 파리·모기·바퀴 등이나 쥐에 기생하는 이·진드기·벼룩 등이 문제가 되고 있으며 쥐에 대한 구제도 중요

2) 해충에 의한 보건위생상의 피해

(1) 직접피해

- 피부조직에 기계적 외상
- 피부상처에 의한 2차적 감염으로 피부염 발생
- 체내 기생에 의한 피해
- 독성물질의 인체 주입에 의한 피해
- 흡혈 및 영양물질의 탈취
- 피부염, 알레르기, 수면방해 등

(2) 간접피해

- 질병의 기계적 또는 생물학적 전파
- 기생충의 중간숙주 역할
- 정신적·경제적 피해

3) 위생해충의 구제

(1) 구제방법

- 환경적 방법 : **가장 근본적인 방법으로** 발생원 및 서식처 제거
- 물리적 방법 : 유문등 · 각종 트랩 · 끈끈이 사용
- 화학적 방법 : 속효성 및 잔효성 살충제 분무
- 생물학적 방법 : 천적 이용, 불임웅충 방사법 등

(2) 구충 · 구서의 일반적인 원칙

- 구제 대상 동물의 **발생원 및 서식처 제거**(가장 근본적인 대책)
- **발생초기**에 실시(성충 구제의 경우보다 수십 배가 효과적)
- **대상 동물의 생태 습성**에 따라 실시
- **광범위하게 동시**에 실시

4) 주요 위생해충의 생태와 피해

(1) 파리 (housefly)

- 집파리(*Musca domestica*)가 가장 흔함

① 생활사 및 습성

- 오전 10시부터 오후 2시 사이에 주로 활동
- 5월부터 10월까지 산란, 성충까지는 2~3주 소요
- 집파리의 생활사 : 완전변태

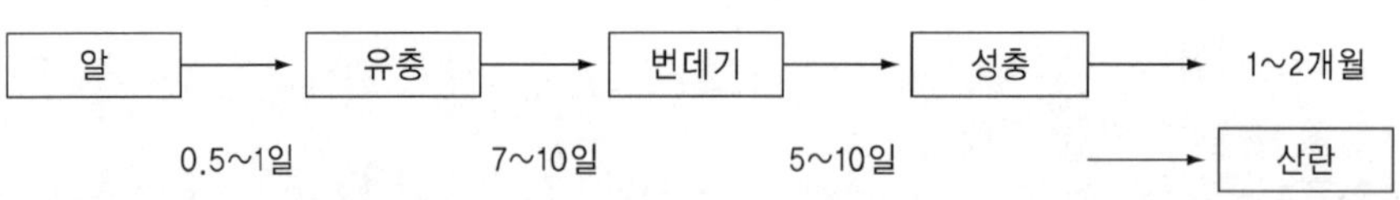

- 분변을 좋아하고 쓰레기장 · 퇴비장 등의 동식물의 유기물이 있는 곳이면 어디든지 산란
- 집파리는 음식물을, 금파리 · 쉬파리는 생선을 좋아하고, 침파리는 흡혈을 함

② 파리에 의한 피해

- 전염병 및 기생충 질환의 기계적 전파가 가장 중요
- 전염병 매개

• 소화기계 전염병 : 콜레라, 장티푸스, 파라티푸스, 세균성이질, 폴리오(검정금파리가 polio 바이러스를 매개), 살모넬라 등
• 호흡기계 전염병 : 결핵, 디프테리아 등 전파
• 기생충질환 : 회충, 편충, 요충, 촌충, 아메바성이질, 수면병(아프리카의 체체파리가 병원체인 트리파노소마를 매개) 등의 기생충질환 전파
• 이외에 화농균도 전파

– 승저증 (蠅蛆症, myiasis) : 파리의 애벌레가 사람이나 살아 있는 동물의 조직에 들어가 기생하여 발생하는 구더기증
– 흡혈에 의한 피해, 불쾌감이나 수면방해

③ 파리의 구제방법
– 환경적 방법 : 청소와 청결 등의 환경위생으로 발생원이나 서식처 제거
– 천적법 : 기생벌 (parasitic waspes)
– 유충구제법 : 살충제나 생석회 등으로 구제, 발생초기에 구제하는 것이 중요
– 성충구제법
• 기계적 방법 : 파리통, 파리채, 끈끈이 테이프법 등
• 화학적 방법 : 속효성 살충제 분무
– 가장 근본적인 방법 : 유충 및 성충의 서식처 제거

(2) 모기 (mosquitos)

① 생활사 및 습성
– 국내에서 50여 종 보고
– 완전변태

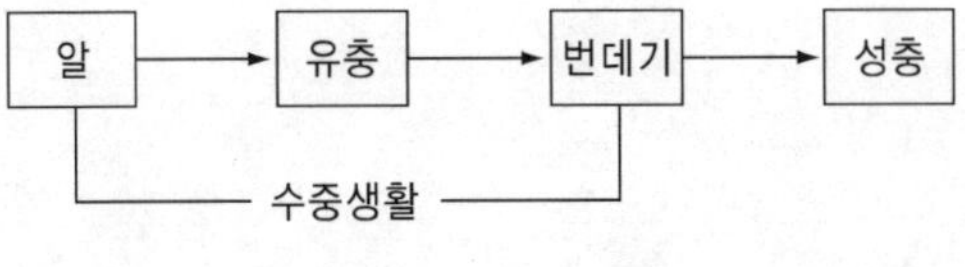

– 암컷만이 산란을 위해 흡혈하며, 흡열시간은 종류에 따라 다름

② 전염병을 매개하는 모기의 종류
– 중국얼룩날개모기 (*Anopheles sinensis*)
• 학질모기과로 날개에 흑백 얼룩점이 분포
• 말라리아(Malaria)와 말레이사상충증(burgia malayi) 매개
– 작은빨간집모기 (*Culex tritaeniorhynchus*)
• 암갈색의 소형모기
• 일본뇌염(Japanese encephalitis) 매개, 돼지가 중요한 병독증폭숙주

- 토코숲모기 (*Aedes togoi*)
  • 말레이사상충증(Burgia malayi) 매개
- 열대숲모기 (*Aedes aegypti*)
  • 황열 (Yellow fever) : 중남미와 아프리카 지역의 풍토병
  • 뎅기열 (Dengue fever) : 아시아 지역의 풍토병

③ 모기의 구제방법
- 환경적 방법 : 발생지 제거(하수구나 고인 물 등이 장기간 정체하지 않도록 할 것)
- 물리적 방법 : 유문등(light trap) 사용
- 천적법
  • 성충 : 새, 거미, 잠자리 등
  • 유충 : 히드라, 잠자리, 송사리, 미꾸라지, 물고기 등
- 유충구제
  • 석유를 수표면에 도포(유충의 호흡장애), 살충제를 분무
  • 살충제는 permethrin, S-biollin, fenitrothion, dieldrin 등 사용
- 성충구제(화학적 방법)
  • 속효성 살충제(pyrethrin · allethrin · DDVP · lindane 등) 분무
  • 잔효성 살충제(DDT · dieldrin) 분무

☞ DDT의 경우 자연계에서 쉽게 분해되지 않고 식품 등의 잔류독성에 의해 인체에 피해를 주기 때문에 최근에는 사용하지 않는다.

(3) 바퀴 (cockroach)

① 생활사 및 습성
- 불결한 장소에 서식, 강한 생존력
- 가주성(家住性)이며 야행성, 빠른 운동성, 군집생활
- 잡식성 (음식물, 배설물, 피, 화농물, 객담 등)
- 불완전한 변태 (알 → 유충 → 성충 → 산란)

② 바퀴의 종류
- 3500여 종이 알려져 있으며 국내의 경우 5속 9종이 보고
- 독일바퀴 (*Blattella germanica*) 가장 흔한 종류의 가주성 바퀴
- 일본바퀴 (*Periplaneta japonica*)
- 미국바퀴 (*Periplaneta americana*) 이질바퀴라고도 하며 크고 물기도 함

– 먹바퀴 (*Periplaneta fuligionosa*)

③ 바퀴의 피해

– 직접피해 : 불쾌감과 피부질환, 기관지 천식, 공포감 유발

– 간접피해 : 세균, 바이러스, 기생충질환의 기계적 전파

– 매개 전염병

- 소화기계 : 세균성이질, 콜레라 장티푸스, 살모넬라, 유행성간염, 폴리오 등
- 호흡기계 : 결핵, 디프테리아
- 회충, 구충, 아메바성이질 등의 기생충질환

④ 바퀴의 구제방법

– 유인제에 의한 접착제 사용

– 붕산에 의한 구제 : 붕산과 설탕을 6:4의 비율로 혼합

– 살충제(permethrin, S–biollin, bioresmethrin, phenothrin, fenitrothin 등) 분무

(4) 기타

① 이 (louse)

– 발진티푸스 · 참호열(塹壕熱) · 재귀열(再歸熱) 등을 매개

– 생활환경이 불결하면 만연하나 구충제 DDT에 의해 지금은 거의 구제

☞ **발진티푸스** (epidemic typhus)

고열 · 두통 · 발진을 주요 증상으로 하는 급성감염증으로 제3군 법정전염병에 해당된다. 병원체는 리케치아로 환자로부터 흡혈한 후 그 소화관 속에서 병원체를 증식시켜 분비물과 함께 배설하게 되는데 사람이 피부를 긁는 과정에서 리케치아가 피부 또는 점막을 통해 침입하여 전파한다.

☞ **재귀열 (再歸熱, relapsing fever)**

재발성 발열증상의 감염성 질환이다. 병원체는 스피로헤타로 이나 진드기에 의해 전파된다. 스피로헤타는 중추신경계를 침범하여 다양한 신경증상을 유발하기도 한다.

② 진드기 (ticks and mites)

– 형태학적으로 참진드기(tick)는 크고, 좀진드기(mite, 응애)는 작음

– 참진드기 (tick)

- 록키산홍반열(Rocky mountain spotted fever), 큐열, 재귀열, 라임병, 야토병, 진드기뇌염, 신증후군출혈열,

바베시아증, 진드기마비

— 좀진드기 (mite) : 털진드기(red mite or chigger), 먼지진드기(Tarsonemoid mite), 모낭진드기(follicular mite), 옴진드기(itch mite) 등으로 분류

- 털진드기 : 쯔쯔가무시증(양충병)의 매개자(vector)로 중요
- 먼지진드기 : 천식, 알레르기비염, 아토피성 피부염 유발
- 모낭진드기 : 얼굴의 모낭이나 피하지방샘에서 발견, 피부염 유발
- 옴진드기 : 피부에 기생

☞ **큐열 (Q fever)**

리케치아의 하나인 Coxiella burnetii에 의하여 일어나는 열성전염병으로 가축을 매개로 감염되는 인수공통전염병이다. 1935년 오스트레일리아 퀸즐랜드에서 발생하였는데 지명의 머리글자를 따서 Q열이라 명명되었다. 병원체인 소 · 양 · 염소 등의 가축에서 진드기류의 매개로 감염되거나 병에 걸린 소나 염소의 젖을 통해서도 감염된다.

☞ **쯔쯔가무시증 (tsutsugamushi fever)**

Orienta tsutsugamushi에 의해 감염된 털진드기(chigger) 유충에 물렸을 때 발병하며, 임상적으로 발열 · 피부 발진 · 림프절 종대 · 물린 부위에 가피(eschar) 등이 생기는 급성 발열성 질환이다. 털진드기는 유충시기에만 들쥐나 사람에게 기생하는데 이때 유충의 흡혈과정에서 병원체를 전파한다.

③ 벼룩 (flea)

— 정온동물에 기생

— 페스트 · 발진열을 매개

— 페스트나 발진열은 쥐류의 전염병인데 쥐벼룩에 의해 전파

☞ 파상풍은 토양이 전염원이 되는 세균에 의한 전염병이다.

5) 위생해충의 병인론

(1) 기계적 전파

매개곤충의 다리나 체표에 부착되어 있는 병원체가 전파되는 것을 의미하며, 장티푸스 · 파라티푸스 · 살모넬라증 · 결핵 · 이질 · 페스트 · 한센병 등의 전염병 및 기생충질환 등이 여기에 해당된다.

(2) 생물학적 전파

질병에 따라 병원체가 곤충의 체내에서 증식 · 발육 등 생물학적 과정을 거친 후 인체감염이 가능해지는 경우가

있는데 생물학적 과정의 기간을 외적 잠복기라고 한다. 외적 잠복기를 필요로 하는 질병전파를 생물학적 전파라고 하는데, 여기에는 증식형 · 발육형 · 발육증식형 · 배설형 · 경란형 등이 있다.

① 증식형 전파 (propagative transmission)
– 해충의 체내서 세균 · virus · spirochaeta 등이 **증식한 후** 감염
– 쥐벼룩 (페스트), 모기 (황열 · 일본뇌염), 이 (재귀열 · 발진티푸스), 벼룩 (발진열)

② 발육형 전파 (cyclo-developmental transmission)
– 해충의 체내에서 수적 증식은 없지만 생활환의 일부로 **발육하여 전파**
– 모기 (사상충증)

③ 발육증식형 전파 (cyclo-developmental-propagative transmission)
– 해충이 병원균 감염시 발육과 증식을 함께 함
– 모기 (말라리아), 수면병 (체체파리)

④ 배설형 전파 (fecal contamination)
– 배설을 통해 전파
– 이 (발진티푸스), 발진열 (벼룩)

⑤ 경란형 또는 난소전이형 전파 (transovarian transmission)
– 해충 모체의 유전에 의해 전파
– 진드기 (쯔쯔가무시증 · 록키산홍반열)

6) 쥐의 특성과 구서법

쥐는 포유류 중 설치동물에 해당되며, 전염병 전파 등의 보건위생적인 문제뿐만 아니라 곡식과 음식물, 건축물 손상을 주는 등 재산상의 손실도 초래한다.

(1) 쥐의 종류
– 국내 15종이 보고
– 편의상 야서성의 들쥐(field rodent)와 가주성쥐(domestic rodent)로 분류
– 가주성쥐 이외의 나머지를 들쥐, 우리나라의 경우 등줄쥐가 흔함
– 가주성쥐
 • 시궁쥐 (brown rat, Norway rat) : 집쥐 (쓰레기통 · 부엌 · 화장실 등)

- 지붕쥐 (roof rat) : 곰쥐, 수직등반 (천정 · 곡물창고 등)
- 생쥐 (house mouse) : 인가나 들에 서식 (농작물 보관소 · 농경지 등)

(2) 쥐의 특성

- 갉는 습성, 은신, 잡식성
- 시각 이외의 감각기관 발달
- 경계심이 강함
- 번식능력이 강함 (임신기간 4주, 1년에 4~8회로 1회 6~9마리 출산)

(3) 매개전염병

- 세균성 질병 : 페스트(pest), 렙토스피라증(leptospirosis, Weil's disease, 바일병 또는 웨일씨병), 서교열(rat-bite fever), 살모넬라증(samonellosis) 등
- 리케치아성 질병 : 발진열, 쯔쯔가무시증(tsutsugamushi fever)
- 바이러스성 질병 : 신증후군출혈열(hemorrhagic fever with renal syndrome)
- 기생충질병 : 아메바성이질, 선충증, 흡충증, 조충증, 선모충증 등

(4) 구서법

- 환경적 방법 : 서식처 제거 (최선의 방법)
- 포서기 이용 : 쥐덫
- 천적 이용 : 고양이 사육
- 살서제 : 비소화합물, ANTU(a-naphtylthiourea)
- 훈연제에 의한 훈증법 : 실내를 밀폐한 후 아황산가스 · 이황화탄소 · 일산화탄소 · 청산가스 · 수소가스 등으로 훈연

10. 소독

학습목표

- 소독과 멸균을 정의할 수 있다.
- 소독법의 종류를 열거할 수 있다.
- 석탄산계수를 정의할 수 있다.
- 소독약품들을 열거하고 살균기전에 대해 이해할 수 있다.

인간의 생활환경에는 각종 미생물이 살고 있으며, 생존요소인 온도, 습도, 영양, pH 등의 조건이 갖추어지면 계속해서 증식을 하게 된다. 이들 미생물 중 일부는 사람에게 질병을 일으키는 등의 보건위생학적인 문제를 초래하기 때문에 적절한 소독이 필요하게 된다.

1) 소독과 멸균

- 소독(disinfection) : 병원성 미생물을 살균 또는 병원성을 약화시켜 감염력을 없애는 조작
- 멸균(sterilization) : 모든 미생물을 완전히 살균하여 무균(無菌) 상태로 만드는 조작
- 방부(antiseptic) : 병원성 미생물의 발육과 그 작용을 제지 또는 정지시켜 음식물 등의 부패나 발효를 방지하는 조작
- 소독 · 멸균 · 방부의 관계
  - 소독효과 : 멸균 〉 소독 〉 방부
  - 멸균이 가장 안전한 상태, 멸균은 소독이 되지만 소독은 멸균이 되지 못함
  - 소독은 병원균은 있으나 질병을 일으킬 수 없는 안전한 상태로 만드는 조작

☞ **살균과 멸균의 차이**

- 살균은 인체에 유익한 균은 남기고 약품이나 열을 가해 병원성 미생물을 죽이는 행위적인 측면이 강조됨
- 우유 저장기간 : 살균우유 (0~15℃의 냉장온도에서 5일) 〈 멸균우유 (실온에서 7주)

2) 소독방법

- 소독방법은 물리적 (이학적)인 방법과 화학적인 방법으로 구분
  - 이학적 소독법은 열 · 증기 · 화염 등을 이용한 열처리법과 자외선이나 일광 등의 비열처리법으로 분류
  - 화학적 소독법은 석탄산 · 알코올 · 과산화수소 · 크레졸 · 승홍 · 역성비누 · 표백제 등의 소독용 약품(소독제)을 이용

3) 물리적 소독법 (physical disinfection)

(1) 열처리법

① 건열멸균법 (dry heat sterilization)

– 화염멸균법 (flame sterilization)

- 불꽃 (flame)에 20초 이상 접촉
- 유리봉, 백금루프, 금속류, 도자기류 등
- 폐기물의 소각도 화염멸균에 해당

– 건열멸균법

- 건열멸균기 (dry oven)에서 170℃로 1~2시간 처리
- 유리기구, 주사침, 유지, 글리세린, 분말 금속류, 자기류 등
- 고무제품은 사용할 수 없음

② 습열멸균법 (moist heat sterilization)

– 자비소독법

- 100℃의 끓는 물에서 15~25분간 처리 (주사기, 식기류, 의류 등)
- 온도가 100℃를 넘지 않아 **완전멸균을 기대할 수 없음**
- 아포형성균의 경우 내열성이 강해 부적당
- 수인성 전염병 예방을 위한 식기구 자비소독의 시간은 최소 15분 이상
- 석탄산이나 크레졸 소독약을 첨가하면 소독효과 증대

– 고압증기멸균법

- 고압증기멸균기(autoclave) 사용
- 초자기구, 고무, 자기류, 의류, 거즈, 약액 등
- 아포형성균의 멸균에 최적
- 압력과 처리시간과의 관계

· 10 lbs(115.5℃)에서 30분
· 15 lbs(121.5℃)에서 20분
· 20 lbs(126.5℃)에서 15분
· 30 lbs에서 10분

☞ lbs

압력의 단위로 1 lbs = 1 psi의 관계가 성립한다. 여기에서 psi는 pounds per square inch를 의미하며, 1 psi는 1 $inch^2$의 단위면적에 1 pound의 무게가 누르고 있음을 의미한다.

☞ **아포형성균의 멸균**

미생물은 그 종류에 따라 살균작용에 대한 저항력이 다르게 된다. 특히 아포형성균은 보통의 살균조건에서는 휴면상태로 있다가 조건이 좋아지면 다시 증식하기 때문에 주의를 필요로 한다.

– **유통증기멸균법**
- 고압증기멸균법이 부적당할 때 아포형성균의 멸균에 사용
- Arnold 멸균기나 Koch 멸균기 사용, 100℃의 유통증기(流通蒸氣)를 30분 이상 통과
- 아포멸균을 위한 간헐멸균법(間歇滅菌法, tyndallization)에서는 100℃의 유통증기속에서 하루 1회 30~60분간 가열하여 공기 중에 방치한 후 이를 3~5일간 반복

– **저온살균법** (pasteurization)
- 60℃ 전후의 저온에서 살균하는 방법
- 포도주의 변질과 부패를 방지하기 위해 고안
- 고온처리가 부적합한 유제품 · 건조과실 · 주류 등에 이용, 고온처리시 단백질의 변성과 맛이 저하
- 아포를 형성하지 않는 세균(살모넬라균 · 결핵균 · 소 유산균 등)의 멸균에 이용
- 우유 63℃에서 30분, 아이스크림 원료 80℃에서 30분, 건조과실 72℃에서 30분, 포도주 55℃에서 10분

– **고온살균법** (high temperature sterilization) : 우유의 경우 72℃에서 15초

– **초고온순간멸균법** (ultra high temperature sterilization) : 영양분의 파괴를 줄이기 위한 순간적 열처리, **우유 (130~150℃에서 2초)**, 선택적 미생물 살균이 가능

☞ **저온살균법**

물의 끓는점보다 낮은 약 60℃에서 소독이 이루어지는 것을 말한다. 물이 끓는 온도인 100℃에서는 단백질 성분이 변하므로 대부분의 미생물이 사멸되지만 음식물 속에 들어 있는 단백질 성분도 같이 변하기 때문에 식품 안에 들어 있는 영양분이 파괴되거나 식품가치가 떨어지게 된다. 이러한 문제점을 보완하기 위하여 해로운 미생물만 제거할 수 있는 저온소독법이 사용되고 있다. 대부분의 병원성 미생물은 우리 체온에서 잘 번식하는 중온균이기 때문에 저온살균법의 온도에서도 충분한 소독효과를 얻을 수 있다. 저온살균법(pasteurization)이란 말은 미생물의 아버지라 일컫는 프랑스의 세균면역학자인 파스퇴르(Louis Pasteur)가 저온소독법을 고안해 냈기 때문에 그의 이름에서 비롯되었다. 파스퇴르는 포도주의 부패를 막기 위해 이 방법을 찾아냈지만 최근에는 우유를 비롯하여 식품의 소독법으로 사용되고 있다.

(2) 비열처리법

① 자외선멸균법

– 파장이 265 nm인 자외선 광원을 사용

– 자외선이 조사되면 세포의 DNA에 흡수되어 돌연변이를 일으켜 살균

– **수술실 · 무균실 · 제약실** · 음식점 등에서 물 · 공기 · 식품 · 기구 · 용기 등의 소독에 이용

② 초음파멸균법

— **8000 Hz 이상**의 음파는 강력한 교반작용으로 충체를 파괴

— 20000 Hz 이상은 강한 살균력

③ 전류 및 방사선 이용

— 전류 : 균체에 함유된 NaCl 이온 유리(하수에 해수를 첨가한 후 전기 처리로 소독)

— 방사선 : ^{60}Co, ^{137}Cs 등의 방사선을 이용하여 식품을 멸균, 단시간에 멸균이 가능하나 방사선의 잔류성 및 취급자의 방사선 오염에 주의

④ 일광소독

— 자외선 중 Dorno선(280~320 nm) 이용

— 결핵환자용 의류, 침구류 등에 가장 간편한 소독

— 자외선 조사량

- 도시〈농촌, 저지〈고지, 극지역〈적도지역, 공장지대〈주택가
- 겨울철〈여름철

⑤ 기타방법

— 여과지(filter)에 의한 세균여과법 : 액체상태의 물질에 이용, 공극이 0.1~0.4 ㎛이면 세균이 통과하지 못함

— 희석법, 무균조작법, 한냉처리 등

4) 화학적 소독법 (chemical disinfection)

(1) 소독제의 구비조건

— 인체의 무해 · 무독으로 안전성(safety)이 확보될 것

— 강한 살균력과 침투력이 있고 지속적인 살균효과가 있을 것

— 높은 용해성(solubility)과 안정성(stability)이 있을 것

— 경제적이고 사용하기 쉬울 것

— 소독대상물의 부식성과 표백성이 없을 것

(2) 소독제의 살균기전

소독제에 따른 살균기전은 표 1-18과 같다.

표 1-18. 소독제에 따른 살균기전

소독제	살균기전
염소(Cl_2)와 그 유도체, 과산화수소(H_2O_2) 과망간산칼륨($KMnO_4$), 오존 (O_3)	산화작용
석탄산, 알코올, 크레졸, 포르말린, 승홍	균체의 단백응고작용
강산, 강알칼리, 열탕수	가수분해(hydrolysis)
석탄산, 알코올, 중금속염, 역성비누	균체 효소계의 침투에 의한 불활성화 작용
식염, 설탕, 알코올	탈수작용
승홍, 머큐로크롬, 질산은	균체내 중금속염의 형성
석탄산, 중금속염, 역성비누 등	균체막 삼투압의 변화 작용
소독시 실제 살균기전	이상의 다양한 살균기전이 복합적으로 작용

(3) 소독제의 특성

주요 소독제의 사용농도와 특성은 표 1-19와 같다.

표 1-19. 주요 소독제의 종류와 효능

소독제	사용농도	특성
석탄산 (phenol, C_6H_5OH)	3% 용액 (방역용)	**병원**환자의 오염의류 · 용기 · **오물** · 실험대 · 배설물 방역용으로 가장 많이 사용. 고온일수록 강한 소독효과, 금속부식성과 냄새
알코올 (alcohol)	메틸 75% 에틸 70%	아포형성균에는 효과가 없으나 무포자균에 유효 피부, 기구 소독
크레졸 (cresol, $CH_3C_6H_4OH$)	3% 용액	손 · 식기 · 오물 · 객담 등 **물에 난용성으로 3% 비누액 사용** 석탄산계수가 2로 소독력이 강하지만 심한 취기
과산화수소 (H_2O_2)	3% 용액	약산성으로 오존냄새가 약간 나는 무색투명한 액체 자극성이 적어 **상처 · 구내염 · 인두염 · 구강세척제**로 사용 무포자균 살균에 유효 피부조직에 접촉하면 **발생기 산소가 발생** 과산화수소수 또는 옥시풀로 알려져 있음
승홍 (昇汞, $HgCl_2$) (염화제이수은, mercury dichloride)	**0.1%** (1000배 희석)	무색 · 무취로 색소첨가 후 사용, **손 · 발, 피부 등** **강한 금속부식성으로** 비금속류 소독에 사용(식기류 부적당) 단백질과 결합하여 침전, 온도가 높을수록 강한 살균력 수은중독의 위험으로 최근 사용하지 않음
역성비누 (invert soap)	0.01~0.1% 용액	보통비누와 반대로 분자 내 양이온이 활성을 띰 **식품소독**, 수저 · 식기 · 행주 · 도마 · 손 등의 소독 **무독 · 무해 · 무미 · 무자극성**이며 강한 침투력과 살균력 일반비누와 사용시 살균효과 감소
머큐로크롬 (mercurochrome)	2%	피부 · 점막이나 상처 소독, 무독성이나 살균력이 낮음
포르말린 (formalin)	35% formaldehyde 수용액	균체의 단백응고작용으로 강한 살균력 포르말린 1에 물 34의 비율로 조제 강한 자극성이 있어 방부제, 선박 등의 소독
표백분 ($CaOCl_2$)	유효염소 30% 이상	수영장, 목욕탕, 하수
생석회 (CaO)	분말 (물과 발열반응)	**습기가 있는 분변**, 하수 · 오수 · 오물 · 토사물 등 공기 중에 장기노출시 소독효과 저하
석회유 ($Ca(OH)_2$)	혼탁액	건조한 소독대상물, 생석회(CaO) 분말 : 물 = 2 : 8

☞ **소독제의 농도 (濃度)**

소독약이 고체인 경우에 소독약 1g을 물에 녹여 100 ml가 되면 1% 수용액이 된다. 석탄산이나 크레졸과 같은 액체인 경우에 3% 용액이라는 것은 소독약 3 ml에 물을 넣어 전량을 100 ml로 조제한 것이다. 각각의 농도 단위에 대한 산출식은 다음과 같다. 여기에서 용질량은 소독약을 의미하고, 용액량은 희석액의 총량을 의미한다.

— 퍼센트 농도(%) = 용질량/용액량 × 100
— 퍼밀리 농도(‰) = 용질량/용액량 × 1000
— 피피엠 농도(ppm) = 용질량/용액량 × 1000000

☞ **포르말린(formalin)과 포름알데히드(formaldehyde, HCHO)**

포르말린은 35%의 포름알데히드가 포함된 수용액이다. 이것은 균체의 단백응고작용으로 강한 살균력을 가지며, 아포형성균에 대해서도 높은 살균효과가 있다. 일반 소독용으로 사용할 때는 희석하여 1~1.5% 수용액을 사용하며 도자기 · 목재제품 · 셀룰로이드, 고무제품 등의 소독에 적합하다.

포름알데히드는 메탄올을 산화시켜 만든 가스로서, 자극성이 강한 냄새가 있고 물에 잘 용해된다. 또한 강한 환원력이 있고, 낮은 농도에서도 살균작용이 있다.

(4) 석탄산과 석탄산계수

① 석탄산의 특징
— 장점 : 살균력이 강하고 안정되어 있으며 유기물에 의해 약화되지 않음
— 단점 : 피부 점막을 자극하고 금속을 부식시키며 강한 냄새와 독성, 바이러스와 아포형성균에 비효과적

② 석탄산의 살균작용
— 균체단백의 응고작용
— 세포용해작용
— 균체효소계의 침투작용
— 삼투압의 변화작용

③ 석탄산계수 (phenol coefficient)
— 소독약의 **살균력을 나타내는 지표**
— **장티푸스균**을 10분 내에 살균할 수 있는 석탄산의 희석배수와 동일한 조건에서 살균 가능한 다른 소독약의 희석배수의 비로 정의
— 이 값이 클수록 강한 살균력이 있음을 의미

$$석탄산계수 = \frac{소독약의\ 희석배수}{석탄산의\ 희석배수}$$

☞ **석탄산계수의 산출 예**

20℃에서 10분간 사멸시킬 수 있는 석탄산 희석배율이 90배이고, 실험 소독약이 180배 희석하여 같은 살균력을 가질 때 석탄산계수는 2가 된다. 또한 승홍 1000배 희석액과 석탄산 50배 희석액이 같은 살균력을 갖는다면 승홍의 석탄산계수는 20이 된다.

(5) 소독방법 결정시 고려사항

- 전염방법이 직접전파인지 간접전파인지 확인
- 호흡기를 통해 전파되는지 소화기를 통해 전파되는지 또는 해충이 매개하는지 확인
- 병원체가 바이러스인지 세균인지 또는 아포형성균인지 확인
- 소독대상물의 종류와 특성을 확인

(6) 전염경로에 따른 소독대상물

① 소화기계 전염병
- 환자의 분뇨 · 토사물, 화장실, 하수구, 쓰레기통, 환자사용 식기류
- 환자가 사용한 실내 및 각종 기구류 등의 소독

② 호흡기계 전염병
- 실제 소독이 곤란하고 소독효과가 소화기계에 비해 저조
- 환자의 객담 및 환자가 사용한 병실 · 의류를 소독

③ 매개곤충이 전파하는 전염병
- 서식처에 살충제 분무하여 매개곤충을 구제
- 생활환경의 소독

(7) 소독대상물에 따른 소독방법

소득대상물에 따른 소독방법은 표 1-20과 같다.

표 1-20. 소독대상별 소독방법

소독대상	소독방법
대소변 · 배설물 · 토사물	소각(완전소독), 석탄산 · 크레졸 · 생석회 등
재래식화장실 · 하수구	석탄산수 · 크레졸수 · 포르말린수를 살포
의류 · 침구류 · 섬유류	일광소독, 증기 · 자비소독 크레졸 · 석탄산수에 2시간 정도 담가 둠
초자기 · 도자기 · 목죽(木竹)제품	석탄산수 · 크레졸수 · 승홍수 · 포르말린수에 담가 둠 내열성이 있는 것은 증기와 자비소독이 가능
피혁 · 고무 · 모피제품	석탄산수 · 크레졸수 · 포르말린수 등을 사용
병실	석탄산수 · 크레졸수 · 포르말린수 등을 사용
환자 · 환자접촉자	석탄산수 · 크레졸수 · 역성비누 등
시체	입관 전 - 알코올 · 석탄산수 · 승홍수 · 크레졸수 등 관내 - 석회 살포

제2장 환경보전

1. 환경오염과 보전

학습목표

- 환경오염의 정의와 원인을 설명할 수 있다.
- 지구규모의 광역적인 환경문제를 설명할 수 있다.
- 환경보전을 위한 국내외 노력들에 대해 설명할 수 있다.

1) 환경오염

(1) 정의 (환경정책기본법 제3조)

- 사업활동이나 기타 사람의 활동에 따라 발생되는 대기오염, 수질오염, 토양오염, 해양오염, 방사능오염, 소음·진동, 악취, 일조방해 등으로서 사람의 건강이나 환경에 피해를 주는 상태
- 산업혁명 이후 사회문제로 대두되었으며 오늘날 그 중요성이 더욱 커지고 있음
- 지역적인 환경문제에서 지구규모의 광역적인 환경문제로 확대
- 다이옥신 등의 내분비교란물질에 대한 사회적인 관심 증대

(2) 환경오염의 본질적 원인

- 인구의 증가, 산업화, 도시화
- 지구환경의 부하능력을 고려하지 않은 산업의 확충(환경의 자정능력 상실)
- 화석연료의 사용, 유해물질의 배출량 증가

(3) 광역적인 지구환경문제의 심각

- 지구온난화 : 온실가스(CO_2, CH_4, CFCs, O_3, N_2O)의 배출량 증가
- 산성비 : 화석연료의 연소에 따른 황산화물(SOx)과 질소산화물(NOx)의 배출량 증가
- 오존층 고갈 : CFCs와 할론(Halon) 가스

(3) 환경오염의 종류와 원인

- 대기오염, 수질오염, 소음 및 진동, 악취, 폐기물, 방사선 등
- 인위적인 오염발생의 원인행위에 대한 사례

- 가정난방 · 공장 · 자동차 배출가스
- 가정하수의 배출과 각종 산업장에서의 폐수 방류
- 산업장 및 공사장의 분진과 소음 발생
- 생활쓰레기 및 각종 산업장에서의 폐기물 발생
- 화학공장이나 하수처리장에서의 악취 발생

(4) 오늘날 환경오염의 특성

— 다양화 : 환경오염을 일으키는 원인물질이 다양화
— 누적화 : 인구증가, 산업화, 도시화로 환경오염이 환경자정능력을 초과하여 누적화
— 다발화 : 환경오염원의 산재로 환경오염이 자주 또는 지속적으로 다발화
— 광역화 : 환경오염이 공단 등의 특정지역을 중심으로 발생되었으나 점차 도시의 비대화와 오염물질의 자정능력 초과로 주변지역으로 광역화
— 생태학적 질서파괴

2) 환경보전노력

(1) 국내의 환경보전 노력

— 환경법의 변천 : 표 2-1

- 1963년 공해방지법 : 우리나라 최초의 환경법
- 1977년 환경보전법
- 1981년 환경영향평가제도 시행
- 1990년 환경정책기본법, 대기보전법, 수질보전법, 소음 및 진동규제법, 폐기물관리법, 해양오염방지법 등으로 분화
- 1993년 환경영향평가법 (환경오염의 사전평가 및 예방)
- 현재 환경부가 관장하는 법률은 40개에 이름

— 환경영향평가제도와 사전환경성검토제도

- 환경영향평가제도 : 정부기관 또는 민간에서 일정 규모 이상의 개발사업 계획을 수립하는 경우 이로 인해 환경에 미칠 영향을 미리 평가 · 검토하여 환경오염을 최소화하는 방안을 강구하기 위한 제도로 사업시행을 전제로 한 개발사업의 기본 및 실시설계 단계에서 이루어짐
- 사전환경성검토제도 : 환경영향평가제도의 문제점에 대한 대안으로 도입되었는데, 개발계획보다 상위계획에서 환경성을 고려한 행정계획을 수립하여 지속가능하고 환경친화적인 개발이 이루어질 수 있도록 하는 제도로 환경영향평가제도에 비해 사업 초기 단계에서 제동이 가능

— 환경법 제정의 근거

- 헌법 제35조 1항 : 모든 국민은 건강하고 쾌적한 환경에서 생활할 권리를 가지며, 국가와 국민은 환경보전을 위하여 노력하여야 한다.

- 헌법 제35조 2항 : 환경권의 내용과 행사에 관하여는 법률로 정한다.

— 환경정책기본법

- 목적

환경보전에 관한 국민의 권리 · 의무와 국가의 책무를 명확히 하고, 환경정책의 기본이 되는 사항을 정하여 환경오염과 환경훼손을 예방하고 환경을 적정하고 지속가능하게 관리 · 보전함으로써 모든 국민이 건강하고 쾌적한 삶을 누릴 수 있도록 함을 목적으로 한다. 여기에서 환경훼손이라 함은 야생동 · 식물의 남획 및 그 서식지의 파괴, 생태계질서의 교란, 자연경관의 훼손, 표토의 유실 등으로 인하여 자연환경의 본래적 기능에 중대한 손상을 주는 상태를 말한다.

- 국가 및 지방자치단체의 책무

① 국가는 환경오염 및 환경훼손과 그 위해를 예방하고 환경을 적정하게 관리 · 보전하기 위하여 환경보전계획을 수립하여 이를 시행할 책무를 진다.

② 지방자치단체는 관할구역의 지역적 특성을 고려하여 국가의 환경보전계획에 따라 당해 지방자치단체의 계획을 수립하여 이를 시행할 책무를 진다.

- 사업자의 책무

사업자는 그 사업활동으로부터 야기되는 환경오염 및 환경훼손에 대하여 스스로 이를 방지함에 필요한 조치를 하여야 하며, 국가 또는 지방자치단체의 환경보전시책에 참여하고 협력하여야 할 책무를 진다.

- 국민의 권리와 의무

① 모든 국민은 건강하고 쾌적한 환경에서 생활할 권리를 가진다.

② 모든 국민은 국가 및 지방자치단체의 환경보전시책에 협력하여야 한다.

③ 모든 국민은 일상생활에 따르는 환경오염과 환경훼손을 줄이고, 국토 및 자연환경의 보전을 위하여 노력하여야 한다.

- 오염원인자 책임원칙 (polluters pay principle, PPP)

자기의 행위 또는 사업활동으로 인하여 환경오염 또는 환경훼손의 원인을 야기한 자는 그 오염 · 훼손의 방지와 오염 · 훼손된 환경을 회복 · 복원할 책임을 지며, 환경오염 또는 환경훼손으로 인한 피해의 구제에 소요되는 비용을 부담함을 원칙으로 한다.

- 환경오염 등의 사전예방, 환경과 경제의 통합적 고려, 자원 등의 절약 및 순환적 사용 촉진 등
- 구성

환경정책기본법은 환경보전계획 수립에 대한 내용으로 환경기준의 설정 및 유지, 국가환경종합계획 등의 기본시책 수립, 자연환경의 보전, 사전환경성검토, 분쟁조정 및 피해구제 등으로 이루어져 있다.

— 환경보전기술의 발전

- 1세대기술 : 대기오염이나 수질오염 등을 처리하는 기술
- 2세대기술 : 환경오염예방 및 청정기술
- 3세대기술 : 환경복원기술

표 2-1. 환경법의 변천

1960 (6개법률)	1970~1980 (9개법률)	1990~2006 (40개 법률)	
		현황	제정일
공해방지법 (1963)	환경보전법 (1977)	환경정책기본법	1990
		대기환경보전법	1990
		다중이용시설 등의 실내공기질 관리법	1996
		소음 · 진동규제법	1990
		악취방지법	2004
		수도권 대기환경개선에 관한 특별법	2003
		수질환경보전법	1990
		한강수계 상수원 수질개선 및 주민지원 등에 관한 법률	1999
		낙동강수계 물관리 및 주민지원 등에 관한 법률	2002
		금강수계 물관리 및 주민지원 등에 관한 법률	2002
		영산강,섬진강수계 물관리 및 주민지원 등에 관한 법률	2002
		자연환경보전법	1991
		환경범죄의 단속에 관한 특별조치법	1991
		환경분쟁조정법	1990
		남극활동 및 환경보호에 관한 법률	2004
		친환경상품구매촉진에 관한 법률	2004
	자연공원법 (1980)	환경개선비용부담법	1991
		자연공원법	1980
		독도등 도서지역의 생태계 보전에 관한 특별법	1997
		습지보전법	1999
		환경 · 교통 · 재해 등에 관한 영향평가법	1999
		토양환경보전법	1995
		백두대간보호에 관한 법률	2003
		문화유산과 자연환경자산에 관한 국민신탁법	2006
조수보호및수렵에 관한법률(1967)		야생동 · 식물보호법	2004
	환경오염방지사업단법 (1983)	환경관리공단법	1983
		환경개선특별회계법	1994
		환경기술개발 및 지원에 관한 법률	1994
독물및극물에관한법 (1963)		유해화학물질관리법	1990
오물청소법 (1961)	폐기물관리법 (1986)	폐기물관리법	1986
		오수 · 분뇨 및 축산폐수의 처리에 관한 법률	1991
		자원의 절약과 재활용촉진에 관한 법률	1992
		폐기물의 국가간 이동 및 그 처리에 관한 법률	1992
		건설폐기물의 재활용 촉진에 관한 법률	2003
		폐기물처리시설설치촉진 및 주변지역지원 등에 관한 법률	1995
		수도권매립지관리공사의 설립 및 운영 등에 관한 법률	2000
	합성수지폐기물처리 사업법 (1979)	한국환경자원공사법	1993
하수도법 (1966)		하수도법	1966
수도법 (1961)		수도법	1961
		먹는물관리법	1995

(2) 국제적 환경보전 노력

– 1972년 6월 5일

- 스웨던 스톡홀름에서 세계 113개국의 정상들이 모여서 최초의 유엔인간환경회의(UN Conference on the Human Environment, 스톡홀름회의라고도 함) 개최
- "인간환경선언(Declaration on the Human Environment, 스톡홀름선언이라고도 함)"과 "오직 하나뿐인 지구(The only one earth)" 슬로건의 채택
- 인간환경선언의 4대 원칙

① 인간은 좋은 환경에서 쾌적한 생활을 영위할 기본적 권리가 있다.

② 현재와 미래에 있어서 공기, 물 등의 자연생태계를 포함하여 지구의 천연자원이 적절히 계획, **관리**되어야 한다.

③ 유해물질의 배출로 인하여 생태계가 회복될 수 없는 상태로 영향을 받지 않아야 한다.

④ 경제개발, 사회개발, 도시계획 등의 모든 계획은 환경보호와 향상을 고려하여 계획되어야 한다.

- 환경문제가 어느 한 지역이나 국가만의 노력으로 해결할 수 없다는 인식하에 "유엔환경계획(UNEP, United Nations Environmental Program)"의 설립을 합의
- 6월 5일을 세계환경의 날로 제정

– 1973년 2월 1일

- 케냐 나이로비에서 UN산하의 국제환경전담기구로 유엔환경계획(UNEP) 발족
- UNEP의 역할

① UN의 환경정책 수립

② 지구의 환경변화 감시

③ 환경관련문제의 국제적 협력

④ 환경관련지식의 발전 보급

– 1982년

- 케냐 나이로비에서 "세계자연헌장"을 채택하고 "환경적으로 건전하고 지속가능한 개발(ESSD)"의 필요성에 대한 개념 정립

☞ **세계자연헌장** (World Charter for Nature)

"인간도 자연의 일부이며 문명도 자연에 기초하고 있음"을 천명하고 "문명의 경제, 사회, 정치적 구조의 존망은 자연과 자연자원의 보존에 좌우되고 있다."고 선언함

– 1987년

- 캐나다 몬트리올에서 오존층 파괴물질의 생산과 규제에 관한 몬트리올의정서가 채택

– 1992년 6월

- 브라질의 리우데자네이로(Rio de Janeiro)에서 정부 대표가 중심이 된 유엔환경개발회의(UN Conference on Environment and Development, UNCED)와 민간단체가 중심이 된 지구환경회의(Global Forum '92)가 개최
- 유엔환경개발회의 : 지구온난화 방지를 위한 기후변화협약과 생물다양성보존협약이 채택, 환경과 개발에 관

한 리우선언(Rio declaration)이 선포되고 의제21(Agenda 21)이 채택

- 리우선언의 기본이념 : 환경적으로 건전하고 지속가능한 개발(environmentally sound and sustainable development, ESSD)로 지구환경보전의 기본원칙
- 의제21(Agenda 21) : 리우선언에 대한 실천계획으로 지방 정부의 역할에 대한 중요성 강조
- 지구환경회의 : 지구헌장(The Earth Charter), 세계민간단체협약 등 채택

— 1997년 12월

- 일본 교토에서 개최된 기후변화협약 제3차 당사국총회에서 기후변화협약에 따른 온실가스 감축목표에 관한 교토의정서(Kyoto protocol) 채택

— 2002년

- 지속가능발전 세계정상회의(World Summit on Sustainable Development, WSSD) : 리우선언 10주년을 기념하여 남아프리카공화국 요하네스버그에서 개최된 회의로 리우선언 이후 10년 동안의 지속가능발전의 성과를 평가하고 새로운 실천목포와 전략을 채택하였다. 일명 리우+10 회의라고도 불린다.

☞ **교토의정서 (Kyoto protocol)**

교토프로토콜이라고도 하며 1997년 12월 일본 교토에서 개최된 기후변화협약 제3차 당사국총회에서 채택되었다. 지구온난화 규제 및 방지의 국제협약인 기후변화협약의 구체적 이행 방안으로, 선진국의 온실가스 감축 목표치를 규정하고 있다. 의정서가 채택되기까지는 온실가스의 감축 목표와 감축 일정, 개발도상국의 참여 문제로 선진국간, 선진국·개발도상국간의 의견 차이로 심한 대립을 겪기도 했지만, 2005년 2월 16일 공식 발효되었다. 의무이행 대상국은 오스트레일리아·캐나다·미국·일본·유럽연합(EU) 회원국 등 총 38개국이며 각국은 2008~2012년 사이에 온실가스 총배출량을 1990년 수준보다 평균 5.2% 감축하여야 한다. 각국의 감축 목표량을 차별화하였고 1990년 이후의 토지 이용변화와 산림에 의한 온실가스 제거를 의무이행 당사국의 감축량에 포함하도록 하였다. 감축대상은 이산화탄소(CO_2), 메탄(CH_4), 아산화질소(N_2O), 불화탄소(PFC), 수소화불화탄소(HFC), 불화유황(SF_6) 등의 6가지이다.

당사국은 온실가스 감축을 위한 정책과 조치를 취해야 하며, 그 분야는 에너지효율 향상, 온실가스의 흡수원 및 저장원 보호, 신·재생에너지 개발·연구 등도 포함된다. 의무이행 당사국의 감축 이행시 신축성을 허용하기 위하여 배출권거래(Emission Trading), 공동이행(Joint Implementation), 청정개발체제(Clean Development Mechanism) 등의 제도를 도입하였다.

한국은 제3차 당사국총회에서 기후변화협약상 개발도상국으로 분류되어 의무대상국에서 제외되었으나 일부 선진국들은 감축목표 합의를 명분으로 한국·멕시코 등이 2008년부터 자발적인 의무부담에 대한 이행을 요구하였고, 제4차 당사국총회 기간에 아르헨티나·카자흐스탄 등의 일부 개발도상국은 자발적으로 의무부담을 선언하였다. 2002년 국제에너지기구(International Energy Agency, IEA)의 자료에 따르면 한국의 연간 CO_2 배출량은 2000년을 기준으로 했을 때 4억 3400만톤으로 세계 9위이며, 전세계 배출량의 1.8%를 차지한 것으로 나타났다. 더욱이 1990년 이후 배출량 증가가 85.4%로 나타나 세계 최고의 증가세를 기록하고 있어 의무대상국으로 분류될 가능성이 높다. 미국은 전세계 이산화탄소 배출량의 28%를 차지하고 있지만, 자국의 산업보호를 위해 2001년 3월 탈퇴하였다.

2. 대기오염

학습목표

- 대기오염을 정의할 수 있다.
- 대기오염물질의 기준치를 설명할 수 있다.
- 주요 대기오염 원인물질을 열거할 수 있다.
- 기온역전을 정의할 수 있다.
- 일차대기오염물질과 이차대기오염물질을 구분할 수 있다.
- 세계적인 대기오염 사건을 열거하고 그 원인을 설명할 수 있다.
- London형 스모그와 LA형 스모그(광화학스모그)의 특징을 비교 설명할 수 있다.
- 대기의 광화학적 오염현상을 설명할 수 있다.
- 독성대기오염물질(toxic air pollutants)을 설명할 수 있다.
- 자동차 대기오염문제를 설명할 수 있다.
- 산성비를 설명할 수 있다.
- 성층권의 오존층 고갈을 설명할 수 있다.
- 지구의 온난화 현상을 설명할 수 있다.

1) 대기오염의 개념

(1) 대기오염의 정의

- 대기에 배출된 오염물질이 지속적으로 불특정 다수에게 불쾌감을 주거나 인간, 동 · 식물에 직 · 간접적으로 피해를 주는 현상
- 사람이나 동 · 식물 등에게 직접적 또는 간접적으로 해를 가할 수 있는 가스 · 증기 · 매연 · 먼지 · 악취와 같은 오염물질들이 일정한 농도 이상으로 존재하는 상태

(2) 대기오염물질의 종류

① 대기환경보전법 제2조

- 대기오염물질은 대기오염의 원인이 되는 가스 · 입자상 물질을 의미하며 표 2-2와 같이 규정
- 특정대기유해물질은 사람의 건강 · 재산이나 동 · 식물의 생육에 직접 또는 간접으로 위해를 줄 우려가 있는 대기오염물질을 의미하며 표 2-3과 같이 규정
- 가스는 물질의 연소 · 합성 · 분해시에 발생하거나 물리적 성질에 의하여 발생하는 기체상 물질을 의미
- 입자상 물질은 물질의 파쇄 · 선별 · 퇴적 · 이적 기타 기계적 처리 또는 연소 · 합성 · 분해시에 발생하는 고체상 또는 액체상의 미세한 물질을 의미
- 먼지는 대기 중에 떠다니거나 흩날려 내려오는 입자상 물질로 정의

– 매연은 연소시 발생하는 유리탄소를 주로 하는 미세한 입자상 물질
– 검댕은 연소시 발생하는 유리탄소가 응결하여 입자의 지름이 1㎛ 이상이 되는 입자상물질

② 대기오염물질의 성상

– 입자상 물질
- 먼지(dust) : 유사한 의미로 분진과 에어로졸(aerosol)이 사용
- 훈연(fume), 연무(mist), 매연(smoke), 검댕(soot), 비산재(fly ash) 등
- 황사입자(Asian dust), 꽃가루, 해염입자(sea salt) 등

– 가스상 물질
- 아황산가스(SO_2), 일산화질소(NO), 이산화질소(NO_2), 일산화탄소(CO) 등
- 오존(O_3), 휘발성유기화합물(VOC), 악취물질 등

③ 생성과정

– 1차 대기오염물질
- 대기오염 발생원으로부터 직접 대기중으로 배출된 오염물질
- CO, CO_2, SO_2, NH_3, Pb, Zn, Hg, 매연 등

– 2차 대기오염물질
- 대기 중에 배출된 1차 오염물질이 대기중에서 반응하여 생성된 물질
- 황산염(SO_4^{2-}), 질산염(NO_3^-) 등의 입자상 물질
- O_3, H_2O_2, PAN, PBN, Aldehydes(HCHO 등), Ketones 등의 광화학산화물(photochemical oxidants)

표 2-2. 대기오염물질의 종류

1. 입자상물질
2. 브롬 및 그 화합물
3. 알루미늄 및 그 화합물
4. 바나듐 및 그 화합물
5. 망간화합물
6. 철 및 그 화합물
7. 아연 및 그 화합물
8. 셀렌 및 그 화합물
9. 안티몬 및 그 화합물
10. 주석 및 그 화합물
11. 텔루륨 및 그 화합물
12. 바륨 및 그 화합물
13. 일산화탄소
14. 암모니아
15. 질소산화물
16. 황산화물
17. 황화수소
18. 황화메틸
19. 이황화메틸
20. 메르캅탄류
21. 아민류
22. 사염화탄소
23. 이황화탄소
24. 탄화수소
25. 인 및 그 화합물
26. 붕소화합물
27. 아닐린
28. 벤 젠
29. 스틸렌
30. 아크롤레인
31. 카드뮴 및 그 화합물
32. 시안화물
33. 납 및 그 화합물
34. 크롬 및 그 화합물
35. 비소 및 그 화합물
36. 수은 및 그 화합물
37. 구리 및 그 화합물
38. 염소 및 그 화합물
39. 불소화물
40. 석 면
41. 니켈 및 그 화합물
42. 염화비닐
43. 다이옥신
44. 페놀 및 그 화합물
45. 베릴륨 및 그 화합물
46. 프로필렌 옥사이드
47. 폴리크로리네이티드비페닐(PCB)
48. 클로로포름
49. 포름알데히드
50. 아세트알데히드
51. 벤지딘
52. 1-3 부타디엔
53. 다환방향족탄화수소류
54. 에틸렌 옥사이드
55. 디클로로메탄
56. 테트라클로로에틸렌
57. 1,2-디클로로에탄
58. 에틸벤젠
59. 트리클로로에틸렌
60. 아크릴로니트릴
61. 히드라진

표 2-3. 특정대기유해물질의 종류

1. 카드뮴 및 그 화합물
2. 시안화수소
3. 납 및 그 화합물
4. 폴리크로리네이티드비페닐(PCB)
5. 크롬화합물
6. 비소 및 그 화합물
7. 수은 및 그 화합물
8. 프로필렌 옥사이드
9. 염소 및 염화수소
10. 불소화물
11. 석 면
12. 니켈 및 그 화합물
13. 염화비닐
14. 다이옥신
15. 페놀 및 그 화합물
16. 베릴륨 및 그 화합물
17. 벤 젠
18. 사염화탄소
19. 이황화메틸
20. 아닐린
21. 클로로포름
22. 포름알데히드
23. 아세트알데히드
24. 벤지딘
25. 1-3 부타디엔
26. 다환방향족탄화수소류
27. 에틸렌 옥사이드
28. 디클로로메탄
29. 스틸렌
30. 테트라클로로에틸렌
31. 1,2-디클로로에탄
32. 에틸벤젠
33. 트리클로로에틸렌
34. 아크릴로니트릴
35. 히드라진

2) 대기오염기준

(1) 대기환경기준

우리나라의 대기환경기준은 환경오염에 의한 피해로부터 사람의 건강을 보호하고 생활환경을 보전하기 위하여 국가환경기준을 설정하고, 지역환경의 특수성을 고려하여 지방자치단체의 조례가 정하는 바에 따라 별도의 환경기준을 정하도록 환경정책기본법에서 규정하고 있다. 환경기준은 국가와 지역환경을 유지·개선하기 위한 하나의 목표로서 이를 달성·유지하기 위함에 있고, 환경오염 방지계획·배출기준의 강화 등 여러 가지 대책을 강구하기 위한 수단으로 일종의 행정목표 기준이다.

우리나라는 1978년 SO_2, 1983년 NO_2·O_3·CO·HC·총먼지(total suspended particulate, TSP)를, 1991년에는 납(Pb) 기준을 설정하였으며, 1993년에 HC를 삭제하였다. 자동차의 증가로 인한 미세입자에 대한 관리 필요성이 대두됨에 따라 1995년에 입자의 직경이 10 μm 이하인 미세먼지(PM_{10})를 환경기준에 추가하였으며, 2001년에는 총먼지(TSP) 기준을 삭제하고 환경기준 목표대비 오염도가 크게 개선된 아황산가스와 납에 대한 기준을 강화하였다. 총먼지 기준을 삭제하고 미세먼지를 추가한 이유는 인체에 의한 영향을 우선적으로 고려하기 위한 것으로, 대기 중에 존재하는 먼지의 인체 내 침착률은 그 크기에 따라 다르게 되는데 일반적으로 0.5~5.0 μm의 입경범위가 세기관지 침착률이 높은 것으로 알려져 있다.

표 2-4는 지금까지 개정된 대기환경기준을 나타낸 것이다. 여기에서 오존·아황산가스·이산화질소·일산화탄소는 가스상 물질이고, 미세먼지(PM_{10})·납·벤젠은 입자상 물질에 해당된다. 이들 오염물질에 대한 각각의 발생원과 주요 영향은 표 2-5와 같다.

표 2-4. 대기환경기준의 체계변경 및 강화내역

항목		1978	1983	1991	1995	2001	2006
아황산가스 (ppm)		0.05/년 0.15/일	0.05/년 0.15/일	0.05/년 0.15/일	0.03/년 0.14/일 0.25/시간	0.02/년 0.05/일 0.15/시간	0.02/년 0.05/일 0.15/시간
일산화탄소 (ppm)		–	8/월 20/8시간	8/월 20/8시간	9/8시간 25/시간	9/8시간 25/시간	9/8시간 25/시간
이산화질소 (ppm)		–	0.05/년 0.15/시간	0.05/년 0.15/시간	0.05/년 0.08/일 0.15/시간	0.05/년 0.08/일 0.15/시간	0.03/년 0.06/일 0.10/시간
먼지 ($\mu g/m^3$)	총먼지 (TSP)	–	150/년 300/일	150/년 300/일	150/년 300/일	–	–
	미세먼지 (PM_{10})	–	–	–	80/년 150/일	70/년 150/일	50/년 100/일
오존 (ppm)		–	0.02/년 0.1/시간	0.02/년 0.1/시간	0.06/8시간 0.1/시간	0.06/8시간 0.1/시간	0.06/8시간 0.1/시간
납 ($\mu g/m^3$)		–	–	1.5/3개월	1.5/3개월	0.5/년	0.5/년
벤젠 ($\mu g/m^3$)		–	–	–	–	–	5/년

비고

1. 1시간 평균치는 999천분위수(天分位數)의 값이 그 기준을 초과하여서는 아니되고, 8시간 및 24시간 평균치는 99백분위수의 값이 그 기준을 초과하여서는 아니 된다.
2. 미세먼지는 입자의 크기가 10 μm이하인 먼지를 말한다.
3. $\mu g/m^3$: 공기 $1m^3$당 1백만 분의 1g의 오염물질이 포함되어 있는 정도를 나타내며, 대기 중 입자상 물질의 농도 표시에 사용된다.
4. 벤젠은 2010년부터 적용한다.

☞ **벤젠** (benzene)

특유의 냄새를 가진 무색의 액체로 도료·합성세제·합성수지 등의 원료가 되는 대표적인 유기용제이다. 과거에는 석탄의 건류에 의해 생산되었으나, 현재는 석유로부터 분리·정제되고 있다. 만성 중독이 되면 두통과 중추 기능의 저하를 일으키며, 발암물질로 알려져 있다. 2006년 12월 4일 환경정책기본법 시행령이 일부 개정되면서 대기환경기준에 추가되었다.

표 2-5. 대기환경기준물질의 주요 배출원과 영향

	특성	배출원	영향
SO_2	수용성으로 무색의 자극성 가스	황을 함유하고 있는 화석연료의 연소 화력발전소의 보일러, 가정난방, 금속제련공장, 기타 산업공정	눈 · 호흡기 점막 자극, 미세먼지와 상승작용 호흡기 및 심혈관계질환 초래 산성비의 주요원인물질로 토양 · 호소의 산성화 식물의 성장저해, 구조물의 부식 시정악화로 스모그 발생
CO	무색, 무취의 유독성 가스	연료 중 탄소성분의 불완전연소 수송 · 산업공정, 쓰레기 소각, 난방, 주방, 담배연기 등	인체에서 산소운반 능력 장애 고농도 폭로시 후유증 및 사망
NO_2	적갈색의 자극성이 강한 유독성 가스 (NO의 5배)	오염원에서 대기중으로 배출된 NO가 산화 연소과정 중 공기중의 질소가 산화 연료에 함유된 질소성분이 산화	대기중에서 VOCs와 반응하여 광화학산화물 생성 눈에 자극이 없다는 것을 제외하고 SO_2와 유사 기관지염 · 폐기종 · 폐렴 등 유발 SO_2와 함께 산성비의 주요원인물질
O_3	푸른색의 산화력이 강한 유독성 가스	대기중에 배출된 NOx와 VOCs 등이 자외선에 의한 광화학반응으로 생성된 2차대기오염물질	광화학스모그 발생으로 시정악화, 가슴의 통증, 기침, 메스꺼움, 목자극, 폐기능 장애 초래 기관지염, 심장질환, 폐기종 및 천식을 악화 천식 · 호흡기환자, 어린이, 노약자 등에 심각 농작물과 식물의 수확량 감소 및 고사
PM_{10}	입경이 10 ㎛ 이하인 입자상 물질	자동차 · 산업공정 · 난방 등의 배출원에서 직접 배출되거나 대기 중의 가스상 물질에 의해 2차적으로 생성 황사 · 토양 · 해염 등의 자연발생원	천식과 같은 호흡기계질환 악화, 폐기능 저하 시정악화, 구조물의 부식 황사시 눈병과 호흡기질환 증가 식물의 성장저해 전자 및 정밀기계부품 손상
Pb	환경대기중의 중금속	자동차연료첨가제(1986년부터 무연휘발유 사용) 수도관 · 피복제 · 땜납 · 페인트 · 배터리 제조업체	인체에 축적되어 간장 · 신장 · 신경계통 및 다른 신체기관에 악영향 과다 흡입시 발작 · 지적능력저하 · 행동장해 등의 신경장애 초래

(2) 대기배출허용기준

대기환경기준을 달성 · 유지할 수 있도록 대기오염물질의 배출사업장에 대해 배출허용기준이 설정되어 있으며, 법적 구속력을 가진다.

① 가스상 물질

가스상 물질의 종류와 배출시설의 규모에 따라 다르게 되는데 구체적인 허용기준은 표 2-6과 같다.

② 입자상 물질

먼지 · 비산먼지 · 매연과 중금속의 종류 그리고 배출시설규모에 따라 다르게 되는데, 구체적인 배출허용기준은 표 2-7과 같다.

– 매연의 배출허용기준 : 링겔만비탁표 2도 이하 (매연농도 40% 이하)

- 매연농도(%) = 링겔만비탁표 5도일 때 최대
- **매연농도(%) = 카드번호 (비탁도) × 20**

☞ **링겔만비탁표** (Ringelmann smoke chart)

굴뚝에서 나오는 매연의 농도를 측정할 때 쓰는 기준표로 그림 2-1에서 보는 바와 같다. 이것은 보통 가로 14 cm, 세로 20 cm의 모조지에 각각 격자형 흑선을 그어 모조지의 흑선부분이 전체면적의 0%, 20%, 40%, 60%, 80%, 100%를 점유하도록 한 것이다. 비탁표는 이 흑선과 굴뚝에서 배출되는 매연의 검은 정도를 비교할 수 있도록 0도에서 5도까지 6종으로 나누어진다.

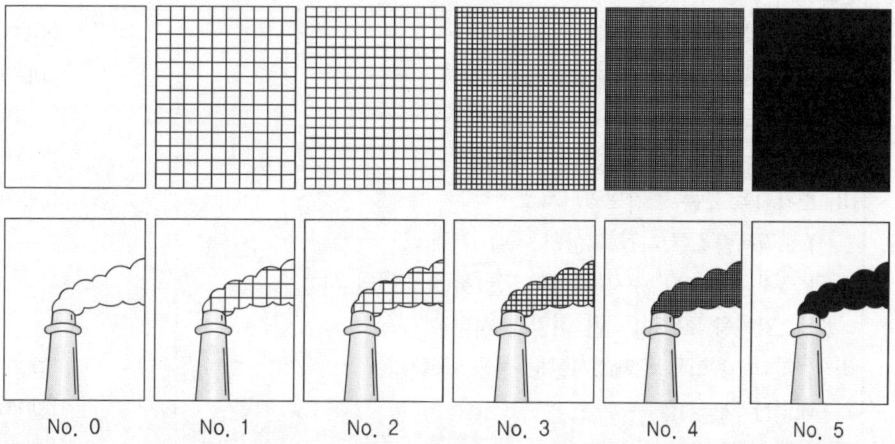

카드번호(비탁도)	흑색의 폭	백색의 폭	백색의 점유율	매연농도
No. 0 (0도)	전체 백색	–	100%	0%
No. 1 (1도)	1.0 mm	9.0 mm	80%	20%
No. 2 (2도)	2.3 mm	7.7 mm	60%	40%
No. 3 (3도)	3.7 mm	6.3 mm	40%	60%
No. 4 (4도)	5.5 mm	4.5 mm	20%	80%
No. 5 (5도)	전체 흑색	–	0%	100%

그림 2-1. Ringelmann 매연농도표

표 2-6. 가스상 대기오염물질의 배출허용기준

오염물질	배출시설	배출허용기준	
		~ 04. 12. 31	05. 1. 1 ~
암모니아	가. 화학비료제조시설	50ppm	50ppm
	나. 안료 및 염료제조시설	70ppm	70ppm
	다. 기타 시설	100ppm	100ppm
일산화탄소	가. 소각시설 또는 소각보일러	600(12)ppm	
	(1) 소각용량 2톤/시간 이상인 시설		50(12)ppm
	(2) 소각용량 200 kg/시간 이상 2톤/시간 미만인 시설		200(12)ppm
	(3) 소각용량 200 kg/시간 미만인 시설		300(12)ppm
	나. 석유정제 및 석유화학 제품제조시설 중 중질유분해시설의 일산화탄소 소각보일러	500(12)ppm	500(12)ppm
염화수소	가. 염산 제조시설	6ppm	6ppm
	나. 인산 제조시설	2ppm	2ppm
	다. 화학비료 제조시설	10ppm	10ppm
	라. 금속의 표면처리시설 중 산처리시설	5ppm	5ppm
	마. 소각시설 또는 소각보일러시설	50(12)ppm	
	(1) 소각용량 2톤/시간 이상인 시설		30(12)ppm
	(2) 소각용량 200 kg/시간 이상 2톤/시간 미만인 시설		40(12)ppm
	(3) 소각용량 200 kg/시간 미만인 시설		50(12)ppm
	바. 유리 및 유리제품 제조시설중 용융, 용해시설	2ppm	2ppm
	사. 폐염산 재생시설	15ppm	15ppm
	아. 기타 시설	6ppm	6ppm
염소	염소를 직접 사용하는 모든 배출시설	10ppm	10ppm
황산화물 (SO_2 로서)	가. 일반보일러		
	(1) 액체연료 사용시설		
	(가) 배출가스량이 50,000 m^3/시간 이상인 시설		
	1) 저황유 사용지역		
	가) 1.0%이하	540(4)ppm	270(4)ppm
	나) 0.5%이하	270(4)ppm	270(4)ppm
	다) 0.3%이하	180(4)ppm	180(4)ppm
	2) 기타지역	540(4)ppm	270(4)ppm
	(나) 배출가스량이 50,000 m^3/시간 미만인 시설		
	1) 저황유 사용지역		
	가) 1.0%이하	540(4)ppm	540(4)ppm
	나) 0.5%이하	270(4)ppm	270(4)ppm
	다) 0.3%이하	180(4)ppm	180(4)ppm
	2) 기타지역	540(4)ppm	540(4)ppm
	(2) 고체연료 사용시설(액체연료 혼합시설 포함)		
	(가) 고체연료 사용규제지역	250(6)ppm	250(6)ppm

오염물질	배출시설	배출허용기준	
		~ 04. 12. 31	05. 1. 1 ~
	(나) 기타지역		
	1)국내에서 사용되는 무연탄을 사용하는 시설	500(6)ppm	
	가) 기존시설		500(6)ppm
	나) 신규시설		150(6)ppm
	2) 기타 고체연료사용시설	250(6)ppm	
	가) 기존시설		250(6)ppm
	나) 신규시설		150(6)ppm
	나. 발전시설		
	(1) 기존 발전시설 ('96.6.30까지 환경영향평가 협의를 요청 시설 및 설치중인 시설)		
	(가) 액체연료 사용시설중		
	1) 설비용량 400 kW이상	150(4)ppm	150(4)ppm
	2) 설비용량 400 kW미만 ~ 100 kW이상	180(4)ppm	180(4)ppm
	3) 설비용량 100 kW미만	270(4)ppm	270(4)ppm
	(나) 고체연료사용시설(액체연료 혼합시설포함)		
	1) 국내에서 생산되는 무연탄을 사용하는 시설		
	가) 설비용량 100 kW이상	150(6)ppm	150(6)ppm
	나) 설비용량 100 kW미만	270(6)ppm	270(6)ppm
	2) 유연탄 사용시설중		
	가) 설비용량 500 kW이상	150(6)ppm	100(6)ppm
	나) 설비용량 500 kW미만	270(6)ppm	270(6)ppm
	(2) 신규시설 (기존시설 증설 · 개축, '96.7.1이후 영향평가를 요청 및 설치중인 시설)		
	가) 액체연료사용시설	120(4)ppm	70(4)ppm
	나) 고체연료 사용시설	120(6)ppm	80(6)ppm
	(3) 국내에서 생산되는 석유코크스사용시설	500(6)ppm	
	(4) 기타 고체연료 사용시설	270(6)ppm	180(6)ppm
	다. 금속의 용융 · 제련 · 열처리시설 중 배소로 · 용광로 및 용선로	650ppm	300ppm
	라. 황산제조시설	300(8)ppm	300(8)ppm
	마. 화학비료 제조시설 중 혼합 · 반응 · 정제 및 농축시설	350(4)ppm	350(4)ppm
	바. 석유 정제 및 석유화학 제품제조시설	300(4)ppm	
	(1). 가열탈황 및 폐가스소각시설	300(4)ppm	300(4)ppm
	(2). 중질유분해시설의 일산화탄소 소각보일러	500(12)ppm	500(12)ppm
	사. 코크스 제조시설	150(7)ppm	150(7)ppm
	아. 소각시설 또는 소각보일러	300(12)ppm	
	(1) 소각용량 2톤/시간 이상인 시설		30(12)ppm
	(2) 소각용량 200 kg/시간 이상 2톤/시간 미만인 시설		70(12)ppm
	(3) 소각용량 200 kg/시간 미만인 시설		100(12)ppm

오염물질	배출시설	배출허용기준	
		~ 04. 12. 31	05. 1. 1 ~
	자. 시멘트제조시설 중 소성시설	500(13)ppm	250(13)ppm
	차. 기타 시설	500ppm	500ppm
질소산화물 (NO_2 로서)	가. 일반보일러		
	(1) 액체연료사용시설	250(4)ppm	
	(가) 배출가스량이 10,000 m^3/시간 이상인 시설		
	1) 기존시설		250(4)ppm
	2) 신규시설		250(4)ppm
	(나) 배출가스량이 10,000 m^3/시간 이상 100,000 m^3/시간 미만인 시설		
	1) 기존시설		250(4)ppm
	2) 신규시설		200(4)ppm
	(다) 배출가스량이 10,000 m^3/시간 미만인 시설		250(4)ppm
	(2) 고체연료사용시설	350(6)ppm	
	(가) 기존시설		250(6)ppm
	(나) 신규시설		150(6)ppm
	(3) 국내에서 생산되는 석유코크스사용시설	200(6)ppm	200(6)ppm
	(4) 기타 시설	250ppm	250ppm
	나. 발전시설		
	(1) 액체연료사용시설		
	(가) 발전용내연기관	950(13)ppm	
	1) 가스터빈		
	가) 기존시설		250(13)ppm
	나) 신규시설		70(13)ppm
	2) 디젤기관		
	가) 기존시설		600(13)ppm
	나) 신규시설		300(13)ppm
	(나) 기타 발전시설	250(4)ppm	
	1) 설비용량 100 MW 이상		
	가) 기존시설		250(4)ppm
	나) 신규시설		70(4)ppm
	2) 설비용량 100 MW 미만		
	가) 기존시설		250(4)ppm
	나) 신규시설		70(4)ppm
	(2) 고체연료사용시설	350(6)ppm	
	(가) 기존시설		
	1) '89. 12. 31 이전에 설치된 시설		350(6)ppm
	2) '90. 1. 1 이후에 설치된 시설		150(6)ppm
	(나) 신규시설		80(6)ppm

오염물질	배출시설	배출허용기준	
		~ 04. 12. 31	05. 1. 1 ~
	(3) 기체연료사용시설		
	(가) 발전용 내연기관	500(13)ppm	
	1) 기존시설		50(13)ppm
	2) 신규시설		50(13)ppm
	(나) 기타 발전시설	400ppm	
	1) 기존시설		150(4)ppm
	2) 신규시설		50(4)ppm
	다. 소각시설 또는 소각보일러	200(12)ppm	
	(1) 소각용량 2톤/시간 이상인 시설		80(12)ppm
	(2) 소각용량 200 kg/시간 이상 2톤/시간 미만인 시설		150(12)ppm
	(3) 소각용량 200 kg/시간 미만인 시설		150(12)ppm
	라. 금속용융 · 제련 및 열처리시설 중		200(12)ppm
	(1) 배소로	350ppm	
	(2) 용광로 및 용선로	35ppm	
	(3) 소결로	200(15)ppm	200(15)ppm
	(4) 가열로	200(11)ppm	200(11)ppm
	마. 석유정제 및 석유화학 제품제조시설		
	(1) 가열시설 및 폐가스소각시설	250(4)ppm	
	(가) 액체연료사용시설		
	1) 배출가스량이 10,000 m^3/시간 이상인 시설		
	가) 기존시설		250(4)ppm
	나) 신규시설		70(4)ppm
	2) 배출가스량이 10,000 m^3/시간 미만인 시설		250(4)ppm
	(나) 기체연료사용시설		
	1) 배출가스량이 10,000 m^3/시간 이상인 시설		
	가) 기존시설		180(6)ppm
	나) 신규시설		100(6)ppm
	(다) 배출가스량이 10,000 m^3/시간 미만인 시설		180(6)ppm
	(2) 중질유분해시설의 일산화탄소 소각보일러	350(12)ppm	200(12)ppm
	바. 유리제품제조시설 중 용해로	350(13)ppm	350(13)ppm
	사. 시멘트 · 석회 및 프라스트제조시설 중 소성로	350(13)ppm	350(13)ppm
	아. 기타 시설	200ppm	200ppm
이황화탄소	모든 배출시설	30ppm	30ppm
포름알데히드	모든 배출시설	20ppm	10ppm
황화수소	가. 소각시설 또는 소각보일러	30ppm	30ppm
	(1) 소각용량 2톤/시간 이상인 시설		2(12)ppm
	(2) 소각용량 200 kg/시간 이상 2톤/시간 미만인 시설		2(12)ppm
	(3) 소각용량 200 kg/시간 미만인 시설		10(12)ppm

오염물질	배출시설	배출허용기준	
		~ 04. 12. 31	05. 1. 1 ~
	나. 석유정제 및 석유화학제품제조시설 중 가열 · 탈황 및 폐가스소각시설	6ppm	6ppm
	다. 펄프제조시설	5ppm	5ppm
	라. 기타 시설	15ppm	10ppm
불소화물 (F로서)	가. 도기 · 자기 · 토기 · 구조점토 및 내화물제조시설 중 용융 · 용해 및 소성시설	5(16)ppm	5(16)ppm
	나. 습식인산제조시설, 복합비료제조시설, 인광석 · 형석의 용융 · 용해 및 소성시설, 불소화합물제조시설	5ppm	5ppm
	다. 과인산암모늄제조시설	4ppm	ppm
	라. 소각시설 또는 소각보일러	3(12)ppm	
	(1) 소각용량 2톤/시간 이상인 시설	6ppm	2(12)ppm
	(2) 소각용량 200 kg/시간 이상 2톤/시간 미만인 시설		2(12)ppm
	(3) 소각용량 200 kg/시간 미만인 시설	5ppm	3(12)ppm
	마. 기타 시설	3ppm	3ppm
시안화수소	모든 배출시설	10ppm	10ppm
브롬화합물 (Br로서)	모든 배출시설	5ppm	5ppm
벤젠화합물 (C_6H_6로서)	모든 배출시설	50ppm	50ppm
페놀화합물 (C_6H_5OH)로서	모든 배출시설	10ppm	10ppm
수은화합물 (Hg로서)	가. 소각시설 또는 소각보일러	5(12) mg/S m^3	0.1(12) mg/S m^3
	나. 기타 시설	5 mg/S m^3	5 mg/S m^3
비소화합물 (As로서)	가. 소각시설 또는 소각보일러	3(12)ppm	0.5(12)ppm
염화비닐	이염화에틸렌 · 염화비닐 및 PVC 제조시설 중 중합반응시설	3ppm	3ppm
	(1) 기존시설		200ppm
	(2) 신규시설		
	(가) 괴상중합반응시설		50ppm
	(나) 유화중합 및 공중합반응시설		150ppm
	(다) 기타 시설		10ppm
탄화수소 (THC로서)	도장시설(건조시설 포함)		
	(1) 배출가스량이 10,000 m^3/시간 이상인 시설		50ppm
	(2) 배출가스량이 10,000 m^3/시간 미만인 시설		100ppm

비고 :

1. 배출허용기준란의 ( )는 표준산소농도(O_2의 백분율)를 말한다.

2~17. 생략

표 2-7. 입자상 대기오염물질의 배출허용기준

오염물질	배출시설	배출허용기준	
		~ 04. 12. 31	05. 1. 1 ~
먼지	가. 일반보일러		
	(1) 액체연료사용시설		
	(가) 배출가스량이 200,000 m^3/시간 이상의 시설	40(4) mg/Sm^3	
	1) 기존시설		30(4) mg/Sm^3
	2) 신규시설		20(4) mg/Sm^3
	(나) 배출가스량이 30,000 m^3시간 이상 200,000 m^3/시간 미만의 시설	50(4) mg/Sm^3	50(4) mg/Sm^3
	(다) 배출가스량이 6,000 m^3/시간 이상 30,000 m^3/시간 미만의 시설	100(4) mg/Sm^3	80(4) mg/Sm^3
	(라) 배출가스량이 6,000 m^3/시간 미만의 시설	150(4) mg/Sm^3	
	1) 기존시설		150(4) mg/Sm^3
	2) 신규시설		100(4) mg/Sm^3
	(2) 고체연료 사용시설(액체연료 혼합시설 포함)		
	(가) 배출가스량이 30,000 m^3/시간 이상의 시설	50(6) mg/Sm^3	30(6) mg/Sm^3
	(나) 배출가스량이 6,000 m^3/시간 이상 30,000 m^3/시간 미만의 시설	50(6) mg/Sm^3	40(6) mg/Sm^3
	(다) 배출가스량이 6,000 m^3/시간미만의 시설	150(6) mg/Sm^3	80(6) mg/Sm^3
	나. 발전시설		
	(1) 액체연료사용시설		
	(가) 발전용량 100 MW이상인 시설	40(4) mg/Sm^3	
	1) 기존시설		40(4) mg/Sm^3
	2) 신규시설		20(4) mg/Sm^3
	(나) 발전용량 100 MW미만인 시설	100(4) mg/Sm^3	
	1) 기존시설		50(4) mg/Sm^3
	2) 신규시설		20(4) mg/Sm^3
	(다) 발전용내연기관	40(13) mg/Sm^3	40(13) mg/Sm^3
	(2) 고체연료사용시설(액체연료 혼합시설 포함)		
	(가) 발전용량 500 MW이상인 시설	50(6) mg/Sm^3	
	1) 기존시설		40(6) mg/Sm^3
	2) 신규시설		20(6) mg/Sm^3
	(나) 발전용량 500 MW미만인 시설	50(6) mg/Sm^3	
	1) 기존시설		50(6) mg/Sm^3
	2) 신규시설		30(6) mg/Sm^3
	다. 소각시설 또는 소각보일러		
	(1) 소각용량 2톤/시간 이상인 시설	80(12) mg/Sm^3	30(12) mg/Sm^3
	(2) 소각용량 200 kg/시간 이상 2톤/시간 미만인 시설	100(12) mg/Sm^3	80(12) mg/Sm^3
	(3) 소각용량 200 kg/시간 미만인 시설	100(12) mg/Sm^3	100(12) mg/Sm^3
	라. 금속의 용융 및 제련시설 또는 열처리시설 중		

오염물질	배출시설	배출허용기준	
		~ 04. 12. 31	05. 1. 1 ~
	(1) 전기아크로(유도로포함)		
	(가) 기존시설('98. 12. 31이전)	20 mg/Sm^3	20 mg/Sm^3
	(나) 신규시설('99. 1. 1이후)	15 mg/Sm^3	15 mg/Sm^3
	(2) 용광로 · 용선로 및 배소로	50 mg/Sm^3	50 mg/Sm^3
	(3) 소결로	50(15) mg/Sm^3	50(15) mg/Sm^3
	(4) 가열로	70(11) mg/Sm^3	70(11) mg/Sm^3
	마. 화학비료제조시설 또는 인산 및 그 화합물제조시설 중 소성시설 · 건조시설	50(10) mg/Sm^3	50(10) mg/Sm^3
	바. 석유화학제품 제조시설 중 가열시설	50(4) mg/Sm^3	50(4) mg/Sm^3
	사. 코크스 제조시설	100(7) mg/Sm^3	50(7) mg/Sm^3
	아. 아스콘 제조시설 중 건조시설	100(10) mg/Sm^3	50(10) mg/Sm^3
	자. 석유정제 및 석유화학제품제조시설		
	(1) 촉매재생시설	70(6) mg/Sm^3	50(6) mg/Sm^3
	(2) 탈황시설	50(6) mg/Sm^3	50(6) mg/Sm^3
	(3) 가열시설	50(4) mg/Sm^3	50(4) mg/Sm^3
	(4) 중질유분해시설의 일산회탄소보일러	100(12) mg/Sm^3	100(12) mg/Sm^3
	차. 유리 및 유리제품 제조시설의 용융. 용해시설중		
	(1) 연속식 탱크로 또는 전기로(상부 개폐형 전기로를 제외한다)	50(13) mg/Sm^3	50(13) mg/Sm^3
	(2) 기타시설	50 mg/Sm^3	50 mg/Sm^3
	카. 도기 · 자기 · 토기 · 구조점토 및 내화물제조시설 중 용융 · 용해 · 소성시설 또는 냉각시설	70(16) mg/Sm^3	50(16) mg/Sm^3
	타. 시멘트, 석회 및 프라스트 제조시설중		
	(1) 건조시설 및 소성시설	50(13) mg/Sm^3	
	(가) 기존시설		50(13) mg/Sm^3
	(나) 신규시설		40(13) mg/Sm^3
	(2) 냉각시설	50 mg/Sm^3	50 mg/Sm^3
	파. 석면제품 제조가공시설		
	(1) 방사 · 집면 · 탈판시설	30 mg/Sm^3	30 mg/Sm^3
	(2) 기타시설	100 mg/Sm^3	70 mg/Sm^3
	하. 기타시설	120 mg/Sm^3	100 mg/Sm^3
카드뮴 화합물 (Cd로서)	가. 소각시설 또는 소각보일러	1.0(12) mg/Sm^3	
	(1) 소각용량 2톤/시간 이상인 시설		0.02(12) mg/Sm^3
	(2) 소각용량 200 kg/시간 이상 2톤/시간 미만인 시설		0.1(12) mg/Sm^3
	(3) 소각용량 200 kg/시간 미만인 시설		0.2(12) mg/Sm^3
	나. 기타 시설	1.0 mg/Sm^3	1.0 mg/Sm^3
납화합물 (Pd로서)	가. 소각시설 또는 소각보일러	5(12) mg/Sm^3	
	(1) 소각용량 2톤/시간 이상인 시설		0.2(12) mg/Sm^3
	(2) 소각용량 200 kg/시간 이상 2톤/시간 미만인 시설		1.6(12) mg/Sm^3

오염물질	배출시설	배출허용기준	
		~ 04. 12. 31	05. 1. 1 ~
.	(3) 소각용량 200 kg/시간 미만인 시설		5(12) mg/Sm^3
	나. 금속의 용융 · 제련 및 열처리시설 중 용융로 · 용해로 · 용광로 및 정련시설	10 mg/Sm^3	10 mg/Sm^3
	다. 기타 시설	5 mg/Sm^3	5 mg/Sm^3
크롬화합물	가. 소각시설 또는 소각보일러	1.0(12) mg/Sm^3	0.5(12) mg/Sm^3
(Cr로서)	나. 기타 시설	1.0 mg/Sm^3	1.0 mg/Sm^3
구리화합물 (Cu로서)	모든 배출시설	10 mg/Sm^3	10 mg/Sm^3
니켈 및 그 화합물	모든 배출시설	20 mg/Sm^3	20 mg/Sm^3
아연화합물 (Zn로서)	모든 배출시설	10 mg/Sm^3	10 mg/Sm^3
비산먼지	모든 배출시설	0.5 mg/Sm^3	0.5 mg/Sm^3
매연	모든 배출시설	**링겔만비탁표2도**	**링겔만비탁표2도**

비고 :

1. 배출허용기준란의 ( )는 표준산소농도(O_2의 백분율)를 말한다.

2~9. 생략

3) 대기오염과 기상

대기오염의 발생은 풍향, 풍속, 기온 등의 기상조건과 매우 밀접한 관련이 있다. 특히 대기오염에 있어서 중요한 기상 특성은 대기안정도이다. 이것은 고도에 따른 온도분포 즉, 기온감률에 의해 결정된다.

(1) 기온감률 (氣溫減率, lapse rate)

대기권(atmosphere)은 지구 주위를 둘러싸고 있는 각종 기체의 집합체인 대기가 차지하고 있는 공간을 의미하는데 고도에 따른 온도분포에 따라 대류권(troposphere), 성층권(stratosphere), 중간권(mesosphere), 열권(thermosphere)으로 나누어진다. 이들 영역은 태양광의 흡수정도와 그에 수반되어 일어나는 화학반응으로 온도변화 경향과 대기조성이 다르다. 대기권에서 고도에 따른 기온분포는 그림 2-2와 같다. 대류권내에서는 고도가 높을수록 기온이 낮아지게 되는데 이것을 기온감률이라 한다. 기온감률은 건조단열감률과 습윤단열감률로 나눌 수 있는데 전자는 건조공기에서 100 m 상승시 약 1℃씩 낮아지는 것을 의미하고, 후자는 수증기가 포화된 상태에서 100m 상승시 약 0.5℃씩 낮아지는 것을 의미한다. 그러나 일반 대기 중 평균기온감률은 약 -0.65℃/100 m 인 것으로 알려져 있다.

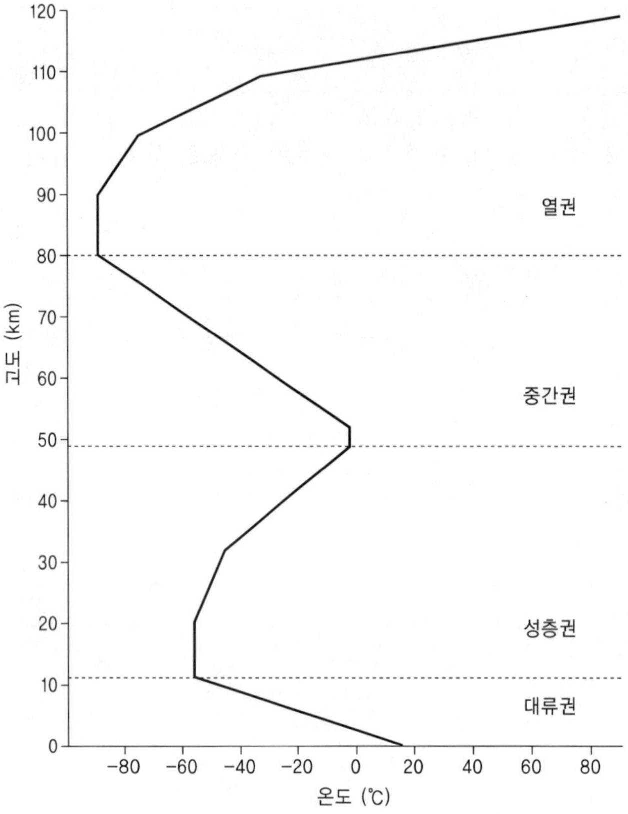

그림 2-2. 고도에 따른 온도분포

(2) 기온역전 (氣溫逆轉, temperature inversion)

대류권에서 기온은 고도가 증가할수록 낮아지지만 경우에 따라 고도 상승과 함께 기온이 상승하여 **상층부 기온이 하층부 기온보다 높게 되는데 이를 기온역전 현상이라고 한다.** 또한 대기 중 이러한 공기층을 기온역전층(inversion layer)이라 한다. 여기에서는 기류가 안정되어 공기의 수직혼합이 이루어지지 않고 대기오염물질이 그 층내에 축적되기 때문에 **기온역전은 대기오염발생에 가장 좋은 기상조건**이 된다. 이러한 역전층은 여러 가지 원인에 의해 형성되며, 대기오염의 관점에서는 복사역전과 침강역전이 중요하다.

① 복사역전 (radiative inversion)

지표면이 복사 냉각되어 새벽녘에 발생하며 방사형 역전이라고도 한다. 역전층이 발생하면 공기가 냉각되어 안개가 자욱하게 형성되고, 기류가 안정되어 자동차나 공장에서 배출된 오염물질이 상층부로 확산되지 못해 대기 하층부에 스모그 현상이 발생하게 된다. 복사역전은 지표부근에 형성되기 때문에 지표 또는 접지역전(surface inversion)이라고도 하며, 대기오염물질이 직접 배출되는 지표 대기층에서 발생하기 때문에 대기오염에 많은 영향을 준다.

그림 2-3은 지표면에 형성된 기온역전층과 오염물질의 확산을 나타낸 것이다. 야간에는 지표면에 인접할수록 복사 냉각되어 기온이 내려가기 때문에 지표면 근처의 공기 온도는 상층보다 더 낮아져 기온역전층을 형성하게 된

다. 이것은 주로 가을이나 겨울철의 맑은 날 밤에 발생한다. 복사역전은 하루를 주기로 발생하며, 아침에 해가 뜨면 점차 사라지게 된다.

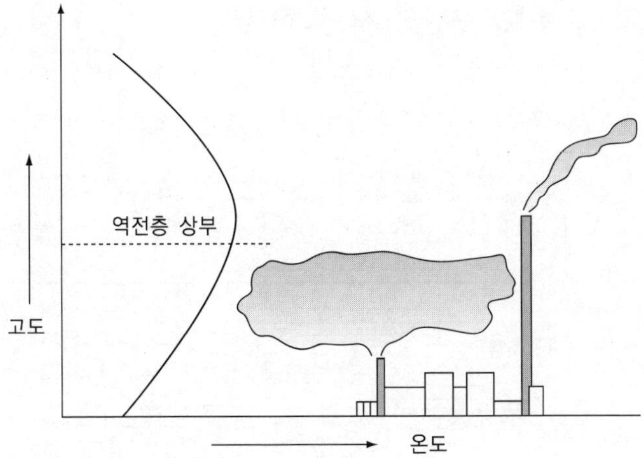

그림 2-3. 지표면의 역전층 형성

② 침강역전 (subsidence inversion)

고기압 중심에서는 상층의 공기가 서서히 침강하게 되며, 이때 기층은 단열압축에 의해 기온이 상승하게 되어 하층의 대기층 사이에 역전층을 형성한다. 이러한 역전층을 침강역전층 또는 공중역전층(elevated inversion)이라고 한다. 그림 2-4에서와 같이 지표면의 상층에서 발생되어 그 아래쪽 대기에 대하여 큰 뚜껑과 같은 역할을 하기 때문에 대기오염물질의 수직 확산을 억제한다. 이러한 역전층에 의한 대표적인 대기오염사례로는 LA 스모그 사건이 있다.

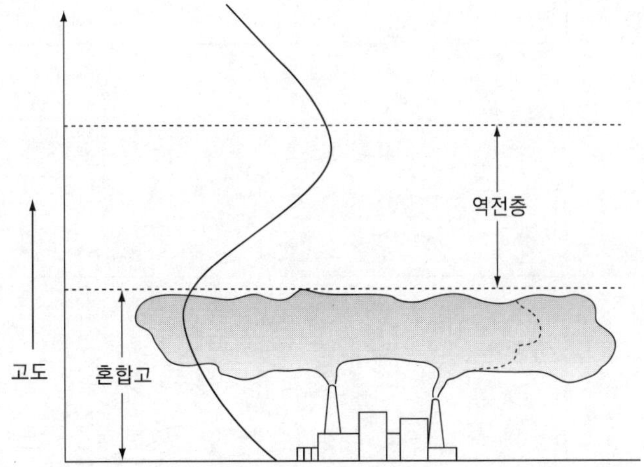

그림 2-4. 침강역전층과 오염물질의 확산

(3) 굴뚝연기의 특성

연기가 굴뚝에서 배출될 때 연기의 확산모양은 오염물질의 배출특성과 지리적인 조건, 굴뚝의 높이, 대기의 안정도 등에 영향을 받게 된다. 특히, 굴뚝연기의 배출특성은 고도별 온도분포에 따른 대기의 안정도에 따라 다르게 되는데, 그림 2-5에서와 같이 6가지 형태로 구분할 수 있다.

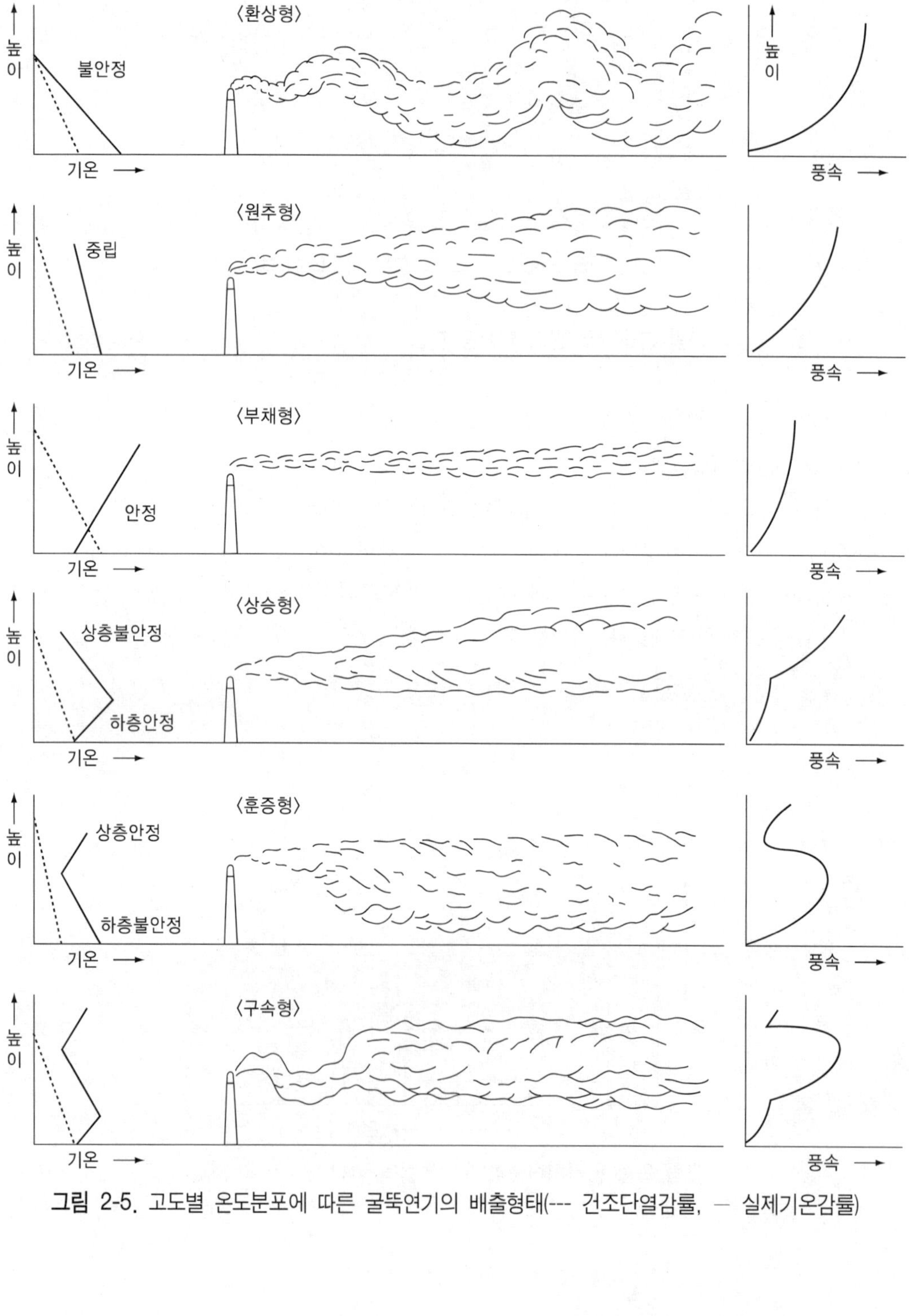

그림 2-5. 고도별 온도분포에 따른 굴뚝연기의 배출형태(--- 건조단열감률, — 실제기온감률)

표 2-8. 대표적인 대기오염사건

대기오염사건	발생조건	오염원	피해
뮤즈계곡사건 (벨기에, Meuse Valley) 1930년 12월	- 지리적으로 분지 - 무풍상태 - 기온역전 - 연무발생 - 코크스, 제철 · 제강, 유리, 아연제련, 황산제조 등의 공장지대	- 공장배출가스 · 매연 · 황산미스트 · 질소산화물 · 염산 · 불화수소	- 60여명 사망 (주로 심장 · 폐질환의 노약자) - 수천명의 호흡기 질환자 발생
요코하마사건 (일본, 도쿄 · 요코하마) 1946년 겨울		- 원인 불분명 (공장배출가스로 추정)	- 지역주둔 미국병사와 가족들에게 기관지염과 천식 유발(요코하마 천식)
도노라사건 (미국, Donora) 1948년 10월	- 분지 - 무풍상태 - 기온역전 - 연무발생 - 아연제련소, 제철소 등의 공장지대	- 공장배출가스 · 아황산가스 · 황산미스트	- 18명 사명(심장 · 호흡기만성질환자) - 주민의 43%가 호흡기질환 등의 피해
포자리카사건 (멕시코, Poza Rica) 1950년 11월	- 기온역전 - 안개발생 - 공장운전 중 사고로 가스누출	- 황화수소(H_2S) 누출	- 마을주민 급성중독 - 22000명 중 320명이 급속중독, 22명 사망
런던스모그 (영국, London) 1952년 12월	- 기온역전(복사) - 무풍상태 - 높은 습도 - 연무발생(농무) - 겨울, 새벽	- 가정난방과 공장 · 매연 · 아황산가스 · 황산미스트	- 가시도 불량 - 3주간 4000여명 사망 - 2개월 후 8000여명 사망 - 노약자, 심장 · 폐질환자 - 천식, 폐기종 등
LA스모그 (미국, LA) 1954년 여름 (이후 빈번히 발생)	- 해안분지 - 기온역전(침강) - 회백색의 연무발생 - 자동차 도시 - 여름, 낮	- 자동차배출가스 · 오존 등의 광화학산화물	- 눈 · 코 · 기도 · 점막 자극 - 불쾌감 - 고무 · 가죽제품 손상 - 과일 · 식물의 생장률 저하
Bopal사건 (인도, Bopal) 1984년 12월	- 유독가스 누출사고	- 살충제 공장에서 MIC (methyisocynate, CH_3CNO)가스 누출	- 심한 기침 - 호흡곤란, 구토 - 눈 충혈, 폐의 팽창 - 2만 이상 시민 응급치료 - 가축집단폐사
체르노빌사건 (구소련, Chernovyl) 1986년 4월	- 원자력발전소 원자로의 방사선 누출	- 방사선 물질	- 수천명이 희생 - 기형아 출산 - 40만명 이상의 난민발생

4) 대기오염사건

대기오염의 역사는 인간이 불을 사용하면서 시작되었다. 산업의 발달에 따라 13세기부터 연료가 목재에서 화석연료인 석탄으로 바뀌었으며, 석탄의 소비량이 증가함에 따라 영국에서 대기오염이 심각하게 대두되었다. 13세기 초에 영국의 Edward 1세는 의회의 회기 중에 석탄의 사용을 금지시켰다. 또 15세기 말에 Elizabeth 여왕 1세는 석탄의 매연에 의한 고통을 의회에 호소하여 궁전 근처에서 석탄의 사용을 금지시켰다.

18세기 산업혁명 이후 급속한 산업발달과 화석연료의 사용량 증가로 대기오염이 심각한 사회문제로 대두되었는데 대표적인 대기오염사건은 표 2-8에서 보는 바와 같다. 이들 대기오염사건은 몇 가지 공통점이 있는데 주변 지역에 화석연료를 많이 사용하는 공단지역이나 발전소, 난방 또는 차량운행이 많거나 무풍 · 기온역전과 같은 기상조건의 형성을 들 수 있다.

5) 대기오염 현상과 영향

대기 중의 오염물질은 그림 2-6에서와 같이 여러 가지 발생원에서 배출되는데 크게 자연적 발생원과 인위적 발생원으로 나눌 수 있다. 자연적인 발생원으로 대표적인 것은 바람에 의하여 흙먼지가 날리는 것이나 바다에서 공기 중으로 비산되는 해염입자 그리고 자연적인 산불이나 화산 등을 들 수 있다. 인위적인 발생원으로는 공장, 자동차, 난방에서 사용되는 화석연료의 연소를 들 수 있다. 이들 발생원에서 대기 중으로 배출되는 오염물질은 기체상 물질 뿐만 아니라 고체나 액체상의 미세한 입자상 물질도 존재하게 되는데 이들 입자상 물질을 에어로졸(aerosol)이라고 한다.

입자상 물질의 크기는 발생원에 따라 다르게 되는데 자연발생원의 토양, 해염입자는 대체로 입경이 큰 영역(조대입자, coarse particle)에 속하나 인위적인 오염원인 공장, 자동차, 난방 등의 화석연료 연소시 발생하는 입자나 대기 중에서 가스상 물질이 입자로 전환된 물질의 경우 미세한 영역(미세입자, fine particle)에 속하게 된다. 입자의 크기가 큰 물질은 대기 중에서 쉽게 제거되지만, 작은 물질은 잘 제거되지 않고 대기 중에 오랫동안 남아 있게 된다. 이들 입자상 물질은 시정장애를 일으켜 감각적 오염현상을 일으키고, 햇빛을 막아 기후변화를 일으키며, 우리가 사용하고 있는 전기부품에 달라붙어 고장을 일으키기도 한다. 더욱이 체내로 유입되어 호흡기 질환 등 인체에 해를 야기하며, 일상생활에도 피해를 주고 있다.

대기 중에 배출된 오염물질은 지표면에 직접 제거(건성침적, dry deposition)되거나 비나 눈 등에 의해 제거(습성침적, wet deposition)되기도 하고, 일부는 기류를 타고 다른 지역으로 이동하게 된다. 그러나 대기 중에 다량의 오염물질이 배출되고 기온역전과 같은 기상조건이 형성되면 심각한 대기오염현상이 발생하게 된다.

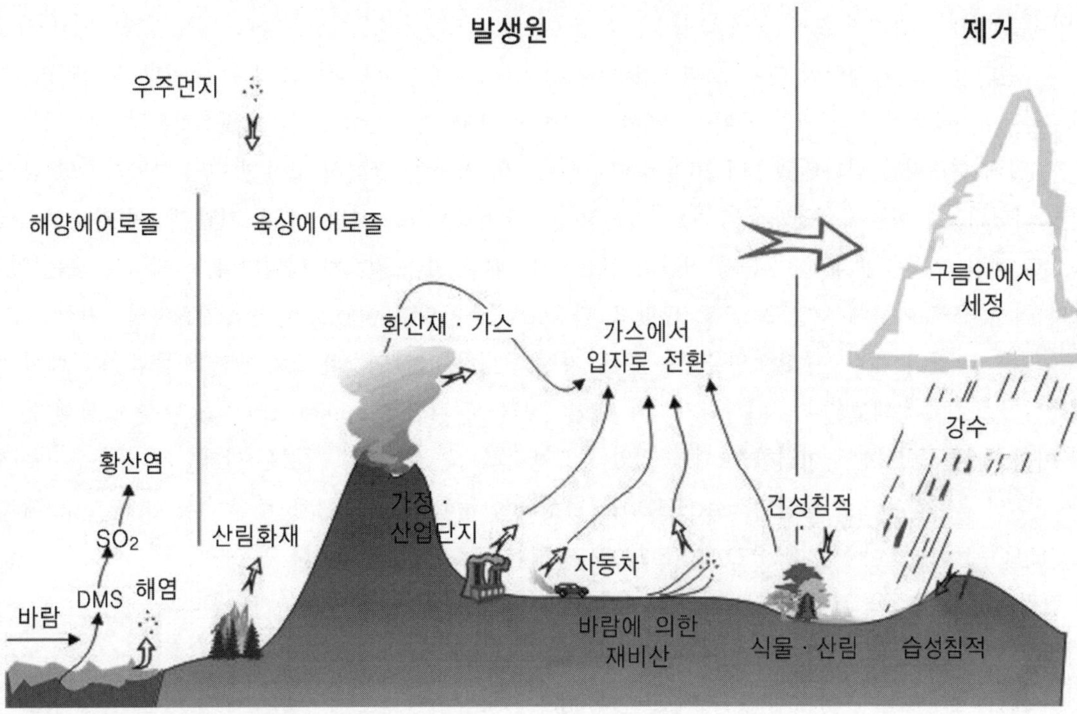

그림 2-6. 대기 중 오염물질의 발생과 제거

(1) 스모그 현상

스모그(smog)라는 용어는 1905년 런던의 공중보건회의에서 보통의 안개(fog)와 구별하기 위해 석탄연소에 의해 생성된 매연(smoke)이 안개와 섞여 있는 상태(smoke + fog = smog)를 의미하는 말로 사용되었으나, 점차 도시지역의 대기오염현상을 이르는 말로 폭넓게 쓰이고 있다. 그러나 오염물질의 주요 배출원과 피해 특성에 따라 대기오염이 발생했던 도시의 이름을 따서 다음과 같이 나누어진다.

① 런던스모그(London smog)와 런던형 스모그

영국의 수도 런던은 산업혁명에 의해 공업이 발달하고 인구밀도가 높은 도시지역으로 테임즈강 유역에는 발전소, 제철소 및 각종 공장들이 활발히 가동되고 있었다. 1948년에 스모그에 의한 사상자가 300명이 나왔고 또 1959년과 1962년에도 스모그 피해가 발생하였지만 흔히 일컫는 런던스모그 사건은 1952년 겨울의 사건을 가리킨다.

1952년 12월 4일 목요일 아침 기온은 4℃ 전후로 쾌청한 날씨였다. 그러나 정오 무렵에는 아침부터 불어오던 따뜻한 바람이 돌연 멈추면서, 수백 평방 마일에 이르는 테임즈강 유역에는 대륙에서 건너온 찬 기운이 자리 잡기 시작하면서 안개가 끼기 시작하였다. 해가 져 냉기가 심해지자 복사역전층이 형성되었고, 모든 가정에서는 난방을 위해 많은 석탄을 때, 수십만 채의 집 굴뚝에서 배출된 연기와 아황산가스가 안개와 섞여 스모그 현상이 발생하게 되었다. 하룻밤이 지난 12월 5일 금요일의 런던은 짙은 안개 속에 완전히 휩싸였고, 도로는 통행이 불가능할 정도였다. 6일 토요일에 안개는 런던 외곽으로까지 확산되었고, 고든필 역에서는 안개로 인해 열차가 충돌하였으며, 테임즈강의 배들도 운행이 금지되었다. 다음날 7일 일요일에는 사태가 더욱 악화되었고 안개 속을 걷는 것조차 위험하였다. 8일에도 안개는 걷히지 않고 심했으며, 9일 아침 6시에 스모그는 전날 남서풍이 불기 시작하면서 사라졌다.

그림 2-7은 런던스모그 발생일에 따른 오염물질의 농도와 사망자수를 나타낸 것이다. 환자나 사망자의 수가 가장 많았던 것은 사건발생 이후 3, 4일 후이며 총 사망 수는 약 4000명에 달하였다. 12월 5일부터 급격히 증가하기 시작하여 7~8일에 최대치를 나타내었으며 10일에 아황산가스의 농도는 급격히 낮아졌지만, 사망자수의 감소는 이보다 늦게 나타났다. 그 이듬해 2월까지 추가로 8000명이 목숨을 잃었다. 사망원인은 기관지염이 압도적으로 많았으며 다음으로 폐렴, 인플루엔자 등 호흡기 질환이 평상시의 5배를 넘는 것으로 나타났다. 사망자는 모든 연령층에서 생겼으나 특히 45세 이상에서 압도적으로 많았고, 다음으로 유아의 순이었으며, 만성기관지염 · 천식 등의 질환을 가진 환자들의 피해가 컸다. 주요오염물질은 주로 가정 난방용 석탄연소와 화력발전소 등의 굴뚝에서 배출된 매연과 아황산가스로 추정되고 있다. 아황산가스와 매연 농도는 각각 1.3 ppm과 4,500 ㎍/㎥까지 달했다. 그러나 이 정도의 아황산가스 농도에서 이러한 피해를 입었다고 생각하기는 어렵다. 이것은 안개입자에 흡수된 아황산가스가 석탄 분진의 촉매작용으로 **황산미스트(H_2SO_4)를 형성**하여 피해를 준 것으로 추정된다. Greenwald에 의하면 황산미스트(H_2SO_4 mist)는 아황산가스(SO_2)보다 100배 유해한 것으로 보고되었다.

다음은 런던스모그 사건을 요약한 것이다.

– 일시 : 1952년 겨울의 새벽
– 환경 : 높은 인구밀도, 무풍상태, 기온역전(복사역전), 저온고습(4℃ 이하 · 습도 90% 이상), 짙은 연무(濃霧, gray smog)
– 원인 : 가정난방, 공장 및 발전소의 **석탄연소**에 의한 배출가스
– 원인물질 : 매연과 황산화물(H_2SO_4 mist)
– 피해 : 2주내 4,000여명 사망(만성기관지염 · 천식 · 기관지확장증 · 폐섬유증 · 심장질환 · 호흡기질환)

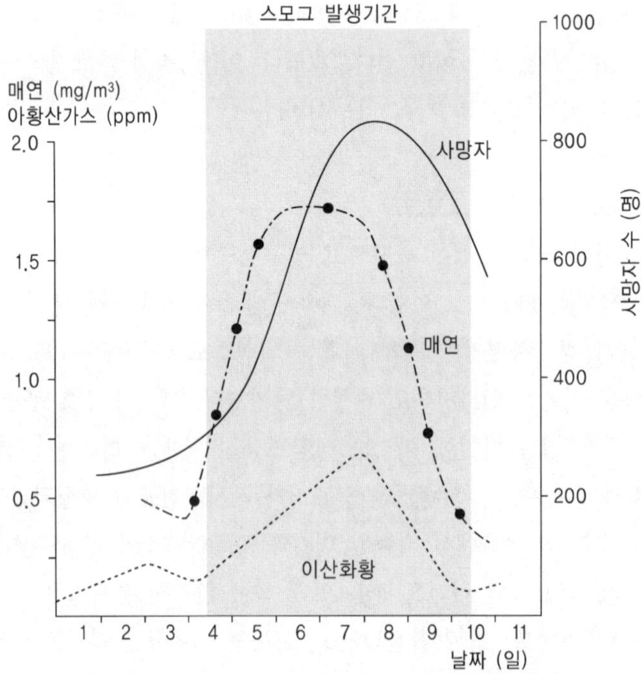

그림 2-7. 1952년 런던스모그에 따른 사망자수

영국 정부는 이 사건을 계기로 1956년에 공기정화법(Clean Air Act)을 제정하고, 일부지역에서의 석탄사용을 금지시켰다. 런던에서 발생한 대규모 대기오염사건 이후에 석탄연소에 의한 스모그 형태를 **런던형 스모그(London type smog)**라고 한다. 이러한 스모그를 예방하기 위해서는 화석연료의 탈황 또는 황성분이 적은 연료로 대체하거나 연소 후에는 오염방지시설을 설치하여 배출가스를 적절하게 처리해야 한다.

② LA스모그와 LA형 스모그

LA(Los Angeles)는 지리적으로 태평양 연안의 해안분지에 위치하고 있어 해안성 안개가 발생하고, 북태평양 고기압권의 영향으로 여름과 가을에는 항상 침강역전층이 형성되어 도시 내에서 발생한 오염물질이 상공으로 확산되기 어려운 조건이었다. 1940년대에는 도시의 발달과 함께 자동차수가 급증하게 되었는데 1954년에는 약 400만대의 자동차를 보유하게 되었다. 그런데 햇볕이 강하고 바람이 약한 여름철 낮 동안에 희뿌연 황갈색의 안개(brown smog)가 끼면서 주민 대부분이 눈과 코 등의 점막에 자극을 느꼈고 눈을 따갑게 하거나 눈물이 나는 현상이 나타났으며, 가축 및 농작물에도 피해가 나타났다. 처음에는 그 원인을 석탄을 태울 때 발생하는 아황산가스로 생각해 이것을 규제했으나 문제의 황갈색 스모그는 갈수록 심하게 되었다. 이 황갈색 스모그는 1951년에 캘리포니아 공과대학(Caltech)의 하겐스미트(A.J. Haagen-Smit) 교수에 의해 밝혀지게 되었다. 자동차에서 배출된 질소산화물과 탄화수소가 태양의 자외선에 의해 광화학반응을 일으켜 오존 등의 광화학산화물(photochemical oxidants)이 생성되는데, 이들 물질이 황갈색의 스모그를 초래한다는 것이다. 이러한 사실이 밝혀지면서 시당국은 질소산화물과 탄화수소의 방지대책을 강구하고, 주요 배출원인 자동차 배출가스를 규제하기 시작하였다. 자동차 배출가스 중의 하나인 일산화탄소에 의한 피해도 커서 일산화탄소의 농도와 어린이의 감기 사이에 높은 상관성을 나타내었다. 다음은 LA스모그 사건을 요약한 것이다.

- 일시 : 1954년 여름철 오후 2~3시경
- 환경 : 해안분지, 해안의 바다안개, 기온역전(침강역전), 강한 햇빛과 고온저습, 많은 인구수와 자동차수, 석유계 연료 연소, 황갈색의 안개 발생
- 원인 : 자동차 배출가스 중의 **석유연소**에 의한 NOx와 VOC(올레핀계탄화수소)
- 오염물질 : O_3, PAN, PBN, Aldehyde, Acrolein, Form Aldehyde 등
- 피해
  - 전시민의 일상생활에 불쾌감과 동 · 식물 및 재산상 큰 피해를 초래
  - 눈 · 코 · 기도, 폐 등 점막의 지속적 · 반복성 자극, 고무제품 손상

LA에서 발생한 대기오염사건 이후에, 자동차와 같이 석유계 연료의 연소에 의하여 대기중에 배출된 탄화수소와 질소산화물이 태양광선에 의해 광화학산화물을 생성할 때 발생되는 약한 연무질의 스모그를 LA형 스모그(LA type smog) 또는 광화학스모그(photochemical smog)라고 한다. 최근에 이러한 스모그현상은 자동차 운행이 많은 거의 모든 대도시에서 여름철에 관측되고 있다.

(2) 광화학스모그 (photochemical smog)

자동차 등에서 배출된 질소산화물(NOx)과 탄화수소의 휘발성유기화합물(VOCs, volatile organic compounds)이 바람이 거의 없는 상태에서 강한 태양광선(자외선)으로 인해 광화학반응을 일으켜 오존(O_3), HCHO(aldehyde), 케톤(ketones), 과산화수소(H_2O_2), PAN(peroxyacetyl nitrate), PBN(peroxybutyl nitrate) 등의 광화학산화물(photochemical oxidants)을 생성한다. 이들 오염물질로 인하여 희뿌연 황갈색의 안개 낀 상태의 대기오염현상이 발생하게 되는데, 이것을 광화학스모그 또는 광화학적 오염이라고 한다.

광화학산화물의 생성은 그림 2-8에서 보는 바와 같이 자동차 등에서 배출된 NO와 유기화합물(HC) 그리고 햇빛에 의해 이루어진다. 대기 중에 배출된 NO는 주로 오존에 의해 NO_2로 산화되고, 이것은 다시 태양광선 중 자외선에 의해 광분해되어 NO와 산소원자를 생성하며, 산소원자는 다시 공기 중의 산소와 오존을 생성한다. 일사량의 세기가 일정하고 NOx의 농도가 일정하다고 가정하면, 이 반응은 계속적인 순환을 하게 되며 결국 **오존의 농도는 태양빛이 강한 여름철 오후에 가장 높은 값을 유지**하게 된다(그림 2-9). 또한 위의 반응에서 생성된 산소원자는 산화력이 강한 OH 라디칼(hydroxyl radical)을 생성하는데, 이것은 자동차 배출가스 중 탄화수소의 유기화합물과 반응하여 PAN을 생성한다. 더욱이 유기화합물의 산화과정에서 다양한 HC 라디칼이 생성되는데 이들 산화제는 오존을 소모시키지 않으면서 NO를 NO_2로 산화시키고, 이것은 다시 광분해되어 오존농도는 증가하게 된다.

그림 2-10은 대도시 지역의 전형적인 광화학스모그 현상을 나타낸 것이다. 광화학산화물은 가시도를 악화시킬 뿐만 아니라 눈·코·목 등의 점막을 자극하여 따가움을 느끼게 하거나 눈물·콧물·재채기를 유발하고, 기도가 수축되어 숨쉬기가 불편해진다. 또한 식물의 성장을 저해하거나 과일의 낙과 등의 피해를 주고, 자동차 타이어 등의 고무제품을 손상시킨다.

광화학스모그 발생을 억제하기 위해서는 주요 배출원인 자동차 배출가스에 대한 규제와 사업장에서 광화학산화물의 원인물질에 대한 관리가 이루어져야 한다. 오존농도가 높은 여름철에는 도장시설·주유소 등 휘발성유기화합물의 배출시설에 대한 주간작업을 억제하고, 휘발유 입고 시간대를 야간으로 조정하는 등의 대책이 추진되고 있다. 일상생활에서는 대중교통을 이용하거나 자동차 10부제, 카풀(carpool)제 등의 통행제한이 필요하게 된다.

환경부에서는 여름철 광화학스모그에 의한 피해를 사전에 예방하고 최소화하기 위하여 오존경보제를 실시하고 있다. 오존경보는 주의보·경보·중대경보 등 3단계로 발령되는데, 1995년부터 서울지역에서 최초로 시행되었다. 표 2-9는 오존경보에 따른 오존농도를 나타낸 것으로 주의보는 0.12 ppm 이상, 경보는 0.3 ppm 이상, 중대경보는 0.5 ppm 이상일 때 발령한다. 오존경보가 발령되면 노약자·어린이·호흡기환자·심장질환자의 실외활동제한이 권고되고, 유치원이나 학교에서는 실외학습이 자제되며, 자동차는 경보대상지역 통행이 제한된다. 최근에는 오존농도를 사전에 예측하여 오존 피해에 대비하거나 고농도 오존이 발생되지 않도록 대도시를 중심으로 오존예보제가 실시되고 있다.

$$NO + O_3 \rightarrow NO_2 + O_2$$
$$NO_2 + UV(\lambda < 310\,nm) \rightarrow NO + O$$
$$O + O_2 \rightarrow O_3$$

$$C_xH_x + OH \rightarrow RCHO$$
$$RCHO + NO + NO_2 \rightarrow PAN$$
$$PAN + O_3 + RCHO \rightarrow Oxidant$$

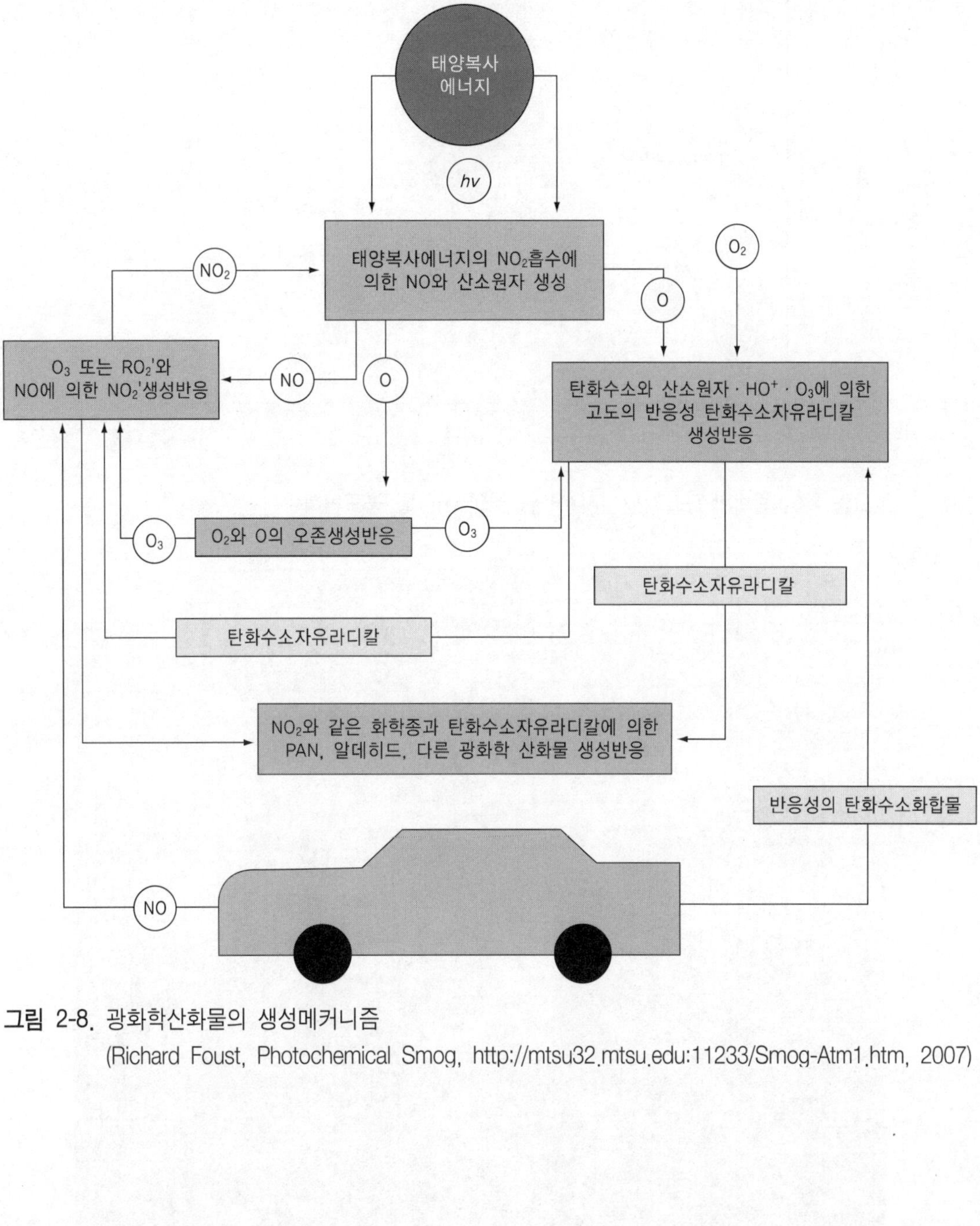

그림 2-8. 광화학산화물의 생성메커니즘
(Richard Foust, Photochemical Smog, http://mtsu32.mtsu.edu:11233/Smog-Atm1.htm, 2007)

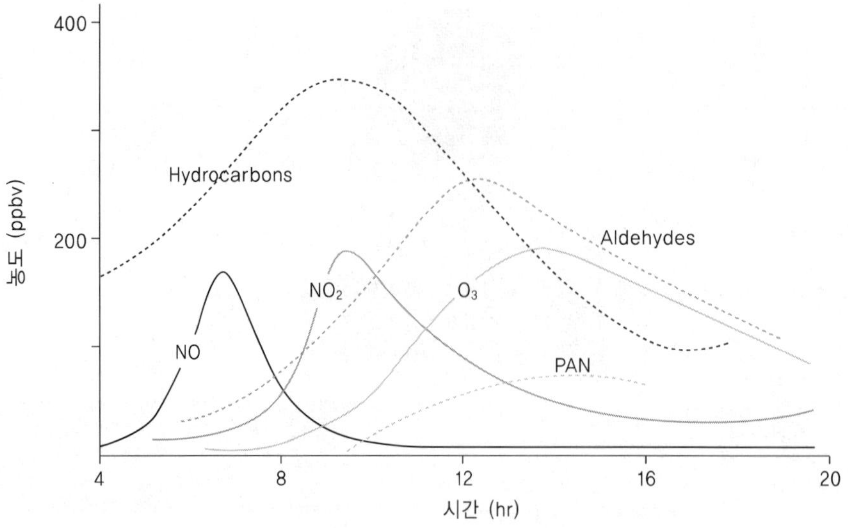

그림 2-9. 광화학스모그 발생시 오염물질의 시간별 농도변화

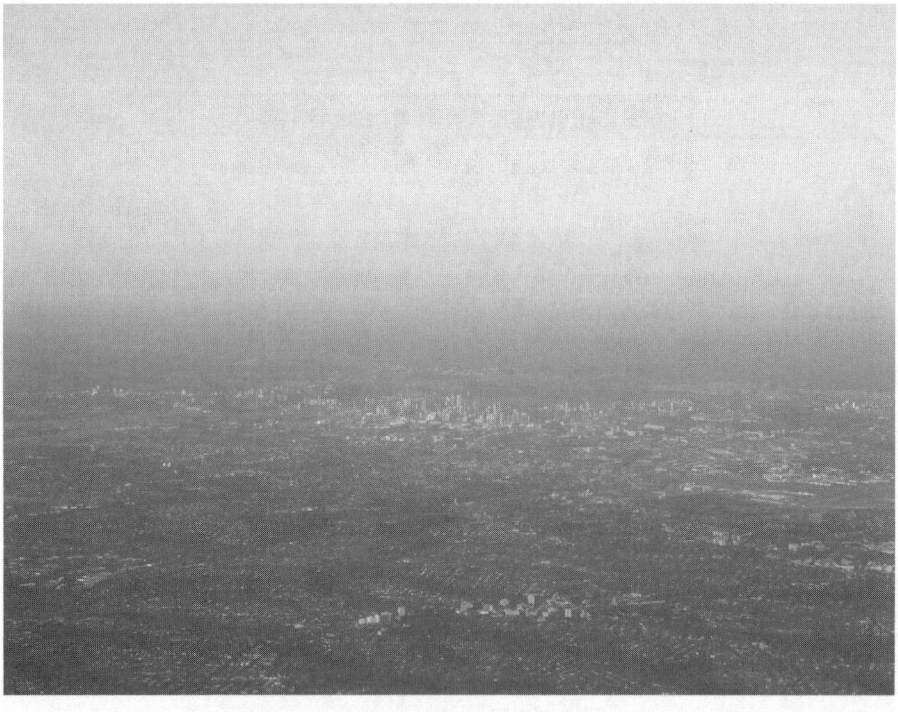

그림 2-10. 도시지역의 광화학스모그 (시드니 상공)

표 2-9. 오존농도에 따른 발령기준과 인체영향

경보 단계	발령기준	인체영향	대책
주의보	오존농도가 0.12 ppm 이상일 때	눈 · 코 자극 불안, 두통 호흡수 증가	노천소각금지 요청 감수성자의 실외활동 자제 권고 경보지역내 차량운행 자제 권고 대중교통 이용 권고
경보	오존농도가 0.3 ppm 이상일 때	호흡기자극 가슴압박 시력감소	소각시설 사용제한 요청 유치원 · 학교 등 실외학습 제한 권고 감수성자의 실외활동 제한 권고 경보지역내 자동차 사용자제 요청 사업장의 연료사용량 감축권고
중대 경보	오존농도가 0.5 ppm 이상일 때	폐기능저하 폐충혈 가스통증 기침	소각시설의 사용중지 요청 유치원 · 학교 등 실외학습중지 및 휴교권고 감수성자의 실외활동 중지 권고 경보지역내 자동차 통행금지 사업장의 조업단축

비고 : 오존농도는 1시간 평균농도를 기준으로 하며 해당지역 내 1개 측정소라도 경보단계별 발령기준을 초과하면 경보를 발령한다.

(3) 열섬현상 (heat island effect)

일반적으로 도시의 지면은 열용량이 큰 콘크리트나 아스팔트로 덮여있고, 녹지가 많은 인근 교외지역에 비해 쉽게 달궈지며, 난방 · 공장 · 자동차 등에서 발생하는 인공열 때문에 기온이 상승하게 된다. 인근 주변지역과 함께 등온선을 그려보면 도심일수록 기온이 높게 되는데, 이때 기온이 높은 부분이 마치 섬과 같은 형태로 나타나기 때문에 이것을 열섬(heat island)이라 부른다. 또한 도심지의 빌딩이나 아파트 등은 바람의 통로를 막아 도심지의 열 방출을 억제하여 하나의 원인으로 작용한다. 열섬현상이 발생하면 뜨거운 공기가 도심지 상공을 지붕처럼 덥고 있어 공기가 정체하게 되는데, 이때 대기오염물질도 도심지 상공에 체류하면서 축적되어 대기오염문제를 야기한다.

열섬효과를 방지하기 위해서는 정확한 실태파악과 함께 차량운행을 제한하거나 각종 에너지원의 사용을 자제하고, 바람길 및 도시 내 녹지공간을 확충하는 등 다각적인 대책이 필요하다.

(4) 대기오염의 영향

- 가시거리 단축, 시정 불량
- 기관지 및 호흡기계 질환
- 눈의 점막 자극
- 금속 · 건물 · 직물 · 예술품 등에 영향
- 식물 피해
  - SO_2, HF : 잎을 고사, 성장 장애
  - Cl_2 : 야채변색
  - 분진 : 잎에 부착하여 광합성 방해

6) 자동차 대기오염

(1) 자동차 배출가스와 대기오염

미국 환경보호청(USA EPA)의 자료에 따르면 미국에서 배출되는 대기오염물질 중 **일산화탄소(CO)의 70%, 질소산화물(NOx)의 39%, 휘발성유기화합물(VOCs)의 30%, 입자상 물질의 21%, 그리고 납화합물의 33% 이상**이 자동차 배출가스에 의한 것으로 나타났다.

우리나라의 경우 2003년에 등록된 자동차는 1400만대를 넘고 있어 국토면적에 비해 너무 많은 자동차가 운행되고 있다. 자동차 등록대수는 표 2-10에서 보는 바와 같이 계속해서 증가하고 있으며, 자동차에 의한 대기오염의 비중도 증가하는 것으로 나타났다. 자동차에 의한 대기오염의 비중은 전국 평균 56%인데 비해, 서울은 86%에 이른다. 이러한 사실로 미루어볼 때 서울의 경우 여름철에 오존경보나 주의보가 자주 발령될 정도로 대류권의 오존농도가 높아지고 있는데, 이는 자동차로 인한 영향으로 볼 수 있다.

1997년 기준으로 운행중인 차량 중 경유차량은 약 29%인데, 대기오염물질은 전체 차량의 약 70%를 차지하고 있다. 예를 들면, 1997년 서울시 대기 중 매연의 98%와 질소산화물의 82%는 경유차량에서 배출된 것으로 나타났다(그림 2-11). 경유차량 중에서도 버스와 트럭과 같은 대형차량은 전체 자동차수의 5%에 불과하지만, 대기오염물질은 전체 차량에 의한 대기오염물질의 약 54%에 이른다. 또한 휘발유 차량으로부터 배출된 대기오염물질은 전체 차량의 약 42%를 차지하는데 탄화수소(휘발성유기화합물 포함), 일산화탄소 및 질소산화물에 대해서는 59%, 57% 및 18% 정도를 점유하는 것으로 나타났다.

표 2-10. 자동차 등록대수 증가와 대기오염 비중 증가 (김기현 외, 2006)

자동차 등록대수		100만대	300만대	500만대	1,000만대	1400만대
도달시기		1985년 7월	1992년 7월	1992년 10월	1997년 7월	2003년 2월
자동차 오염비중	서울	27.4%	48.8%	60.8%	80.6%	85.4%
	6대도시	24.5%	44.5%	53.3%	59.2%	55.8%

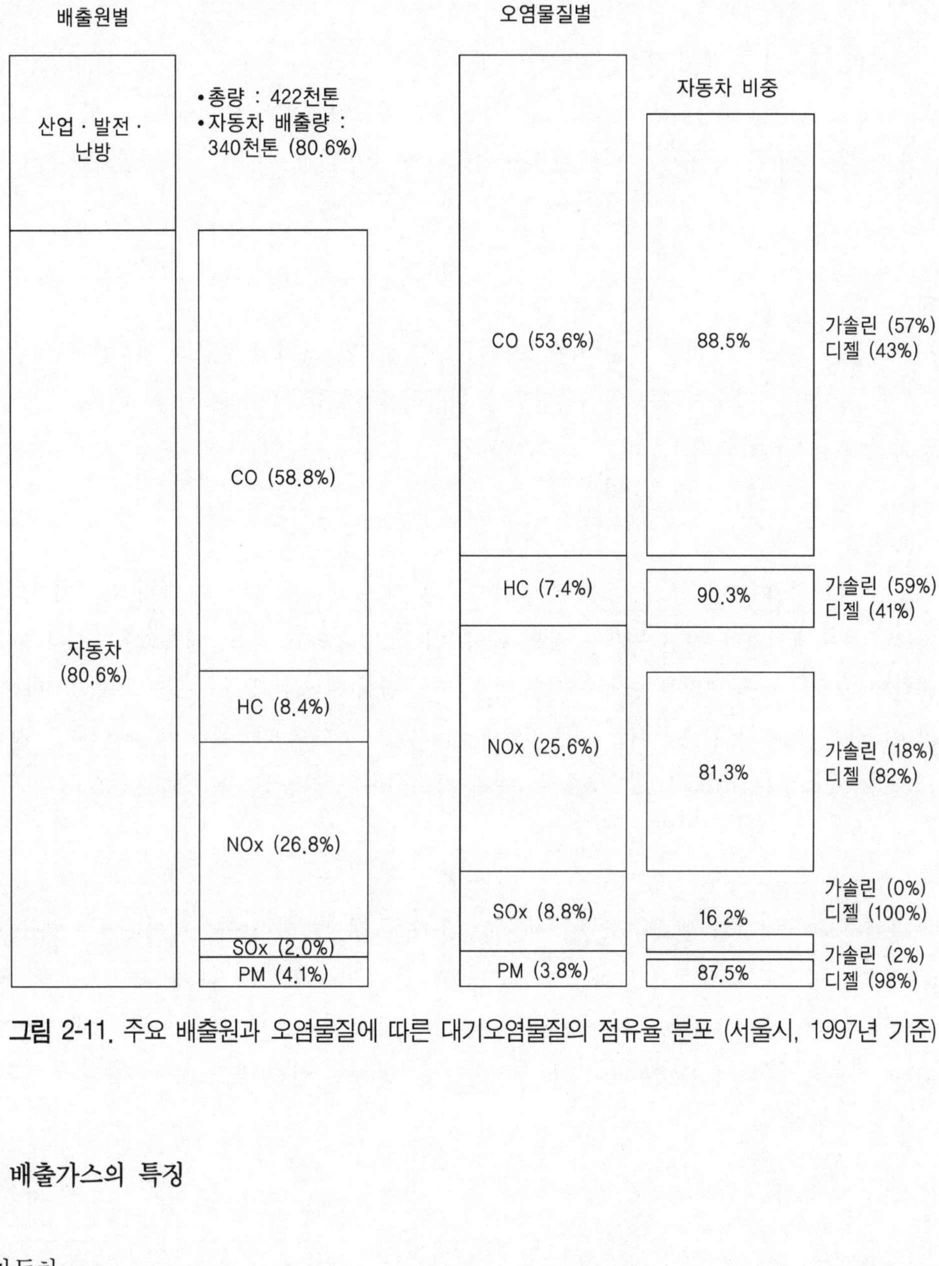

그림 2-11. 주요 배출원과 오염물질에 따른 대기오염물질의 점유율 분포 (서울시, 1997년 기준)

(2) 연료별 배출가스의 특징

① 가솔린자동차

가솔린은 C5에서 C12 사이의 수천종의 탄화수소화합물(hydrocarbons)의 혼합물이다. 화학적 구조에 따라 가솔린은 (1) 파라핀(paraffins) 또는 포화탄화수소(saturated), (2) 올레핀(olefins) 또는 불포화탄화수소(unsaturated), (3) 링구조를 포함하는 파라핀이나 올레핀으로 구성된 나프텐계(naphthenes), (4) 주로 벤젠과 알킬벤젠으로 구성된 방향족(aromatics) 등으로 구분할 수 있다. 연료의 품질은 옥탄가(octane index)로 나타낸다.

가솔린자동차에서 배출되는 주요 오염물질은 HC, CO, CO_2, NOx 등으로 세부적인 특징은 다음과 같다. 무연휘발유가 공급되기 전에는 녹킹방지를 위하여 4-에틸납이 첨가되었으며, 이것은 도로변 지역에서 고농도의 납이 검출된 이유로 설명되고 있다.

– 일산화탄소

일산화탄소는 주행할 때보다 공회전(아이들링) 상태에서 많이 발생한다. 액화석유가스(liqufied petroleum gas, LPG)나 천연가스(natural gas)를 사용하면 기화 및 혼합이 매우 양호하므로 공연비를 크게 할 수 있고 일산화탄소의 발생을 줄일 수 있다. 경유를 사용하는 디젤차량은 압축비와 공연비가 매우 커서 일산화탄소의 농도는 현저히 감소된다.

– 질소산화물

공회전시 질소산화물의 농도는 미미한 수준이다. 그러나 주행속도가 커지면 연료의 연소온도가 증가하여 질소산화물의 농도는 점점 증가한다. 감속시에는 일산화탄소나 휘발성유기화합물의 경우와는 반대로 연소온도가 낮아지므로 질소산화물의 농도는 급격히 감소한다.

– 휘발성유기화합물

탄화수소의 농도는 주행할 때보다 공회전상태에서 훨씬 높으며 주행속도 증가시 다소 감소되기도 한다. 그러나 감속시에는 공회전이나 주행시보다 훨씬 높은 농도의 탄화수소가 배출되고 있다. 액화석유가스를 사용하는 차량에서는 기화 및 혼합이 양호하여 공연비를 크게 할 수 있으므로, 탄화수소의 배출농도는 가솔린차량에 비하여 거의 절반정도로 줄일 수 있다. 그러나 감속시에는 가솔린차량보다 많은 농도의 탄화수소가 배출된다. 경유를 사용하는 디젤엔진에서의 탄화수소농도는 상대적으로 낮으며, 특히 감속시에는 가솔린 차량의 1/4~1/10 수준이다.

– 블로우바이 가스

압축행정과 폭발행정시에 약간의 탄화수소 및 일산화탄소가 크랭크케이스에서 새어나가는 가스를 블로우바이(blowby) 가스라 한다. 이것은 미연소된 탄화수소가 80~85%를 차지하고, 15~20%는 연소가스로 구성되어 있다. 일산화탄소는 배출구의 농도와 비교하면 크게 문제시되지 않지만, 탄화수소의 경우 차량 전체에 대한 휘발성유기화합물의 약 20%에 이른다. 따라서 블로우바이 가스의 대기 중 방출로 인해 소모되는 가솔린의 양은 전체 가솔린 소비량의 2~3% 정도나 된다.

② 경유자동차

경유(light oil)는 석유의 정제과정에서 가솔린을 얻은 후 나오는 등유(lamp oil 또는 kerosene)와 중유(disel oil)의 중간 C12~C20에 해당되는 분자량을 가지는 탄화수소혼합물로, 가솔린에 비하여 고분자량의 올레핀(주로 방향족), 파라핀 및 나프텐계 탄화수소화합물을 포함한다. 연료의 품질은 디젤연료로의 성능 즉, 세탄가(cetane index)로 나타낸다. 경유자동차의 배출가스 중 일산화탄소나 휘발성유기화합물의 농도는 낮지만, 연료 중에 황 함유량이 높고 분자량이 큰 탄화수소가 포함되기 때문에 다음과 같은 문제가 있다.

- 고온의 불꽃에서 연료중의 탄화수소가 열분해 또는 탈수소반응을 일으켜 **검은 매연**(black smoke)이 발생
- 고압 및 고온의 연소조건에서 산소와 질소가 반응하여 **질소산화물**이 다량 배출
- 첨가물이나 함유된 성분들의 연소에 의해 자극성의 **유해물질들**(포름알데히드나 **벤조피렌**과 같은 유해물질과 악취가 발생)이 배출, 공연비가 낮거나 고부하 조건에서 고농도의 매연이 발생

(3) 배출가스의 저감

① 저공해 연료의 개발에 따른 배출가스 저감

유해대기오염물질의 배출량은 다음 표와 같이 저공해연료의 조성에 따라 다르게 된다.

표 2-11. 저공해 연료의 조성에 따른 유해대기오염물질의 배출량

유해대기오염물질	가솔린	RFG*	M85*	M100*	E85*	CNG*	LPG*
Benzene	7.95	4.88	4.38	0.32	1.21	0.242	0.242
Tolune	33.66	3.45	8.66	2.11	0.75	0.695	0.695
m−, p−Xylenes	4.57	4.77	1.54	0.30	1.30	0.705	0.033
o−Xylenes	1.95	1.58	0.46	0.16	0.39	0.399	0.101
1,3−Butadiene	0.19~0.5	0.24	0.44	2.05**	0.12	0.093~0.404	−
Formaldehyde	4.78	0.60	13.87	21.76	3.15	2.712	4.870
Acetaldehyde	0.94	0.50	10.02	0.27	13.32	0.529	0.641
Acrolein	1.12	−	4.44	0.09	−	0.330	0.118

*RFG : 개질가솔린, M85 : 가솔린에 85% 메탄올 혼합, M100 : 순수 메탄올
E85 : 가솔린에 85% 에탄올 혼합, CNG : 압축천연가스, LPG : 액화석유가스

**다른 자료(예: U.S. EPA)들은 M100으로부터의 1,3-Butadiene 배출이 실질적으로 없을 수 있다고 보고하고 있음

② 삼원촉매장치 (three-way catalytic converter)

삼원촉매장치는 자동차 배출가스의 저감장치로 가솔린자동차에서 CO, HC, NOx의 배출량을 줄이기 위해 장착하고 있다. 이 촉매장치는 환원과 산화반응을 이용하고, 구조적으로는 금속촉매제가 세라믹 구조물에 코팅된 형태로 되어있다. 금속촉매제로는 백금 · 로듐 · 파라듐과 같은 고가의 금속이 사용된다. 환원촉매와 산화촉매에 의한 오염물질의 분해반응은 다음과 같다.

− 환원촉매

촉매장치의 첫 번째 단계가 환원촉매로 촉매제는 백금이나 로듐이 사용된다. 이것은 다음과 같이 배출가스중의 질소산화물(NOx)를 질소가스(N_2)로 환원시킨다.

$$2NO \rightarrow N_2 + O_2$$
$$2NO_2 \rightarrow N_2 + 2O_2$$

− 산화촉매

장치의 두 번째 단계에서는 촉매제로 백금이나 파라듐이 사용된다. 이것은 다음과 같이 배출가스중의 HC와 CO 가스

를 산화시킨다.

$$2CO + O_2 \rightarrow 2CO_2$$

$$2HC + 5/2O_2 \rightarrow 2CO_2 + H_2$$

삼원촉매장치의 단점은 일정한 온도가 유지되는 조건에서 촉매효율이 유지된다는 점이다. 따라서 시동 초기에는 배출가스 성분을 저감시키지 못하게 된다. 촉매장치의 온도를 빨리 상승시킬 수 있도록 촉매장치를 엔진 가까이에 장착하는 방법이 있지만 이는 촉매장치의 수명을 단축시키는 역할을 한다. 일반적으로 촉매장치는 그림에서 2-12에서 보는 바와 같이 앞쪽 좌석의 하단부에 설치된다.

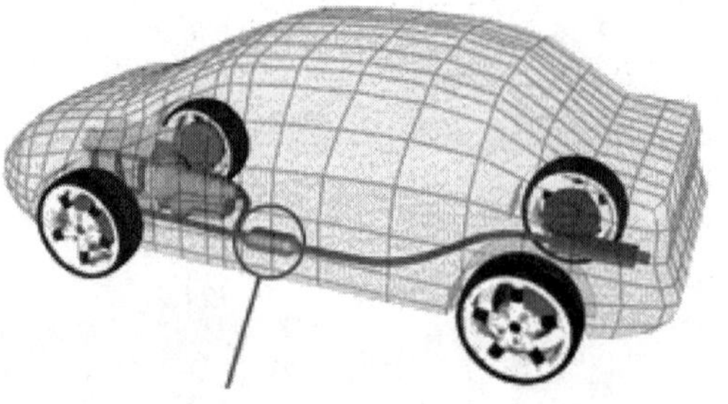

그림 2-12. 가솔린자동차에서 삼원촉매장치의 위치

(4) 규제 및 관리

① 저공해차 및 무공해차의 개발

- 기존차 NMOG (non-methane organic gas : 산소함유 탄화수소를 포함한 비메탄유기가스) : 0.242~0.155 g/km
- 잠정 저공해차 (transient low emission vehicle, TLEV) NMOG : 0.078 g/km
- 저공해차 (low emission vehicle, LEV) NMOG : 0.047 g/km
- 초저공해차 (ultra-low emission vehicle, ULEV) NMOG : 0.025 g/km
- 무공해차 (zero emission vehicle, ZEV) NMOG : 0.000 g/km

② 대체연료 자동차의 개발

- 전기자동차 · 메탄올자동차 · 수소자동차 · 천연가스자동차 · 하이브리드(hybrid)자동차 등이 있으며, 각각의 특성은 표 2-12에서 보는 바와 같다.
- 천연가스 자동차 (natural gas vehicle, NGV)
  - 70~90%의 메탄, 10~20%의 에탄, 2~8%의 프로판으로 구성
  - 배출가스 중의 황산화물은 거의 배출되지 않고, 질소산화물이나 탄화수소의 발생량은 현저히 낮다.

표 2-12. 대체연료 또는 저공해 자동차들의 환경특성 비교

자동차 종류	배기청정성	석유대체성	저CO2성	저연비성	저소음성
전기자동차	◎	○	◎	◎	◎
하이브리드자동차	○	—	○	○	○
천연가스자동차	○	◎	○	□	□
메탄올자동차	○	◎	□	□	□
수소자동차	◎	△	△	□	□

비고 : 매우 우수 ◎, 우수 ○, 보통 □, 열악 △

③ 자동차의 제작과 운행에 따른 배출가스 관리 및 감소

— 제작단계에서 배출가스 저감기술 적용

— 운행차의 배출가스에 대한 정기적인 점검과 수리

④ 대기질 향상을 위한 대책

— 자동차 오염물질에 대한 배출총량규제정책의 도입

— 오존경보제 및 대기오염예보제

— 대중교통의 이용 활성화와 지하철 건설

— 대체연료 · 청정연료의 개발로 저공해 · 무공해 자동차 생산

7) 광역 대기오염

(1) 산성비 (acid rain)

① 산성비의 정의

산성비는 빗물의 pH가 5.6 보다 낮게 되는 경우를 말하는데 이것은 자연상태의 대기중에 존재하는 CO_2가 빗방울에 흡수되었을 때 나타내는 pH를 기준으로 한 것이다. 그림 2-13은 자연계에 존재하는 수용액의 pH를 나타낸 것이다. 순수한 물의 pH는 7.0으로 중성이 되며, 이보다 크면 알칼리성이라 하고 작으면 산성이라고 한다.

오염되지 않은 자연상태의 빗물은 순수한 물보다 낮은 pH값을 나타내는데 이것은 대기중에 존재하는 CO_2가 빗방울에 녹아 약산성을 나타내기 때문이다. 그러나 오염되지 않는 빗물의 pH 기준으로 5.6을 삼는데 대하여 여러가지 이견이 제시되고 있다. 즉, 오염되지 않은 자연상태의 빗물이라 하더라도 대기 중에 존재하는 자연발생원의 산성가스나 알칼리성의 토양입자 또는 NH_3 가스에 의해 pH가 5.6보다 낮거나 높을 수도 있기 때문이다. 미국의 경우 동부지역의 **삼림지역에서 빗물의 pH를 측정한 결과 연평균 pH가 5.0으로 밝혀졌는데, 이를 산성비의 평가기준으로 사용하고 있다.**

pH는 빗물의 산성도 측정시 유용한 척도로 사용되고 있지만, 대수값으로 표현되기 때문에 빗물의 산성도 차이를 선형적으로 나타낼 수 없다. 예를 들면 pH 6.0의 빗물은 pH 5.0인 경우보다 pH로는 1의 차이를 나타내지만 수소이온의 농도로 산성도를 표현할 경우 그 차이는 10배가 된다.

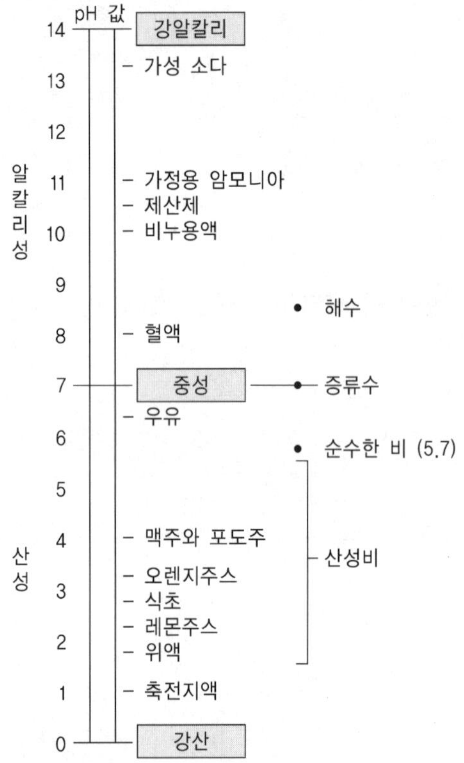

그림 2-13. 여러 가지 용액의 pH

② 산성비의 원인물질

대기중에는 아황산가스(SO_2), 질소산화물(NO_x), 염화수소(HCl), 탄화수소(HC) 등의 유기화합물이 있으며 대기중의 빗방울에 흡수되어 황산(H_2SO_4), 질산(HNO_3), 염산(HCl) 및 유기산(organic acid) 등의 산성물질이 생성되어 빗물을 산성화시킨다. 지금까지의 연구결과 산성비의 **주요 원인물질은 빗물 중 황산(H_2SO_4)과 질산(HNO_3)**에 의한 것으로 그 전구물질은 화석연료의 연소에 의한 황산화물(SOx)과 질소산화물(NOx)이다.

전 지구적인 규모에서 SO_2의 약 70%는 북반구에서 배출된다. 또한 이러한 배출의 90% 이상은 인위적 기원에 기인한다. NO_x의 경우도 이와 비슷한 경향을 보인다. 그 대부분은 연소과정에서 생성되며, 이중 90~95%가 NO의 형태로 배출된다. 북아메리카, 유럽 및 아시아 지역에서의 SO_2의 배출량 분포는 그림 2-14와 같다. SO_2의 배출밀도가 특히 높은 곳은 유럽의 중북부, 북아메리카 동부, 동북아시아 지역인 것으로 나타났다. 표 2-13은 동북아시아 지역에서 인위적 발생원에 의한 SO_2와 NO_x의 배출량을 나타낸 것이다. 여기에서 SO_2의 약 90% 이상이 그리고 NO_x의 80% 이상이 중국에서 배출되는 것을 알 수 있다. 중국은 에너지소비량 중 석탄이 약 75% 이상을 점유하고 있으며 SO_2의 배출량도 5~10%씩 증가하고 있다. 그 발생지역은 주로 중국대륙의 서남부와 북동 해안지역에 집중되어 있다. 따라서 우리나라의 풍상측에 위치하고 있는 중국으로부터 다량의 산성물질유입이 예상된다.

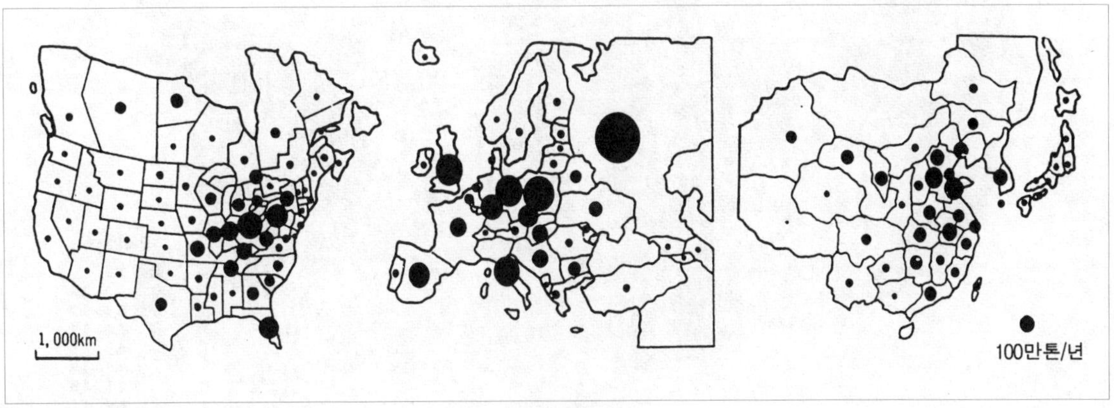

그림 2-14. 북미, 유럽, 아시아 지역에서 SO_2의 배출량 분포

표 2-13. 동북아시아 지역에서 1998년 인위적 발생원에 의한 SO_2와 NOx 배출량 (Hao et al., 2002; MOE, 2005)

국가	SO^2 ($\times 10^3$ ton S/년)	NOx ($\times 10^6$ ton N/년)	1차에너지소비량 ($\times 10^6$ ton 석유/년)	면적 ($\times 10^3$ km^2)	인구[1] ($\times 10^6$)
한국	1,146	1,083	131	99	45
중국	24,971	11,183	797	9,597	1,266
일본	851	1,631	462	378	126
아시아	39,180	–	2,678	31,764	3,634

[1] 인구는 1999년 자료

③ 산성비의 현황

유럽은 전역에 걸쳐 산성비 현상이 지속되고 있으며, 특히 유럽 중앙부로부터 북부에 걸쳐 pH 4.5 이하의 지역이 넓게 분포하고 있다. 북미대륙의 경우 미국 동북부와 캐나다 남동부 일대에서 매년 지속적으로 산성비가 내리는 것으로 나타났다. 그림 2-15는 2003년 미국에서 측정한 빗물의 pH 분포를 나타낸 것이다.

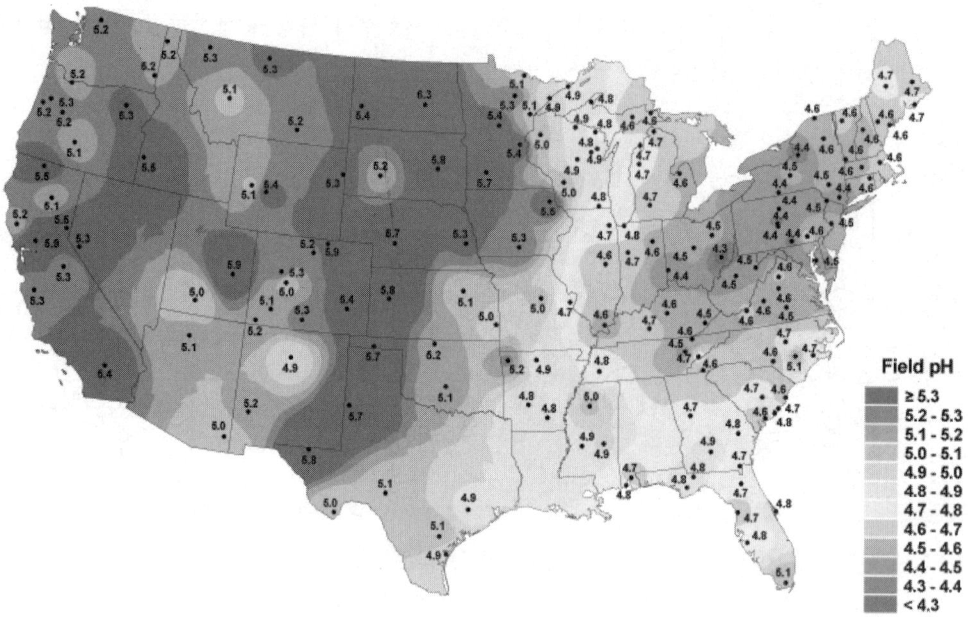

그림 2-15. 북미대륙에서 빗물의 pH 분포 (2003년 기준)

중국에서 측정한 빗물의 pH 빈도는 그림 2-16과 같다. 여기에서 pH 분포는 이산형으로 강산성의 비에서부터 알칼리성의 비까지 내리고 있음을 의미한다. 중국에서는 산성비 지역의 90% 이상이 진령산맥(秦嶺山脈) 이남에 있는데, 특히 사천성(四川省)의 중경(重慶), 귀주성(貴州省)의 귀양(貴陽) 등의 **남서부 지역을 중심**으로 확대되고 있다. 진령산맥 북부지역에서는 알칼리성의 비가 내리고 있는데, 이것은 중국대륙에서 발생하는 황사 등의 토양입자의 영향을 받기 때문이다.

일본은 대기오염물질의 배출량에 대한 엄격한 규제강화와 비교적 높은 토양의 산중화능(酸中和能) 때문에 산성강하물의 경우 심각한 환경문제로 인식되지 않았으나, 1985년에 일본 삼나무의 쇠락(衰落) 현상이 일부지역에 나타나기 시작하면서 산성비에 대한 관심이 점차 증가하게 되었다. 그림 2-17은 1995년부터 1997년까지 일본에 내린 빗물의 pH 분포를 나타낸 것이다. 연평균 pH는 약 4.5~5.8이었다. 또한 2000년과 2001년에 측정한 빗물의 평균 pH는 약 4.7을 기록하였다.

우리나라 주요 대도시 지역에서 내린 빗물의 연평균 pH는 그림 2-18과 같다. 여기에서 연평균 pH는 약 5.0~6.0이었으며, 1998년에는 모든 지역에서 pH가 낮아지는 경향을 보이는데 이는 pH의 연평균산출방법의 차이에 기인한 것으로 보인다. 즉, 1997년까지는 pH의 대표값 산출이 강수량을 고려하지 않은 단순산술평균치로 이루어졌으나 그 이후에는 강수량을 고려한 가중평균치로 산출되었다. 최근에는 인위적인 오염발생원이 없는 농촌지역인 충북 웅천이 4.8, 제주도 고산이 5.1로 나타나 빗물의 산성화가 심각한 수준임을 알 수 있다.

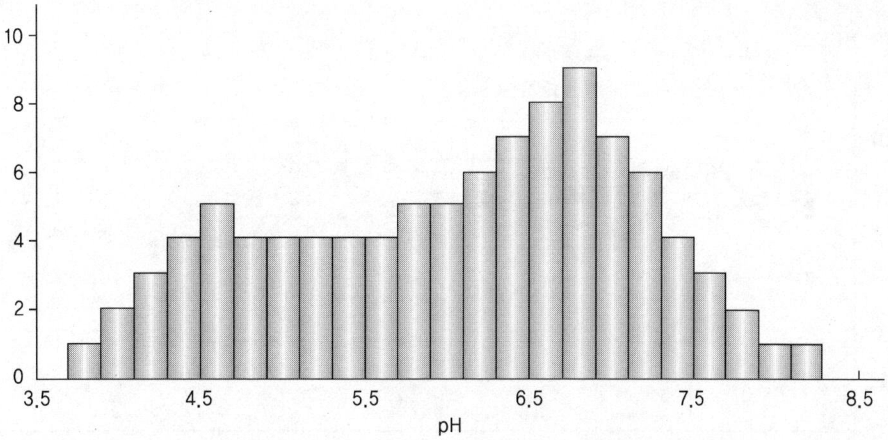

그림 2-16. 중국에서 빗물의 pH 발생빈도

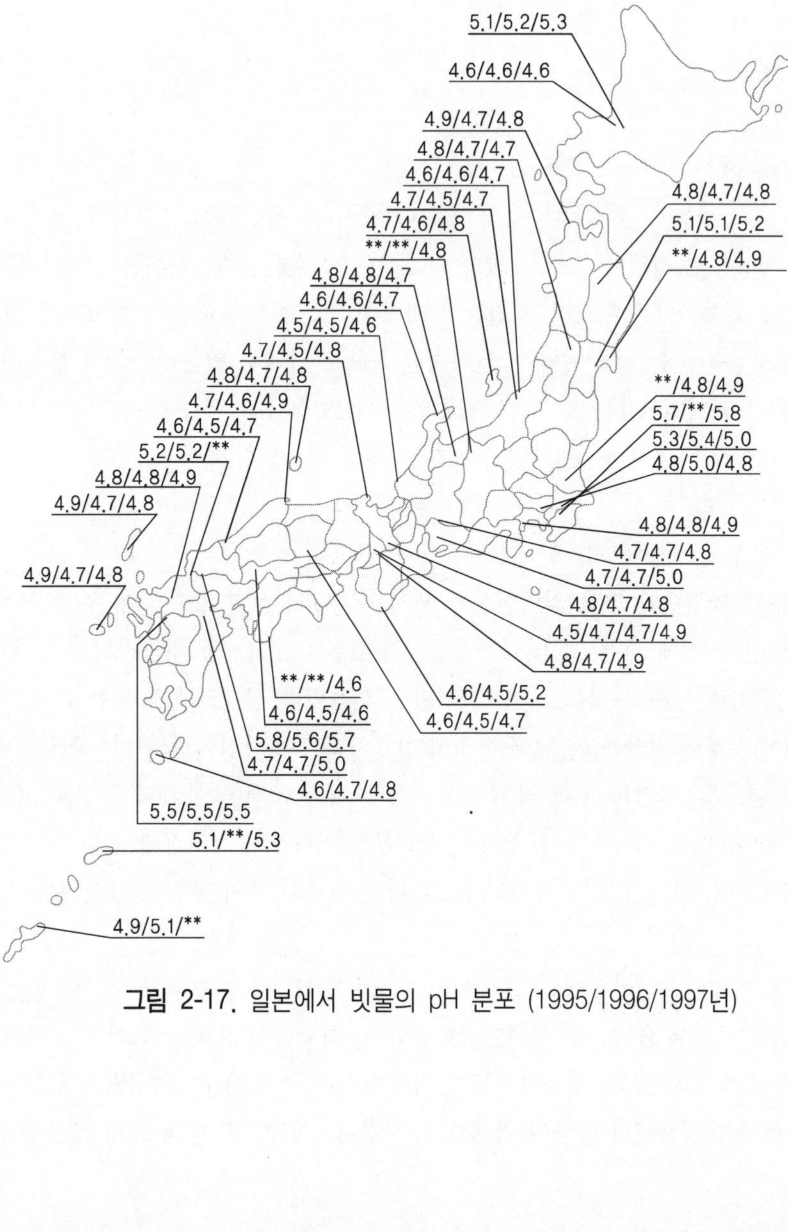

그림 2-17. 일본에서 빗물의 pH 분포 (1995/1996/1997년)

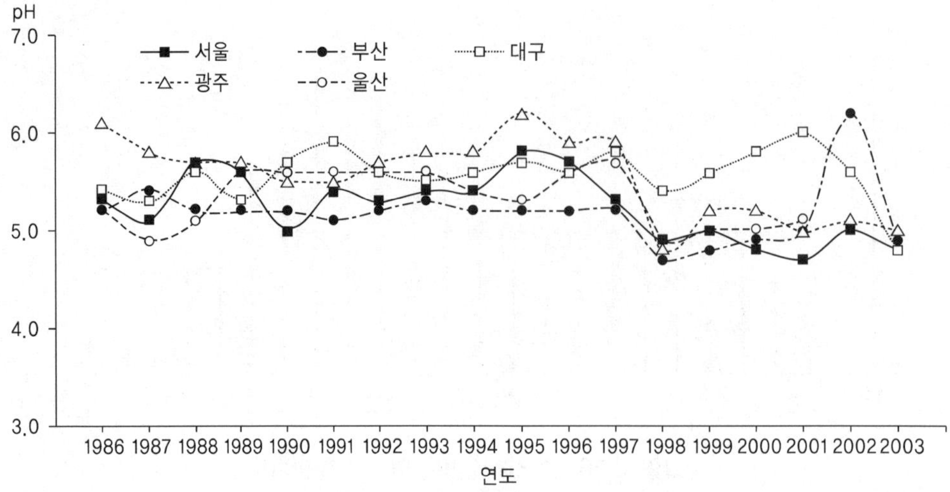

그림 2-18. 우리나라 주요도시에서 빗물의 연간 pH 변화 (환경부, 2003)

④ 산성비의 영향

– 수중생태계에 미치는 영향

산성비의 영향을 가장 크게 받는 곳은 지표수로써 호수나 강이다. 산성비는 물고기의 먹이가 되는 플랑크톤에 피해를 주어 **먹이사슬에 이상을 초래**하며 물고기 알의 부화에도 장애를 준다. 치어는 산에 민감해 생장이 불량해지고 심하면 기형이 되기도 하며, 어패류 또한 직접적인 피해를 입는다. 이 때문에 **물고기가 없는 죽음의 호수**가 만들어지고 있다. 어류가 영향을 받는 것은 수중의 **알루미늄** 등으로 알려져 있는데, pH가 낮은 호수일수록 알루미늄의 농도가 높아 그 피해가 커지게 된다. 물 속에 용해된 알루미늄이나 중금속이 증가하면 미생물이나 무척추동물, 물고기 등을 통한 먹이사슬로 조류나 포유동물에게도 영향이 나타난다.

– 삼림 · 농작물 등의 식물과 토양에 미치는 영향

산림을 구성하는 **침엽수와 활엽수의 고사 쇠퇴현상**이 세계 각지에서 보고되고 있다. 이것은 아황산가스에 의한 고사, 황산이나 질산 등의 산(acid)에 의한 고사, 수목성장에 중요한 Ca, Mg 등 영양소의 공급 불균형에 의한 고사 등으로 산성비에 의한 산림피해가 주된 것으로 알려져 있다. 산성비나 산성안개에 의한 가시적 피해는 빗방울이 머무르기 쉬운 식물의 잎이나 꽃에 발생하고, 잎에는 백색이나 황갈색의 반점이 생기며, 꽃에는 탈색한 백색반점이 나타난다. 이러한 현상을 클로로시스(chlorosis)라고 하며, 심할 경우 조직이 붕괴되고 검게 고사되는 네크로시스(necrosis)가 발생하기도 한다. 또한 엽록소를 감소시켜 광합성을 저해하여 생장장애를 일으키고, 잎눈 · 꽃눈을 자극하여 발아나 개화가 지연되며, 잎이나 꽃이 작아진다. 그 밖에 병충해 등의 나쁜 생육환경에 대한 내성이 떨어져 피해를 입기도 한다.

산성비가 내리면 토양 중의 Ca^{2+}, Mg^{2+}, Na^{+}, K^{+} 등이 수소이온(H^{+})과 치환되기 때문에 이들 영양분이 용탈되어 토양이 산성화된다. 또한 토양에 H^{+}이 증가하면 점토중의 Al 화합물이 분해되어 Al^{3+}이 생기게 되는데 이것은 식물의 생육불량의 원인으로 알려져 있고, 뿌리의 세포분열이나 Ca나 P의 흡수나 흐름을 저해한다. **토양이 산성화되면 낙엽의 부식화에 관여하는 세균류의 활동이 억제되고, 지렁이 · 땅강아지 등의 토양 생물이 살 수 없는 환경이**

되므로 자연적인 토양 개량이 억제된다. 결과적으로 이러한 현상은 농산물의 생산량 저하를 가져와 **인간의 식량문제**를 초래한다.

– 건축물과 미술품 등에 미치는 영향

산성비는 **건물, 교량 및 구조물 등을 부식시키고, 지표수와 지하수를 산성화시켜 지하구조물까지 부식**시킨다. 특히, 대리석(大理石)이나 석회암(石灰岩)으로 지어진 건물에 피해가 크고, 자연적인 풍화와 부식을 가속화시키며, 사암(砂岩)이나 화강암(花崗岩)으로 지어진 건물은 표면이 검게 변하기도 한다. 건축물과 미술품 등은 부식이나 변색으로 **경제적인 손실뿐만 아니라 역사적 · 문화적 유산이라는 점에서도 그 피해는 매우 심각**하다고 볼 수 있다.

– 인간에게 미치는 영향

눈의 점막을 상하게 하거나 머리를 탈색시킬 수 있으며, **대기 중의 황산이나 질산입자는 호흡기 질환**을 일으킬 수 있다. 1950년대의 런던스모그 사건 때에는 많은 사망자가 나왔는데, 안개가 끼여 있는 상태에서 생성된 황산미스트가 직접 영향을 주었기 때문이다. 수중의 **중금속 물질은** 우리가 마시는 **음료수중에 용출**되거나 먹이사슬에 의해 **인간의 체내에 축적되어 중금속 중독**과 같은 만성적인 영향을 줄 수 있다.

(2) 오존층 고갈

① 오존층의 정의

오존은 대기 중에 미량 존재하는 가스성분으로 오존전량을 지상의 1기압으로 압축시켜 높이로 환산하면 약 3 mm에 불과하지만, 그림 2-19에서 보는 바와 같이 약 90% 이상이 고도 10~50 km 범위의 성층권에 존재한다. **성층권의 중 · 하층부인 고도 15~35 km 범위에 대부분의 오존이 존재하는 대기층**이 있는데 이것을 **오존층**(ozone layer)이라 한다. 오존 농도의 고도분포는 다른 대기가스 성분과의 혼합비로 표현하면 지상 약 35 km의 고도에서 평균 약 10 ppm의 최대농도를 나타내지만, **단위체적당 대기중에 포함된 오존의 분자수**(molecules/cm^3)**로 표현할 경우 약 25 km에서 가장 높은 농도**를 나타낸다.

지표로부터 약 10 km 이내의 **대류권**에는 나머지 10%의 **오존**이 존재하고 있는데, 고농도로 존재할 경우 눈이나 코 등의 점막 부위가 **자극을 받아 따끔거리고, 기도수축으로 숨쉬기가 불편해진다. 심할 경우 폐기능 저하를 가져오는 등 인체에 피해를 주고, 농작물의 수확량도 감소된다.**

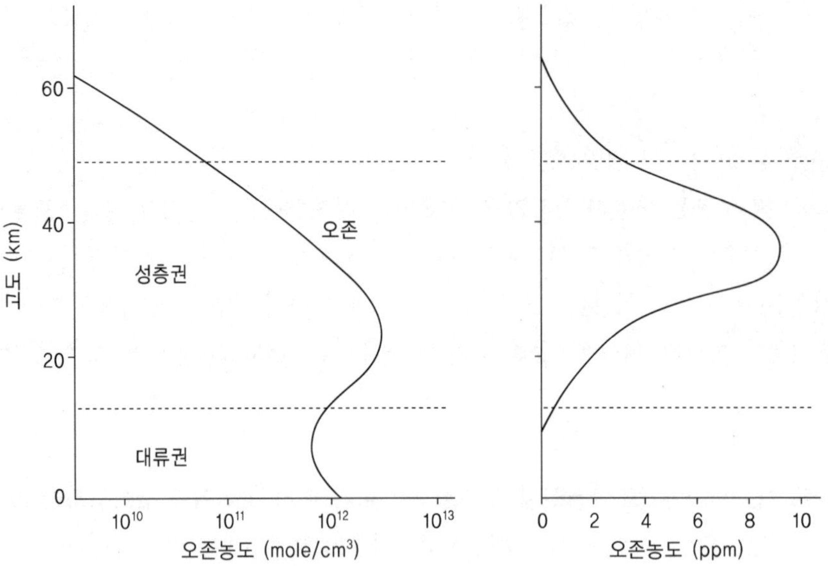

그림 2-19. 고도에 따른 오존분포 (UNEP, 1987)

② 오존층의 생성과 역할

성층권 영역의 산소분자는 240 nm 이하의 자외선(UV-C)을 흡수하여 (1)식과 같이 산소원자(O)를 생성하고 이것은 다시 주위의 산소분자와 결합하여 오존분자를 생성한다. 이 반응은 발열반응으로 성층권의 열원(熱源)이 되고 있다.

$$O_2 + UV\ (\lambda < 240\ nm) \longrightarrow 2O \quad (1)$$

$$O + O_2 \longrightarrow O_3 + \text{열} \quad (2)$$

생성된 오존은 UV-B를 흡수하여 (3)식과 같이 산소분자와 산소원자로 분해되고, 산소원자는 다시 (4)식과 같은 오존의 분해반응을 일으킨다.

$$O_3 + UV\ (\lambda < 320\ nm) \longrightarrow O_2 + O \quad (3)$$

$$O + O_3 \longrightarrow 2O_2 \quad (4)$$

따라서 자연상태의 성층권 영역에는 오존의 생성 및 분해반응에 의하여 일정한 수준의 오존량이 평형을 이루게 되고, 다른 대기권 영역에 비해 오존 농도가 높은 오존층이 생성된다.

일반적으로 자외선은 파장이 짧을수록 생물에 대한 유해작용이 커지는데 단파장인 UV-C는 대기 중의 산소와 오존분자에 흡수되어 지표면에 도달하지 않는다. 중파장 자외선(UV-B)의 경우 오존분자에 의해서 부분적으로 흡수되고 나머지는 지표면에 도달한다. 그러나 성층권의 오존층 파괴시 지표면에 도달하는 UV-B양이 상대적으로 증가하게 된다. 장파장의 UV-A는 대기 중의 가스성분에 의해 거의 흡수되지 않아 지표면에 도달하는데 생물학적인 측면에서 UV-C와 UV-B에 비해 비교적 유해하지 않는 것으로 알려져 있다. 이것은 피부를 자극하여 멜라닌 색소을 생성하고 UV-B의 유해작용으로부터 피부세포를 보호하는 역할을 한다.

결과적으로 **성층권의 오존층**은 **태양광선으로부터 복사되는 유해한 자외선(UV-B)이 지표면에 도달하기 전에 차단하는 자연적인 햇빛가리개(sunscreen) 역할**을 하여 **지구상의 생물을 보호하고 지구의 온도를 적절하게 조절해주는 역할**을 한다. 지표면의 자외선 조사량은 지리적인 위치에 따라 그리고 기상 및 환경조건에 따라 다르지만, 계절적으로는 여름철에 그리고 하루를 기준으로는 정오 전후가 많은 것으로 알려져 있다.

③ 오존층 파괴의 영향

성층권의 오존 농도가 감소하면 지표면에 도달하는 UV－B가 많아지게 된다. 오존전량이 1% 감소할 때 UV-B는 약 2% 증가하는 것으로 알려져 있다. **자외선의 증가는 피부의 노화를 촉진하고 피부암의 발생률을 증가**시킨다. 오존층이 얇은 적도에 가까운 지역일수록 자외선이 강하여 피부암 발생률이 높아진다. 자외선이 1% 증가하면 **피부암**은 5% 정도, **백내장**은 1% 증가하는 것으로 추정되고 있다. **이외에도 자외선 각막염, 결막염, 망막장해 등 햇빛과 관련된 질병이 증가하고 인간의 면역기능이 저하된다.** 또한 자외선의 조사량이 증가하면 플라스틱, 고무제품 등의 고분자화합물은 수명이 단축되고, 광화학스모그의 발생빈도가 증가하는 등 간접적인 피해도 커지게 된다. 식물은 생육장애를 일으켜 농산물의 수확량에 영향을 주기 때문에 인간의 식량문제에 중대한 영향을 초래한다. 더 나아가 자외선은 수중의 식물 및 동물 플랑크톤에 영향을 주어 **자연생태계의 흐름을 파괴함으로써 지구상의 모든 생명체에 막대한 피해**를 주게 된다.

④ 오존층 파괴 메커니즘

자연상태의 성층권에서는 자외선에 의하여 오존의 생성 및 분해반응이 일어나지만, 이것은 대기 중에 다른 미량의 가스성분이 존재하지 않는다고 가정했을 때의 반응이다. 실제로 대기 중에는 1~10 ppb 수준인 미량의 가스성분들이 오존의 분해반응에 관여하게 된다.

미량의 가스성분을 X라고 하면 이것은 다음 식과 같이 오존과 반응하여 산화물 XO를 생성하고, 이 XO는 산소원자와 반응하여 다시 X로 된다. 여기에서 X는 소모되지 않고 계속해서 오존을 파괴하는 촉매(觸媒)작용을 하는데, 이러한 반응과정을 **촉매반응싸이클**(catalytic reaction cycle)이라고 한다.

$$X + O_3 \longrightarrow XO + O_2 \tag{5}$$

$$XO + O \longrightarrow X + O_2 \tag{6}$$

촉매작용을 하는 물질은 H, OH, NO, Cl, Br 라디칼(radical, 活性種) 등이 있다. 이들 라디칼에 의해 오존이 파괴되는 촉매반응싸이클은 표 2-14에서 보는 바와 같다. 여기에서 중요한 사실은 이들 물질이 오존과 반응한 후 다시 생성되어 연쇄적으로 오존을 파괴한다는 것이다. 따라서 하나의 촉매분자는 수천에서 수십만의 오존분자를 파괴하는 것으로 추정되며, 이 때문에 ppb 수준의 미량가스성분들이 1000배 이상인 오존농도에 영향을 미칠 수 있다. 표 2-15는 이들 라디칼의 원인물질과 생성반응을 나타낸 것이다. 여기에서 Cl, ClO 및 Br 라디칼은 대기 중에 배출된 Cl나 Br 화합물에 의해 발생한다. 이들 물질은 대류권에서 쉽게 분해되지 않기 때문에 성층권으로 이동된 후 오존을 파괴하는 촉매물질이 된다. NO 라디칼은 주로 지표면의 미생물 활동에 의해 생성된 N_2O에 의해 그리고 OH 라디칼은 메탄(CH_4)과 수증기(H_2O)로부터 생성된다.

표 2-14. 오존을 파괴하는 촉매반응싸이클

자유라디칼	촉매반응싸이클
Cl·	$Cl\cdot + O_3 \longrightarrow ClO\cdot + O_2$ $ClO\cdot + O \longrightarrow Cl\cdot + O_2$
Br·	$Br\cdot + O_3 \longrightarrow BrO\cdot + O_2$ $BrO\cdot + O \longrightarrow Br\cdot + O_2$
OH·	$OH\cdot + O_3 \longrightarrow HOO\cdot + O_2$ $HOO\cdot + O \longrightarrow OH\cdot + O_2$
NO·	$NO\cdot + O_3 \longrightarrow NO_2\cdot + O_2$ $NO_2\cdot + O \longrightarrow NO\cdot + O_2$

표 2-15. 오존을 파괴하는 자유라디칼의 주요원인물질과 생성반응

주요 원인물질	생성반응
Cl나 Br 화합물	$CFCs + UV \longrightarrow Cl\cdot + ?$ $Halons + UV \longrightarrow Br\cdot + ?$
N_2O	$N_2O + O \longrightarrow 2NO\cdot$ $NO\cdot + O_3 \longrightarrow NO_2\cdot + O_2$ $NO_2\cdot + O \longrightarrow NO + O_2$
CH_4	$CH_4 + O \longrightarrow OH\cdot + CH_3\cdot$ $CH_4 + OH\cdot \longrightarrow CH_3\cdot + H_2O$ $H_2O + O \longrightarrow 2OH\cdot$

⑤ 오존층 파괴물질

오존층 파괴의 주요원인물질은 프레온가스(CFCs)와 할론가스(halons)로 알려져 있다. 이들 물질에 대한 세부적인 내용은 표 2-16에서 보는 바와 같다. 여기에서 ODP(ozone depletion potential)는 CFCs나 할론가스 등이 오존층 파괴에 미치는 영향을 비교하기 위한 지표로, CFC-11(삼염화불화탄소, $CFCl_3$)을 기준으로 했을 때 오존파괴능을 나타낸 것이다.

프레온가스는 **1~2개의 탄소에 염소와 불소 그리고 경우에 따라서는 수소가 결합된 화합물군**을 말하지만 **정식명칭은 ChloroFluoroCarbons(염화불화탄소화합물, CFCs)**이다. 프레온가스는 1928년에 미국의 제너럴 모터스사(GM)의 밋지리(T. Midgely)에 의해 냉장고의 냉매(冷媒)로 사용되었던 암모니아의 대체물질로서 개발되었다. 초기에 냉장고의 냉매로 사용된 암모니아는 독성이 강해 인체에 해롭기 때문에 그 대체물질로 CFC-12(dichlorodifluoromethane,

CCl_2F_2)라는 물질이 개발되었으며, 듀퐁(DuPont)사에서 프레온(Freon)이라는 상품명으로 제조·판매되었다. 그 후 다른 종류의 프레온가스들이 개발되었으며 **냉장고나 에어콘 등의 냉매, 스티로폴 등을 만들 때 사용되는 발포제(發泡劑), 반도체나 정밀기계부품의 세정제(洗淨劑), 드라이크리닝 용제, 스프레이 제품의 분사제(噴射劑) 등에 사용되었다.**

이것은 비활성으로 열과 화학약품에 매우 안정하고 무색·무취·무독성의 물질로 인체에 안전하며, 표면장력이 작아 좁은 틈새에도 침투하는 등 매우 뛰어난 성질을 가지고 있다. 그러나 대기 중에 배출된 CFCs는 매우 안정하기 때문에 대류권에서 거의 분해되지 않고 전지구상에 축적되어 있다가 성층권으로 서서히 이동해 가지만 그 양은 대기 중에 머물고 있는 양의 극히 일부분에 해당된다. 이 때문에 CFCs의 평균 수명이 약 400~500년까지 가는 경우도 있다.

할론가스도 규제대상이 되고 있다. 이것은 성층권의 오존을 파괴하는 브롬원자(Br)를 함유하고 있으며, 불연성 때문에 소화기의 소화제로 많이 사용되고 있다. 사염화탄소(CCl_4)와 메틸클로로포름($C_2H_3Cl_3$) 등도 오존층 파괴능력을 갖고 있어 규제대상이 되고 있다. 사염화탄소는 프레온가스나 합성고무 생산의 원료로서 사용되고, 메틸클로로포름은 각종 산업용 세정제로 사용되고 있다.

표 2-16. 주요 오존층 파괴물질의 용도, 평균수명 및 ODP

물질명	화학식	주요 용도	평균수명	ODP*
CFC−11	$CFCl_3$	세정제, 발포제, 냉매, 분사제	60	1.0
CFC−12	CF_2Cl_2	발포제, 냉매, 분사제	120	1.0
CFC−113	$C_2F_3Cl_3$	세정제, 냉매, 분사제	90	0.8
CFC−114	$C_2F_4Cl_2$	발포제, 냉매, 분사제	200	1.0
CFC−115	C_2F_5Cl	분사제	400	0.6
CFC−22	CHF_2Cl	발포제, 냉매, 분사제, 소화제	15.3	0.05
CFC−123	$C_2HF_3Cl_2$	세정제, 발포제, 냉매, 분사제	1.6	0.01
CFC−124	C_2HF_4Cl	냉매, 분사제	6.6	0.02
CFC−141b	$C_2H_3FCl_2$	발포제, 냉매, 분사제	7.8	0.09
CFC−142b	$C_2H_3F_2Cl$	발포제, 냉매, 분사제	19.1	0.06
Halon−1211	CF_2BrCl	소화제		3.0
Halon−1301	CF_3Br	냉매, 소화제		10.0
Halon−2402	$C_2Br_2F_4$	소화제		6.0
사염화탄소	CCl_4	프레온 가스, 합성고무 제조	50	1.2
메틸클로로포름	$C_2H_3Cl_3$	세정제	6.3	0.14

* ODP : CFC−11을 기준으로 했을 때 오존파괴능 (ozone depletion potential)

⑥ CFCs와 할론가스에 의한 오존층 파괴

오존층 파괴가 문제가 된 것은 1970년대부터이다. **1974년** 미국 캘리포니아 대학의 롤란드(F.S. Rowland)와 몰리나(M.J. Molina)가 CFCs에 의한 **오존층 파괴 가능성을 경고**하였다(Molina and Rowland, 1974).

대기중에 배출된 CFCs는 그 화학적 안정성 때문에 대기 중에서 거의 분해되지 않고 대류권내에 축적된다. 대류권에서 증가한 CFCs는 대기의 흐름 또는 확산에 의하여 서서히 성층권의 대기층까지 이동하게 된다. CFCs가 성층권에 도달하면 자외선에 의해 분해되고, Cl 라디칼인 염소원자가 방출된다. 이 염소원자는 Cl 라디칼의 촉매반응사이클에 의해 성층권의 오존층을 파괴하게 된다. 이 반응에서 생성된 ClO 라다칼(일산화염소, chlorine monoxide)은 산소원자와 반응하여 산소분자를 생성하면서 다시 염소원자로 되돌아가기 때문에 수많은 오존을 연쇄적으로 파괴한다.

성층권에 도달한 할론가스도 자외선으로 분해되어 Br 원자를 생성하며, 이것이 촉매반응사이클에 의하여 성층권의 오존층을 파괴한다. 이외에도 염소를 함유하고 있는 사염화탄소, 메틸클로로포름 등의 가스상 물질도 성층권에서 염소원자를 내놓기 때문에 오존을 분해한다.

이와 같은 오존의 분해반응은 Cl 라디칼이 불활성화 형태로 될 때까지 계속된다. **현재 성층권내에 존재하는 염소 총량의 90% 이상이 오존을 파괴하지 않는 형태로 존재하기 때문에, 어떠한 작용에 의해서 이들 염소화합물로부터 염소원자가 쉽게 떨어져 나온다면 오존층 파괴는 더욱 심각하게 것이다.**

⑦ 남극의 오존홀(antartic ozone hole)과 생성원인

오존층파괴의 대표적인 사례로 남극의 오존홀이 지적되고 있다. 그러나 전세계 도처에서 오존층이 엷어지고 있는 현상은 지속적으로 관측되고 있다. 북반구의 오존층 파괴도 예상보다 훨씬 빠르게 진행되는 것으로 밝혀지고 있다. 최근 미국항공우주국의 인공위성 NIMBUS 7호의 TOMS(total ozone mapping spectrometer, 위성오존분포측정센서)로 관측한 자료를 재분석한 결과, 과거 12년 동안 북반구에서 6~8%의 오존이 감소한 것으로 나타났다. 특히, 미국 · 캐나다 · 북유럽 · 러시아 등 북위 50° 주변지역이 위험하다는 지적이지만 오존홀은 북위 20~50° 지역 어디서나 발생할 수 있다고 한다. 북극에서도 남극에 비해 미약하지만, 오존층이 감소하는 것으로 나타났다.

1957년부터 남극 오존층을 정기적으로 관측하고 있는 영국의 남극조사팀이 남극의 오존층파괴 현상을 보고하였다. 그림 2-20은 남극대륙의 핼리베이관측소(Halley Bay station) 상공에서 매년 10월에 측정한 오존전량의 평균치를 연도별로 나타낸 것이다. 여기에서, 오존전량은 점차 감소 추세를 보이는데, 특히 1970년대 중반부터 급격히 감소한 것으로 나타났다. 미국의 항공우주국(NASA)은 인공위성 님바스 7호의 TOMS 측정자료로부터 9월에서 11월 사이 남극 상공의 오존전량이 현저히 낮은 오존홀(ozone hole)의 존재를 확인하였다. 그림 2-21은 1980년대에 남극대륙 상공에서 매년 10월에 관측한 오존의 농도분포를 나타낸 것이다. 또한 극지역 상공에서 봄철 고도에 따른 오존 분포는 그림 2-22에서 보는 바와 같다. 남극의 경우 1992년부터 2001년까지의 매년 10월에 측정한 고도별 오존분압을 나타낸 것으로 고도 14~20km 사이의 상공에서 오존량이 현저하게 감소된 것으로 나타났다. 특히, 2001년 10월 2일에는 이 고도 범위의 오존은 완전히 파괴되어 오존층이 존재하지 않는 것으로 나타났다. 북극의 경우 여전히 오존층이 존재하는 것으로 나타났으나, 1996년 3월 30일에는 13km 상공에서 오존의 분압이 일상적인 평균치보다 낮은 것으로 나타났다.

남극의 오존홀은 일반적으로 오존의 농도가 가장 높은 성층권 저부에서 겨울철 남극 특유의 기상조건 때문에 발

생한다. 남극의 성층권은 겨울 내내 추운 상태를 유지하게 되는데, 그 결과 대기압도 떨어져 지구의 자전과 함께 극점을 중심으로 한 소용돌이(vortex) 형태의 대기흐름이 형성된다. 이러한 소용돌이 내에서 가스성분의 응축이 일어나게 되면, 결빙입자가 생성되는데 이것을 극성층운(polar stratospheric clouds, PSCs)이라고 한다. 이렇게 생성된 결빙입자(PSC ice)의 표면에는 그림 2-23에서와 같이 가스상의 HCl 분자가 부착되는데, 이때 불활성화 상태로 존재하는 가스상의 $ClONO_2$(chlorine nitrate, 질산염소)가 결빙입자의 HCl 분자와 반응하면 염소가스(Cl_2)가 생성된다. 즉, 성층권의 대기 중에 일시적으로 안정한 행태로 존재하는 HCl, HNO_3, $ClONO_2$ 등의 가스성분들이 **겨울철 남극 특유의 기상조건에 의해서 성층권 저부에 Cl_2, HOCl, $ClNO_2$ 등으로 축적되어 있다가 봄이 되면서 태양광선을 받게 되면 오존을 분해하는 Cl와 ClO 라디칼이 생성되어 오존을 분해한다.** 남극에서 봄철에 발생하는 오존홀은 여름이 되면 성층권의 대기층 온도가 올라가 오존홀 내의 대기와 주변공기와의 교환이 일어나기 때문에 오존홀은 사라지게 된다.

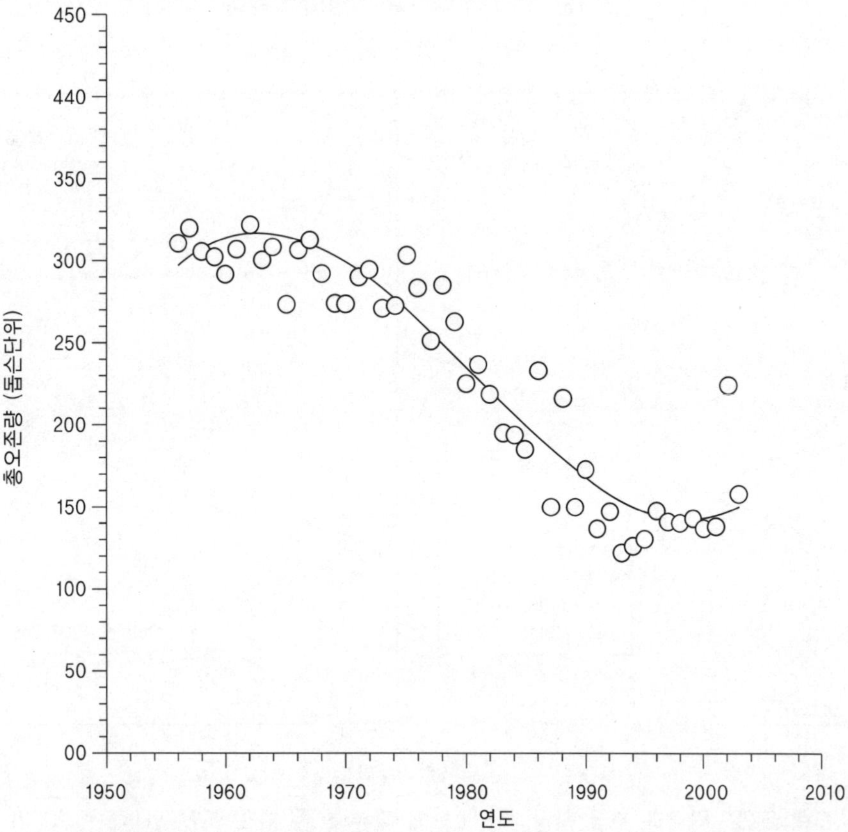

그림 2-20. 남극 핼리베이(Halley Bay) 관측소 상공에서 매년 10월의 오존량 변화
(British Antarctic Survey, 2005)

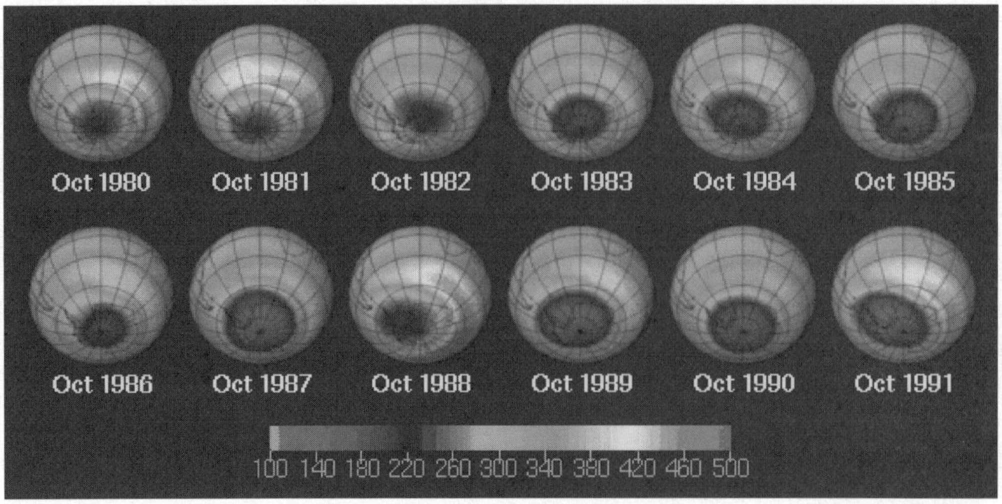

그림 2-21. 남극대륙 상공의 오존홀

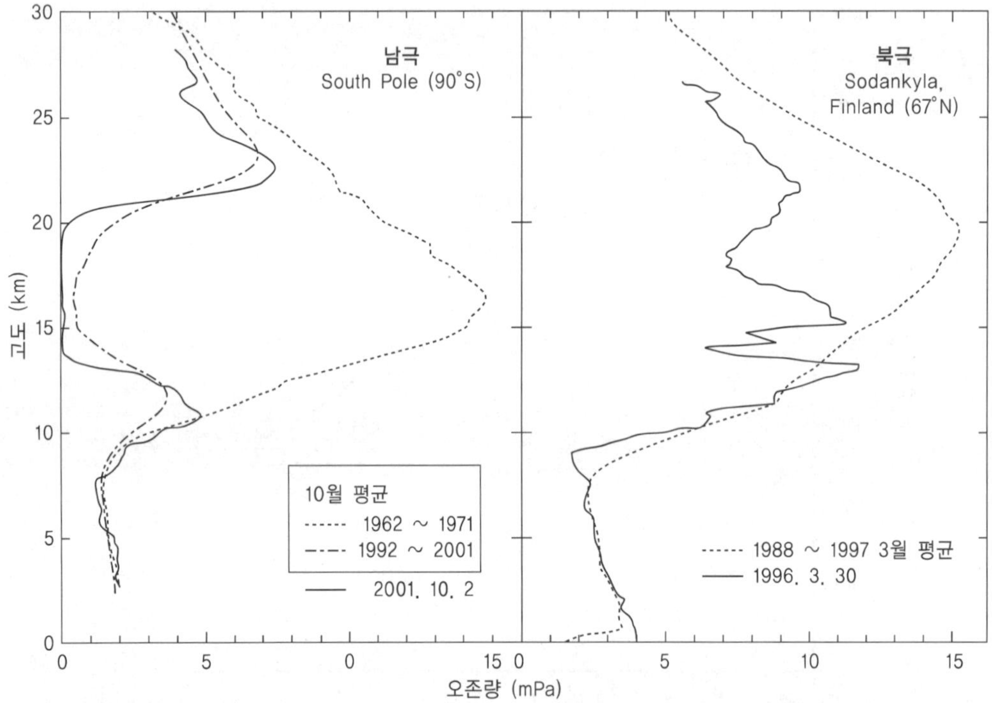

그림 2-22. 남극과 북극 상공에서 고도에 따른 오존 분포 (WMO/UNEP, 2002)

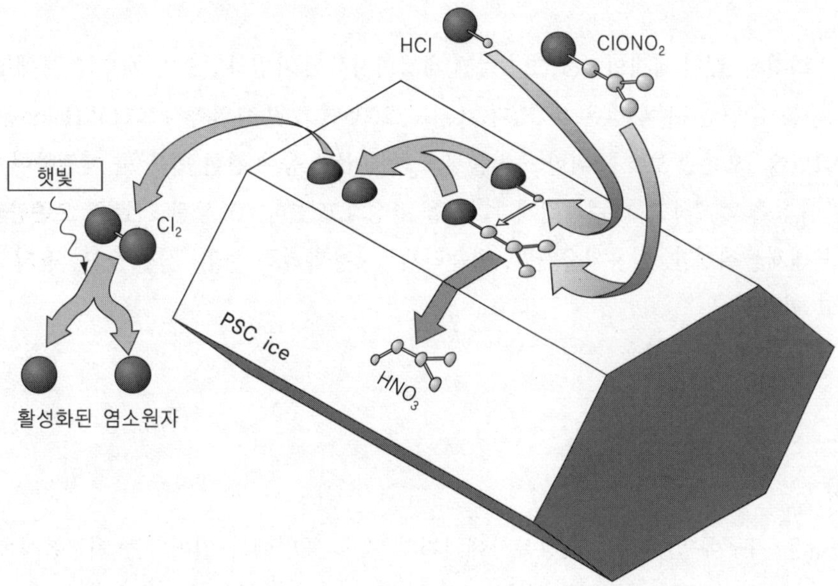

그림 2-23. 남극 상공의 얼음조각에서 염소 라디칼의 활성화 반응
(http://www.ems.psu.edu/~lno/Meteo437/index.html)

⑧ CFC의 대체물질

대체물질의 조건으로는 각각의 응용분야에 있어서 그 목적에 알맞은 충분한 물성을 지녀야 하고, 독성이 없으며, 가격이 적절해야 한다. 지금까지 CFC의 대체물질로는 HCFCs(수소염화불화탄소, hydrochlorofluorocarbons)와 HFCs(수소불화탄소, hydrofluorocarbons) 등이 개발되었다. 이들은 구성원소 중에 수소를 포함하고 있기 때문에 기존의 CFC와는 달리 분해가 비교적 쉽게 일어난다. 또한 HCFC의 오존층파괴능(ODP)은 규제대상 프레온가스의 1/10 이하이다. HFC는 염소 대신 수소가 포함되어 있기 때문에 오존층을 파괴하지 않는다. 또 다른 대체물질로는 PFC(과불화탄소, perfluorocarbon)가 있는데, 이것은 매우 강력한 결합력을 가진 안정된 화합물로써 성층권보다 더욱 고층에서 분해된다. 그러나 이들 대체물질의 경우에도 규제대상의 프레온가스보다는 약하지만, 지구온난화에 영향을 줄 있다. 또한 대류권에서 분해되어 생물에 대한 독성 피해를 일으킬 우려가 있다.

현재 HCFC는 규제물질로 규정되어 삭감 일정이 정해진 상태이며, HFC도 최근 국제적으로 규제의 필요성이 제기되고 있다. 따라서 오존층을 파괴하지 않고, 지구온난화에도 영향을 주지 않으면서 에너지 효율과 성능이 우수한 제3세대 대체냉매를 개발하려는 연구가 활발히 진행되고 있다.

⑨ 오존층 보호를 위한 국제협약

유엔환경계획(United Nations Environment Program, UNEP)은 1977년부터 세계기상기구(World Meteorological Organization, WMO) 등과 협조하여 오존층의 변화 동향 및 파급효과를 측정하여 왔다. **1985년 3월에는 비엔나 협약(Vienna Convention)을 채택**하여 **국제적 차원에서 오존층 보호**를 위한 기본골격을 마련하였고, 1987년 9월에는 **오존층 파괴물질의 생산 및 소비삭감**을 주요 내용으로 하는 **몬트리올 의정서(Montreol Protocol)를** 채택하였다. CFCs와 Halon 등이 선진국에서 전면 규제됨으로써 주요 논의대상은 HCFCs와 메틸브로마이드(CH_3Br) 등이 되었으며, 대상물질은 더욱 확대되고 있다.

현재 우리나라는 본 의정서, 런던 개정의정서, 코펜하겐 개정의정서에 가입하였으며 개도국 특례조항 적용국가로 분류되어 CFCs 감축의무를 10년간 유예 받은 바 있다 (CFC는 2005년 12월 31일까지 그리고 Halon은 2003 년 12월 31일까지 전폐). 또한 1991년에 "오존층 보호를 위한 특정물질의 제조 규제 등에 관한 법률"을 제정하여 1992년부터 규제물질의 제조 · 수입 · 판매 등을 억제하고, 대체물질개발기금을 조성하고 있다. 조성된 기금은 오존층파괴물질의 사용량 감축 및 전폐를 위한 대체물질개발, 이용기술개발, 배출억제 · 사용합리화 사업 등의 출연 · 융자 재원 및 각종 교육 홍보사업에 활용되고 있다.

(7) 지구온난화

① 지구의 열수지

지구의 온난화 현상은 지구에 입사되는 태양복사에너지와 지구 표면에서 일어나는 지구복사에너지의 흐름에 의한 지구의 열수지(heat balance)로부터 설명이 가능하다. 태양복사에너지는 가시광선을 중심으로 한 짧은 파장의 단파복사에너지가 지구대기로 유입된 반면, 지구는 적외부 영역의 장파복사에너지를 대기 중에 방출하게 된다.

그림 2-24는 지구에 입사되는 태양복사에너지량을 100으로 했을 때 지구에서의 에너지 흐름을 나타낸 것이다. 여기에서 유입되는 에너지와 방출되는 에너지의 총량은 같게 되는데 이러한 지구의 열수지에 의해 지구의 대기나 지표면은 거의 일정한 온도를 유지하게 된다. 그러나 지구로부터의 장파복사에 영향을 주는 대기 중의 가스 성분들이 변할 경우 지구의 열수지에 영향을 주어 기후변화를 초래하게 된다.

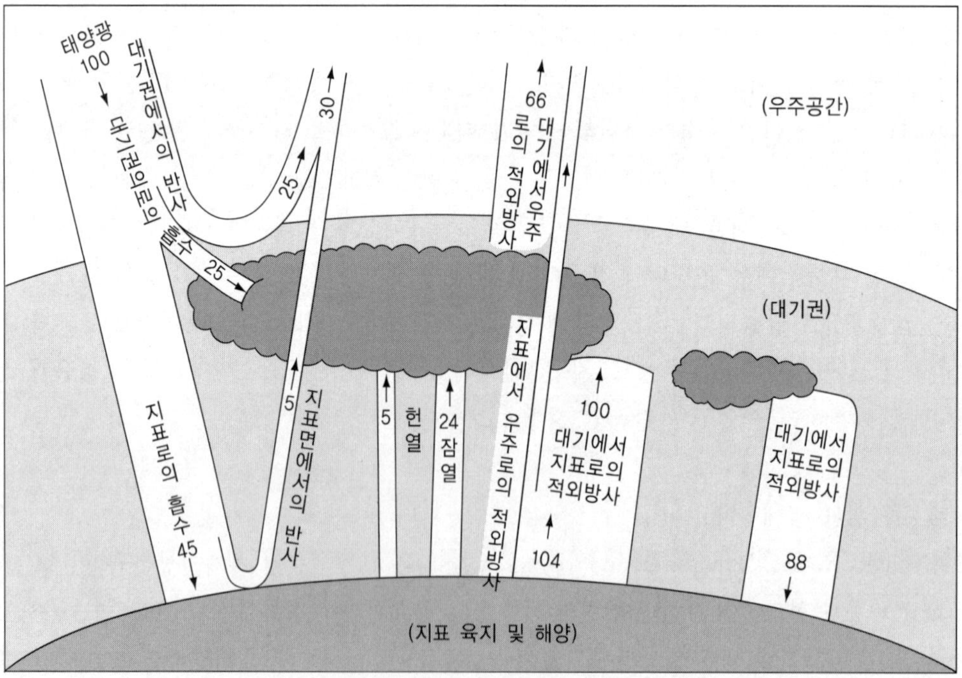

그림 2-24. 지구의 열수지

② 대기의 온실효과와 지구온난화

대기 중에 존재하는 가스성분 중 일부는 그림 2-25에서와 같이 태양의 단파복사와 지구의 장파복사에 대하여 고유한 흡수스펙트럼을 가진다. 태양복사는 파장이 0.15~4 ㎛인 단파장의 복사에너지를 방출하는데 이중에서 파장이 0.31 ㎛보다 작은 자외선은 대류권계면에 도달하기 전에 산소와 오존분자에 의해서 흡수된다. 그러나 0.4~0.8 ㎛의 가시광선 영역의 태양복사에너지는 거의 흡수되지 않기 때문에 대기층을 통과하게 된다. 반면에 지구에서는 파장이 4~50 ㎛인 적외선 영역의 장파복사에너지를 방출하게 되는데, 상당량이 **수증기(H_2O) · CO_2 · CH_4 · CFCs · O_3 · N_2O 등에 의해 흡수**된다. 이들 가스성분은 단파장의 태양복사는 투과시키고, 적외선 영역의 파장인 긴 지구복사에너지는 흡수하여 열이 대기권 밖으로 나가지 못하게 함으로써 보온 역할을 하게 된다. 이러한 현상은 온실에서 유리창이 태양복사에너지를 투과시켜 온실내부의 공기를 가열한 후 밖의 찬 공기와 격리시켜 온실내부를 따뜻하게 유지시키는 것과 비슷하여 **대기의 온실효과(greenhouse effect)**라 한다. 또한 지구에서 복사하는 장파복사에너지를 흡수하는 가스성분들을 온실가스(greenhouse gas)라 한다.

자연상태의 대기 중에는 온실가스가 포함되어 있어 지구의 기온을 일정한 수준으로 유지시켜 주기 때문에 인간과 동식물에게 살기 좋은 환경을 제공한다. 현재 전지구 표면의 평균 온도는 약 15℃이지만 자연상태의 수증기나 이산화탄소 등의 온실가스가 없다면 지구의 기온은 −19℃ 정도로 낮아지게 된다. 그러나 온실가스가 필요한 양 이상으로 존재하게 되면 지구표면에서 방출된 장파복사에너지가 과다하게 흡수되어 지구의 열수지에 변화가 일어난다. 즉, 자연적 온실효과에 의한 온도보다 지구의 온도가 상승하게 되는데 이를 "강화된 온실효과(enhanced greenhouse effect)"라 하며, 이로 인해 **지구가 더워지는 현상을 "지구온난화(global warming)" 현상이라고 한다.** 결과적으로 지구온난화란 산업혁명 이후 인간의 활동에 의해 대기 중으로 배출되는 온실가스들이 적절한 양 이상으로 존재하여 발생하는 지나친 온실효과를 의미한다.

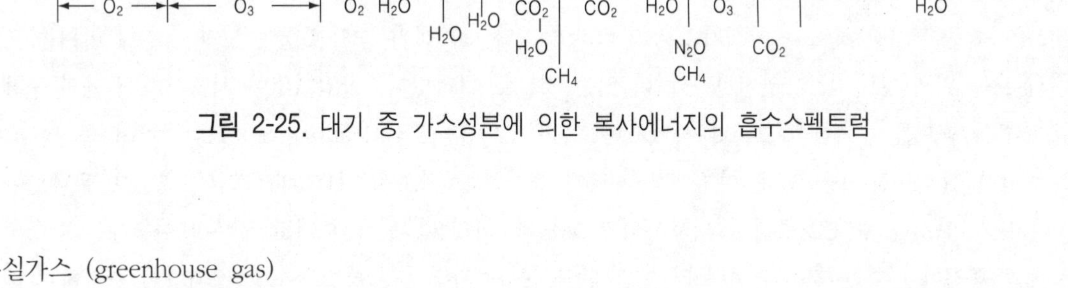

그림 2-25. 대기 중 가스성분에 의한 복사에너지의 흡수스펙트럼

③ 온실가스 (greenhouse gas)

대기 중의 온실가스는 이산화탄소(CO_2), 메탄(CH_4), 아산화질소(N_2O), 프레온가스(염화불화탄소 CFCs, 수소불화탄소 HFCs, 과불화탄소 PFCs, 육불화황 SF_6) 및 대류권의 오존(O_3) 등이 대표적이다. 수증기도 대기 중에 존재하면서 온실효과에 크게 기여하지만, 이것은 전세계적인 물의 순환을 감안할 때 해양 · 호수 · 식물의 증발산(蒸發散量)

에 의해 생성되고, 지구계(地球系)내에서 자체적으로 조절되기 때문에 지구온난화에 대한 온실가스로는 다루지 않고 있다. 기후변화협약관련 제3차 당사국총회(Conference of the Parties, COP)에서는 CO_2, CH_4, N_2O, HFCs, PFCs, SF_6 등을 6대 온실가스로 규정하였다.

각각의 온실가스에 대한 대기 중의 농도, 배출원, 지구온난화지수 등 그 세부적인 내용은 표 2-17에서 보는 바와 같다. 이들 가스들은 모두 주요 배출원이 인간의 활동과 밀접한 관계를 가지며, 대기중에서도 쉽게 제거되지 않고 장기간 체류하면서 증가하는 경향을 보이고 있다.

온실가스가 지구온난화에 기여하는 정도는 기후변화에 관한 정부간 협의회(Inter-governmental Panel on Climate Change, IPCC)가 제시한 지구온난화지수(global warming potential, GWP)를 통해 알 수 있다. 이것은 CO_2를 1로 보았을 때 CH_4 23, N_2O 296, CFC-11 4600, SF_6 22200이 된다. 즉, 동일한 농도로 존재할 경우 CH_4는 온실효과를 일으키는 잠재능력이 CO_2보다 23배 크며, SF_6은 22200배 크다고 볼 수 있다. 온실효과를 일으키는 잠재력이 다른 것은 각각의 화합물이 가지고 있는 구조상 열축적 능력에 차이가 있기 때문이다. 또한, 복사강제력(radiative forcing)은 어떤 한 온실가스 성분이 지구-대기 시스템에서 입사하고 방출되는 에너지의 균형을 변화시키는 영향의 정도를 반영한다. 이 값이 클수록 지구표면을 따뜻하게 한다.

이들 가스들의 배출원을 살펴보면, CO_2는 산업활동에 사용되는 석탄, 석유 및 천연가스 등의 화석연료 연소 및 추출, 처리, 수송과정에서 주로 발생되지만, 산림의 벌채 및 가공공정에서 산림에 흡수 저장된 것이 대기 중으로 방출되기도 한다. 인위적인 CO_2 배출량의 80~85%는 화석연료의 사용에 기인한다. 나머지 15~20%는 산림훼손 등 토지이용의 변화가 차지하는 것으로 알려져 있다. CH_4는 주로 농업, 축산, 생물체(biomass)의 분해, 폐기물 매립 및 처리, 석탄채굴 및 석유시추, 가스파이프의 누출 등에서 배출되는데, 인위적으로 배출되는 온실가스량이 약 15~20%를 차지한다. N_2O는 농업의 비료사용 및 산업활동에서 배출되며, 인간활동에 의한 것이 15% 정도이다.

대류권에 존재하는 O_3는 6대 온실가스에는 포함되지 않지만, 산업활동과 자동차 등의 인위적인 활동에서 나오는 질소산화물과 탄화수소가 대기 중의 광화학반응에 의해 생성되어 광화학스모그의 원인물질이 될 뿐만 아니라 장파 복사에너지를 흡수하는 온실가스로도 작용한다.

HFCs와 PFCs는 프레온가스의 대체물질로 개발되어 냉매, 소화기 및 폭발방지물, 분무액, 솔벤트 용제, 발포제 등에 사용되고 있다. 또한 SF_6은 가스차단기, 소화기 및 폭발방지물 등에 사용되고 있으며, 그 사용량은 세계적으로 증가하고 있다.

이상의 온실가스 중에서 CO_2의 경우 지구온난화지수는 낮지만, 규제 가능한 가스로 온실효과 기여도가 55% 이상을 차지하기 때문에 가장 중요한 온실가스로 인식되고 있다. 즉 대기 중의 CO_2 농도가 기후에 미치는 영향은 그림 2-26에서 보는 바와 같이 상호 밀접한 관련이 있는 것으로 나타났다. 산업혁명이 시작되기 전까지 수세기 동안 280 ppm 전후의 농도를 유지한 것으로 나타났으나, 하와이 마우나로아(Mauna Loa)와 남극에서 측정한 CO_2의 월평균 농도변화를 살펴보면, 1960년대 이후부터 빠르게 증가하는 것으로 나타났다(그림 2-27). 마우나로아 지역의 경우 CO_2 농도가 일정한 주기로 증감이 되풀이되고 있는데, 이것은 1년을 주기로 봄부터 여름에는 감소하고 가을부터 겨울에는 증가한데 따른 것이다. 봄부터 여름에는 식물의 광합성이 활발해 CO_2 소비량이 증가하여 대기 중의 농도는 감소한 반면, 가을과 겨울에는 식물의 CO_2 소비량이 감소해 대기 중의 농도는 증가하게 된다. 이에 반해 남극에서는 식물에 의한 광합성을 기대하기 어려워 1년을 주기로 한 농도 차이는 거의 보이지 않는다.

표 2-17. 대기 중 온실가스의 농도와 특성 (Blasing, 2005)

온실가스	1750년 이전 농도	최근 농도[1]	체류시간 (년)	지구온난화 지수 (GWP)[2]	복사강제력 (W/m^2)[3]	주요 배출원
CO_2	280 ppm	372 ppm	50~200	1	1.46	에너지사용, 산업공정
CH_4	730 ppb	1,843 ppb	12	23	0.48	폐기물, 농업/축산
N_2O	270 ppb	318 ppb	114	296	0.15	산업공정, 비료사용
O_3	25 ppb	34 ppb	수시간~수일	–	0.35	대기 광화학반응
CFCs	0	CFC−11 258 ppt	45	4,600	0.34	
		CFC−12 546 ppt	100	10,600	0.34	
		CFC−113 80 ppt	85	6,000	0.34	
CCl_4		95 ppt	35	1,800	0.34	
CH_3CCl_3		33 ppt	4.8	140	0.34	
HFCs		HCFC−22 146ppt	11.9	1,700	0.34	
		HFC−23 14 ppt	260	12,000	0.34	
PFCs		C_2F_6 3 ppt	10,000	11,900	0.34	
SF_6		4.7~4.8 ppt	3,200	22,200	0.002	

[1] 2001년 또는 2002년 자료, HFC−23과 C_2F_6 경우 1998년 추정치

[2] 일정 기간(100년) 동안 1 kg 온실가스의 적외선 흡수능력, CO_2 1 kg의 상대비율로 산출 (IPCC에서 매 회기마다 갱신)

[3] 복사강제력(radiative forcing)은 잠재적인 기후변화요인의 중요도를 설명

대기 중 CO_2 농도가 증가하는 것은 전지구적인 탄소의 순환으로 설명이 가능하다. 인위적으로 배출된 CO_2량이 많지 않을 경우, 대기 중의 탄소량은 생물학적 또는 물리적 과정을 통해 바다에 용해되거나 식물의 생장과정에서 흡수된다. 따라서 자연계 소멸원(sinks)과의 균형으로 대기 중의 CO_2 농도는 적정 수준이 유지된다. 그림 2-28은 최근 전지구적인 탄소의 순환을 나타낸 것이다. 지구상의 탄소는 크게 대기 · 지각 · 바다 등에 축적되어 상호 물질 순환이 일어나고 있으나, 화석연료의 연소 등에 의해 연간 약 62억톤의 탄소가 대기 중으로 배출되어 지각과 해양에서의 순탄소흡수량을 고려할 경우 연간 약 39억톤의 탄소가 대기 중에 증가하는 것으로 나타났다. 이와 같이 인간활동에 의한 탄소 배출량은 순탄소 순환량에 있어 큰 비중을 차지하게 된다. 결과적으로 이것이 대기 중의 CO_2 농도를 증가시켜 지구온난화에 중요한 영향을 미치게 된다.

인간활동에 의한 CO_2의 배출원 중 가장 중요한 것은 화석연료의 연소로 그림 2-29에서 보는 바와 같이 산업혁명 이후 그 배출량이 빠르게 증가하였다. 더욱이 최근에는 탄소의 순환평형을 조절하는 자연계 흡수원인 산림이나 해양에 대해서도 인간의 영향이 점차 증가하는 추세에 있다. 따라서 대기 중의 CO_2 농도는 더욱 빠르게 증가할 것으로 예상된다.

CO_2 농도 증가에 따른 지구온난화를 억제하기 위해서는 해양 및 산림 등의 자연생태계 보전뿐만 아니라 신규조

림, 수종갱신 등 자연계의 CO_2 흡수원에 대한 대책이 필요하다. 또한 화석연료의 사용량 저감과 함께 CO_2 배출량이 적은 천연가스와 같은 청정연료로의 에너지 전환이 필요하다. 이는 CO_2 배출량이 화석연료의 종류에 따라 다르기 때문이다(표 2-18).

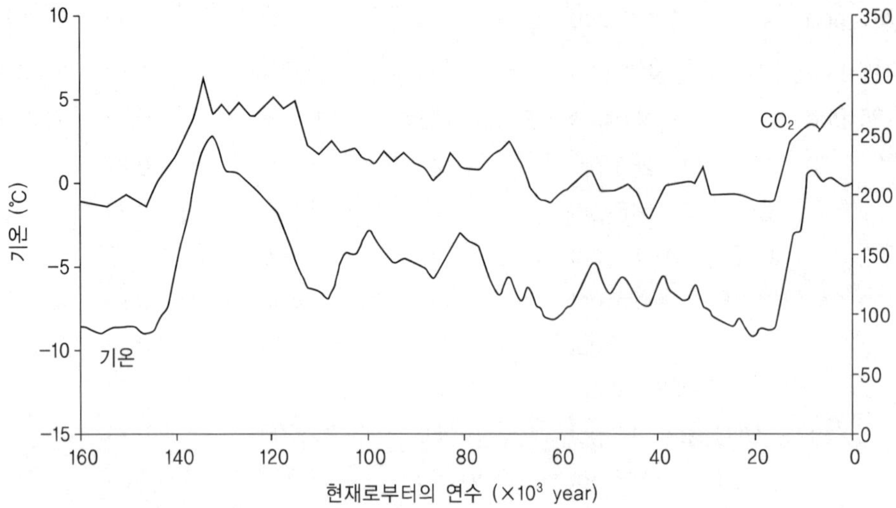

그림 2-26. 남극 보스토크의 얼음시료에서 측정한 대기 중 CO_2 농도와 기온 변화
(Davies, 1999; Barnola et al., 2004; Petit et al., 2004)

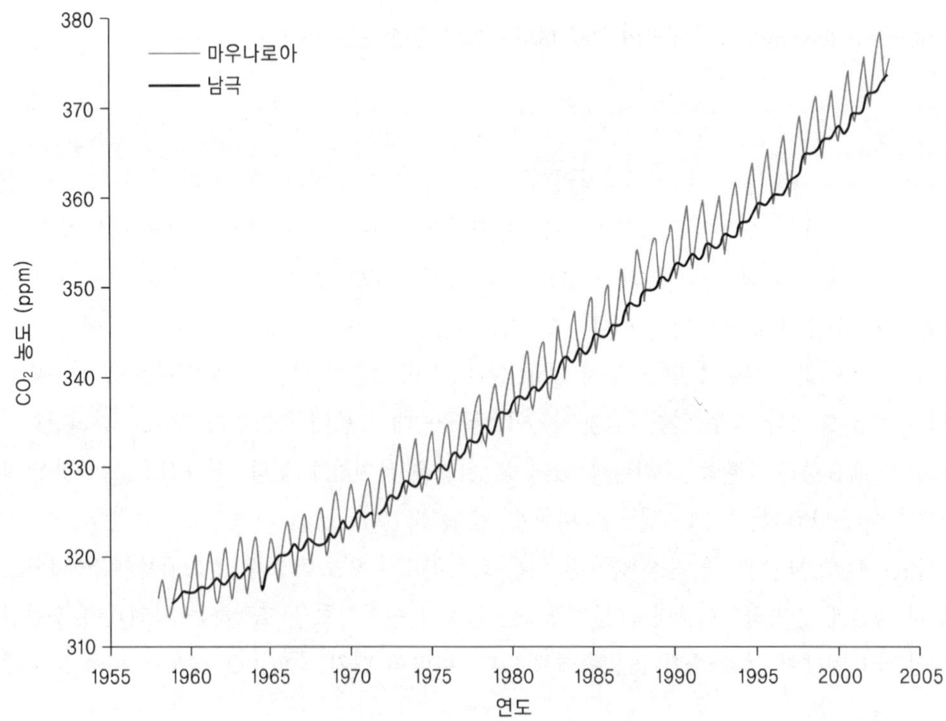

그림 2-27. 하와이 마우나로아와 남극에서 측정한 대기 중 CO_2의 농도 변화
(Marland and Boden, 2001, http://cdiac.esd.ornl.gov)

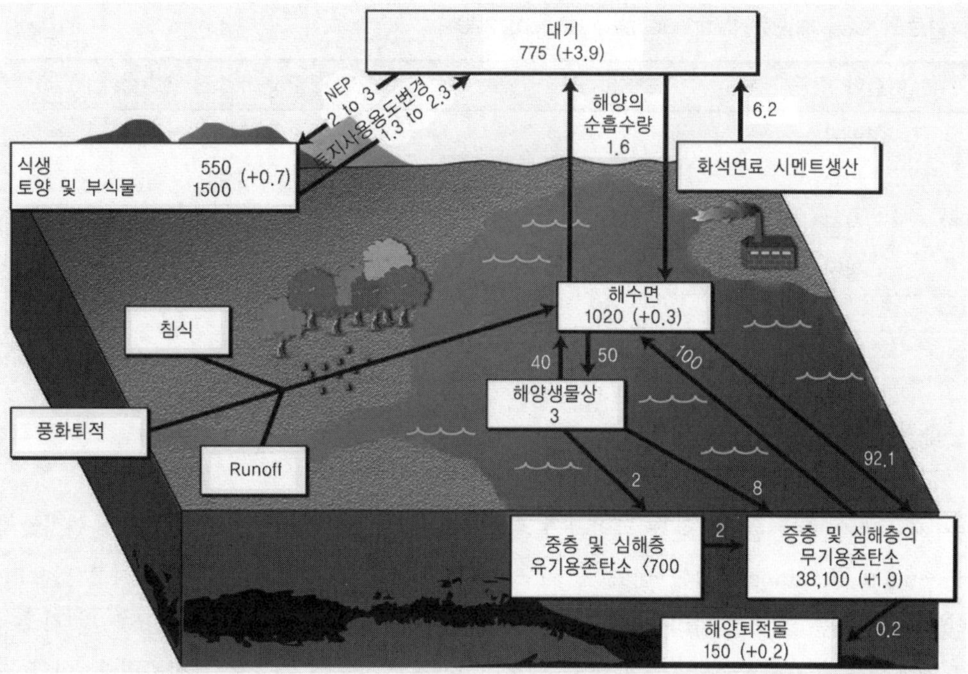

그림 2-28. 지구상의 탄소 순환(1992~1997년 기준, □ 안의 단위는 탄소량으로 Gt (1Gt = 10^9 ton), ( ) 및 나머지 모든 Flux 단위 Gt C/year) (Marland and Boden, 2001, http://cdiac.esd.ornl.gov/)

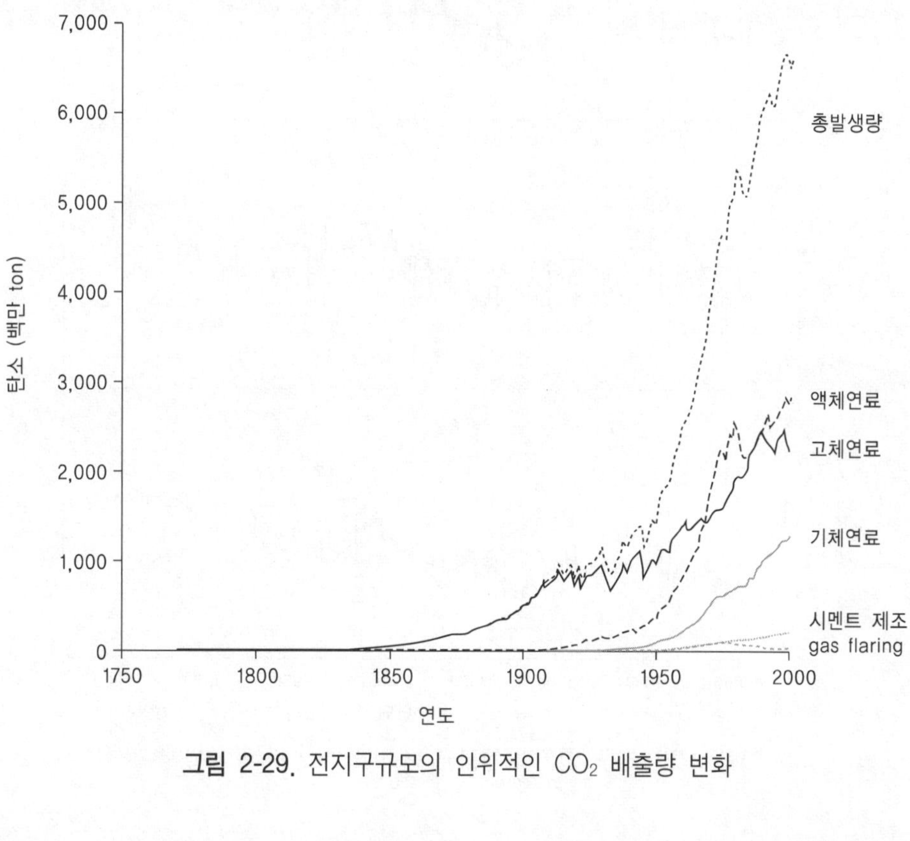

그림 2-29. 전지구규모의 인위적인 CO_2 배출량 변화

표 2-18. 화석연료의 CO_2 배출량 (Marland and Boden, 2001)

연료의 종류	CO_2 배출량 (kg C/10^9 joule)
천연가스	13.78
원유	19.94
석탄	24.15
갈탄	25.22

④ 지구온난화의 영향

– 지구의 기온상승

그림 2-30은 지구의 연평균 온도변화를 파악하기 위한 것으로 1961~1990년 동안 기온의 연평균치를 기준으로 그 온도차(temperature deviation)를 나타내었다. 지구의 평균기온은 19세기 말부터 증가하고 있으며, 1980년대에 들어서 기온의 상승폭이 큰 것으로 나타났다. IPCC는 온실가스의 인위적 배출에 대한 규제 및 감축정책이 시행되지 않을 경우, 2100년에는 지구평균온도가 1990년 대비 1.4~5.8℃ 상승될 것으로 예상하였다. 이와 같은 기온상승

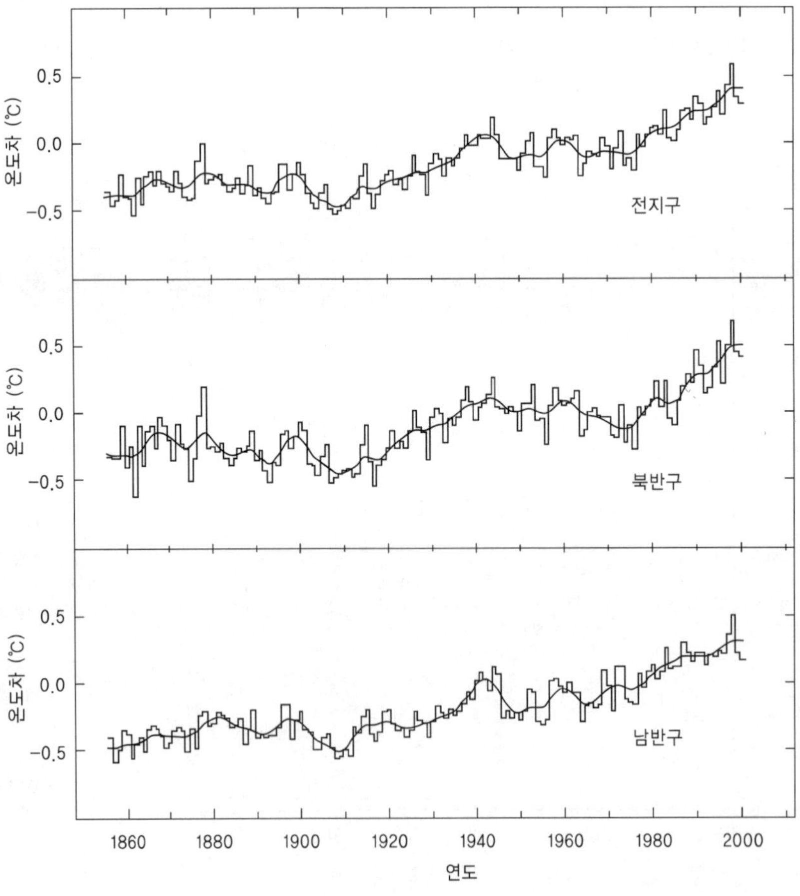

그림 2-30. 지구 기온의 연평균 변화 (Jones et al., 2004)

은 최소 수만년의 오랜 기간을 두고 일어났음에도 불구하고, 지구의 환경 및 생태계에 매우 큰 영향을 준 과거 소빙하기와 간빙기 사이의 온도변화와 유사한 수준이다. 따라서 이러한 기온상승이 단지 수십년 사이에 일어나게 된다면, 지구환경은 엄청난 변화를 겪게 될 것이다.

– 해수면의 상승

지구의 기온이 상승하면 바다물이 따뜻해져 부피가 팽창하고, 극지방의 빙하가 녹아 해수면의 높이가 상승하게 된다. 지난 100년 동안 해수면의 높이는 10~25 cm 정도 상승하였다. 기후 병화에 관한 정부간 협의체(Intergovernmental Panel on Climate Change, IPCC)는 현재와 같은 수준으로 온난화가 진행되면, 2100년까지 전세계적으로 해수면이 15~95 cm 상승할 것으로 예측하였다. 또한 최근 미국항공우주국은 지난 30년 동안의 인공위성 분석결과를 근거로 북극해를 덮고 있는 얼음의 양이 10년 주기로 거의 1/10씩 줄어들고 있다고 발표하였다. 해수면의 상승에 따른 피해는 지역에 따라 큰 차이를 보이기도 한다. 네덜란드의 경우, 해수면이 1 m 상승하면 해발 5 m 이하의 전지역이 해수 범람의 영향권에 들게 된다. 또한 태평양의 조그만 산호섬들은 지구상에서 사라지게 될 것이다. 해일 등의 영향을 고려하면 전세계 경작지의 약 1/3이 피해를 입게 될 것이다. 또한 인류의 식량공급에도 문제를 초래하고, 많은 사람들이 밀집해서 생활하고 있는 항만 등의 해안지역이나 저지대(低地帶)도 침수될 것이다. 이외에도 해수면이 따뜻해지면 바다에 녹아 있는 CO_2 가스의 상당량이 대기 중으로 방출되기 때문에 지구온난화는 가속화될 것이다.

– 대기질 및 기상변화

기온상승으로 기상조건이 변화하면 대기 중 오염물질의 분포에도 영향을 주어 대기질의 변화를 초래하게 된다. 예를 들면, 광화학스모그 현상은 기온이 상승하면 오염물질의 반응속도가 빨라져 광화학오염의 피해가 더욱 확산될 것이다. 무더운 날씨로 전력의 수요가 증가하면 화석연료의 소비량이 증가하여, CO_2 가스와 함께 다량의 대기오염물질이 배출되어 산성비에 의한 피해도 증가할 것이다.

기온상승은 강우를 포함한 기상 전체에도 큰 변화를 초래하게 된다. 기온이 상승하면 증발량이 늘어나 강수량은 증가하게 된다. 그러나 대륙의 내륙지역은 토양수분의 증발량도 늘어나 더욱 건조해짐으로써 넓은 지역에 걸쳐 사막화(砂漠化) 현상이 발생하게 된다. 또한, 극단적인 더위나 추위, 태풍이나 폭풍우를 동반하는 열대성 저기압 등의 이상기상이 세계 도처에서 더욱 자주 발생하게 된다.

– 수자원의 부족

물은 인간에게 매우 중요한 자원으로, 그 양은 강수량과 지표의 증발산량에 따라 결정된다. 대순환모델(GCM)에 의하면 CO_2가 2배로 증가할 경우 연강수량은 5~10% 증가하게 된다. 그러나 증발산량이 상대적으로 증가하면 지역에 따라 심각한 수자원 부족이 초래될 것이다.

– 동식물과 농작물의 영향

지구온도가 향후 지속적으로 증가할 경우 일부분의 동식물이 멸종하게 될 것이다. 또한, 대기 중의 CO_2 증가와 기온상승은 지역에 따라 산림과 농작물의 생육에 중요한 영향을 준다. 일반적으로 식물은 이러한 환경조건에서 광합성량이 증가하여 생육이 향상되지만, 기온상승으로 수반되는 여러 가지 기상변동에 의한 영향도 받게 될 것이다.

또한 기온상승과 토양의 건조로 삼림의 식생대와 농작물의 재배지역이 달라지고, 몇몇 지역은 곡물의 생산량이 감소하여 심각한 식량문제에 직면하게 될 것이다.

— 인간의 건강 및 산업의 영향

지구온난화는 말라리아와 같이 기온에 민감한 열대성 질병을 극지방으로 전염시켜 심각한 유행성 질병을 만연하게 하여 인간의 보건문제에 큰 위협이 될 수 있다. 또한, 세계 각국의 레저자원에도 영향을 주게 되고, 열대 및 아열대 지역은 매우 무더운 날씨로 정상적인 활동이 불가능해져 생활전반에 큰 변화를 초래하게 된다.

⑤ 지구온난화의 대책

지구 온난화 문제를 국제적으로 해결하기 위하여 1988년 11월에 스위스의 제네바에서 유엔환경계획(UNEP)과 세계기상기구(WMO)가 공동으로 기후변동에 관한 정부간 협의회(IPCC)을 구성하였다. IPCC에서는 지구온난화의 완화를 위하여 다양한 규제정책을 제시하였다. 그중에서도 기존에 화석연료 중심의 에너지 정책을 전환하여 대기중에 방출되는 CO_2의 배출량을 감축하는데 초점을 두고 있다.

이러한 노력의 결실로 1992년 6월 브라질의 리우데자네이루에서 개최된 유엔환경개발회의(UN Conference on Environment and Development, UNCEP)에서 기후변화협약(United Nations Framework Convention on Climate Change, UNFCCC)이 채택되었다. 이 협약은 기후변화에 영향을 주지 않도록 대기 중 온실가스의 농도를 안정화시키데 목적이 있다. 이것은 직접적인 에너지 사용규제와 같이 구속력이 있는 조치 대신 온실가스의 저감 목표를 설정하고 장기적인 방향을 제시하는 기본협약으로 1994년 3월 21일에 발효되었다. 우리나라는 1993년 12월에 세계 47번째로 가입하였으며, 2004년 5월 현재 189개국이 가입한 상태이다.

1997년 12월 일본 교토에서 개최된 제3차 당사국총회에서는 온실가스 감축에 관한 교토의정서가 채택되었다. 기후변화협약이 전세계국가들이 기후변화방지를 위한 노력을 하겠다는 일반적인 원칙을 담고 있다면, 교토의정서는 기후변화협약의 목적을 달성하기 위해 누가, 얼마만큼, 어떻게 줄이는가에 대한 절차와 온실가스 감축에 대한 법적 구속력이 들어 있다. 의정서에 따르면 교토의정서상 온실가스 감축의무가 있는 38개국들은 2008~2012년의 5년간 온실가스 배출량을 1990년 배출량 대비 평균 5.2% 감축해야 하며, 각 국가별 감축목표는 국가의 특수한 상황을 감안하여 서로 차별화되어 있다. 또한 온실가스 감축수단으로 공동이행제도(joint implementation, JI), 청정개발체제(clean development mechanism, CDM), 배출권거래제(emission trading, ET) 등의 교토메카니즘을 도입하고 있다. 이러한 협약의 감축기준에는 CO_2, CH_4, N_2O, HFCs, PFCs, SF_6 등과 같은 온실가스가 포함된다. 이는 토지이용과 삼림조성에 의해 배출되거나 흡수되는 온실가스를 모두 포함한 것이라고 볼 수 있다.

교토의정서가 채택된 후 2005년 8월 현재 우리나라를 포함하여 153개국이 의정서를 비준(ratification, 의정서의 채택사항에 따른 법적 의무를 부담하겠다는 당사국의 선언)하였다. 그러나 2001년 3월 최대 온실가스 배출국인 미국이 자국의 산업보호를 위해 탈퇴하였으나 2004년 11월 러시아의 비준으로 교토의정서 발효조건(첫째, 55개국 이상이 교토의정서에 비준하고, 둘째 비준서를 제출한 부속서 I국가들의 1990년 기준 온실가스 배출량의 합이 전체 부속서 I국가들의 1990년 기준 온실가스 배출량의 55% 이상을 차지하는 두 가지 조건이 충족된 날로부터 90일이 경과될 것, 첫 번째 조건은 오래전에 충족되었으나, 두 번째 조건은 2004년에 러시아의 비준으로 성립)이 충족되어 2005년 2월 16에 발효되었다.

우리나라는 개발도상국(비부속서 I 국가)으로 분류되어 국가보고서 제출 등 일반적인 의무사항만 수행하고 있다. 또한 1차 공약기간인 2012년까지 의무 감축량이 없는 개발도상국의 지위 유지가 가능해 직접적인 영향은 적은 편이다. 그러나 2차 공약기간 중(2013~2017년)에는 개도국의 입장을 유지하는 것이 어려울 듯 전망된다. 우리나라는 그림 2-31에서 보는 바와 같이 에너지 부문 CO_2의 배출량이 세계 9위이고, OECD 가입 이후 미국, 일본 등 선진국들로부터 동일한 의무 부담을 요구받고 있다.

경제발전을 이룩한 대부분의 선진국들은 경제성장률 및 이산화탄소 배출증가율이 2~3% 수준으로 매우 안정되어 있다. 그러나 우리나라는 경제발전단계에 있으며, 에너지소비체계가 CO_2 발생비율이 높은 석유·석탄 등의 화석연료 위주로 되어 있고, 연평균 배출증가율 또한 약 8~9%를 기록하고 있다. 따라서 곧바로 선진국과 같은 수준의 감축의무를 부담하게 될 경우 경제성장에 큰 부담을 지게 될 것이다.

이러한 여건에서 정부는 1998년 4월 국무총리를 위원장으로 하는 기후변화협약 범정부대책기구 및 산하 실무대책기구를 구성하였다. 그리고 이를 통해 기후변화협약에 대한 대응방안을 수립하여 추진하고 있다. 국제적인 온실가스 배출규제에 적절하게 대응하기 위해서는 에너지 효율향상, 에너지 소비절약, 신기술의 개발촉진, 산업구조 개선 등 온실가스 배출저감을 위한 정책 및 기술개발 등 구체적인 노력이 필요하다고 하겠다. 또한 온실가스의 흡수원 확보를 위한 산림보호와 신규조림사업의 확대 등도 필요한 실정이다.

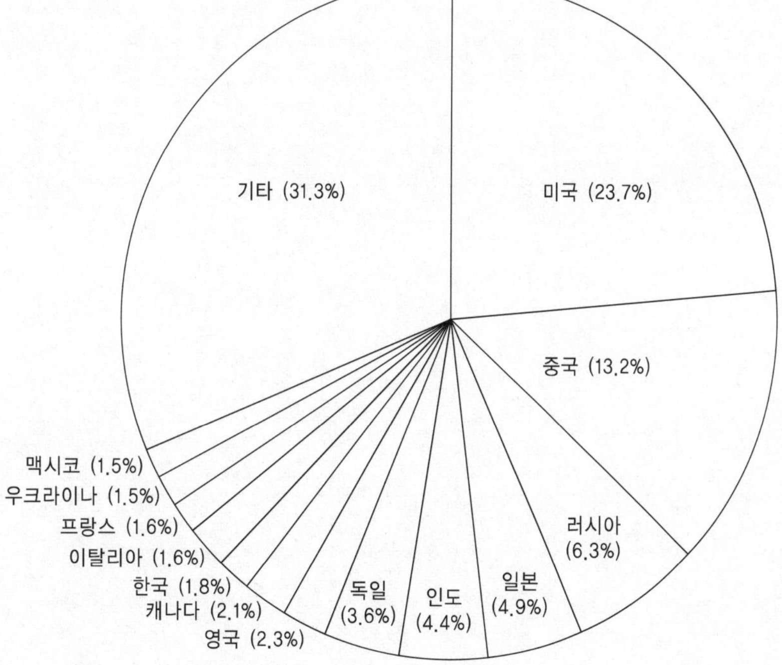

그림 2-31. 국가별 CO_2 배출량 비중 (2001년 기준, %) (김경연, 2005; IEA, 2004)

8) 대기오염방지대책

- 배출원 규제(법적 규제강화)
- 환경의식교육 및 홍보
- 환경적으로 지속가능한 개발
- 화석연료중심에서 청정에너지로의 저공해 및 대체연료 개발
- 대기오염제어 및 방지기술 개발

3. 수질오염

학습목표

- 수질오염과 보건학적 문제들을 설명할 수 있다.
- 수질오염에 대한 실제적인 피해내용을 열거할 수 있다.
- 수질오염의 기준항목을 열거할 수 있다.
- 생물농축을 설명할 수 있다.
- 산업폐수 처리방법과 주의사항을 이해할 수 있다.

1) 수질오염의 개념

(1) 수질오염의 정의

– 인간의 생활 및 산업활동에 의해서 야기된 폐수, 하수 및 분뇨 등이 하천이나 호소 등의 수역으로 배출되어 물이 본래 가지고 있던 자연상태의 물리적 · 화학적 · 생물학적 성질이 변화하게 됨으로써, 물의 이용에 지장을 초래하거나 또는 수중에서 서식하고 있는 각종 생물에 영향을 주는 상태를 의미

– 수질오염의 형태

① 유기물 증가에 의한 물속의 용존산소부족 현상
② 질소, 인 등의 수생식물 영양염류에 의한 부영양화 현상
③ 중금속 및 미량유기화합물에 의한 유독성 화학물질 오염
④ 전염성 세균에 의한 오염
⑤ 유류(oil) 오염
⑥ 열 오염
⑦ 방사선물질 오염

(2) 수질오염물질의 종류

– 수질환경보전법 제2조

- 수질오염물질은 수질오염의 요인이 되는 물질 (표 2-19)
- 특정수질유해물질은 사람의 건강, 재산이나 동 · 식물의 생육에 직접 또는 간접으로 위해를 줄 우려가 있는 수질오염물질 (표 2-20)

– 용어 정의

- 폐수는 물에 액체성 또는 고체성의 수질오염물질이 혼입되어 그대로 사용할 수 없는 물을 의미
- 강우유출수는 비점오염원의 수질오염물질이 섞여 유출되는 빗물 또는 눈녹은 물 등을 의미

- 공공수역은 하천 · 호소 · 항만 · 연안해역 그 밖에 공공용에 사용되는 수역과 이에 접속하여 공공용에 사용되는 환경부령이 정하는 수로를 의미
- 호소는 댐 · 보 또는 제방 등을 쌓아 하천 또는 계곡에 흐르는 물을 가두어 놓은 곳, 하천에 흐르는 물이 자연적으로 가두어진 곳, 화산활동 등으로 인하여 함몰된 지역에 물이 가두어진 곳으로 만수위 구역 안의 물과 토지를 의미

표 2-19. 수질오염물질의 종류

1. 구리 및 그 화합물	21. 인화합물
2. 납 및 그 화합물	22. 주석 및 그 화합물
3. 니켈 및 그 화합물	23. 질소화합물
4. 총대장균군	24. 철 및 그 화합물
5. 망간 및 그 화합물	25. 카드뮴 및 그 화합물
6. 바륨화합물	26. 크롬 및 그 화합물
7. 부유물질	27. 불소화합물
8. 브롬화합물	28. 페놀류
9. 비소 및 그 화합물	29. 황 및 그 화합물
10. 산 및 알칼리류	30. 유기인화합물
11. 색소	31. 6가크롬화합물
12. 세제류	32. 테트라클로로에틸렌
13. 셀레늄 및 그 화합물	33. 트리클로로에틸렌
14. 수은 및 그 화합물	34. 폴리클로리네이티드비페닐
15. 시안화물	35. 벤젠
16. 아연 및 그 화합물	36. 사염화탄소
17. 염소화합물	37. 디클로로메탄
18. 유기물질	38. 1, 1-디클로로에틸렌
19. 유기용제류	39. 1, 2-디클로로에탄
20. 유류(동 · 식물성 포함)	40. 클로로폼

표 2-20. 특정수질유해물질의 종류

1. 구리 및 그 화합물	11. 페놀류
2. 납 및 그 화합물	12. 폴리클로리네이티드비페닐
3. 비소 및 그 화합물	13. 셀레늄 및 그 화합물
4. 수은 및 그 화합물	14. 벤젠
5. 시안화물	15. 사염화탄소
6. 유기인화합물	16. 디클로로메탄
7. 6가크롬화합물	17. 1,1-디클로로에틸렌
8. 카드뮴 및 그 화합물	18. 1, 2-디클로로에탄
9. 테트라클로로에틸렌	19. 클로로폼
10. 트리클로로에틸렌	

2) 수질오염원

수질오염원은 수질오염을 초래할 수 있는 원인물질의 생산·보관·이동·배출의 주체가 되는 행위, 시설 및 장소 등을 말한다. 이것은 그림 2-32와 같이 크게 점오염원과 비점오염원으로 분류할 수 있다. 점오염원은 공장, 가정, 축사 등과 같이 오염물질의 발생위치 또는 발생지점을 확인할 수 있는 오염원을 말하며, 비점오염원이란 점오염원과는 달리 농경지나 산림지대 등과 같이 광범위하게 분산된 지역으로부터 오염물질이 배출되는 오염원을 말한다. 특히 비점오염원은 빗물이나 눈이 녹은 물에 의해서 발생되는데 이것은 이들 유출수가 이동하면서 자연적인 또는 인위적인 오염물질을 운반하여 하천·호소·습지·연안 및 심지어는 지하수역에까지 영향을 주고 있다.

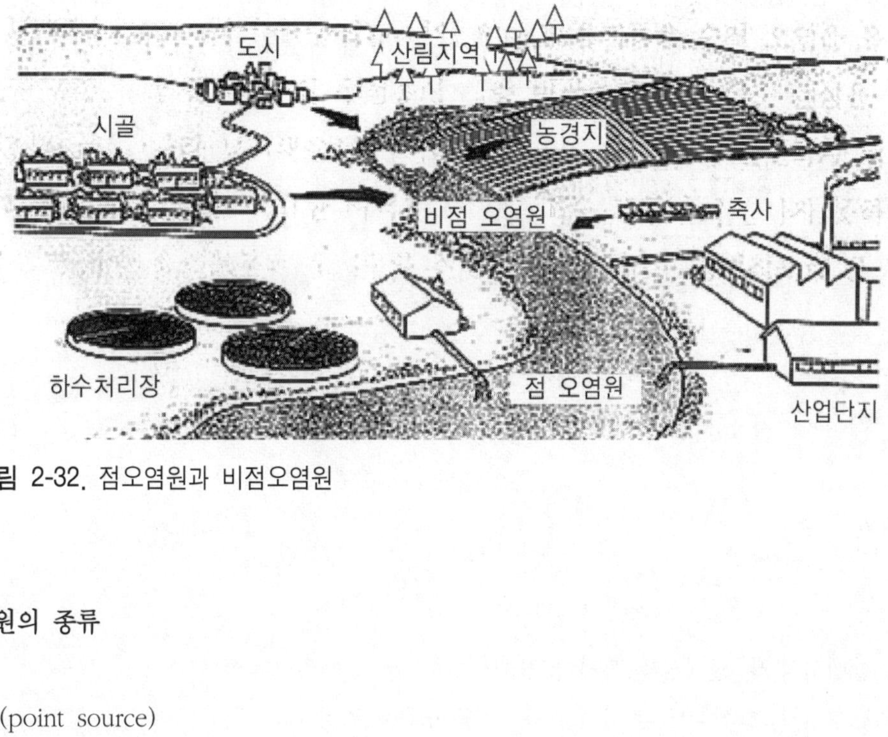

그림 2-32. 점오염원과 비점오염원

(1) 수질오염원의 종류

① 점오염원 (point source)

— 생활하수

- 인간이 생활을 영위하기 위하여 발생되는 오염물질 중 액상의 오염물질
- 생활하수는 가정오수 이외에 상업시설 및 공공기관 배출수를 포함
- 상수도 사용량에 비례하여 증가
- 대부분이 유기물로 구성되며 질소·인 등과 같은 영양염류를 함유

— 산업폐수

- 산업장에서 각종 생산활동의 부산물로 발생되는 폐수
- 산업의 다양화·대규모화 등으로 고농도 유기물이나 난분해성 물질을 함유
- 산업폐수는 중금속 등 유해화학물질이 함유되어 있어 특별관리가 요구

– 축산폐수
- 소나 돼지 등의 가축사육에 의하여 발생되는 폐수
- 축산폐수는 발생량에 비해 오염부하량이 매우 큼
- 유기물질의 농도가 매우 높고, 질소 · 인과 같은 영양염류를 다량 함유

② 비점오염원 (non-point source)

– 도시유출수
- 산업시설, 차량 등에 의한 분진 · 오일 · 그리스, 각종 화학약품 등이 도시지역의 포장된 지면에 퇴적된 후 강우시에 유출
- 일상적인 도시생활 및 부적절하게 관리된 건설현장의 쓰레기 · 먼지 등이 누적되었다가 강우시에 하천으로 유출

– 농경배수
- 논 · 밭 · 과수원 등의 농경지에서 사용된 비료 · 퇴비 · 농약 등의 일부가 강우 또는 관개용수 배수시에 하천 및 호소 등으로 유출

– 광산폐수
- 광석 야적장 또는 폐광지대로부터 흘러나오는 산성폐수가 하천 및 호소 등으로 유입

– 산림유출수
- 산림지역내의 풀 · 나무 · 초목고사체 등으로부터 발생되는 각종 화학적 · 생물학적 성분이나 산림지역의 인공시비에 따른 비료성분 또는 토양의 유실에 따른 오염물질이 수계로 유입

– 기타 자연적 오염원
- 암석과 토양이 물과 접촉할 때 발생된 오염물질이 용출되거나 하구의 염수침투 및 강우시 대기강하물 등

(2) 수질오염원의 특성

① 점오염원의 특성

– 오염물질의 발생위치 및 발생상황 확인이 가능
– 오염물질의 발생시기, 발생농도 및 발생유형 등이 비교적 일정
– 오염물질의 발생인자 확인이 용이하고 발생량 예측이 가능
– 오염물질의 통제 또는 제어가 비교적 용이

② 비점오염원의 특성

– 오염물질의 발생지점 및 발생상황의 확인이 곤란
– 비점오염원에 대한 수질의 영향을 규명하고 적절한 조치를 취하기 위해서는 비점오염원을 구성하는 지표의 유출상태를 검토하는 것이 필요
– 비점오염원 유출수의 오염물질 농도는 강우 초기에 높으며 강우강도 · 지속시간 · 유출량 · 경사도 등에 의하여 차이가 발생

- 비점오염원에서 발생되는 오염물질의 영향이 큰 것은 유출량이 많은 홍수기간이며(강우량이 6~9월에 집중되어 있고 강우강도가 매우 큰 편이므로 이 시기에 비점오염원 부하량이 수역으로 집중배출), 갈수기의 경우 매우 적거나 거의 없음
- 비점오염원인 도시지역, 농경지역, 산림지역이 90% 이상을 점유, 실측자료의 확보가 곤란(배출원 단위 및 점오염원과 비점오염원의 유입비율 등을 정확히 파악하기 어렵고 강우와 함께 유출되는 양이 대부분이므로 비점오염원 부하량 규모의 추정 및 정량화가 어려움)

3) 주요 수질오염물질과 그 영향

표 2-21은 수질오염을 일으키는 주요 오염물질과 발생원 및 그 영향을 나타낸 것이다.

(1) 유기물

- 수중의 유기물이 유입되면 BOD가 증가하고 호기성 미생물에 의해 분해될 때 물속의 산소(용존산소, dissolved oxygen)를 소모시켜 물의 자정작용을 방해하며 수생생물의 호흡작용에 영향
- 수중에 다량의 유기물이 존재할 경우 호기성 미생물이 대량 증식하고 산소를 고갈시켜 수중생물의 질식으로 어패류가 폐사

☞ **물의 자정작용**

오염된 하천이 자연적으로 물리적인 작용(침전, 희석 등)과 화학적 및 생물학적인 작용에 의해 정화되는 현상을 의미한다. 자정과정은 다음과 같다.

- 유기물이 유입되면 이를 분해하기 위해 호기성 미생물이 증가하기 때문에 BOD 증가
- 호기성 미생물에 의해 유기물이 분해되면서 DO가 감소하고 무기물은 증가
- 수중생물의 광합성과 공기 중의 산소 용해로 다시 DO가 증가하여 물이 깨끗해짐

(2) 영양염류

① 부영양화 현상

- 수중생태계로 유입되는 영양소의 증가로 인해 조류와 수생식물이 번성해 유기물의 총량이 증가하는 현상을 의미
- 유기물과 함께 식물의 영양소가 되는 다량의 **인산염, 질산염 등이** 유입 → 조류와 수생식물의 번성(녹조류의 번식 : 녹조현상) → 동물성 플랑크톤과 물고기수 증가 → 호소바닥에 생물의 사체가 쌓이고 다시 분해되어 유기물량 증가 → 호기성 미생물에 의해 수중의 산소고갈 → 어패류의 폐사
- 부영양화 현상에 따른 대표적인 특징은 조류의 급성장

② 적조현상

- 플랑크톤의 폭발적 증식으로 해수가 변색되고 해양생물들이 피해를 입는 현상
- 하천으로부터 영양염류가 바다연안에 유입될 경우 적조류 번성(플랑크톤의 종류에 따라 다름)
- 적조류의 강한 독성이나 수중 산소결핍으로 어패류 폐사
- 육상에서부터 유입되는 질소·인 등을 포함하는 생활하수와 공장폐수 등의 유기물이 크게 증가하기 때문인데, 바닷물의 온도가 18~23℃가 되면 적조를 일으키는 플랑크톤이 폭발적으로 번식
- 남해안의 경우 적조현상이 자주 발생되고 있는데, 이유는 연안에 공단지역이 많아 수질오염이 심한데다 이 시기에 해수 온도가 20℃ 정도에 이르며, 수심이 얕고 섬들이 많아 해류의 영향을 적게 받기 때문
- 생활하수와 공장폐수의 방류수 수질기준을 강화(고도하수처리시설 필요)하고 폐기물의 해양투기를 억제

(3) 중금속, 합성유기물, 농약

- 생태계 먹이사슬을 따라 이동하여 생물농축 현상을 초래

(4) 폐유

- 기름이 유출되면 수면에 피막을 형성하여 햇빛과 산소유입을 방해 → 용존산소량 감소 및 이산화탄소의 농도 증가 → 식물성 플랑크톤 등의 먹이사슬 파괴로 어패류 폐사

표 2-21. 주요 수질오염물질의 종류에 따른 발생원과 영향

수질오염물질		주발생원	주요 영향
유기물	음식·하수·배설물·분뇨	생활하수 공장·농업폐수	호기성 미생물에 의한 유기물의 분해과정에서 DO소모
병원성미생물	세균·바이러스 원생동물·기생충	사람·동물의 배설물	수인성전염병 등의 질병 유발
수용성 무기화합물	산·염기·독성중금속 (수은 카드뮴 납 크롬)	공업폐수	생물농축에 의한 중금속 중독 pH 변화, 화학반응 초래
무기 영양염류	질산염, 인산염	비료 농업폐수 합성세제	물의 부영양화
유기화합물	세제·플라스틱·유류 농약·벤젠·톨루엔·살충제	제약·염류·고무·플라스틱 공장, 농약	식수·공업용수의 사용 불가능 수중의 생물활동저해
부유물질	부유성 토양입자	토양·생활하수 공장·농업폐수	물맛·탁도 영향, 고가정수비용 광합성 억제
열	온배수	화력·원자력 발전소	용존 산소량 감소 생태계 변화
방사성물질	우라늄·라듐, 요오드-131	방사성광석폐기물	돌연변이·발암 유발

4) 수질오염지표

(1) 수질오염지표의 정의

수질의 좋고 나쁨에 대하여 정성 또는 정량적으로 나타낼 수 있는 일종의 척도(water pollution indicator)로 수질의 상태를 알 수 있게 한다. 이것은 그 자체가 오염물질인 경우도 있으나 일반적으로 오염상태를 간접적으로 확인할 수 있는 수단으로써 역할을 하며, 그 측정값의 크기에 따라 오염수준을 파악할 수 있다.

수질상태를 평가할 수 있는 수질오염지표는 크게 이화학적 지표와 미생물학적 지표로 나눌 수 있으며, 2007년부터는 생태계의 건전성을 확보하기 위하여 생물 지표종을 도입하여 물환경에 대한 생물학적 지표가 추가되었다.

이화학적 지표에는 pH를 비롯하여 DO, BOD 등 간접적으로 수질오염을 나타내는 지표와 그 자체가 수질오염물질인 중금속 및 유해화학물질 등 다수 항목이 있으며, 미생물학적 지표에는 대장균군, 일반세균 및 클로로필 a 등이 있다. 또한 물환경에 대한 생물학적 지표는 물의 상태에 따라 서식하는 어류와 저서생물에 의해 평가될 수 있다.

(2) 이화학적 지표

① pH

- 물의 산 또는 알칼리의 강도를 나타내는 것으로, 수소이온 농도의 역수에 상용대수를 취하여 구한 값을 말하며, 다음 식으로 표기할 수 있다.

$$pH = \log \frac{1}{[H^+]} = -\log[H^+]$$

- pH값은 0(최대 산성)에서 14(최대 염기성)까지 있고 25℃에서 pH 7.0의 물을 중성이라고 하며, 7보다 작으면 산성, 이보다 크면 염기성이라 한다.
- 수중생태계에서 각종 생물의 성장 · 번식을 위해서는 pH가 중성을 유지해야 한다. 보통 하천은 완충능력이 있어서 pH를 중성으로 유지할 수 있는데, 오염물질로 인한 pH의 급격한 변화는 수중에서 서식하는 동 · 식물에 큰 피해를 초래한다.

② DO (dissolved oxygen, 용존산소)

- 물에 녹아 있는 산소량(O_2)을 말하며, 수중의 미생물이 유기물을 산화분해 할 때 이 용존산소가 소비된다. 용존산소가 부족하게 되면 수중에서 서식하고 있는 각종 어패류의 생존이 위협받게 된다.
- 대기 중에는 산소가 약 21% 함유되어 있으며, 수면의 교란상태 등에 의해 물속으로 분산 · 흡수되어 물의 온도, 압력 및 오염물질의 농도에 따라 평형을 이루게 된다.
- 순수한 물의 DO는 20℃에서 9.17 mg/ l 이다. 오염물질의 유입으로 인하여 DO 농도가 2 mg/ l 이하가 되면 수중생물이 서식할 수 없다. DO가 없는 혐기성 상태가 되면 혐기성 미생물을 제외한 생물들은 죽게 되며, 호수바닥에서는 유기물의 혐기성 분해로 인하여 메탄과 악취를 내는 황화수소 · 암모니아 등의 기체가 발생하고 수질은 더욱 악화된다.

③ 겉보기 상태 (外觀)

- 자연수는 무색 · 투명하여야 하나, 현탁 또는 색상물질에 의해 변하게 된다. 이 변화의 정도에 따라 오염여부를 판정할 수 있는데, 일반적으로 관능법이 사용된다.

④ 냄새와 맛

- 자연수는 무미 · 무취하여야 하지만 혼합 또는 용해된 물질의 특성에 따라 다르며, 냄새와 맛은 감각적인 성질의 것이므로 관능검사에 의해 오염여부를 판정한다.

⑤ 알칼리도 (alkalinity)

- 산을 중화시키는 능력을 의미하며, 물의 알칼리성 정도를 나타내는 지표이다.
- 알칼리도값은 수중의 알칼리도 유발물질(OH^-, HCO_3^-, CO_3^{2-})을 적당한 지시약(페놀프탈레인 및 메틸오렌지)을 사용하여 황산 등의 강산으로 중화 적정하는데 소비되는 양을 측정한 후 $CaCO_3$ 양으로 환산한다.

⑥ 산도 (acidity)

- 알칼리성을 중화시킬 수 있는 능력을 의미하며, 산도 유발물질은 CO_2가 대부분이고 연소시 대기 중 또는 유기물 산화시 수중에 존재한다.
- 측정은 알칼리도 측정법의 반대로써 강산 대신 강알칼리인 NaOH를 사용하며 그 소비량을 $CaCO_3$ 양으로 환산한다.

⑦ 경도 (hardness)

- 물의 세기 정도를 나타내는 지수로 수중에 함유된 Ca^{2+}, Mg^{2+} 함유량에 상당하는 $CaCO_3$ 양으로 환산한 값이다.
- 경도가 0~75 mg/ *l* 이면 연수, 75~150 mg/ *l* 이면 경수, 150~300 mg/ *l* 이면 강한 경수, 300 mg/ *l* 이상이면 아주 강한 경수라고 한다.
- 경도가 높은 물을 섭취하면 위장장해를 일으키고, 관로 등에 scale을 일으키며, 세탁이 잘 되지 않는다.

⑧ BOD (biochemical oxygen demand, 생화학적 산소요구량)

- 공공수역의 대표적인 수질오염지표로 이 값이 높을수록 유기물이 다량 함유되어 수질은 불량하게 된다.
- BOD란 유기물을 호기성 상태에서 미생물에 의해 분해 · 안정화시키는데 요구되는 산소량을 말하며, 수중에 함유된 분해 가능한 유기물의 양을 간접적으로 측정할 수 있다.
- BOD 측정은 시료를 20℃에서 5일간 배양했을 때 수중의 호기성 미생물의 증식과 호흡작용에 의하여 소모된 산소량으로부터 이루어지는데 그 값을 5일 BOD 또는 BOD_5라고도 하며 통상 BOD라고 한다.
- BOD 농도가 높다함은 수중에 유기물질이 다량 함유되어 미생물이 이것을 분해 · 안정화 하는데 많은 양의 용존산소가 필요하다는 것을 의미한다. 자정능력을 초과하면 혐기성 분해가 일어나 고등생물은 사라진 반면 하등생물이 급성장 한다.

⑨ COD (chemical oxygen demand, 화학적 산소요구량)

– **호소 · 해양오염의 지표, 공장폐수의 수질오염도 측정에 사용**

– COD는 BOD 대신에 수중의 유기물 함량을 단시간에 측정하는 지표로, 유기물을 화학적으로 산화시킬 때 소모된 산화제($KMnO_4$, $K_2Cr_2O_7$)에 상당하는 산소량을 말한다.

– COD의 측정은 시료를 산성 또는 알칼리성으로 하여 산화제($KMnO_4$ 또는 $K_2Cr_2O_7$)를 넣고 일정시간 가열 반응시켜 소비된 산화제의 양을 측정하여 대응하는 산소의 양으로 환산한다.

– 자연수 중의 COD 값은 BOD 값보다 높은데 이것은 미생물에 의하여 분해되지 않은 유기물까지 화학적으로 산화되기 때문이다.

⑩ SS (suspended solids, 부유물질)

– 부유물질은 무기물과 유기물을 함유하는 고형물질, 그 크기가 0.1㎛ 이상에서 약 2 mm 이하로 물에 용해되지 않고 부유하고 있는 물질을 말한다.

– 부유물질이 많을 경우 어류의 아가미에 부착되어 폐사를 일으키고, 빛의 수중전달 및 식물의 광합성 작용을 방해한다.

⑪ 질소화합물

– 질소화합물 중 수질오염물질로 중요한 것은 암모니아성 질소, 아질산성 질소 및 질산성 질소로 이들 물질은 주로 단백질의 분해과정에서 생성되고 사람이나 동물의 배설물 등에 많이 함유되어 있으며, 부영양화현상을 일으키는 원인물질 중의 하나이다.

– 정체수역에서 질소화합물이 다량 유입되면 조류가 대량으로 번식하게 되어 물에 이취미를 내고, 정수장의 여과지를 폐쇄시키기도 한다. 조류 중에는 독성을 갖고 있는 것도 있어 물고기에 심각한 피해를 주기도 한다.

⑫ 인화합물

– 인화합물 중 수질오염물질로 중요한 것은 인산염인으로, 이것은 주로 사람이나 동물의 배설물 또는 합성세제의 사용에 의하여 발생되고 부영양화현상을 일으키는 주요 원인물질로 작용한다.

– 질소화합물과 같이 정체수역에 인화합물이 다량 유입되면 조류가 대량으로 번식하게 되어 물에 이취미를 내고, 정수장의 여과지를 폐쇄시키기도 하며, 독성 조류에 의하여 물고기의 사멸을 초래하기도 한다.

⑬ 염소이온

– 염소 자체의 증가에 따른 수질오염 보다는 가정하수의 유입여부를 판별하는 간접지표이며, 폐수처리시 희석배율을 산출해 처리효율을 계산하는 간접지표로 사용되기도 한다.

⑭ 중금속

– 일반적으로 유해 중금속은 구리 · 납 · 카드뮴 · 크롬 · 수은 · 비소 등으로 공장폐수, 광산 및 제련소 등에서 배출된다.

– 하천에 유출되어 수중에 존재하는 중금속은 주로 수중생태계의 먹이연쇄에 의하여 인체에 유입되어 인체에 축적된다. 이들 물질들은 비록 소량일지라도 장기간에 걸쳐 인체에 축적되는 생물농축을 일으킨다. 그 대표적인 것이 카드뮴에 의한 이따이이따이병, 알킬수은에 의한 미나마타병이다.

⑮ 유기화합물

– 각종 산업공정이나 화학공장 등으로부터 발생되는 유해성 유기화합물은 매우 다양하나 그 중 대표적인 수질오염물질로는 PCB, 유기인계 살충제, 유기염소계 살충제, 휘발성 유기화합물질 등이 있다. 이들 물질은 인체에 급만성 중독을 일으키거나 발암성 등의 영향을 준다.

(3) 미생물학적 지표

① 대장균군

– 대장균군은 그람음성의 무아포성 간균으로 유당을 분해하여 산과 가스를 발생하는 모든 호기성 또는 혐기성균을 의미하며, 사람과 온혈동물의 장관속에는 서식하나 자연계 또는 냉혈동물의 장관속에는 살지 않는다.

– 대장균군은 그 자체가 병원성 세균은 아니지만 주로 사람이나 동물의 배설물에서 발견되므로 분변성 오염의 지표로 사용된다. 분변에는 소화기 전염병을 일으킬 수 있는 병원체나 식중독균 또는 장독소(enterovirus)가 있을 가능성이 있으므로 대장균이 존재한다는 것은 이러한 병원성 미생물의 존재가능성을 시사한다.

– 대장균군의 특성은 병원성 균에 비해 저항력이 강하고 검출이 용이하며, 분석법이 간단하다. 또한 소독저항성은 병원균보다 강하나 바이러스보다는 약하다.

– 대장균군의 검출방법은 최적확수(MPN)법을 사용하는데, 이것은 검수를 0.01, 0.1, 1.0, 10.0 ml로 4단계 이상 조제한 후 각각 5개씩 실험하여 시료 100 ml 당 대장균군수를 확률적으로 계산한다. 이 MPN법은 대장균군의 정량실험법이며, 정성실험으로 추정·확정·완전의 3단계 시험이 이루어진다.

– 대장균 관련 측정 항목에 따른 세부적인 특징은 표 2-22에서 보는 바와 같다.

표 2-22. 대장균 관련 측정항목에 따른 차이

구6분	대장균	분원성대장균군	총대장균군
특성	–온혈동물의 장내에서 가장 많이 번식하는 세균 –총대장균군, 분원성대장균군보다 분변오염 신뢰성이 가장 큰 지표 –완전동정이 매우 복잡 (높은 정확도와 신속한 동정이 필요)	–배양온도가 44℃(온혈동물의 장내온도)로 열저항성대장균군이라고도 함 –총대장균군중 분원성 오염에 더욱 가까운 지표미생물군	–그람음성 · 무아포성의 간균으로서 36~37℃에서 유당을 분해하여 가스 또는 산을 발생하는 모든 호기성 또는 통성 혐기성균 –검출과 계수가 용이하며 가장 큰 폭의 안전도를 제공
적용 사례	–전염병 연구에서는 필요하나 물 시료의 일상적인 검사에는 활용되지 않음	–유럽의 상수원수 수질기준, 미국은 물의 이용목적에 따른 수질기준으로 활용	–프랑스, 한국, 일본, 중국에서 활용 –태국, 말레이시아 등은 분원성대장균군과 동시 활용

② 일반세균

- 일반적으로 한천배지에서 30℃, 18~24 시간에 발생하는 세균 집락수를 일반세균이라 한다.
- 상수도원으로 사용되는 물에 인체에 유해한 세균이 함유되어 있으면 이질, 콜레라, 장티푸스, 파라티푸스 등의 수인성 전염병을 일으킬 수 있다.

③ 클로로필 a

- 클로로필 a는 조류, 즉 식물성 플랑크톤의 건조유기체 중 약 1~2% 정도 함유되어 있으며, 클로로필 a의 농도가 증가한다는 것은 조류의 양이 많아진다는 것을 의미하기 때문에 부영양화 상태를 평가하는 지표로 사용된다.

(4) 생물종에 따른 지표

물의 상태에 따라 서식하는 어류와 하천·호소의 하부에서 주로 서식하는 저서생물의 종류에 의해 물환경에 대한 생태계의 건전성이 평가된다. 수질의 등급별 분류와 생물지표종은 표 2-23에서 보는 바와 같다. 일반적으로 물고기의 서식을 위해서는 DO 5 ppm 이상, BOD 5 ppm 이하가 되어야 한다.

표 2-23. 수질등급에 따른 어류와 저서생물의 지표종

<table>
<tr><th rowspan="2">등급</th><th colspan="4">생물 지표종</th></tr>
<tr><th colspan="2">어류</th><th colspan="2">저서생물</th></tr>
<tr><td rowspan="4">매우 좋음 ~ 좋음</td><td>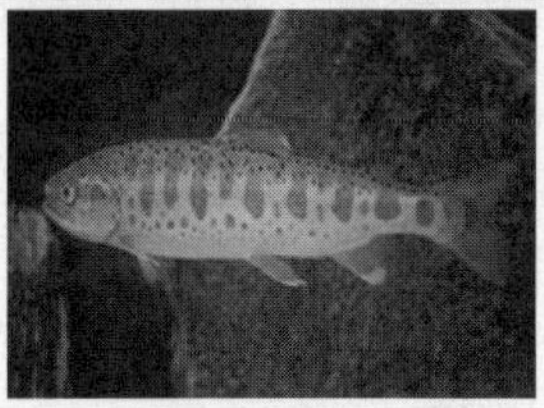</td><td>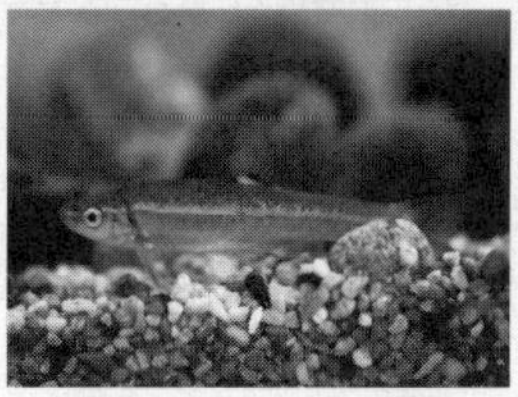</td><td>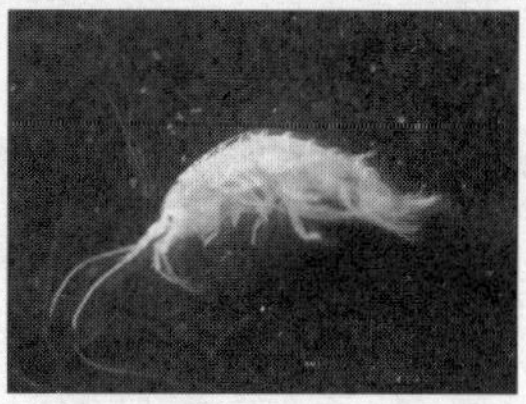</td><td>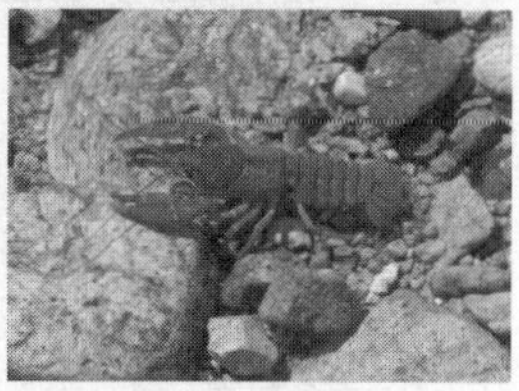</td></tr>
<tr><td>산천어(Onchorhynchus masou masou)</td><td>금강모치(Rhynchocypris kumgangensis)</td><td>통옆새우(Gammarus sobaegensis)</td><td>가재(Cambaroides similis)</td></tr>
<tr><td>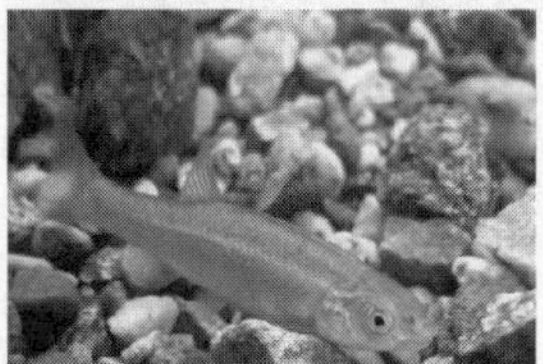</td><td>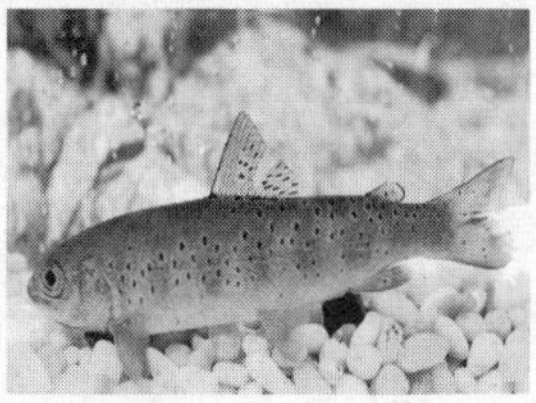</td><td>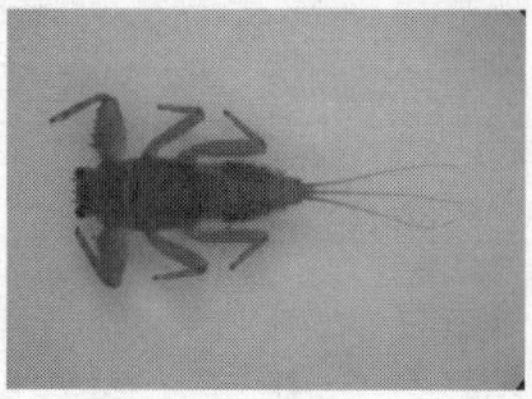</td><td>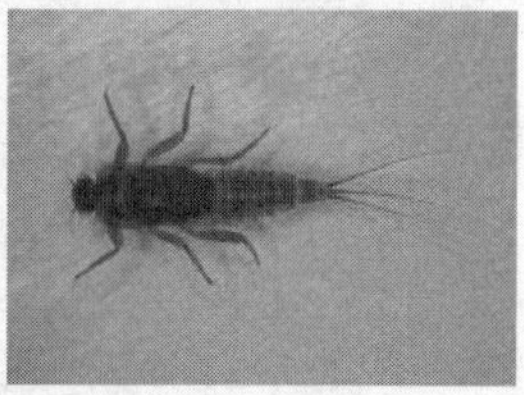</td></tr>
<tr><td>버들치(Rhynchocypris oxycephalus)</td><td>열목어(Brachymystax lenok tsinlingensis)</td><td>뿔하루살이(Drunella aculea)</td><td>민하루살이(Cincticostellalevanidovae)</td></tr>
</table>

등급	생물 지표종			
	어류		저서생물	
좋음 ~ 보통	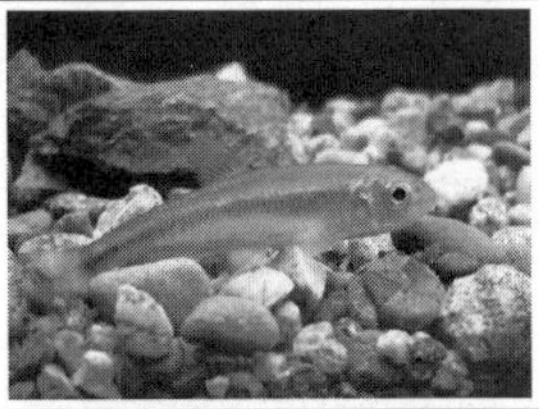	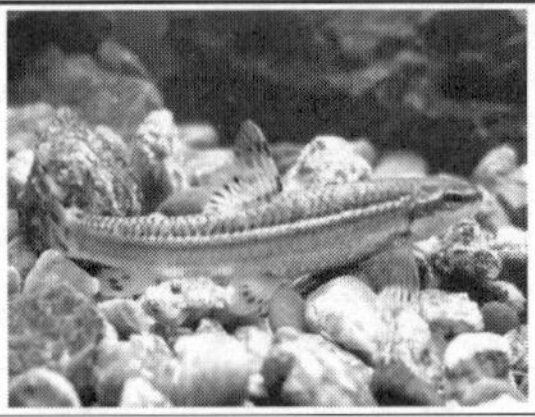	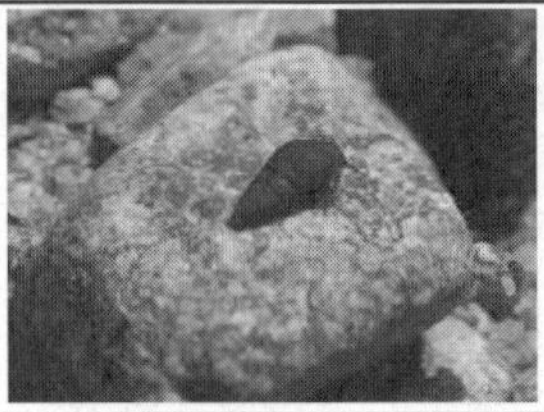	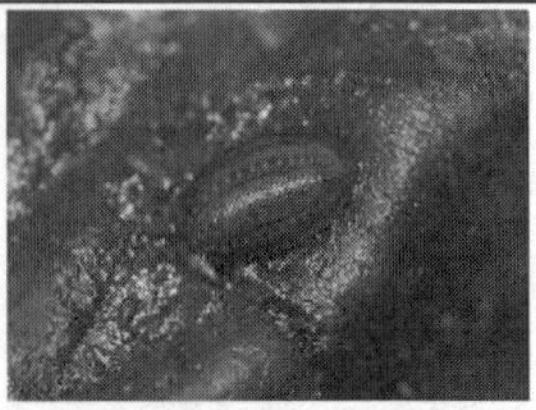
	갈겨니(*Zacco temmincki*)	쉬 리(*Coreoleuciscus splendidus*)	다슬기(*Semisulcospira libertina*)	조개넙적거머리(*Alboglossiphonia lata*)
	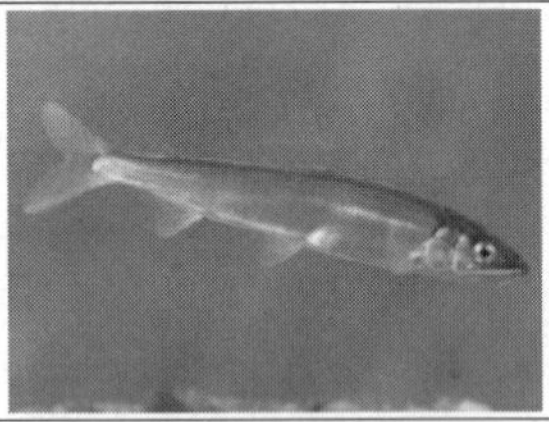	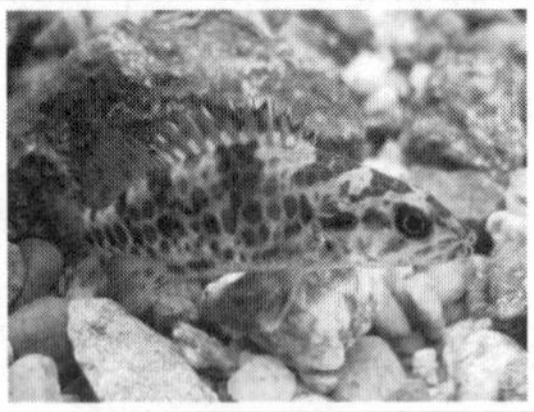	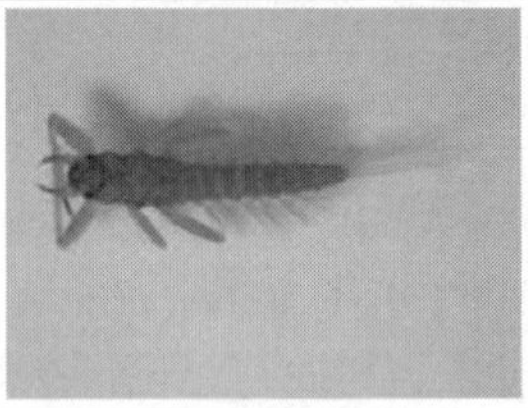	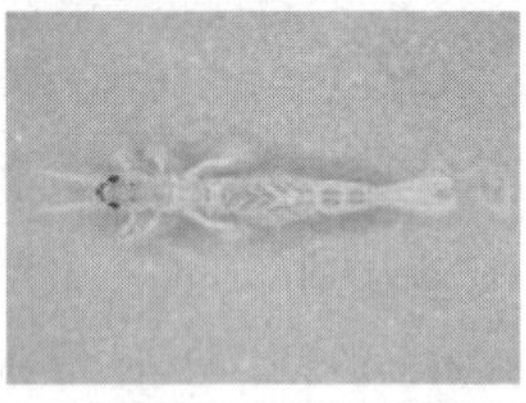
	은어(*Plecoglossus altivelis*)	쏘가리(*Siniperca scherzeri*)	강하루살이(*Rhoenanthus coreanus*)	동양하루살이(*Ephemera orientalis*)
보통 ~ 약간 나쁨	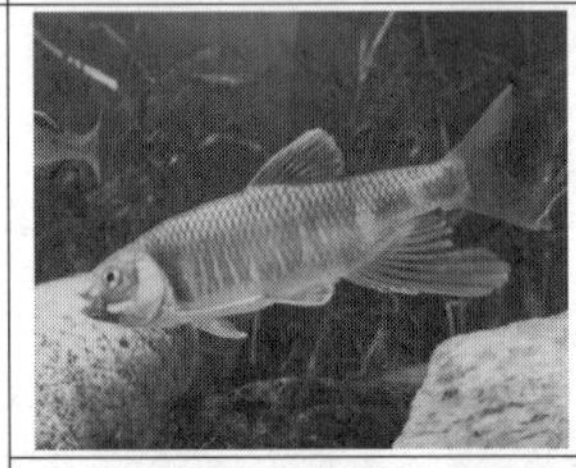	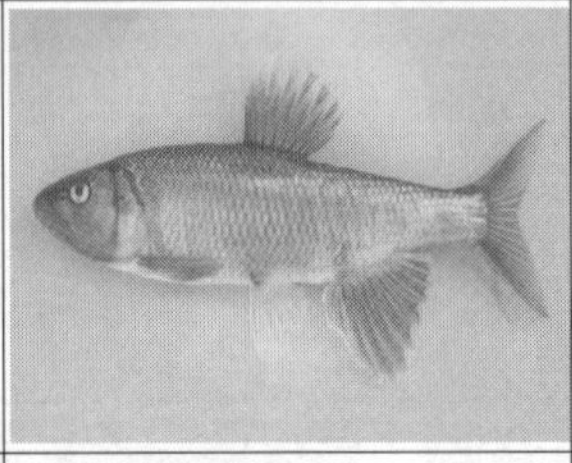	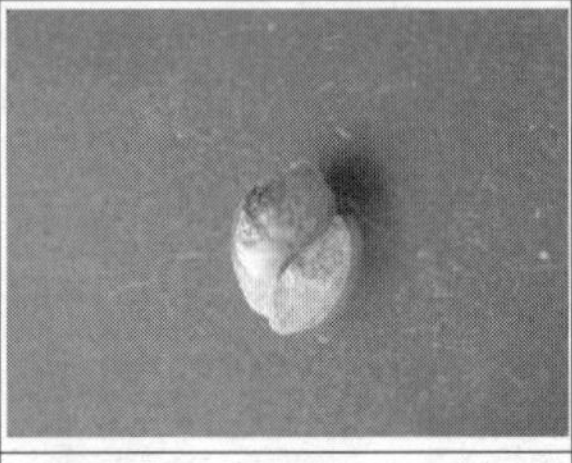	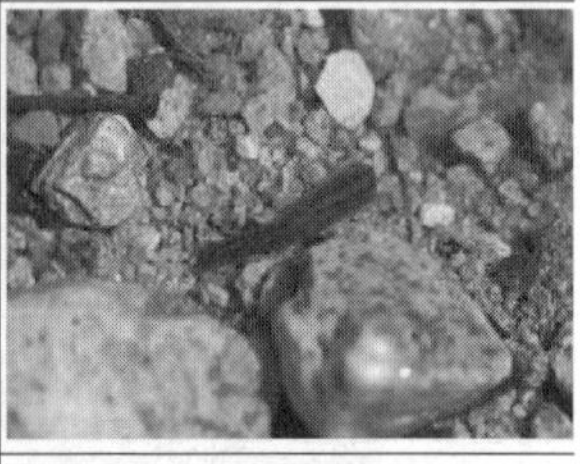
	피라미(*Zacco platypus*)	끄리(*Opsariichthys uncirostris*)	물달팽이(*Radix auricularia*)	돌거머리(*Erpobdella lineata*)
	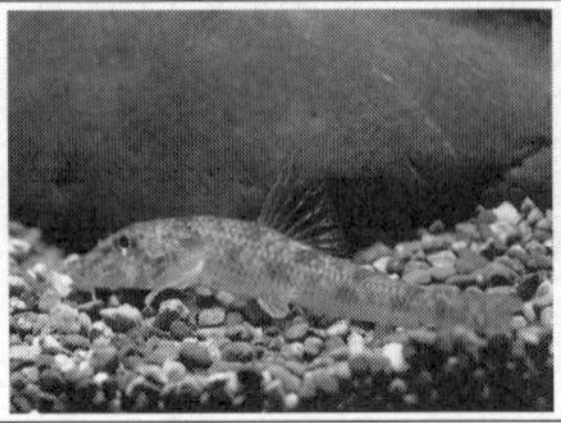	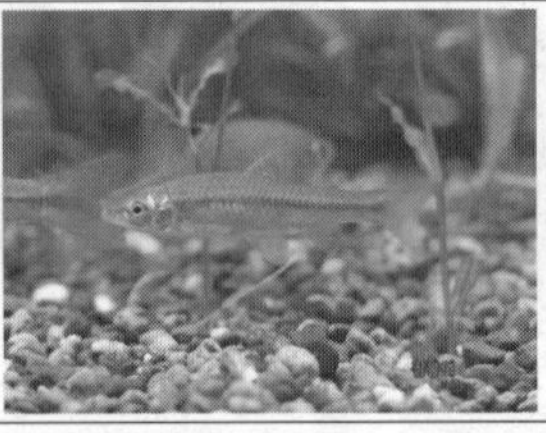	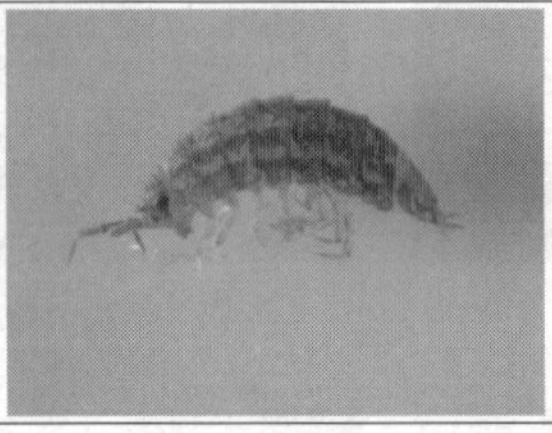	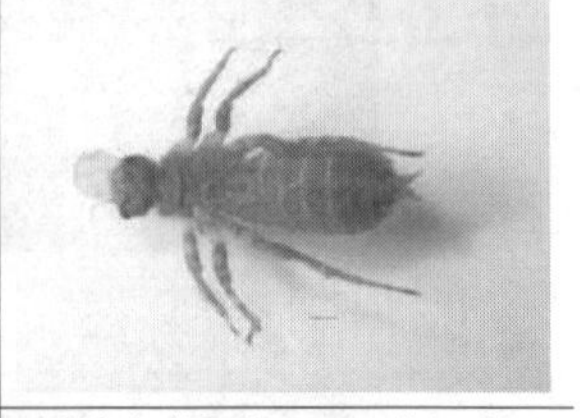
	모래무지(*Pseudogobio esocinus*)	참붕어(*Pseudorasbora parva*)	물벌레(*Asellus hilsendorfi*)	밀잠자리(*Orthetrum albistylum speciosum*)
약간 나쁨 ~ 매우 나쁨	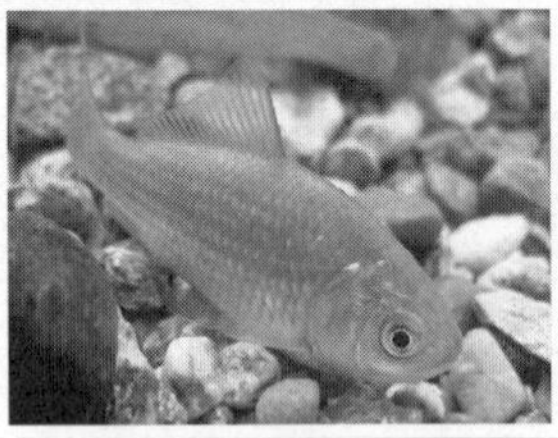	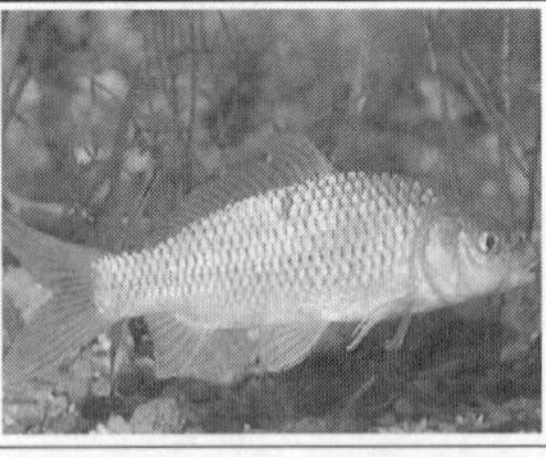	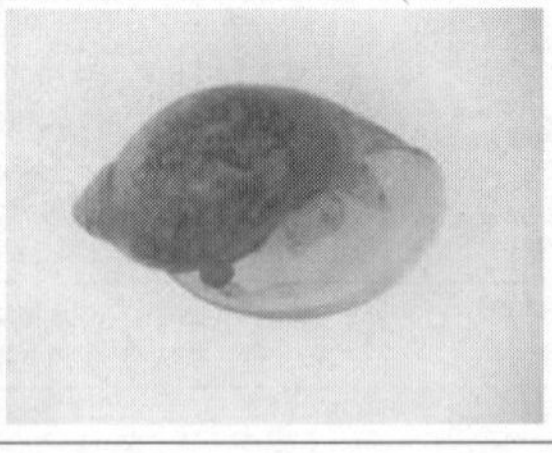	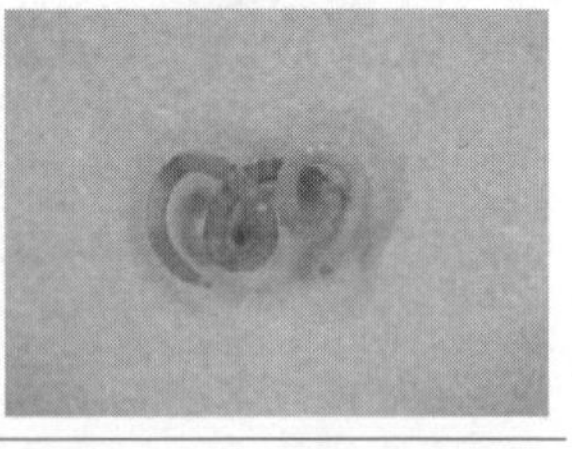
	붕어(*Carassius auratus*)	잉어(*Cyprinus carpio*)	왼돌이물달팽이(*Physa acuta*)	실지렁이(*Limnodrilus gotoi*)
	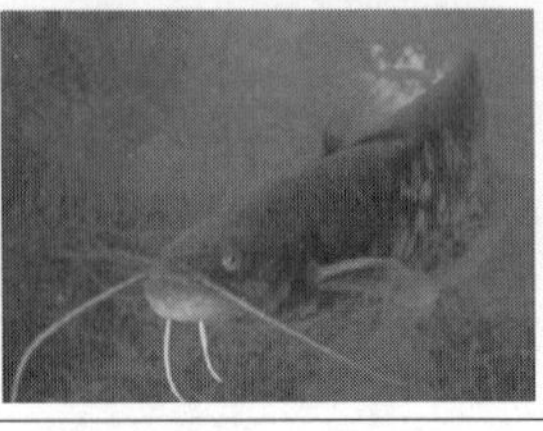	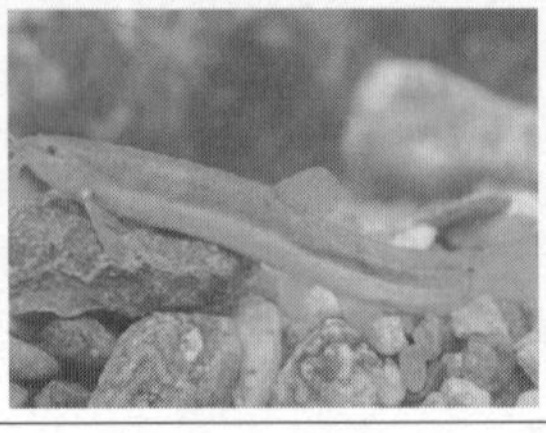	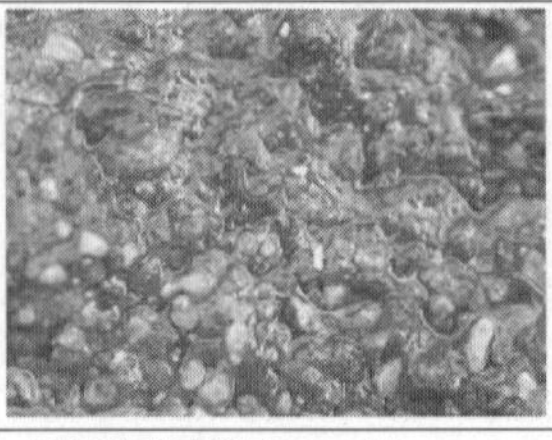	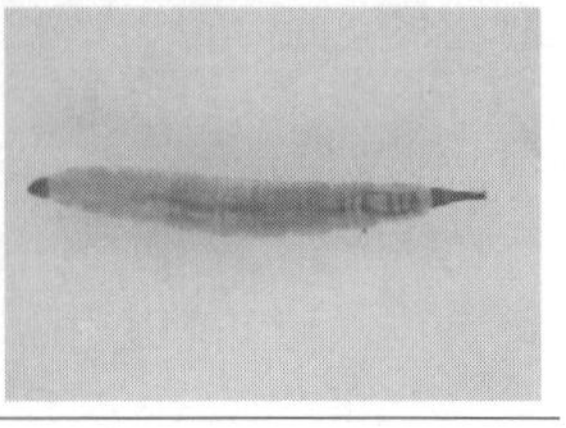
	메기(*Silurus asotus*)	미꾸라지(*Misgurnus mizolepis*)	붉은깔다구(Chironomidae spp, red-type)	나방파리류(*Psychoda* spp.)

5) 수질기준

수역의 자연상태 또는 수자원을 적정하게 관리 · 보전하기 위해서는 대상이 되는 물의 질을 평가하거나 또는 도달하고자 하는 목표 설정이 필요하다. 수질기준은 이와 같이 평가 또는 목표의 기준이 되는 물의 질적 수준을 수질오염지표 또는 수질오염물질의 농도값으로 설정해 놓은 수치를 말한다. 수질기준은 크게 환경행정의 목표가 되는 수질환경기준과 이 환경기준을 유지하기 위하여 법적 구속력을 갖는 수질규제기준으로 분류할 수 있다.

(1) 수질환경기준

수질환경기준은 수질오염으로부터 사람의 건강을 보호하고 쾌적한 수환경을 조성하기 위한 자연상태의 수역에 대하여 설정된 수질기준(standard)이다. 수질환경기준은 그 자체가 규제기준은 아니며, 법적 구속력은 갖지 않으나 수질환경정책과 수질환경행정의 목표가 된다.

우리나라 수질환경기준은 수역별로 하천, 호소, 지하수 및 해역에 대하여 설정되어 있으며, "사람의 건강보호를 위한 기준"과 "생활환경 기준"으로 나누어진다. 지하수의 경우 먹는 물 관리법 제5조 및 수도법 제18조의 규정에 의하여 환경부령이 정하는 수질기준을 적용한다.

하천, 호소, 해역의 수질환경기준은 표 2-24~표 2-26에서 보는 바와 같다. 여기에서 하천과 호소의 환경기준은 2007년부터 수질 및 수생태 환경기준으로 강화되었으며, 세부적인 내용은 다음과 같다.

- 사람의 건강보호항목 확대 (인체발암물질인 벤젠과 테트라클로로에틸렌(드라이클리닝용제)과 암을 일으킬 가능성이 있는 사염화탄소 · 1,2-디클로로에탄 · 디클로로메탄 · 클로로포름 항목추가)
- 사람의 건강보호항목 중 발암물질로 분류하고 있는 디에틸헥실프탈레이트(DEHP, 환경호르몬의 일종으로 플라스틱 가소제)와 안티몬(Sb, 합성수지의 난연첨가제)은 2009년부터 시행
- 생물농축의 우려가 있는 납과 카드뮴의 기준 강화 (납 : 0.1→0.05 mg/ l , 카드뮴 : 0.01 → 0.005 mg/ l)
- 생활환경기준 항목에 분변오염 판단에 대한 신뢰성을 위해 분원성대장균군 추가
- 기존 Ⅰ, Ⅱ, Ⅲ 등으로 표현되는 수치형 등급명칭을 "매우 좋음", "좋음", "약간 좋음", "보통" 등 서술형으로 변경 (수치형 등급은 부가적으로 사용)
- 물 상태를 쉽게 알 수 있도록 등급별 캐릭터를 제시하고, 등급도 5단계에서 7단계로 세분화
- 호소의 경우 최상위 호소등급 COD 기준치를 1 ppm에서 2 ppm으로 현실화 (오염원이 전혀 없는 청정호소인 경우에도 썩은 나뭇잎 등 자연 유기물질의 유입으로 인해 COD는 2 ppm 내외이며, 국내의 경우 2 ppm 이하인 호소는 약 1%로 조사)
- 영양물질의 과다여부를 판단하는 총인 · 총질소와 더불어 부영양화의 지표로 녹조발생 정도를 파악할 수 있는 클로로필 a(Chl-a)를 추가

표 2-24. 하천(river)의 수질등급별 수질환경기준

사람의 건강보호 기준	
항 목	기준값 (mg/ℓ)
카드뮴(Cd)	0.005 이하
비소(As)	0.05 이하
시안(CN)	검출되어서는 안 됨 (검출한계 0.01)
수은(Hg)	검출되어서는 안 됨 (검출한계 0.001)
유기인	검출되어서는 안 됨 (검출한계 0.0005)
폴리클로리네이티드비페닐(PCB)	검출되어서는 안 됨 (검출한계 0.0005)
납(Pb)	0.05 이하
6가크롬(Cr^{6+})	0.05 이하
음이온계면활성제(ABS)	0.5 이하
사염화탄소	0.004 이하
1,2-디클로로에탄	0.03 이하
테트라클로로에틸렌(PCE)	0.04 이하
디클로로메탄	0.02 이하
벤젠	0.01 이하
클로로포름	0.08 이하
디에틸헥실프탈레이트(DEHP)	0.008 이하
안티몬	0.02 이하

생활환경 기준								
등급		상태 (캐릭터)	기 준					
			수소이온농도 (pH)	생물화학적산소요구량 (BOD) (mg/ℓ)	부유물질량 (mg/ℓ)	용존산소량 (mg/ℓ)	대장균군(군수/100 mℓ)	
							총대장균군	분원성 대장균군
매우 좋음	Ia	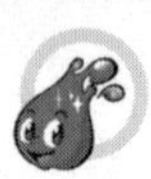	6.5~8.5	1 이하	25 이하	7.5 이상	50 이하	10 이하
좋음	Ib	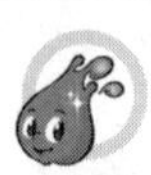	6.5~8.5	2 이하	25 이하	5.0 이상	500 이하	100 이하
약간 좋음	II	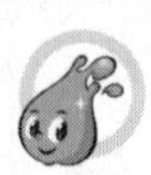	6.5~8.5	3 이하	25 이하	5.0 이상	1000 이하	200 이하
보통	III	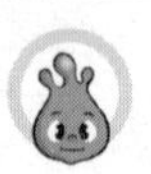	6.5~8.5	5 이하	25 이하	5.0 이상	5000 이하	1000 이하
약간 나쁨	IV	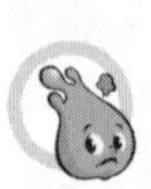	6.0~8.5	8 이하	100 이하	2.0 이상	–	–

생활환경 기준								
등급		상태 (캐릭터)	기 준					
			수소이온농도 (pH)	생물화학적산소요구량 (BOD) (mg/ l)	부유 물질량 (mg/ l)	용존 산소량 (mg/ l)	대장균군(군수/100 ㎖)	
							총대장균군	분원성 대장균군
나쁨	V	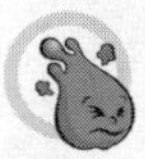	6.0~8.5	10 이하	쓰레기 등이 떠있지 아니할 것	2.0 이상	–	–
매우 나쁨	VI	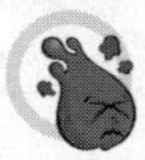	–	10 초과	–	2.0 미만	–	–

비고 : 등급별 수질 및 수생태계 상태

가. 매우 좋음 : 용존산소가 풍부하고 오염물질이 없는 청정상태의 생태계로 여과·살균 등 간단한 정수처리 후 생활용수로 사용할 수 있음

나. 좋음 : 용존산소가 많은 편이고 오염물질이 거의 없는 청정상태에 근접한 생태계로 여과·침전·살균 등 일반적인 정수처리 후 생활용수로 사용할 수 있음

다. 약간 좋음 : 약간의 오염물질은 있으나 용존산소가 많은 상태의 다소 좋은 생태계로 여과·침전·살균 등 일반적인 정수처리 후 생활용수 또는 수영용수로 사용할 수 있음

라. 보통 : 보통의 오염물질로 인하여 용존산소가 소모되는 일반 생태계로 여과·침전·활성탄 투입·살균 등 고도의 정수처리 후 생활용수로 이용하거나 일반적 정수처리 후 공업용수로 사용할 수 있음

마. 약간 나쁨 : 상당량의 오염물질로 인하여 용존산소가 소모되는 생태계로 농업용수로 사용하거나, 여과, 침전, 활성탄 투입, 살균 등 고도의 정수처리 후 공업용수로 사용할 수 있음

바. 나쁨 : 다량의 오염물질로 인하여 용존산소가 소모되는 생태계로 산책 등 국민의 일상생활에 불쾌감을 유발하지 아니하며, 활성탄 투입, 역삼투압 공법 등 특수한 정수처리 후 공업용수로 사용할 수 있음

사. 매우 나쁨 : 용존산소가 거의 없는 오염된 물로 물고기가 살기 어려움

아. 용수는 당해 등급보다 낮은 등급의 용도로 사용할 수 있음

자. 수소이온농도(pH) 등 각 기준항목에 대한 오염도 현황, 용수처리방법 등을 종합적으로 검토하여 그에 맞는 처리방법에 따라 용수를 처리하는 경우에는 당해 등급보다 높은 등급의 용도로도 사용할 수 있음

표 2-25. 호소(lakes)의 수질등급별 수질환경기준

사람의 건강보호 기준
하천의 경우와 동일

생활환경 기준											
등급		상태 (캐릭터)	기준								
			수소이온농도 (pH)	화학적산소요구량 (COD) (mg/ l)	부유물질량 (SS) (mg/ l)	용존산소량 (DO) (mg/ l)	총인 (T−P) (mg/ l)	총질소 (T−N) (mg/ l)	클로로필−a (Chl−a) (㎎/㎥)	대장균군 (군수/100 ㎖)	
										총대장균군	분원성 대장균군
매우 좋음	Ia	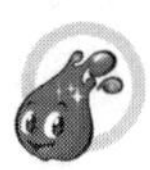	6.5~8.5	2 이하	1 이하	7.5 이상	0.01 이하	0.2 이하	5 이하	50 이하	10 이하
좋음	Ib		6.5~8.5	3 이하	5 이하	5.0 이상	0.02 이하	0.3 이하	9 이하	500 이하	100 이하
약간 좋음	II	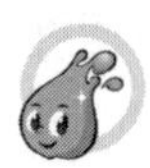	6.5~8.5	4 이하	5 이하	5.0 이상	0.03 이하	0.4 이하	14 이하	1000 이하	200 이하
보통	III	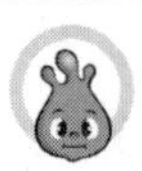	6.5~8.5	5 이하	15 이하	5.0 이상	0.05 이하	0.6 이하	20 이하	5000 이하	1000 이하
약간 나쁨	IV		6.0~8.5	8 이하	15 이하	2.0 이상	0.10 이하	1.0 이하	35 이하	−	−
나쁨	V	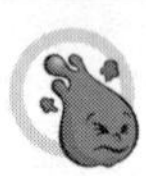	6.0~8.5	10 이하	쓰레기 등이 떠있지 아니할것	2.0 이상	0.15 이하	1.5 이하	70 이하	−	−
매우 나쁨	VI	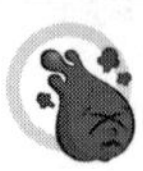	−	10 초과	−	2.0 미만	0.15 초과	1.5 초과	70 초과		

비고 :

1. 총인 : 총질소의 경우 총인에 대한 총질소의 농도비율이 7 미만일 경우에는 총인의 기준을 적용하지 아니하며, 그 비율이 16 이상일 경우에는 총질소의 기준을 적용하지 아니한다.

표 2-26. 해역의 수질환경기준

구분	등급	수소이온 농 도 (pH)	화학적산소요구량 (COD) (mg/ l)	용 존 산소량 (DO) (mg/ l)	총대장균군 (군수/100 ml)	용매추출유분 (mg/ l)	총질소 (mg/ l)	총 인 (mg/ l)
생활환경	I	7.8–8.3	1 이하	7.5 이상	1,000 이하	0.01 이하	0.3 이하	0.03 이하
	II	6.5–8.5	2 이하	5 이상	1,000 이하	0.01 이하	0.6 이하	0.05 이하
	III	6.5–8.5	4 이하	2 이상			1.0 이하	0.09 이하

등급		항목	기준(mg/ l)
사람의 건강보호	전수역	6가크롬(Cr^{6+})	0.05
		비소(As)	0.05
		카드뮴(Cd)	0.01
		납(Pb)	0.05
		아연(Zn)	0.1
		구리(Cu)	0.02
		시안(CN)	0.01
		수은(Hg)	0.0005
		폴리클로리네이티드비페닐(PCB)	0.0005
		다이아지논	0.02
		파라티온	0.06
		말라티온	0.25
		1.1.1 - 트리클로로에탄	0.1
		테트라클로로에틸렌	0.01
		트리클로로에틸렌	0.03
		디클로로메탄	0.02
		벤 젠	0.01
		페 놀	0.005
		음이온계면활성제(ABS)	0.5

비고 :

1. 등급 I 은 참돔·방어 및 미역 등 수산생물의 서식·양식 및 해수욕에 적합한 수질을 말한다.
2. 등급 II는 해양에서의 관광 및 여가선용과 숭어 및 김 등 등급 I 의 해역에서 서식·양식에 적합한 수산생물 외의 수산생물의 서식·양식에 적합한 수질을 말한다.
3. 등급 III은 공업용 냉각수, 선박의 정박 등 기타 용도로 이용되는 수질을 말한다.

(2) 수질규제기준

수질규제기준은 수질환경기준을 유지하기 위하여 법적 구속력을 갖는 규제수단의 하나로, 수질환경기준과 하천의 자정능력에 따라 정해지는 것이 원칙이나 경제적 및 기술적 여건을 감안하여 적용 가능한 수준으로 설정된다. 대표적인 수질규제기준으로는 폐수배출허용기준과 방류수수질기준이 있다

① 폐수배출허용기준

폐수배출허용기준은 공장 등과 같은 개별 배출업소에 적용되는 규제기준으로써 각 배출업소가 오염물질을 배출할 때 지켜야 하는 최대배출허용치 또는 허용농도를 말한다. 우리나라에서는 지역별로 청정지역, 가지역, 나지역, 특례지역의 4단계로 구분하고 있으며, 폐수배출량에 따라 규모별로 차등 적용하고 있다.

② 방류수수질기준

폐수배출허용기준이 개별 배출업소에 적용되는 규제기준이라고 한다면 방류수수질기준은 하수종말처리시설, 폐수종말처리시설 및 분뇨종말처리시설 등에서 처리한 후에 방류되는 수질에 대하여 적용되는 기준이다. 일반적으로 방류수수질기준은 폐수배출허용기준보다 훨씬 엄격하게 설정되는데, 그 이유는 배출허용기준의 적용을 받는 개별 시설의 배출수가 이 처리시설에서 다시 처리될 가능성이 있으며, 개별 배출업소의 배출량에 비해 상대적으로 매우 큰 하수, 폐수 또는 분뇨가 최종적으로 처리되어 공공수역으로 직접 방류되기 때문이다.

6) 수질오염의 영향과 사례

(1) 수인성 전염병

수인성 전염병에 의한 피해는 과거에 많이 발생하였다. 1892년 독일의 함부르크시에서 취수하여 급수한 엘베강의 하천수에는 맞은 편에 있는 알토나시 콜레라 환자의 배설물이 유입되어 18000명의 환자가 발생하였으며, 이중 약 8천명이 사망하였다.

1914년에는 스페인의 바르셀로나시에서 급수하는 물이 장티푸스균으로 오염되어 약 60만명의 시민 중 18,500명의 환자가 발생하여 1,800여 명이 사망하였다.

1937년 일본 오무타시에서는 이질균으로 오염된 지하수를 급수하여 1만명이 넘는 환자가 발생하였으며 그중 약 600여명이 사망하였다.

(2) 중금속

중금속에 의한 오염은 산업화 이후 널리 알려지게 되었다. 이것은 생태계의 직접적인 피해뿐만 아니라 동식물을 통하여 체내 축적이 일어나기 때문에 심각한 영향을 초래하게 된다.

① 미나마타병

1953~1959년에 걸쳐 일본 미나마타에서 **손발마비, 언어장해, 시야협착 등**의 괴질이 발생하였으며, 수십명의 사망자와 수백명의 중환자가 발생하였다. 나중에 **수은중독**에 의한 것으로 밝혀졌는데, 미나마타시의 신일본질소비료공장의 아세트알데히드의 제조공정에서 발생하는 메틸수은화합물이 함유된 공장폐수가 미나마타만 해역으로 배출되었으며, 이곳에 서식하는 **어패류에 축**적되어 이를 먹은 주민들의 몸에 축적되어 발병한 것으로 밝혀졌다.

② 이따이이따이병

1968년 일본 도야마현에서 **골다공증 · 전신에의 통증이 수반된 괴질이 발생하였는데, 이것은 카드뮴 중독에 의한 대표적 사례**로 지적되고 있다. 일본 도야마현에 있는 미쯔이 아연제련공장에서 버린 폐광석에서 카드뮴이 흘러나와 지하수와 지표수가 오염되었으며, **지하수 · 농작물 · 어패류 등에 축적되어** 이를 먹은 주민들에게 발병하였다. 증상으로는 전신권태 · 피로감 · 신장기능장애 · 요통 · 골연화증 · 보행곤란 증상이 있었으며, 심할 경우 전신통증이 수반되었다. 또한 약 130여명의 환자 중 대부분이 65세 이상이고 어린이중에는 여자아이가 압도적으로 많았다. 병명은 중독자가 심한 통증으로 일본어로 아프다는 의미의 "이타이"를 반복한데서 유래되었다고 한다.

(3) PCB 중독

1968년 일본 키타큐우슈우시에서 가네미창고(주)의 제품인 미강유(쌀겨기름 · 현미오일)에 의한 가네미 사건이 발생하였다. 증상은 안질발생 · 손발톱의 변색 · 구토 · 관절통 · 체중감소 · 월경불순 · 빈혈 등이었으며, 약 900여명의 환자가 발생하였다. 이들 환자들은 PCB가 함유되어 있는 미강유라는 식용유를 섭취한 것으로 밝혀졌다.

☞ PCB (polychlorinated biphenyl)

방향족 염화탄화수소에 속하는 화학물질의 총칭으로 절연성 때문에 변압기와 절연 용액에 다양하게 사용된다. 이 물질은 생태계에서 잘 분해되지 않아 환경오염뿐만 아니라 인체조직에 축적되어 심각한 문제가 되고 있다. 증상은 주로 홍반 · 부종 · 비후 등을 초래한다.

(4) 유해 화학물질

1977년 미국의 뉴욕주 펄스시에서 복합 화학물질에 의한 러브캐널(Love Canal) 사건이 발생하였다. 후크케미칼이라는 화학회사가 러브캐널이라는 미완성된 운하를 1940년대에 화학공장에서 발생한 폐기물의 매립장으로 사용하였는데 나중에 인근 지역의 토양과 지하수를 오염시키게 되었다. 각종 독극물과 발암성 물질이 토양과 지하수에서 발견되었으며, 이 지역에서는 유산율이 타 지역보다 높고 선천성 기형아가 많이 출생하였다. 1978년 미국정부는 펄스시의 일부 주택단지를 환경재난지역으로 선포하고 인접지역의 주민 283가구에 대하여 영구 강제이주 대책을 수립하였다.

(5) 다이옥신과 제초제

1983년 미국의 미주리주에서 발생한 사건으로, 고엽제 공장에서 부산물의 폐유 속에 고농도의 다이옥신이 발견되었다. 처음에는 이 폐유를 방진용으로 길에 뿌렸으나 근처의 닭과 말이 죽기 시작하였으며, 가네미 사건과 비슷한 양상을 나타내었다. 결국 미주리주는 330만 달러에 타임 비치라는 그 작은 마을을 사들여 주민들을 이주시켰다.

(6) 유기용제

1982년 미국의 캘리포니아 실리콘밸리에서 발생한 사건으로 한 회사의 지하탱크에서 트리클로로에틸렌, 테트라클로로에틸렌, 트리클로로에탄 등의 유기용제가 다량 유출되었다. 이로 인하여 많은 사람이 식수로 사용하고 있는 지하수가 오염되어 13명이 사망하고, 백혈병 · 유산 · 암 · 선천성 기형 등의 피해가 일어났다.

1983년에는 일본의 효고현 도시바 공장에서 트리클로로에틸렌의 유출로 인근의 지하수를 오염시켰으며, 1986년에는 치바현의 도시바 반도체공장에서 트리클로로에틸렌에 의한 지하수 오염사건이 발생하였다. 사건해결을 위해서 두 회사는 많은 보상금을 지불해야 했다.

(7) 페놀

우리나라에서 1991년 봄에 발생한 페놀사건은 낙동강의 상수원을 페놀로 오염시킨 사건으로 국민에게 수질오염에 대한 인식을 높이는 계기가 되었다. 구미공단의 한 공장에서 페놀이 유출되었는데 인근의 옥계천으로 흘러들어 낙동강을 오염시켰으며 그 영향으로 며칠 후 대구시의 상수도에서 악취가 발생하여 한 동안 식수로의 사용이 불가능하였다.

7) 생물학적 농축과 독성도 평가

(1) 생물학적 농축

생태계에서는 먹이사슬에 의해 생물학적 농축(bioaccumulation, 생물농축)이 일어나게 된다. 일반적으로 탄소, 질소, 인과 같이 순환하는 경우는 문제가 되지 않지만 난분해성 물질이나 중금속 같은 종류는 체내에 축적된다. 보통 먹이사슬이 한 단계씩 거치면서 농도는 100배 정도 농축된다. 생물농축의 정도는 농축계수로 표시되는데 산출식은 다음과 같다.

$$\text{농축계수} = \frac{\text{생체내에서의 물질의 농도}}{\text{물속에 있는 물질의 농도}}$$

생물농축의 대표적인 사례로는 미나마따병을 들 수 있다. 신일본질소비료공장은 아세트알데히드의 제조공정에서 발생하는 메틸수은화합물이 함유된 공장폐수를 미나마따만 해역으로 배출하였다. 공장에서 배출한 폐수가 **해수**에 흘러들었을 때 해수중의 수은농도는 0.006 ppm이었으나. 식물성 플랑크톤과 치어 등의 먹이연쇄를 거쳐 물고기에 이르렀을 때는 10~50 ppm 정도로 농축되었다. 수은이 농축된 수산물을 오랫동안 먹은 주민들은 고농도의 수은이 농축되어 중추신경계 질환을 앓고 시야협착 · 난청 · 언어장애 · 지각장애와 함께 300명이 넘는 사람들이 사망하였다.

그림 2-33은 독일해안에서 먹이사슬에 의한 PCBs의 생물농축사례를 나타낸 것이다.

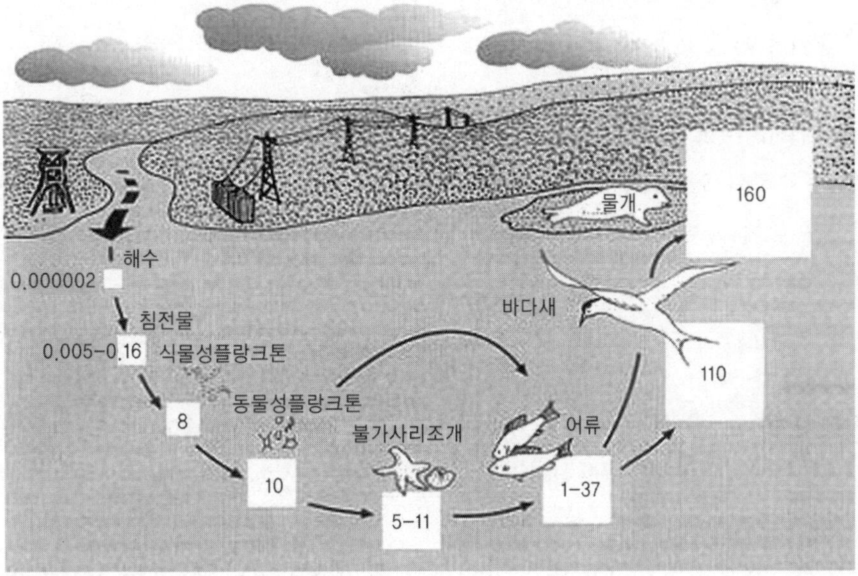

그림 2-33. 먹이사슬에 의한 PCBs의 생물농축

(2) 생물독성

① 생물정량실험

생물정량실험(bioassay test)은 급성 독성에 대한 척도로, 독성물질이 함유된 물속에서 일정한 노출기간 동안 실험대상 생물의 치사도를 측정하는 것이다. 독성물질의 실험에는 길이가 7.5 cm 이하인 물고기를 사용하며 큰 것과 작은 것의 차이는 1.5배 이하로 20마리 정도가 사용된다. 시험에 사용되는 물은 독성물질 이외에 용존산소 · 수온 · pH 등이 물고기 생존에 영향을 주지 않아야 하며, 물의 양은 체중 2 g당 1 *l* 정도 필요하다. 독성을 평가하는 대표적인 척도로는 TLm과 LC_{50}, LD_{50} 등이 있다.

TLm(median tolerance limit)은 물고기를 오염된 물에 노출시켜 50%가 생존할 수 있는 독성물질의 농도를 말한다. 시험기간은 24시간, 48시간, 96시간으로, 이 기간에 물고기가 절반으로 될 때의 농도를 측정해서 표기한다. 일반적으로 48시간 TLm 농도를 많이 사용한다. 안전농도는 급성일 경우 48시간 TLm의 1/10, 만성일 경우 96시간 TLm의 1/100이다.

LD_{50}(lethal dose 50%)은 TLm의 반대개념으로 반수치사량이라 한다. 이것은 독성물질을 경구 투여시 50% 치사량으로 동물의 체중 1kg당 독성물질의 양(mg)으로 나타낸다. LC_{50}(lethal concentration 50%)은 시험용 물고기의 반수치사농도로, 이것은 독성물질로 오염된 물에 노출시 50%가 죽을 수 있는 농도를 말한다.

② 생물학적 오염도

생물학적 오염도(biological index of water pollution, BIP)는 수중생물의 종류와 수를 조사하여 생물학적으로 물의 오염도를 추정하는 지표이다. 수중생물은 수중환경을 어느 정도 대표하고 있으므로 생물의 종류와 수를 조사하면 물의 오염도를 판정할 수 있다. 맑은 물에는 엽록소를 가진 식물성 생물이 많으며, 오염된 물에는 엽록소가 없는 동물성 생물이 많다. 생물학적 오염도는 다음과 같이 나타낸다.

$$BIP = \frac{B}{A+B} \times 100\ (\%)$$

여기에서, A는 검수 1 ml 중의 유엽록체의 식물성 생물의 개체수이고, B는 검수 1 ml 중 무엽록체의 동물성 생물의 개체수이다. 보통 수중의 오염도가 커지면 식물성 생물수가 줄어들고 동물성 생물수가 늘어나는 경향이 있다. 맑은 하천이나 저수지 등에는 이 값이 0~2, 상당히 오염된 물에서는 10~20, 그리고 심하게 오염된 물에서는 70~100 정도를 나타낸다.

8) 수질오염방지대책

(1) **점오염원** (point source)

점오염원은 오염물질이 특정의 지점 혹은 좁은 지역내에서 발생하는 것을 가리키며, 배출지점을 쉽게 파악할 수 있다. 점오염원의 관리방안은 다음과 같다.

- 오염원 위치 및 부하량 파악
- 오염 배출원 목록 작성 및 관리
- 하수처리장 및 하수관거 등 환경기초시설의 완비
- 하수관거와 우수관거의 분리정비
- 무허가 및 무단방류 감시철저
- 수질총량규제

이러한 오염원에서 배출된 폐수는 다음과 같은 방법에 의해 처리한 후 수질기준 이하로 방류해야 한다.

- 물리적 처리 : 스크린, 침전 등
- 화학적 처리 : 응집제 첨가에 의한 약품침전, 중화
- 생물학적 처리 : 미생물에 의한 처리
- 고도처리

☞ **수질총량규제**

특정수역의 목표수질을 달성·유지하기 위하여 유역으로부터 배출되는 오염물질의 양을 총량적으로 규제하는 제도이다. 이것은 대상수역의 목표수질을 유지하기 위한 총부하량을 산정하고, 각 오염원별로 배출할 수 있는 오염물질의 최대 한도량을 정하여 그 양 이상을 배출하지 못하게 하는 제도이다. 이 제도는 전국 일률적으로 적용되고 있는 배출허용기준 만으로 수역의 환경기준을 달성하거나 유지하기 어려운 경우에 문제를 해결하기 위한 방안으로, 규제수단이라기보다는 환경계획의 성격이 강하다.

(2) **비점오염원** (non-point source)

비점오염원은 비특정오염원 또는 면오염원이라고 하며, 점오염원과는 달리 오염물질이 넓은 범위에 걸쳐 발생한

다. 따라서 오염원의 확인이 불분명하고 관리가 쉽지 않은 특징이 있다. 우리나라의 경우 비점오염원에 대한 대책 부족이 수질악화의 주요 원인 중의 하나로 지적되고 있다. 비점오염원 방지를 위해서는 지표수와 지하수로 씻겨 나가는 영양소나 토양유실을 줄여야 한다. 이를 위해서는 비료 사용량을 가능한 줄이고, 식물이 왕성하게 비료성분을 흡수하는 시기에 비료를 뿌리며, 콩과식물 등을 윤작함으로써 자연적인 질소 고정을 유도할 필요가 있다. 또한 오염원과 수자원 사이에 위치하는 수변생태계를 보강하며, 식생 완충대(오염지역과 수자원 사이에 위치하여 물이 오염되는 것을 완충하는 곳을 말한다)를 설치하는 등의 노력이 필요하다. 비점오염원의 세부적인 관리대책은 다음과 같다.

① 도시유출수

– 도시유출수중 오염물질의 유입 억제

- 도시지역에서 청정연료 사용이나 비산분진 방지시설을 설치하여 산업시설 · 자동차 · 건설공사장 · 생활환경으로부터 매연 · 분진 등의 발생을 억제
- 도시생활에서 발생되는 쓰레기 · 애완동물 배설물 · 낙엽 · 담배꽁초 등을 도로변이나 우수관로에 투기금지
- 주택 내 뜰이나 정원에 화학약품을 되도록 적게 사용하거나 사용방법을 준수
- 가정에서 발생되는 폐유 · 부동액 · 페인트 희석액 · 오븐클리너 등 유해폐기물을 버리지 말고 적정 처리하거나, 화학약품 대신에 자연적이거나 독성이 적은 물품으로 대체
- 도로에 쏟아진 자동차 브레이크액 · 기름 · 그리스, 부동액 등을 깨끗이 청소 (도로의 청소는 물청소를 억제하고 쓰레기는 따로 수거하여 처분)
- 주거지의 불투수층 표면을 최대한 제한 (나무판이나 벽돌 등으로 물이 땅속으로 스며들 수 있도록 투수성 포장으로 조성)
- 나대지에 나무나 관목 등을 식재하고 수로를 따라 수풀림을 울창하게 조성하여 유출수의 흐름을 완화시키고 오염물질을 걸러냄 (잔디밭보다 우수를 14배나 더 흡수하는 효과가 있음)
- 포장된 지역의 우수 유출수는 표면으로 흐르지 않도록 하고 식재된 지역이나 자갈층으로 유도하여 서서히 땅속으로 스며들게 함

– 우수의 직접처리 후 방류

- 초기우수를 스크린 · 침사 · 침전 등으로 직접 처리, 주요공정은 침전

– 우수저류시설 및 우수침투시설 사용

- 우수저류시설이나 우수침투시설을 설치하여 도시지역 우수 유출량을 감소
- 우수저류시설은 초기우수의 일부를 도로 · 공원 · 건물 등의 지하에 저류할 수 있는 시설로 맑은 날 우수를 하수처리장에서 처리하여야 하며 퇴적물의 처리도 필요
- 우수침투시설로는 우수침투용 관거, 침투광장, 침투트렌치 등을 사용

② 농경배수

– 시비방법 및 비료질 개선

- 물이 없는 논에 시비하고 논을 갈아 비료가 토양속으로 들어가도록 하면 질소성분은 암모늄염으로 토양입자에 흡착되어 유출량이 저감

- 논갈이 후 영양염류 성분이 침전된 1주일 후에 물을 빼고 벼를 심도록 하여 하천으로의 유출량을 저감
- 용출이 적게 일어나도록 비료질을 개선함으로서 토양침투나 강우로 인한 하천유출을 최소화

– 완충저류조 설치
- 농경지 배수로에 완충저류조를 설치하여 일시적인 체류 후 방류

– 배수유로 변경
- 호소 등 폐쇄성 수역에 유입되는 농경지 배수로를 변경시켜 하류로 유출되게 함(일정지역의 수질보전에는 매우 유용하나 하류부근의 수질오염을 유발하므로 완전한 대책이라고 할 수는 없음)

– 용수관리 개선
- 농경지의 수로를 정비하여 관개용수를 순환시켜 재사용함으로서 배출량 및 부하농도를 줄임

– 농업생태계 이용
- 논에서의 주정화기능은 탈질이므로 토양중의 미생물에 의해 암모니아가 질산으로 되고, 질산이 혐기성 조건하에서 질소가스로 되어 질소화합물이 제거됨
- 과수원에서 나무 밑에 잡초를 적당량 유지시키면 표층 비료성분을 흡수하거나 유출저감 효과를 나타냄

③ 광산폐수

– 광산폐수의 차집 및 처리
- 광재 등의 야적장으로부터 발생되는 폐수를 완전히 차집하는 시설을 만들고 적정처리 후 유출

– 폐광지대의 복원
- 폐광지대의 광재 등을 적정 처리하고 복원사업을 실시함으로서 산성폐수의 유출 및 토양유실로 인한 오염물질의 유출을 감소시킴

④ 산림유출수

– 벌목 통제
- 벌목 통제규정 제정 및 불법 벌목의 감시 철저
- 벌재도로의 폐쇄 및 산림자원의 보호조치 강구

– 침식방제시설 설치
- 토양의 침식 또는 유실의 우려가 있는 지역에는 나무를 심거나 적절한 침식 방제시설을 설치하여 관리함으로서 유출량을 감소

⑤ 기타

– 수변림 조성
- 경사면 · 방목지 등의 소계곡 하천부근에 나무를 심으면 뿌리의 보수력에 의하여 비료 등의 성분이 흡수되며, 오염물질이 차단되어 유출부하가 저감

– 인간의 행동양식 변화
- 모든 사람이 일종의 비점오염원의 역할을 하고 있으나 그 오염행위를 인식하지 못하는 상태에서 오염물질을 배출하고 있는 경우가 많아 환경교육과 함께 일상생활습관의 태도변화가 중요

4. 소음 및 진동

학습목표

- 소음을 정의할 수 있다.
- 소음의 측정단위를 설명할 수 있다.
- 소음의 크기와 인체영향을 설명할 수 있다.
- 진동증후군을 설명할 수 있다.
- 소음의 환경기준과 배출허용기준을 설명할 수 있다.
- 소음대책을 열거할 수 있다.

1) 소음 · 진동의 개념

- 소음은 자신이 원하는 않는 소리로 정의할 수 있으나 소음 · 진동규제법에서는 기계 · 기구 · 시설 기타 물체의 사용으로 인하여 발생하는 강한 소리로 정의
- 진동은 어떤 물체가 외부의 힘에 의하여 평형상태에 있는 위치에서 전후 · 좌우 또는 상하로 흔들리는 것으로 소음 · 진동규제법에서는 기계 · 기구 · 시설 기타 물체의 사용으로 인하여 발생하는 강한 흔들림으로 정의
- 소음은 지면 위 1.2~1.5 m에서 소음계로 측정, 단위 dB(A)
- 진동은 지면 위 1.2~1.5 m에서 진동계로 측정, 단위 dB(V)

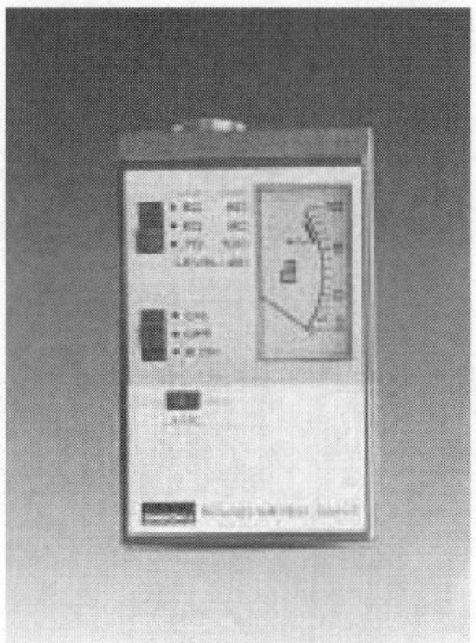
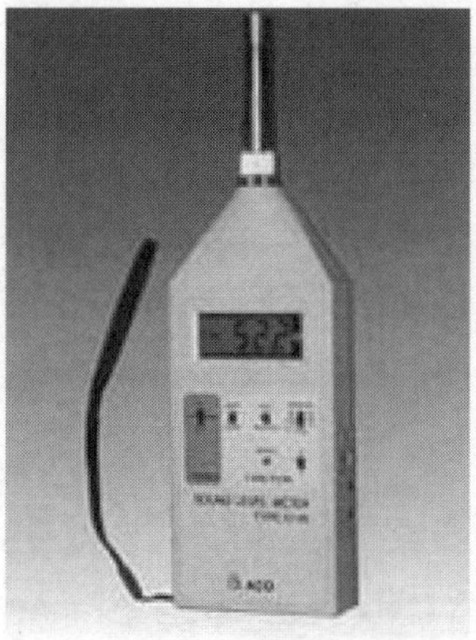

그림 2-34. 소음계 (좌 : 간이소음계, 우 : 보통소음계)

(1) 소리의 발생

소리(音, sound)는 음원에서 소리에너지가 방출되면 매질을 통하여 전파되어 인간의 청각기관을 자극하는데 이때 뇌신경을 통하여 느끼게 되는 감각이다. 소리의 전달은 **음파(音波, sound wave)**로 설명할 수 있다. 음원에서

어떤 소리가 발생되면 그림 2-35에서와 같이 소리에너지에 의해 공기분자의 진동이 일어나게 되어 대기압의 주기적인 변동에 의한 음압이 시간에 따라 물결(波)형태로 나타나게 되는데 이것을 음파라 한다. 소리에너지가 매질을 통해 전파될 때 매질의 운동에너지와 위치에너지의 교번작용으로 음파가 발생하여 전파하게 되는데, 이것을 파동(wave motion)이라 한다. 소리는 음원의 매질인 공기입자가 직접 청각기관까지 이동하지 않고 매질의 운동에너지와 위치에너지의 교번작용에 의해 전달된다. 북을 두드리면 가죽 면이 진동하고 그 면에 접해 있는 공기를 주기적으로 밀었다 당겼다 하여 공기의 밀도가 변하게 되는데, 그 결과 대기압의 미세한 주기적인 변동으로 소리에너지가 음파로 전파된다. 따라서 **소리의 전달**은 탄성과 압력이 있는 고체 · 액체 · 기체상의 매질에서만 가능하고, 진공 중에서는 불가능하게 된다. 예를 들면 말소리의 경우 매질은 기체인 공기가 되고, 물속에서 선박의 엔진소리는 액체인 물이 되며, 기차레일 위 바퀴소리의 경우 고체인 기차레일이 된다.

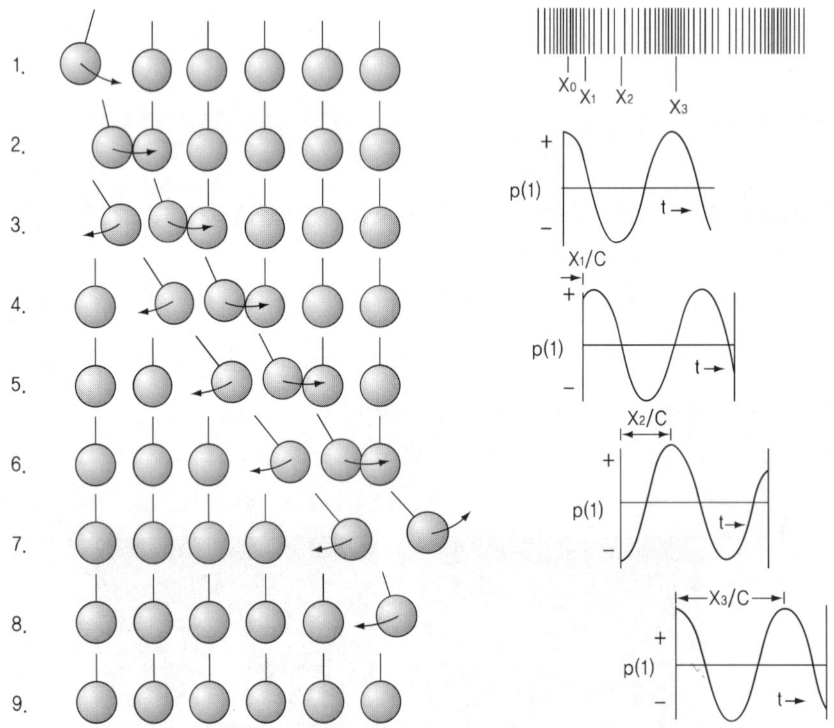

그림 2-35. 공기분자의 진동과 시간에 따른 음파 발생

(2) 청각기관에서 소리의 전달

그림 2-36은 청각기관의 구조를 나타낸 것이다. 음원에서 발생한 소리에너지는 음파로 전파한 후 외이도를 통하여 고막을 진동시키고, 고막의 진동은 중이에 있는 추골 · 침골 · 등골로 구성된 3개의 이소골(청소골)로 전달되는데 여기에서 공기전도로 들어온 음파는 액체전도에 적합하게 변경된다. 이소골 중 등골의 진동은 타원창(oval window)이라고 하는 막에 의해 달팽이관(와우관, 코티씨기관)내의 액체인 내이액(림프액, endolymph)에 전달되는데 달팽이관내에는 기저막(basilar membrane)이 있고, 이 기저막에는 청신경의 신경세포(hair cells)가 있어 소리의 감각을 중뇌에 전달한다. 즉, 내이에서 림프액의 파동은 기저막에 부딪히게 되고 이 기저막에는 신경세포가 있어

임프액의 기계적인 파동이 신경자극으로 변환되어 중뇌로 전달된다. **소리의 크기는 이 기저막의 진동하는 진폭에 비례하여 들리고, 소리의 높낮이는 기저막이 자극받는 위치에 따라 다르게 된다.**

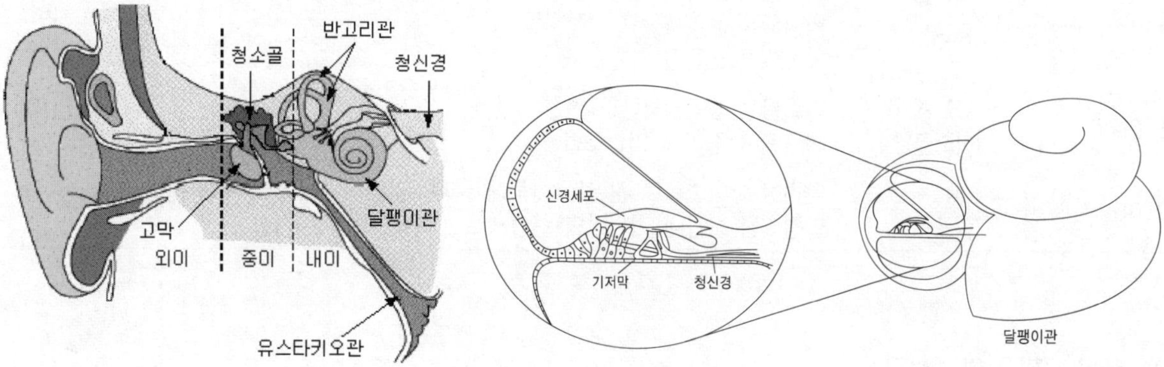

그림 2-36. 청각기관의 구조

표 2-47은 청각기관의 구조와 전달매질 및 그 역할을 나타낸 것이다. 여기에서 소리의 전달경로는 매질에 따라 다음과 같이 세단계로 나눌 수 있다.

① 공기의 파동이 기계적인 진동으로 바뀌는 단계 : 음파 → 외이 → 고막 → 이소골

② 기계적인 진동이 액체의 파동으로 바뀌는 단계 : 달팽이관내의 액체전도

③ 액체의 파동이 신경자극으로 바뀌는 단계 : 기저막내 신경세포에 의한 신경전도

따라서, 사람이 정상적으로 소리를 듣기 위해서는 위의 세 단계가 모두 정상적으로 이루어져야 한다. 그런데 고음에 오랫동안 노출될 경우 기저막 내 청신경 세포의 손상이 일어난다. 이 신경세포는 일단 손상이 일어나면 회복되지 않아 **영구청력손실의 난청**을 일으킨다. 귀가 고음에 노출되었을 때 중이에 있는 근육이 딱딱하게 되어 귀의 민감도를 감소시킬 수 있지만, 소음레벨을 인식하고 근육을 움직이는 시간에 차이가 있어 순간적으로 발생하는 고주파 경우 청력손실의 원인이 된다.

소리의 전달경로를 요약하면 다음과 같이 고막에서 소리에너지가 진동에너지로 전환되어 중이의 이소골로 전달되며 이것은 다시 내이의 타원창이라는 막에 의해 달팽이관내의 림프액에 전달된 후 기저막의 신경세포에 의해 중뇌로 전달된다.

소리에너지 발생 → 음파의 전파 → 고막의 진동 → 청소골에서 증폭 → 타원창 진동 → 내이의 달팽이관내 기저막의 신경세포에서 감지 → 청신경 → 중뇌 → 청감

소리의 전파속도인 음속은 고체 〉 액체 〉 기체 순으로 매질에 따라 다르다. 공기 중에서 음속은 다음 식으로 산출할 수 있는데, 여기에서 기온이 높을수록 음속은 빠르게 된다.

$$\text{음속 (m/sec)} = 331.5 + 0.61\ t(℃)$$

표 2-27. 청각기관의 구조와 역할

구조	전달매질	역할
외 이	기 체 (공기)	이 개 : 집음기 외이도 : 음의 증폭 고 막 : 진동판
중 이	고 체 (이소골)	이소골 : 증폭임피던스 변환 이 관 : 중이의 기압조절
내 이	액 체 (림프액)	타원창 : 이소골로 전달된 진동에너지를 달팽이관내의 액체에 전달 달팽이관 : 관내 기저막의 신경세포에 의해 중뇌로 전달

2) 소음 · 진동의 척도

(1) 소리의 3요소

음원에서 방출되는 소리는 그 독특한 특성을 갖게 되는데, 이것은 음의 3요소인 음의 높낮이(세기), 음의 크기(대소) 및 음색으로 설명할 수 있다. 여기에서 음의 높낮이는 음이 갖는 주파수에 의해서, 음의 크기는 공기입자가 진동할 때 그 변위량의 크기(진폭)로 설명되는 음압에 의해 결정된다.

① 소리의 높낮이 (진동수, frequency)
- 소리의 높낮이는 주파수에 의해 정해지고 주파수가 높을수록 고음
- 가청주파수 20~20000 Hz

② 소리의 대소 (진폭, amplitude)
- 음파의 진폭에 해당되는 음압에 의해 결정되며 음압이 클수록 큰 소리
- 가청음압 2×10^{-5}~60 Pa

③ 음색 (sound colour)
- 같은 높이, 같은 크기의 소리라 할지라도 피아노나 바이올린의 소리는 다르게 느껴지는데 이것은 음원에 의한 소리의 음색이 다르기 때문

(2) 소리의 물리적인 척도

① 음압 (sound pressure, P)
- 소리의 대소를 설명하는 가장 기본적인 척도
- 음원에서 소리에너지가 방출되면 주위 공기에 대기압의 주기적인 변동이 발생하게 되는데, 대기압을 기준으로 했을 때 발생하는 압력을 의미

– 대기압(10^5 Pa)의 크기에 비해 매우 미비한 수준

② 음의세기 (sound intensity, I)

– 음파의 진행방향에 수직인 단면적을 단위시간에 전파하는 소리에너지량

– 단위 J/(sec · m^2) 또는 W/m^2

③ 데시벨 (Decibel, dB)

– 음압과 음의세기는 절대적인 척도인 반면에 데시벨은 상대적인 척도로 최소치와 최대치의 폭이 줄어들어 척도치에 대한 정량화가 쉬움 (그림 2-37)

– 음의세기레벨 (sound intensity level, SIL)

• 음의세기는 음의 물리적인 크기를 나타내는 절대치이나 음의세기레벨은 최소가청음의세기에 대한 대상음원의 음의세기의 상대적인 크기를 대수적으로 나타낸 것으로 다음 식과 같다. 여기에서 I는 대상음원의 음의세기이고, I_o는 기준음인 최소가청음의 세기 (10^{-12} W/m^2)

$$SIL\ (dB) = 10 \log I/I_o,$$

– 음압레벨 (sound pressure level, SPL)

• 음의 물리적인 크기를 나타내는 절대치인 음압을 최소가청음압을 기준으로 했을 때 그 상대적인 크기를 대수적으로 나타낸 것으로 다음 식과 같다. 여기에서 P는 음원의 실효음압, P_o는 기준음인 최소가청음압 (2×10^{-5} N/m^2)

$$SPL\ (dB) = 20 \log P/P_o$$

(3) 소리의 감각적인 척도

사람이 실제로 느끼는 소리는 음압과 주파수에 따라 달라지기 때문에 음의 대소를 나타내는 음압 이외에 주파수를 고려하여 다음과 같이 척도화 할 수 있다.

① 소음레벨 (noise level, 소음도)

– 사람이 느끼는 감각적인 음의크기레벨을 소음계의 청감보정회로(그림 2-38)중 A특성을 사용하여 측정한 값으로 단위는 dB(A)

– 음원에서 어떤 소리가 발생하면 그림 2-39에서와 같이 소음계의 마이크로폰에 의해 물리적인 척도인 음의세기레벨이 측정된 후 소음계에 내장된 청감보정회로중 A특성에 의해 주파수 보정된 1000 Hz 순음의 음의크기(Phon)로 변환

– 소음레벨 = 음의세기레벨 + 청감보정회로중 A특성에 의한 주파수 보정치

– 소음레벨의 척도에 대한 사례 (그림 2-37)

- 최소가청치(threshold of hearing) 0 dB(A)
- 낙엽이 떨어지는 소리 10, 속삭임 20, 도서관 30~40 dB(A)
- 1m 거리에서의 대화 60, 혼잡한 도시나 고속도로 70, 진공청소기 80 dB(A)
- 덤프트럭 90, 비행기 이륙 120~130 dB(A)

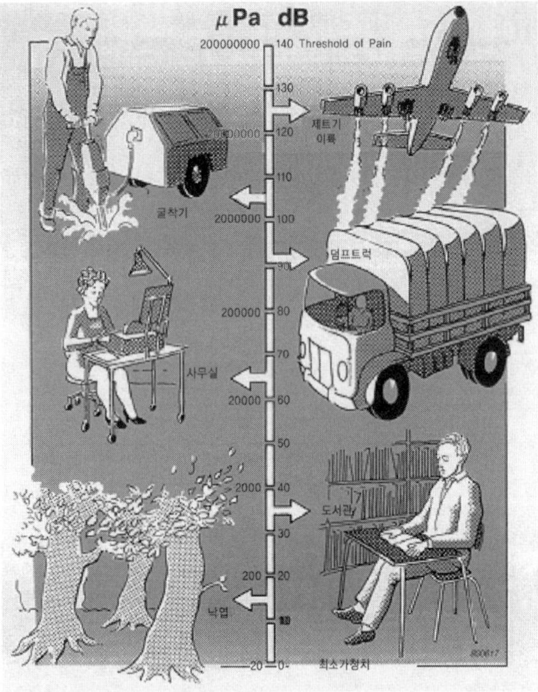

그림 2-37. 음압과 dB의 척도 비교

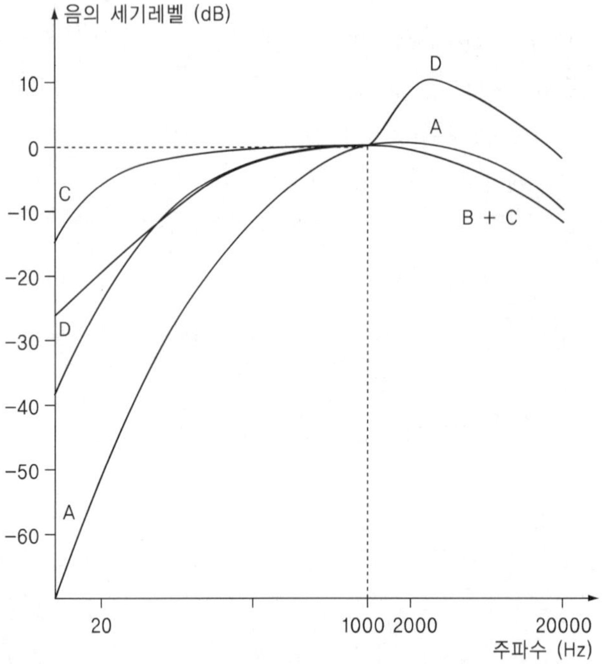

그림 2-38. 청감보정회로

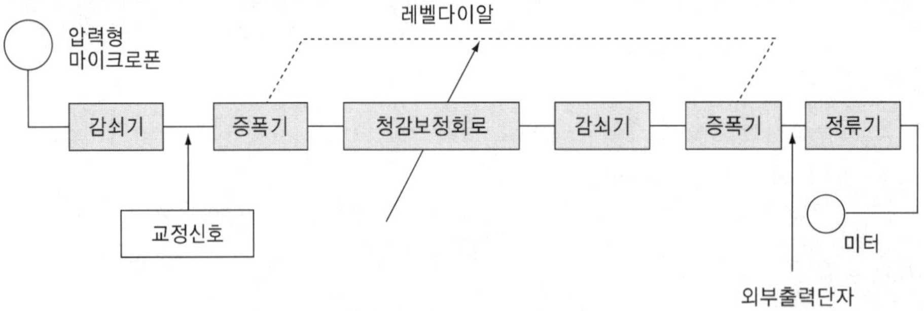

그림 2-39. 소음계의 구성

② Phon

– 음의 감각량에 대한 상대적인 척도로, 1000 Hz 순음의 음의세기레벨를 의미

- 1000 Hz, 60 dB의 소리 = 60 Phon
- 50 Hz, 65 dB의 소리 = 1000 Hz, 40 dB의 소리 = 40 Phon

– 등청감곡선 (equal loudness contour) : 같은 크기로 느끼는 순음을 주파수별로 구하여 작성한 것 (그림 2-40)

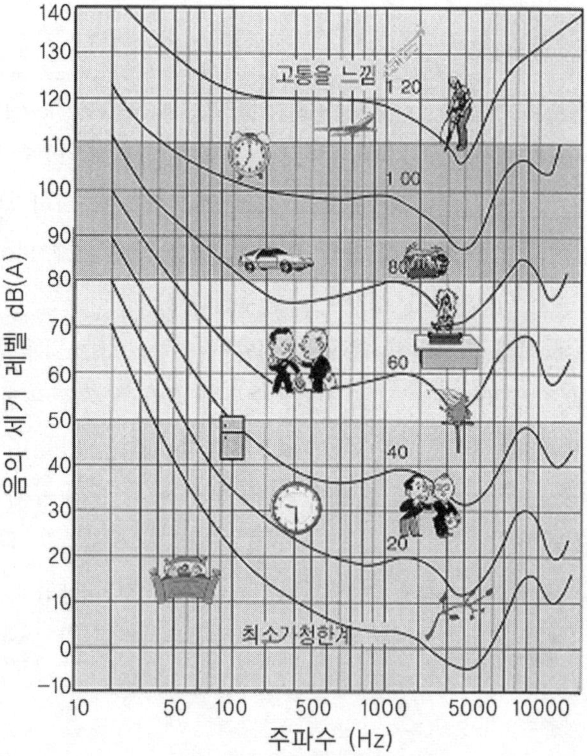

그림 2-40. 등청감곡선

③ Sone

– Phon의 값이 2배가 되더라도 소리는 두 배 증가한 것으로 느껴지지 않기 때문에 절대적인 척도치가 필요

– Sone는 음의 감각량에 대한 절대적인 척도치로 1000 Hz, 40 dB인 순음의 크기로 정의

– 1 Sone = $2^{(Phon-40)/10}$, 여기에서 40 Phon = 1 Sone이 됨

(4) 진동의 척도와 종류

– dB(V)와 dB(H)가 사용되는데, 여기에서 V는 수직(vertical)을 나타내고, H는 수평(horizontal)을 의미

– 영향을 받는 신체부위에 따라 전신진동(whole body vibration)과 국소진동(segmental vibration)으로 나눔

3) 소음 · 진동의 영향

소음은 청력손실과 작업능률저하 등 일상생활에 많은 불편을 초래할 뿐만 아니라 불면증 · 정신장애 · 소화장애 유발, 스트레스, 호르몬 과다분비, 호흡속도 감소, 말초혈관수축 등 보건학적인 측면에서 부정적인 영향을 초래한

다. 소음문제는 오염물질의 배출에 의한 다른 환경문제와 달리 소리에너지에 의한 감각공해로 가장 많은 민원의 대상이 되고 있다.

(1) 청력의 평가

청력은 음을 감지하는 능력으로 청력손실량을 설명하는 **청력레벨**(hearing level)을 측정하여 평가할 수 있다. 청력레벨은 오디오미터(audiometer, 청력검사를 하는 기계로서 특정한 주파수의 순음을 발생)의 수화기를 귀에 대고 여러가지 주파수의 음을 듣고서 어느 강도까지 들리는가를 측정하고, 평균적인 사람의 청력에 비해서 음이 몇 dB 강해야 들리는지를 조사한 것이다. 여기에서 **이 값이 클수록 청력손실이 크게 되어 청력은 좋지 않게 된다.** 그러나 개인차가 커서 청력레벨이 10~15 dB 정도도 정상으로 간주된다.

청력손실량은 어떤 주파수에 대해 정상인의 최소가청치와 피검자의 최소가청치와의 비를 dB로 나타낸 것이다. 우리나라에서는 500 Hz, 1000 Hz, 2000 Hz, 4000 Hz의 순음에 대한 청력을 측정하도록 산업재해보상보험법에 규정되어 있다. 청력손실의 판정시 각 주파수마다 5~10 dB의 청력 차이는 있을 수 있다. 그러나 2000 Hz 또는 그 이하의 주파수에 대하여 10 dB 이상의 청력손실이 있거나 4000 Hz 이상의 주파수에서 20 dB 이상의 청력손실이 있을 때는 그 원인을 찾아야 한다.

평균청력손실량을 산출하는 방법에는 3분법, 4분법 및 6분법이 있으나, 산업재해보상보험법에서는 다음 식과 같이 6분법으로 산출한다. 여기에서 a, b, c, d는 옥타브밴드 중심주파수가 각각 500 Hz, 1000 Hz, 2000 Hz, 4000 Hz일 때 청력레벨을 의미한다.

$$\text{평균청력손실량} = \frac{a+2b+2c+d}{6} \ (dB)$$

(2) 일시적인 청력손실과 영구적인 청력손실

귀의 감도(感度)는 항상 일정한 것은 아니며 그 전에 들은 음에 의해서 변화한다. 큰 음을 들은 직후는 감도가 저하되어 처음에는 일시적으로 귀가 들리지 않게 되나 시끄러운 장소에서 벗어나면 자연히 회복된다. 이것은 정상적인 생리현상으로 밝은 방에서 급히 어두운 방으로 가면 물건이 잘 보이지 않게 되다가 시간과 함께 회복되어 오는 것과 마찬가지이다. 그러나 음이 크고 또 그 폭로시간이 길어지면, 이 **일시적인 청력손실**을 회복하는데 수 시간에서 수일을 필요하게 된다. 일시적인 청력장애(聽力障碍)가 충분히 회복되지 않은데다 다시 소음에 오랫동안 반복하여 노출되면 점차로 회복되지 않은 **영구적인 청력손실**이 일어난다. 일시적인 청력손실과 영구적인 청력손실의 발생원인을 요약하면 다음과 같다.

- 일시적인 청력손실 (noise induced temporary threshold shift, NITTS 또는 TTS) : 달팽이관내 신경세포의 피로현상에 기인
- 영구적인 청력손실 (noise induced permanent threshold shift, NIPTS 또는 PTS) : 달팽이관내 신경세포의 불가역적인 파괴현상으로 기인하며 난청이라고 함

소음의 청력손실은 저주파보다 고주파일 때 영향이 크며, 지속시간이 길수록, 그리고 충격음일수록 큰 영향을 준다.

(3) C^5 dip 현상과 노인성 난청

주파수에 따른 청력손실은 그림 2-41에서와 같이 주로 3000~6000 Hz에서 일어나게 된다. 특히 4000 Hz를 중심으로 청력손실이 현저하게 되는데 이것을 C^5 dip **현상**이라고 한다. 이것은 노인성 난청과 구별되는 소음성 난청의 가장 큰 특징으로 알려져 있으나, 약의 부작용 등의 다른 원인에 의해서도 일어날 수 있다.

사람의 귀는 특별한 소음에 노출되지 않더라도 나이가 들수록 생리적인 노화현상에 의한 청신경의 퇴화로 청력손실을 겪게 된다. 이를 **노인성 난청**(presbycusis)이라 하는데, 그림 2-42에서와 같이 청력손실이 주로 저주파 영역에 비해 고주파 영역에서 일어난다. 이러한 주파수 특징은 소음성 난청의 유무를 판단할 때 청력손실이 업무상의 소음폭로에 의한 것인지, 노화현상에 의한 것이지 구별해야 하는 경우에 중요하게 된다.

그림 2-43은 달팽이관의 기저막내 청신경 세포를 나타낸 것으로, 우측의 경우 청신경 세포가 손상된 경우이다.

(4) 생리적 영향

소음에 노출되면 순환기의 경우 혈압이 높아져 맥박이 증가하고 말초혈관이 수축한다. 호흡기는 호흡횟수가 증가하고 호흡 깊이는 감소한다. 소화기계는 침의 분비량이 저하하고 위액산도가 저하하며, 위수축 운동이 감소한다. 혈액은 혈당수준이 상승하고 백혈구수와 혈중의 아드레날린이 증가한다.

(5) 소음노출의 허용한계

– 연속음으로 8시간 동안 90 dB(A) 이상 폭로되지 않아야 함

– 90 dB(A) 이상의 소음은 난청 유발, 140 dB(A) 이상의 경우 통각(痛覺)을 유발

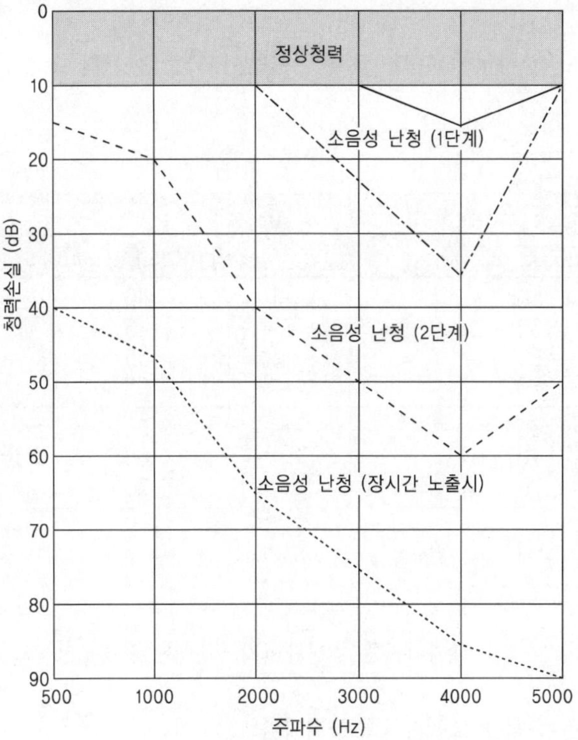

그림 2-41. 주파수별 청력손실

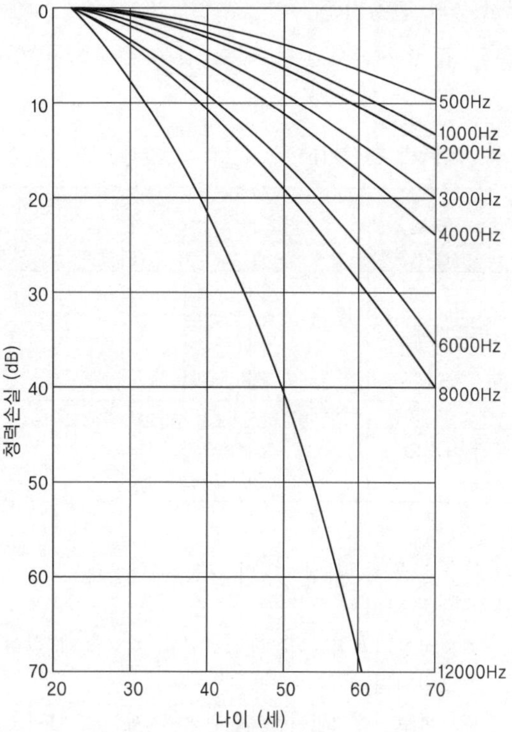

그림 2-42. 청력의 연령변화

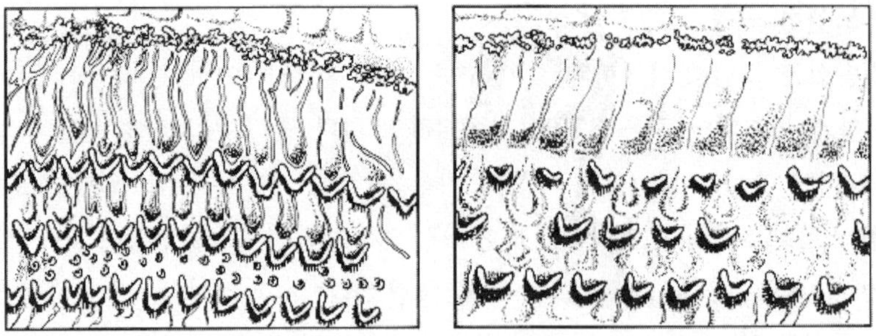

그림 2-43. 청력손실에 따른 기저막내 청신경 세포의 형태
(좌 : 정상, 우 : 청신경세포 탈락)

(6) 진동의 영향

- **레이노드병**(Raynaud's disease)과 골 · 관절장애 등을 유발
- 레이노드병은 대표적인 진동증후군으로 혈액순환저해로 손가락이 창백(white finger, 수지 창백현상)해지고 청색증(cyanosis)과 동통(疼痛)이 유발

4) 소음 · 진동의 기준

(1) 소음의 환경기준

소음은 표 2-28에서 보는 바와 같이 주 · 야간 및 용도별 지역에 따라 그 환경기준이 다르게 된다.

표 2-28. 소음의 환경기준

지역구분	적용대상지역	기준	
		낮 (06:00~22:00)	밤 (22:00~06:00)
일반지역	"가" 지역 "나" 지역 "다" 지역 "라" 지역	50 55 65 70	40 45 55 65
도로변지역	"가" 및 나" 지역 "다" 지역 "라" 지역	65 70 75	55 60 70

비고 :
1. 지역구분별 적용대상지역의 구분은 다음과 같다.
  가. "가" 지역
    (1) 국토의계획및이용에관한법률 제36조제1항의 규정에 의한 관리지역중 보전관리지역과 자연환경보전지역 및 농림지역
    (2) 국토의계획및이용에관한법률 제36조제1항의 규정에 의한 도시지역중 녹지지역
    (3) 국토의계획및이용에관한법률시행령 제30조의 규정에 의한 주거지역중 전용주거지역

(4) 의료법 제3조의 규정에 의한 종합병원의 부지경계로부터 50미터 이내의 지역

(5) 초·중등교육법 제2조 및 고등교육법 제2조의 규정에 의한 학교의 부지경계로부터 50미터 이내의 지역

(6) 도서관및독서진흥법 제2조의 규정에 의한 공공도서관의 부지경계로부터 50미터 이내의 지역

나. "나" 지역

(1) 국토의계획및이용에관한법률 제36조제1항의 규정에 의한 관리지역중 생산관리지역

(2) 국토의계획및이용에관한법률시행령 제30조의 규정에 의한 주거지역중 일반주거지역 및 준주거지역

다. "다" 지역

(1) 국토의계획및이용에관한법률 제36조제1항의 규정에 의한 도시지역중 상업지역과 동조동항의 규정에 의한 관리지역중 계획관리지역

(2) 국토의계획및이용에관한법률시행령 제30조의 규정에 의한 공업지역중 준공업지역

라. "라" 지역

국토의계획및이용에관한법률시행령 제30조의 규정에 의한 공업지역중 일반공업지역 및 전용공업지역

2. 도로라 함은 1종렬의 자동차(2륜자동차를 제외한다)가 안전하고 원활하게 주행하기 위하여 필요한 일정폭의 차선을 가진 2차선이상의 도로를 말한다.

3. 이 소음환경기준은 항공기소음·철도소음 및 건설작업소음에는 적용하지 아니한다.

(2) 소음·진동의 배출허용기준

① 소음

- 대상소음도에서 보정표에 의한 평가소음도가 50 dB(A) 이하일 것
- 평가소음도는 측정소음도에서 배경소음을 보정한 대상소음도에서 표 2-29에서와 같이 충격음의 유무, 관련시간대의 소음발생정도, 시간별, 지역별 등의 보정치를 보정한 소음도

② 진동

- 대상진동레벨에서 보정표에 의한 평가진동레벨이 60 dB(V) 이하일 것
- 평가진동레벨은 대상진동레벨에서 표 2-30에서와 같이 보정한 후 산출

표 2-29. 평가소음도의 산출을 위한 보정치

평가소음도보정표		
항목	내용	보정치
충 격 음	충격음 성분이 있는 경우	+5
관련시간대에 대한 측정소음발생 시간의 백분율	50% 이상 25% 이상, 50% 미만 12.5% 이상, 25% 미만 12.5% 미만	0 −5 −10 −15
시 간 별	(낮) 06:00~18:00 (저녁) 18:00~24:00 (밤) 24:00~익일 06:00	0 +5 +10
지 역 별	가. 도시지역 (1) 전용주거지역, 녹지지역 (2) 일반주거지역, 준주거지역 (3) 상업지역, 준공업지역 (4) 일반공업지역, 전용공업지역 나. 관리지역 중 취락지구, 주거개발진흥지구 및 관광 · 휴양개발진흥지구, 자연환경보전지역 중 수산자원보호구역 외의 지역 다. 관리지역 중 산업개발진흥지구 라. 농림지역, 자연환경보전지역 중 수산자원보호구역, 관리지역 중 나목 및 다목을 제외한 그 밖의 지역 마. 「산업입지 및 개발에 관한 법률」에 따른 산업단지 바. 「의료법」에 따른 종합병원, 「초 · 중등교육법」 및 「고등교육법」에 따른 학교 및 「도서관 및 독서진흥법」에 따른 공공도서관의 부지경계선으로부터 50m 이내의 지역	 0 −5 −15 −20 0 −15 −10 −20 0

비고 :
1. 관련시간대는 낮은 8시간, 저녁은 4시간, 밤은 2시간으로 한다.
2. 지역별 구분은 「국토의 계획 및 이용에 관한 법률」에 따른다.
3. 위 표의 지역별 기준 중 마목 및 바목의 규정은 가목 내지 라목의 규정에 우선하여 적용한다.

표 2-30. 평가진동레벨의 산출을 위한 보정치

평 가 진 동 레 벨 보 정 표		
항목	내 용	보정치
관련시간대에 대한 측정진동발생시간의 백분율	50% 이상 25% 이상, 50% 미만 25% 미만	0 −5 −10
시간별	(낮) 06:00~22:00 (밤) 22:00~06:00	0 +5
지역별	가. 도시지역 (1) 전용주거지역, 녹지지역 (2) 일반주거지역, 준주거지역 (3) 상업지역, 준공업지역 (4) 일반공업지역, 전용공업지역 나. 관리지역 중 취락지구, 주거개발진흥지구 및 관광·휴양개발진흥지구, 자연환경보전지역 중 수산자원보호구역 외의 지역 다. 관리지역 중 산업개발진흥지구 라. 농림지역, 자연환경보전지역 중 수산자원보호구역, 관리지역 중 나목 및 다목의 경우를 제외한 그 밖의 지역 마. 「산업입지 및 개발에 관한 법률」에 따른 산업단지 바. 「의료법」에 따른 종합병원, 「초·중등교육법」 및 「고등교육법」에 따른 학교 및 「도서관 및 독서진흥법」에 따른 공공도서관의 부지경계선으로부터 50m 이내의 지역	 0 −5 −10 −15 0 −10 −5 −15 0

비고 :

1. 관련시간대는 낮은 8시간, 밤은 3시간으로 한다.
2. 지역별 구분은 「국토의 계획 및 이용에 관한 법률」에 따른다.
3. 위 표의 지역별 기준 중 마목 및 바목의 규정은 가목 내지 라목의 규정에 우선하여 적용한다.

5) 소음 · 진동의 대책

소음은 소음원 대책과 전파방지대책 그리고 차량 및 항공기 운행대책으로 나누어진다. 소음원 대책은 소음이 가장 적게 발생되도록 기계 등을 설계하는 것이다. 소음의 전파방지대책은 소음원이 위치한 공간에 흡음재를 사용하여 소음의 반사음을 억제하거나, 차음재 또는 차음벽을 사용하여 소음의 직접음 전파를 차단시키는 방법이 있다. 대상물에 따른 세부적인 내용은 다음과 같다.

– 고체음의 경우 : 물체의 진동을 줄이고 진동하는 기계를 밀폐

– 도로변 : 방음벽·방음숲을 설치

– 집이나 건물 : 이중문·이중창·이중커튼 설치, 바닥과 벽을 두껍게 함

– 공장지역 : 저소음엔진·저소음기계 등을 설치

진동은 진동공구와 작업자에 대한 대책으로 나눌 수 있다. 진동을 유발하는 공구나 장비에 대해 사용법을 정확하게 숙지한 후 이용하고, 과도한 작업시간 등을 자제하는 등의 대책이 필요하다.

5. 악취

학습목표
- 악취를 정의할 수 있다.
- 악취의 측정방법을 설명할 수 있다.

1) 악취의 정의

악취는 황화수소 · 메르캅탄류 · 아민류 그 밖에 자극성이 있는 기체상태의 물질이 사람의 후각을 자극하여 불쾌감과 혐오감을 주는 냄새를 말한다 (악취방지법 제2조). 이러한 악취유발물질들은 단일성분으로 존재하기보다 혼합된 상태의 화합물이며 그 종류가 매우 다양하다. 악취는 계절 · 시간 · 온도 등에 따라 농도 및 세기가 다르고, 처리공정에 따라서도 악취의 정도는 다르게 된다.

2) 악취방지법의 주요내용

(1) 국가 · 지방자치단체 및 국민의 책무 (제3조)

- 국가는 악취방지에 관한 종합적 시책을 수립 · 시행하고, 지방자치단체가 시행하는 악취방지시책에 대한 재정적 · 기술적 지원, 악취가 생활환경 및 사람의 건강 등에 미치는 영향에 관한 조사 · 연구, 악취방지에 관한 기술개발 및 보급 등을 위하여 노력하여야 한다.
- 지방자치단체는 관할구역의 자연적 · 사회적 특성을 고려하여 악취방지시책을 수립 · 시행하여야 하며, 악취방지를 위하여 노력하는 주민에게 재정적 · 기술적 지원을 하고 필요한 정보를 제공하여야 한다.
- 모든 국민은 사업활동이나 음식물의 조리, 동물의 사육, 식물의 재배 등 일상생활을 하면서 다른 사람의 생활에 피해를 주지 아니하도록 악취방지를 위하여 노력하여야 하며, 국가 및 지방자치단체가 시행하는 악취방지시책에 적극 협조하여야 한다.
- 환경부장관은 악취방지에 관한 종합적 시책을 10년마다 수립 · 시행하여야 한다.

(2) 악취실태조사 (제4조)

- 특별시장 · 광역시장 또는 도지사는 악취관리지역안의 대기중 지정악취물질의 농도와 악취의 정도 등 악취발생실태를 주기적으로 조사하고 그 결과를 환경부장관에게 보고하여야 한다.
- 시 · 도지사는 관할구역안에서 악취로 인하여 발생한 민원 및 그 조치결과 등을 환경부령이 정하는 바에 따라 매년 환경부장관에게 보고하여야 한다

3) 악취의 발생원

악취를 배출하는 곳은 자연적인 발생원과 인위적인 발생원으로 나눌 수 있다. 자연발생원으로는 미생물에 의한 단백질 분해 · 도시하수의 혐기성 분해 등으로 인위적인 발생량보다 훨씬 많은 것으로 알려져 있으나 넓은 공간에서 진행되어 농도가 낮기 때문에 문제시 되지 않는 경우가 많다. 인위적인 발생원으로는 정유공장, 화학공장, 분뇨 및 축산처리장이나 위생처리장 · 하수처리장 · 양돈장 · 식품공장 · 합성수지 공장 등으로 도시의 대표적인 악취 발생원으로 지목되고 있다. 또한 음식물쓰레기 처리장, 쓰레기매립장이나 중간처리시설 또한 악취 민원의 주요 대상이 되고 있다. 표 2-31은 악취물질별 주요 발생원을 나타낸 것이다.

공장에서 발생되는 악취물질들은 공정에 따라 단일성분 또는 여러가지 성분이 혼합된 상태로 발생하는데 업종뿐만 아니라 기업규모 · 작업방법 · 가공공정 · 관리방법 · 기후조건 및 입지장소 등에 따라 악취세기의 정도에 상당한 차이가 있어 악취관리가 쉽지 않은 실정이다.

4) 악취의 측정

악취의 세기는 희석배율과 농도로 나타낼 수 있으며 측정방법은 다음과 같다.

- 공기희석관능법 : 복합악취 측정
- 기기분석법 : 단일악취 측정

5) 악취의 영향

- 감각적 · 주관적 불쾌감, 혐오감, 스트레스
- 호흡기계 · 눈의 점막 자극, 식욕감퇴, 구토, 두통 등

표 2-31. 악취물질별 주요 발생원

악취물질	사업장
암모니아	축산농업, 달똥건조장, 복합비료제조업, 전분제조업, 어장골처리장 가죽처리장, 쓰레기 처리장, 분뇨처리장, 하수처리장 등
메틸머캅탄	크래프트펄프공장, 어장골처리장, 쓰레기처리장, 분뇨처리장, 하수처리장 등
황화수소	축산농업, 크레프트펄프공장, 전분제조업, 셀로판제조업, 화제장 비스코스레이온제조장, 어장골처리장, 가죽처리장, 쓰레기 처리장 분뇨처리장, 하수처리장 등
황화메틸	크레프트펄프공장, 화제장, 어장골처리장, 쓰레기 처리장, 분뇨처리장 하수처리장 등
이황화메틸	크래프트펄프제조공장, 화제장, 어장골처리장, 쓰레기 처리장, 분뇨처리장 하수처리장 등
트리메틸아민	축산농업, 복합비료제조장, 화제장, 어장골처리장, 쓰레기처리장 분뇨처리장, 하수처리장 등
아세트알데히드	아세트알데히드제조공장, 아세트산제조공장, 아세트산 비닐제조공장 클로로프렌제조공장, 담배제조공장, 복합비료제조공장, 어장골처리장 등
스타이렌	스티렌제조공장, 폴리스티렌제조공장, 폴리스티렌가공공장, SBR제조공장 FRP제품제조공장 등
프로피온산	지방산제조공장, 염색공장, 축산사업장, 화제장, 전분제조공장 등
노르말부티르산 노르말발레르산 이소발레르산	축산사업장, 화제장, 어장골처리장, 닭똥건조장, 축산식품제조공장 전분제조공장, 분뇨처리장, 폐기물처리장 등
프로피온알데히드	도장공장, 기타금속제조공장, 자동차수리공장, 인쇄공장, 어장골처리공장 유지계식품제조공장, 수송용기계기구제조공장 등
이소부탄올 초산에틸 메틸이소부틸케톤 톨루엔 크실렌	도장공장, 기타 금속제조공장, 자동차수리공장, 목공공장, 섬유공장 인쇄공장, 수송용기계기구제조공장, 주물공장 등

6) 악취의 배출허용기준

악취의 배출허용기준은 표 2-32에서와 같이 복합악취와 단일악취로 나누어진다. 복합악취는 시료를 악취감지한계까지 희석하여 냄새를 감지하는 공기희석법에 의해 산출된 희석배율로 적용되며, 단일악취성분은 기기분석법에 의해 농도가 산출되어 적용된다. 악취방지법에 의한 지정악취물질은 2005년 2월 10일부터 암모니아를 비롯하여 12개의 단일악취물질에 대한 배출허용기준이 적용되지만 향후 단계적으로 추가될 예정이다.

표 2-32. 복합악취와 지정악취물질의 배출허용기준

구 분	공장지역 (희석배율)		기타지역 (희석배율)		적용시기
	배출허용기준	엄격한 배출허용기준	배출허용기준	엄격한 배출허용기준	
배출구	1000 이하	500~1000	500 이하	300~500	2005년 2월 10일부터
부지경계선	20 이하	15~20	15 이하	10~15	

	지정악취물질	공장지역 (ppm)	기타지역 (ppm)	엄격한 배출허용 기준의 범위(ppm)	적용 시기
1	암모니아	2	1	1~2	2005년 2월 10일 부터
2	메틸머캅탄	0.004	0.002	0.002~0.004	
3	황화수소	0.06	0.02	0.02~0.06	
4	황화이메틸	0.05	0.01	0.01~0.05	
5	이황화이메틸	0.03	0.009	0.009~0.03	
6	트리메틸아민	0.02	0.005	0.005~0.02	
7	아세트알데히드	0.1	0.05	0.05~0.1	
8	프로피온알데히드	0.1	0.05	0.05~0.1	
9	뷰티르알데히드	0.1	0.029	0.029~0.1	
10	n-발레르알데히드	0.02	0.009	0.009~0.02	
11	i-발레르알데히드	0.006	0.003	0.003~0.006	
12	스타이렌	0.8	0.4	0.4~0.8	
13	톨루엔	30	10	10~30	2008년 2월 10일 부터
14	자일렌	2	1	1~2	
15	메틸에틸케톤	35	13	13~35	
16	메틸아이소뷰틸케톤	3	1	1~3	
17	뷰틸아세테이트	4	1	1~4	
18	프로피온산	0.07	0.03	0.03~0.07	2010년 2월 10일 부터
19	n-뷰티르산	0.002	0.001	0.001~0.002	
20	n-발레르산	0.002	0.0009	0.0009~0.002	
21	i-발레르산	0.004	0.001	0.001~0.004	
22	i-뷰틸알코올	4.0	0.9	0.9~4.0	

비고 :

1. "복합악취"라 함은 두 가지 이상의 악취물질이 복합적으로 존재하면서 사람의 후각을 자극하여 불쾌감과 혐오감을 주는 냄새를 말한다.
2. 배출허용기준의 측정은 복합악취를 측정하는 것을 원칙으로 한다. 다만, 사업자의 악취물질 배출 여부를 확인할 필요가 있는 경우에는 지정악취물질을 측정할 수 있다. 이 경우 어느 하나의 측정방법에 의하여 기준을 초과한 때에는 배출허용기준을 초과한 것으로 본다.

3. 복합악취의 측정은 악취공정시험방법의 공기희석관능법을 적용하며, 지정악취물질의 측정은 기기분석법을 적용한다.
4. 복합악취의 시료채취는 다음과 같이 구분하여 실시한다.
   가. 사업장안에 높이 5 m 이상의 일정한 악취배출구와 다른 악취발생원이 혼재한 경우에는 부지경계선 및 배출구에서 각각 채취한다.
   나. 사업장안에 높이 5 m 이상의 일정한 악취배출구외 다른 악취발생원이 없는 경우에는 일정한 배출구에서 채취한다.
   다. 가목 및 나목외의 경우에는 부지경계선에서 채취한다.
5. 지정악취물질의 시료는 부지경계선에서 채취한다.
6. "희석배수"라 함은 채취한 시료를 냄새가 없는 공기로 단계적으로 희석시켜 냄새를 느낄 수 없을 때까지 최대로 희석한 배수를 말한다.
7. "배출구"라 함은 악취를 송풍기 등 기계장치 등을 통하여 강제로 배출하는 통로(자연환기가 되는 창문 · 통기관 등을 제외한다)를 말한다.
8. "공업지역"이라 함은 다음 각호의 어느 하나에 해당하는 지역을 말한다.
   가. 「산업입지 및 개발에 관한 법률」 제6조 · 제7조 · 제7조의2 및 제8조의 규정에 의하여 지정된 국가산업단지 · 일반지방산업단지 · 도시첨단산업단지 및 농공단지
   나. 「국토의 계획 및 이용에 관한 법률 시행령」 제30조 제3호 가목의 규정에 의한 전용공업지역
   다. 「국토의 계획 및 이용에 관한 법률 시행령」 제30조 제3호 나목의 규정에 의한 일반공업지역(「자유무역지역의 지정 및 운영에 관한 법률」 제4조의 규정에 의한 자유무역지역에 한한다)

제3장 산업보건

1. 산업보건의 개념

학습목표
- 산업보건의 정의와 목적을 설명할 수 있다.
- 산업보건학과 관련학문을 이해할 수 있다.
- 산업보건의 발전과정을 설명할 수 있다.
- 산업보건의 발전에 기여한 인물의 업적을 설명할 수 있다.

1) 산업보건 (occupational health)의 정의

– 세계보건기구(WHO)와 국제노동기구(International Labour Organization, ILO)의 공동위원회(1995)에서 제정

- 산업보건은 모든 직업에서 일하는 근로자들의 육체적·정신적·사회적 건강을 유지·증진시키며, 작업조건으로 인한 질병을 예방하고, 건강에 유해한 조건의 근로자를 보호하며, 근로자를 생리적으로나 심리적으로 적합한 작업환경에 배치하여 일하도록 하는 것으로, 요약하면 작업이 근로자에게 적합하고 일하는 개개인이 자신의 직무에 적합하도록 하는 것으로 정의
- Occupational health should aim at : the promotion and maintenance of the highest degree of physical, mental and social well–being of workers in all occupations; the prevention amongst workers of departures from health caused by their working conditions; the protection of workers in their employment from risks resulting from factors adverse to health; the placing and maintenance of the worker in an occupational environment adapted to his physiological and psychological capabilities; and, to summarize, the adaptation of work to man and of each man to his job.

– 산업보건의 목적은 근로자에게 쾌적한 작업환경을 제공하여 유쾌한 상태로 작업에 임하게 하고 육체적·정신적 건강을 유지·증진시키기 위한 것으로 ILO에서는 다음과 같이 **산업보건사업의 3대 권장목표**를 제시

① 노동과 노동조건으로 일어날 수 있는 건강장해로부터 근로자를 보호하고
② 작업에 있어 근로자의 정신적·육체적 적응, 특히 채용시 적정배치하며
③ 근로자의 정신적·육체적 안녕상태를 최대한으로 유지·증진시킴

— 산업보건학은 근로자들에게 발생할 수 있는 건강장애요소를 예방하고 근로조건과 환경이 이들에게 적합하도록 연구 개선하는 학문으로 관련분야는 다음과 같다.

- 산업위생학 : 근로자 건강문제를 위주로 작업환경개선의 기술적 문제를 다루는 학문
- 산업의학 : 근로자의 건강증진, 질병의 예방과 진료, 재활 등을 연구하는 학문
- 인간공학 : 인간과 직업, 기계, 환경, 노동 등의 관계를 과학적으로 연구하는 학문
- 산업간호학 : 근로자의 건강과 간호를 연구하는 학문
- 기타 : 안전공학, 인류생태학, 역학 및 통계학 등

— 산업위생의 정의 (미국산업위생학회, American Industrial Hygiene Association, AIHA, 1997)

- 산업위생은 근로자나 일반 대중에게 질병, 건강과 안녕장해, 또는 중요한 불편과 비효율성을 초래하는 작업장 안이나 작업장으로부터 발생하는 환경요인이나 스트레스를 예측 · 인식 · 평가 및 제어하는 과학과 기술
- Industrial hygiene is that science and art devoted to the anticipation, recognition, evaluation, and control of those environmental factors or stresses arising in or from the workplace that may cause sickness, impaired health and well-being, or significant discomfort and inefficiency among workers or among the citizens of the community.

2) 산업보건의 중요성

— 신체와 건강의 위험요인이 일상생활공간보다 많이 존재하고 노동인구가 증가
— 근로자의 권익보호 필요성
— 노동력 확보와 인력관리 필요성 증대
— 생산성의 증대

3) 산업보건의 목적

— 산업재해, 직업병 및 공업중독 예방
— 근로자의 안전과 건강을 보장
— 작업능률 향상

4) 산업보건의 발전과정

(1) 외국의 산업보건

① 산업혁명이전

— **Hippocrates** (BC 460~377)

• "광산에서 장기간 일한 근로자는 심한 호흡곤란과 기침으로 사망한다"고 하여 **직업과 질병이 관계가 있음**을 기술
• 광부의 호흡곤란, 기침, 진료시 직업문진, 납에 의한 선통발작 보고

— Discorides (1세기경, 그리스 출신의 외과의사)
• 납중독에 따른 복부산통, 사지마비에 대하여 기록

— One widow had been married to seven miners

— Paracelsus (1493~1541)
• 야금공들의 질병을 연구, 급 · 만성의 수은중독을 기술

— Georgius Agricola (1494~1555)
• 건강에 관심을 갖고 광업과 제련에 관한 책(De Re Metallica) 저술, 진폐증에 대해 기술

— Bernardio **Ramazini** (1633~1714)
• 일하는 사람들의 질병(De Morbis Artificum Diatriba)을 발간 (1713)
• Father of the Occupational Medicine
• **직업과 직업병의 관계를 명확히 함**으로써 직업병에 관한 과학적인 체계 확립
• **산업보건학, 산업의학 또는 산업위생학의 시조**
• 의사들은 환자의 직업을 물어보아야 한다고 함

☞ Bernardino Ramazzini (1633~1714)

산업보건학의 시조로 불리우며 Galileo, Newton과 같이 17세기의 뛰어난 과학자이며 의사이다.

이태리의 Modema와 Padua의 대학교수로서 광부, 농부, 어부, 석공을 위시하여 각종 직업인과 군인, 선원, 수도자 그리고 장의사에서 염하는 사람들까지 모든 직업에서 오는 질병에 대하여 14권에 걸친 불굴의 대서 "일하는 사람들의 질병"을 발간하였다.

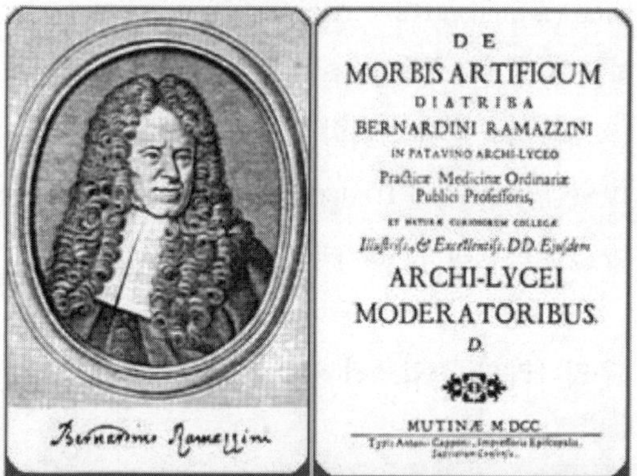

Bernardino Ramazzini [1633 - 1714]

De Morbis Artificum Diatriba 표지

② 산업혁명 이후

— 18세기부터 19세기에 산업혁명이 시작되면서 인구가 공장지대의 비위생적인 거주지로 집중

— 산업혁명 직후에는 대다수의 근로자가 20세 이전에 사망

— 대량생산체계에 따른 새로운 위험들(화학물질, 중금속, 연소자 장시간 노동, 안전사고 등)이 노동자의 건강을 위협하는 중요한 요인으로 등장, **산업보건의 중요성이 강조**되기 시작

— Percival Pott (영국 의사)
• 1755년 10세 미만의 굴뚝청소부에서 직업성 음낭암을 보고
• 원인물질은 검댕 (soot)

— Thomas Percival (1740~1804)

• 근로자를 위한 보건사업을 처음으로 시작 (최초 영국의 공장의사)
• 연소자들의 작업시간과 작업조건에 관한 보고서를 발표
— 1833년 (영국)
• 최초의 공장법 (Factory Acts) 제정
• 주 48시간 이상의 노동제한과 9세 이하의 소년고용금지, 노동감독관 배치 등을 규정
— Edwin Chadwick (영국, 1800~1875)
• 영국 노동인구의 위생상태에 관한 보고서 (Report on the Sanitary Condition of the Labouring Population of Great Britain, 1842)를 작성
• 노동인구의 작업 및 생활환경을 조사하여 비참했던 상황을 보고, 1848년 공중보건법 제정에 기여
— 1848년 (영국)
• 최초의 공중보건법(Public Health Act) 제정
• 공중보건국과 지방보건국 설치
— Otto Edward Von **Bismark** (독일의 재상)
• 근로자질병보호법(1883)과 산업재해보험법(1884) 제정, 사회보장제도의 기틀 마련
— 1919년 ILO(국제노동기구)의 설립
— Alice Hamilton (미국, 1869~1970)
• 하버드 의과대학의 최초 여교수로 미국의 산업보건에 크게 기여
• 1925년 납중독의 병리학적 보고 (Industrial Poisons in the United States)
• 1934년 Industrial Toxicology 저술
• 1943년 Exploring the Dangerous Trades 자서전 저술 (미국 기업들의 열악한 작업환경과 노동강도 수준 기술)

(2) 우리나라의 산업보건

① 1950년대
— 한국전쟁으로 모든 산업이 황폐화
— **1953년 : 근로기준법** 제정
— 광산지역 근로자들의 진폐증과 소음성 난청의 연구를 시작으로 산업재해보상보험법의 도입 계기가 마련

② 1960년대
— 1962년 : 근로기준법 시행령 제정
— 1963년 : 보건사회부의 노동국이 노동청으로 승격, **산업재해보상보험법**(고용 · 산재보험관련) 제정
— 1963년 : 30인 이상 사업장 근로자에 대해 국내 처음으로 건강진단 시행, 유기용제중독과 직업성 피부염이 확인
— 1965년 : 벤젠중독으로 인한 재생불량성 빈혈이 보고
— 1967년 : 소음성 난청, 진폐증, 유기용제중독, 납중독 발견
— 1968년 : 납작업자들에 대한 조사에서 납중독자 발견, 축전지 공장에서 치아산식증 발견

③ 1970년대

- 1970년 : 벤젠중독과 유기염소화합물인 트리클로로에틸렌(TCE) 중독의 유소견자 보고
- 1970년대 초 : 수은중독과 크롬중독 발견
- 1972년 : 직업병 특수건강진단제도 도입
- 1976년 : 광산 근로자에서 레이노드병 발견
- 1976년 : n-헥산(hexane, C_6H_{14})에 폭로된 근로자가 다발성 신경염으로 하반신 마비, 사회문제가 됨
- 1977년 : **직장의료보험제도 실시**
- 1977년 : 통신기기 세정근로자 사염화탄소(CCl_4) 중독 발견
- 1970년대 : 직업병의 진단이 임상진단과 비특이적인 검사소견에서 보다 정밀한 진단방법으로 전환

④ 1980년대

- 1981년 : 노동청이 노동부로 승격, **산업안전보건법**(산업재해를 예방하고 쾌적한 산업환경을 조성함으로써 근로자의 안전과 보건을 유지·증진을 목적하며 사업주에게 근로자의 안정과 보건을 책임) 제정
- 1983년 : 작업환경측정방법 제정, 잠수작업근로자의 잠함병, 반월공단 납중독사건 발생
- 1984년 : 진폐의 예방과 진폐근로자의 보호 등에 관한 법률 제정
- 1987년 : 산업안전공단 설립, 보건관리대행기관 지정 및 지도감독에 관한 규정 제정
- 1988년 : 원진레이온 집단 수은중독환자 발생, 인천·안산지역 중금속 취급 및 도금업체 종사자 중 크롬중독증세 확인, 원진레이온 근로자 2명 이황화탄소중독 직업병으로 판정
- 1989년 : 산업보건연구원 설립
- 1980년대 중반이후 : 직업병 증가가 커다란 사회문제로 부각, 1988년부터 산재직업병에 대한 논의가 제기

⑤ 1990년대

- 1993년 : 원진레이온 폐업 (이황화탄소 중독사건)
- 새로운 신종 직업병의 출현
  - VDT(visual display terminal) 관련 질환
  - CTDs(cumulative traumatic disorders, 누적외상성 근골격계질환)
- 망간중독 보고
- 카드뮴중독 논란
- 그림 3-1은 1997년 우리나라 직업병 유소견자(有所見者) 분포를 나타낸 것이다. 이 당시에는 소음성 난청, 진폐증이 가장 많고, 그 밖에 납중독, 수은중독, 크롬중독, 고열광선, 진동장애, 유기용제중독 등이 보고되었다.

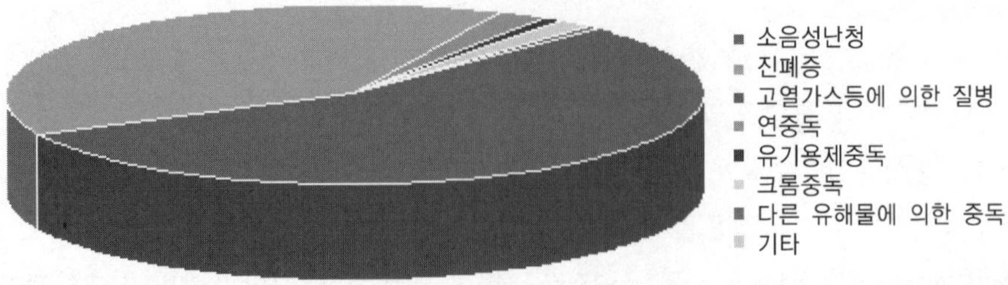

그림 3-1. 직업병 유소견자의 분포 (1997년 기준)

☞ **원진레이온의 이황화탄소 중독증**

원진레이온 사건은 비스코스레이온(인조견사, viscose rayon)을 생산하던 노동자들이 이황화탄소(CS_2) 집단중독으로 발생한 것이다. 이황화탄소는 비스코스레이온과 셀로판 제조공정 중에 그리고 사염화탄소(CCl_4) 생산원료로 사용시 발생한다. 이것은 상온에서 무색투명하고, 휘발성이 강하며 일반적으로 불쾌한 냄새가 나는 유독성의 액체로 공기 중에서 서서히 분해되어 황색을 띤다. 만성 중독시 뇌경색증, 팔다리가 아프고 저리는 다발성 신경염, 혈액순환 장애를 일으켜 협심증과 관상동맥질환, 이외에 심부전증, 간기능 및 성기능 장애 등 신체의 전 기능 저하라는 심각한 직업병을 수반한다.

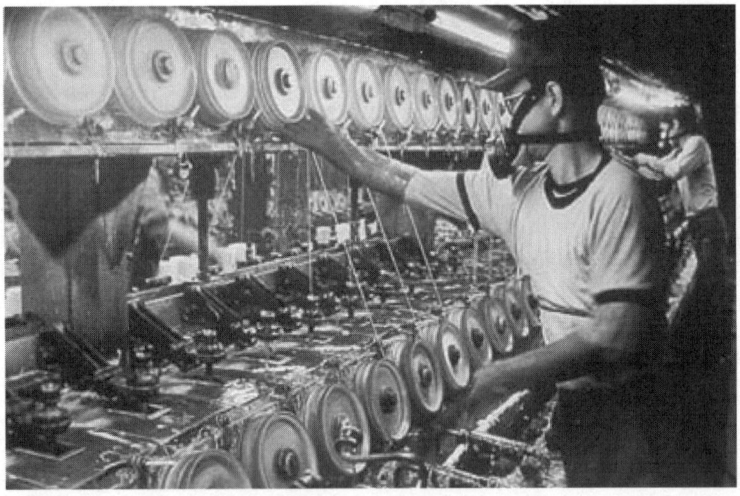

그림 3-2. 원진레이온 작업장면

비스코스레이온을 만드는 공장에서 이황화탄소 중독증이 처음 보고된 것은 미국으로, 1900년대부터 1930년대에 이미 정신병적 장애와 신경증상이 보고되었다. 직업병 문제가 알려진 이후 1913년부터 미국에서 일본으로 레이온 사업이 이전되었으며, 1927년에 일본에서 처음으로 중독사례가 보고되었다. 그 후 두통 · 권태감 · 기억력 저하 · 불면증 등 심신장애 증상과 고혈압 · 신경염 · 콩팥기능장애 등을 호소하는 만성중독에 대한 보고가 이루어졌으며, 1960년대 들어서 뇌혈관장애에 따른 정신장애나 마비환자들이 다시 보고 되었다. 그런데 그 당시에 한일경제원조의 일환으로 일본 도레이레이온(1926년 동양레이온으로 변경)의 중고 방사기계(紡絲機械)가 국내로 도입되어 흥한 화학섬유주식회사(후에 세진레이온을 거처 1976년 원진레이온주식회사로 개명, 경기도 남양주시)에서 가동되기 시작하였다. 공장가동중에 다양한 직업성 질환들이 발생하게 되었으며, 특히 이황화탄소 중독은 커다란 사회문제가 되어 산재직업병에 대한 관심을 갖게 하는 계기가 되었다. 1993년 원진레이온의 공장설비는 가동이 중단되었지만 이듬해 다시 중국으로 수출되었다. 지금까지 원진레이온의 수많은 노동자가 목숨을 잃었으며 후유증으로 고통을 받고 있다. 환자들 보상금으로 원진재단 녹색병원이 설립(1993)되었으며, 원진레이온의 직업병 환자를 비롯하여 산재환자와 시민들을 진료하고 있다.

☞ **직업병 판정**

직업병은 비직업성 질병과의 한계가 명확하지 않아 특정직업과 직업성 질환 사이의 인과관계를 밝히는 것이 쉽지 않고, 유해화학물질로 인한 중독의 경우 오염물질의 검출이 어려워 진단이 곤란하고, 만성질병의 경우 오랜 잠복기를 거쳐 발병하기 때문에 판정에는 많은 어려움과 문제점이 있다. 직업병은 작업내용과 작업에 종사한 기간, 유해작업의 정도, 작업환경 · 취급원료 및 제품 자체의 유해유무, 증상의 경과, 발병 이전의 신체적 이상 등 여러 가지 사항을 조사하여 종합적으로 판단한다. 직업병으로 인정받기 위해서는 특정직업에 종사한 후 질병이 발생한 것이어야 하고, 질병을 유발할 만큼 작업환경이 유해하여야 하며, 그 질병으로 인해 건강장애를 일으켰음이 판정되어야 하는 등의 조건이 모두 만족되어야 한다. 특수검진을 통하여 직업병 유소견자로 판정을 받더라도 노동부가 정한 "업무상 질병인정기준"에 합치되어야 하고 의학적 판명을 거쳐야 한다.

5) 산업보건사업의 내용

산업보건사업은 산업보건의, 산업위생사, 산업간호사 등의 산업보건관리자가 수행하는 사업으로 주요내용은 다음과 같다.

— 작업환경 및 작업관리사업
- 산업위생 : 근로자의 건강에 대한 유해요인 평가 및 관리로 직업병 예방 등
- 산업안전 : 재해예방 등
- 작업관리 : 시설물 점검, 보호구 착용, 작업방법과 공정의 인간공학적 조사와 개선, 작업시간과 휴식시간, 교대제 연구 등의 관리

— 건강관리사업
- 건강진단, 사후관리, 구급조치와 1차 진료 등

— 보건관리사업
- 사업장 내에서 보건에 관한 통계자료의 관리와 정기적인 분석
- 보건교육(보건과 위생교육, 응급처치 훈련), 건강상담, 영양 등

2. 산업장의 작업환경 및 보건관리

학습목표

- 산업장에서 갖추어야 할 시설들을 열거할 수 있다.
- 근로강도에 따른 작업수준을 설명할 수 있다.
- 근로자의 영양관리에 대해 설명할 수 있다.
- 근로기준법내 근로시간에 대해 설명할 수 있다.
- 여성 및 연소근로자의 보호에 대하여 설명할 수 있다.

1) 산업장의 입지조건과 구비시설

(1) 산업장의 입지조건

- 안전과 보건 문제
- 근로능력 향상 문제
- 생산성 향상 문제

(2) 산업장의 구비시설

- 채광과 조명, 냉・난방과 온・습도 설비
- 환기 및 공기조절 설비
- 소음・진동방지설비, 각종 유해물질 제어설비
- 재해예방 및 피난설비, 구급의료시설
- 산업폐기물 및 폐수처리시설
- 근로자의 후생복지시설 등

2) 작업환경측정과 관리

(1) 작업환경측정과 평가

① 유해요인의 파악

- 원재료・생산물・부산물의 종류와 이들이 인체에 미치는 영향(화학물질의 경우 MSDS 검토)
- 공정에서 발생하는 화학적・물리적・생물학적 유해인자
- 이외에 부자연스러운 작업자세, 과다한 작업량, 단순반복 등의 인체공학적 작업요인도 유해요인으로 작용

② 유해환경의 측정
- 물리적 인자 : 주로 직독식
- 생물학적 인자 : 낙균 배양기로 포집하여 배양
- 화학적 인자 : 유해물을 포집하여 실험실에서 분석, 직독식 기기, 가스검지관 등

☞ **작업환경의 측정**

작업환경을 측정할 때 시료채취는 주로 1일 8시간을 작업하는 근로자의 1일간의 노출을 평가하기 위한 것으로 그 대표성을 인정하기 위해서는 적어도 6시간 이상 시료를 채취해야 한다. 따라서 한정된 시간에 시료가 채취된 경우 8시간 시간가중평균노출기준(time-weighted average, TWA)으로 환산한 후 평가해야 한다. 그러나 이 측정치는 순간적인 유해요인의 노출을 평가하지 못하는 단점이 있다. 이를 보완하기 위하여 단시간노출기준(short term exposure limit, STEL) 또는 최고노출기준(ceiling, C)이 있다. 전자는 근로자가 1회에 15분간 유해요인에 노출되는 경우의 기준이며, 후자는 근로자가 1일 작업시간 동안 잠시라도 초과할 수 없는 기준을 말한다.

③ 측정의 평가
- 노동부 고시에 의하여 노출기준치가 정해져 있음
- TLVs

☞ **MSDS**

물질안전보건자료(material safety data sheet)의 약어로 "근로자의 알 권리(right to know)"에 기반을 둔 것으로 모든 제조업 근로자에게 자신이 일하는 장소에서 발생할 수 있는 유해조건을 알리는데 그 목적이 있다. 화학물질 취급시 발생될 수 있는 사고나 직업병을 사전에 예방하고 불의의 사고에 대응하기 위하여 사업주에게 화학물질의 성분, 안전보건상의 취급주의사항 등을 물질안전보건자료로 작성하여 근로자에게 화학물질의 유해 · 위험성 등을 교육시키고 작업장에 비치토록 의무를 부과하고 있다.

☞ **TLVs**

미국정부산업위생전문가협의회(American Conference of Governmental Industrial Hygienists, ACGIH)가 만든 작업환경중 유해물질의 노출기준인 허용한계치(threshold limit values, TLVs)로 대부분의 작업자가 매일 반복하여 노출되어도 유해하지 않을 것이라고 생각되는 유해물질의 농도를 의미한다. 그러나 개인의 감수성에 차이가 많으므로 일부 근로자는 TLVs 이하에서도 불쾌감을 느낄 수 있고, 극소수의 근로자는 기존의 질병상태가 악화되거나 직업병으로 발전하여 심각한 영향을 받을 수 있다. 현재는 642종의 화학물질과 물리적 요인, 그리고 38종의 생물학적 요인에 대해 기준이 만들어져 있으며, 법적기준이라기보다 유해물질을 관리하는 지침 또는 권고기준의 성격을 띠고 있다. 미국에서 정부의 법적기준은 1970년 산업안전보건청(OSHA, U.S. Occupational Safety and Health Administration)에서 만들어진 PEL(permissible exposure level)이다. 우리나라는 "화학물질 및 물리적 인자의 노출기준"이 노동부 고시로 공표되어 있다.

(2) 작업환경관리의 원리

— 제거 (elimination)
— 대치 (substitution) : 공정의 변경, 시설의 변경, 물질의 변경 등 근본적 방법
— 격리 (isolation)
- 작업자와 유해인자간에 차단막이나 방호벽(barrier)을 설치
- 물체 · 거리 · 시간 등이 사용될 수 있음, 개인보호구 착용도 일종의 격리

— 환기 (ventilation)
- 국소환기, 전체환기로 구분
- 환기장치는 후드(hood) · 덕트(duct) · 공기정화장치(air cleaning device) · 배기구(stack)로 구성

— 작업환경의 공학적인 제어 (engineering control)

3) 근로자의 건강관리와 건강진단

(1) 건강관리

— 무자각 환자를 포함하여 집단 전원의 건강상태를 파악 · 관리한다는 적극적 면이 강조되고 있으며, 예방의학 · 치료의학 · 재활의학 · 건강증진이 포함된 포괄적 의미의 의료로서 건강자의 관리와 요주의자를 포함한 환자관리가 병행

(2) 건강진단

— 산업안전보건법에 사업주가 정기적으로 근로자에 대한 건강진단을 실시하도록 규정
— 실시 시간에 따른 구분
- 채용시 건강진단
- 배치전 건강진단
- 정기 건강진단
- 임시 건강진단

— 색출대상 질병에 따른 분류
- 일반 건강진단
- 특수 건강진단

— 실시 절차에 따른 분류
- 1차 건강진단
- 2차 건강진단

① 채용시 건강진단

— 채용시점에서 이환되고 있는 질병이나 건강상태를 밝힘으로써 취업으로 인하여 자신의 건강에 해가 되거나

타인에게 영향을 끼칠 수 있는 질병의 유무를 확인
- 신체적 · 정신적 제반조건이 해당직무를 수행함에 있어 적합한지를 고려하여 배치
- 향후 근로자의 건강을 추적하여 관리시 그 변화를 관찰하기 위한 기본 자료

② 정기건강진단
- 일반건강진단
  - 상시 근로자 5인 이상 사업장을 대상
  - 연 1회(사무직 근로자는 2년에 1회) 실시
  - 1차 건강진단 : 집단에서 질병이 의심되는 자를 선별검사
  - 2차 건강진단 : 1차 건강진단에서 질병이 의심되는 자를 대상으로 정밀검사
- 특수건강진단
  - 유해환경 업무에 종사하는 근로자들의 건강을 유지하고 유소견자의 조기발견
  - 우리나라의 특수건강진단대상 유해요인 : 유기용제 · 특정화학물질 · 중금속 · 분진 · 소음 등 총 117종이 지정
  - 화학물질 제조 또는 취급 근로자 연 2회, 기타 작업자 연 1회

③ 임시건강진단
- 근로자의 건강을 보호하기 위하여 필요하다고 인정될 때 정기건강진단을 기다리지 않고 즉시 특별한 항목에 대한 건강진단을 실시하거나, 그 직업성 질병을 예방하기 위한 적절한 조치를 강구하여야 할 필요가 있을 때 실시

(3) 판정기준과 사후관리

표 3-1. 건강진단 결과에 따른 판정기준과 사후관리기준

판정기준	사후관리기준
건강자	사후관리 불필요
직업성 질병으로 진전될 우려가 있는 자	추적조사 등 관찰이 필요
일반 질병으로 진전될 우려가 있는 자	추적관찰이 필요
직업병의 소견이 있음(유소견자)	요양신청, 직업전환, 취업장소의 변경 휴직 및 근무 중 치료, 기타 의학적 조치
일반 질병의 소견이 있는 자(유소견자)	의사의 소견에 따른 근로시간 단축 작업 전환, 휴직, 근무 중 치료, 기타
질환 의심자	제 2차 건강진단 대상자

4) 산업보건교육과 건강증진사업

- 산업보건교육은 산업보건사업중 가장 중요

(1) 산업보건교육의 내용

- 작업으로 초래될 수 있는 건강장애와 질병
- 건강진단의 검사 내용과 검사의 의미 및 정상범위의 올바른 개념
- 작업환경측정 유해인자의 종류와 유해정도 및 대처방안
- 위생보호구의 역할과 효과 및 사용법
- 상 · 하수도, 식당, 폐기물 처리장, 화장실 등 일반 위생시설에 관한 위생교육
- 생활습관의 개선과 일상적인 질병의 관리방법
- 응급환자 발생시 대처 방법
- 작업환경측정결과, 건강진단결과, 결근이나 질병통계 등 사업장내의 각종 조사자료 및 통계

(2) 산업보건교육의 방법

- 1차적으로 강연회 · 심포지엄 · 패널토의 등의 지식 전달
- 2차적으로 분임토의 · 그룹모임 · 역할극 등으로 근로자 자신들의 문제제기와 해결방법 탐구
- 보건관리자가 수시로 현장을 방문하여 상담, 개선방안 등 제시

(3) 건강증진사업

① 필요성

- 단순히 질병이 없는 소극적 건강관리의 개념에서 질병예방과 보다 나은 건강유지의 적극적인 개념의 일차예방에 중점을 둔 사업의 중요성이 대두
- 사업장 건강증진사업은 지역사회주민을 대상으로 하며 건강위험요인의 파악과 제거, 건강에 필요한 자원의 제공, 집단보건교육, 사업효과의 평가 등이 보다 효과적으로 수행될 수 있음

② 건강증진사업의 효과

- 근로자
  - 참여의 편리, 비용의 최소화
  - 건강정보획득, 건강관리의 필요성에 관한 동기부여
  - 기업주에게 건강 지지방침과 실천방안 채택토록 영향

- 기업주
  - 결근율 감소, 사기증가, 생산성 향상
  - 의료 관련 비용 감소, 대외적 이미지 제고

③ 기획과 평가

- 대상집단 선택
- 수요 조사

– 우선순위의 결정
– 프로그램의 설계
– 평가

④ 건강증진프로그램의 내용
– 인식도 향상 프로그램
• 근로자의 인식도와 관심도를 높이기 위한 것
• 회보 · 포스터 · 전단 · 주말교실 · 건강검진 등의 수단 이용
– 생활양식 변화 프로그램
• 금연, 절주 및 금주, 운동, 영양관리 등
– 새로 익힌 건강한 생활습관유지를 위한 프로그램

5) 근로자의 영양관리

(1) 근로자의 영양관리

– 근로자의 건강 확보와 작업능률 향상을 위해 중요
– 성인 남자 2500 kcal/1식, 성인 여자 2000 kcal/1식
– 주요 영양소와 기능
• 당질(탄수화물) : 근로자의 주요 에너지 공급원
• 지방질 : 보충 에너지 공급원
• 단백질 : 신체조직(근육 · 내장 · 머리털 · 손톱 · 발톱 등)을 형성
• 비타민 : 신체의 생리기능을 조절, 체내에서 합성되지 않아 음식물로의 섭취가 필수적임, 지용성(A · D · E · K)과 수용성(B_1 · B_2 · C 등)으로 나눔 (표 3-2)
• 무기질 : 생리기능을 조절(Na), 뼈와 이를 구성(Ca · Fe)

표 3-2. 주요 비타민의 기능과 함유식품

종류	기능	함유식품
A	어두운 곳에서 물체 구별(야맹증) 건강한 피부, 성장 촉진	간 · 달걀노른자 · 우유 녹황색 채소
D	뼈와 이에 칼슘과 인의 흡수조절(구루병) 햇빛에 의해 체내 합성	간 · 달걀 · 우유
B_1(티아민)	에너지 대사조절(각기병)	돼지고기 · 현미 · 콩
B_2(리보플라민)	에너지 대사조절(구순구각염 · 설염)	우유 · 유제품 · 간 · 달걀 · 녹색채소
C(아스코르브산)	혈관을 튼튼하게 하고 상처회복조절(괴혈병)	녹색채소 · 감귤류 · 딸기 열에 약해 조리중 쉽게 손실

(2) 근로종류 및 근로자에 따른 영양관리

- 고온작업 : 식염, 비타민 A · B · C
- 저온작업 : 지방질, 비타민 A · B · C · D
- 소음작업 : 비타민 B_1
- 강노동작업 : 비타민류, Ca 강화식품 (강화미 · 된장 · 간장 · 우유)
- 중노동자 : 충분한 단백질과 비타민 B_1
- 근육근로자 : **당질**, 지방질, 비타민 B_1

(3) 중독에 따른 영양관리

- 벤젠의 중독 : 급성 비타민 B_1, 만성 비타민 B_6
- 암모니아중독 : 비타민 C
- 일산화탄소중독 : 비타민 B_1
- 사염화탄소중독 : 비타민 E
- 이황화탄소중독 : 비타민 B_2
- 아연중독 : 철, 동, 대두단백질 등
- 기타 직업성 중독 : 알칼리성 식품 (우유 · 야채 · 과일 · 해초 등)

6) 작업관리

(1) 근로자의 적정 배치

- 근로의욕과 생산성에 직접 영향
- 다음의 검사결과를 검토하여 배치
  - 신체계측 : 신장, 체중, 흉위, 좌고, 상완위 등
  - 신체기능검사 : 배근력, 심폐기능, 시력, 색맹, 청력 등
  - 건강진단 : 결핵, 고혈압, 간질 등
  - 정신적 적성검사 : 지능검사, 성격검사, 직업적성검사 등

(2) 작업동작의 합리화

- 작업자세의 안정도, 작업동작의 경제도 · 안전도 · 능률성 추구
- 사진순간촬영 등 작업동작 연구 (motion study)

(3) 작업시간 및 생활시간의 배분 합리화

- 시간연구(time study)를 통하여 작업시간을 합리적으로 배분

(4) 근로강도에 따른 작업관리의 합리화

- 근로자들의 근로강도나 양을 조사하여 근로자들의 건강관리와 작업능률의 향상도모
- 육체적 근로강도의 지표 : 에너지 대사율 (relative metabolic rate, RMR)

$$\text{RMR} = \frac{\text{작업시 소비에너지} - \text{같은 시간 동안의 안정시 소비에너지}}{\text{기초대사량}}$$

$$= \frac{\text{근로대사량}}{\text{기초대사량}}$$

- RMR에 따른 노동 분류
  - 0~1 : 경노동
  - 1~2 : 중등노동
  - 2~4 : 강노동
  - **4~7 : 중노동**
  - 7 이상 : 격노동

(5) 작업조건의 합리화

- 작업자세의 합리화
- 운반방법의 개선 (기계적 운반으로)
- 작업속도 조정 (생리적 리듬에 맞추어 접근)
- 작업시간과 휴식시간의 합리화
- 기계의 설계와 조작의 인체공학적 고려

(6) 근로시간

① 국제노동기구(ILO)의 노동헌장
- 1919년 : 1일 8시간씩 주 48시간 채택
- 1931년 이후 : 1일 8시간씩 주 40시간 채택

② 우리나라의 근로기준법
- 휴식시간을 제외하고 1일 8시간, 1주 44시간
- 2003년 9월 15일 주 5일제 실시로 1주 40시간으로 변경
- 당사자간 합의시 1주일에 12시간 한도로 연장 가능

(7) 여성 및 연소근로자의 보호

① 여성 근로자의 보호
- 여성 업무에 맞는 직종에 배치
- 주작업 근로강도가 RMR 2.0 이하
- 중량물 취급업무의 경우 중량을 제한
- 서서하는 작업의 경우 작업시간, 휴식시간, 휴식회수 고려
- 생리휴가, 산전 · 산후 휴가고려
- 손의 과도 사용(typist, key puncher등)시 작업조건 개선 및 적정 배치
- 공업중독이 우려되는 작업장 지양

② 연소 근로자의 보호
- 연소근로자의 특성
  - 중노동의 경우 성장 발육에 영향
  - 직업병 및 공업중독에 높은 감수성
  - 인격발달의 왜곡 문제
  - 빨리 피로해지고 결핵 등의 질병에 쉽게 이완
- 보호규정 (근로기준법 제5장)
  - 임산부(임신 중이거나 산후 1년이 경과되지 아니한 여성)와 18세 미만자는 도덕상 · 보건상 유해하거나 위험한 사업에 사용하지 못함
  - 보호 연령 : 15세 이상~18세 미만, 작업시간 제한
  - 1일 7시간, 주 40시간을 초과하지 못함
  - 당사자간의 합의시 1일에 1시간, 1주일에 6시간 한도로 연장 가능

7) 산업피로 관리

- 산업피로(industrial fatigue)는 정신적 · 육체적 · 신경적 노농부하에 대한 일종의 생체반응을 의미하며, 그 자체는 질병이 아니라 가역적인 생체변화로 건강장해에 대한 경고반응
- 휴식이나 수면으로 회복되지 않는 피로, 피로 지속시 작업능률이 저하되고 재해와 질병의 원인이 됨

(1) 원인

① 작업적 요인
- 근로 및 작업시간의 연장
- 휴일 및 휴식시간의 부족

- RMR의 과대
- 작업환경 및 작업조건의 불량

② 신체적 요인
- 연소자와 고령자의 경우 약한 체력
- 수면부족, 과음, 생리, 임신 등으로 체력저하
- 시력·청력 등의 신체기능 결함
- 고혈압, 심장병, 결핵, 설사 등의 질병

③ 심리적 요인
- 작업의욕 저하, 흥미상실, 작업불안, 구속감
- 대인관계, 과중한 책임감, 성격 부적응 등

(2) 피로의 형태
- 생체기능의 저하
- 에너지원의 감소
- 물질대사의 노폐물 축적
- 생체내 물리화학적 변화
- 신체조절기능의 저하

(3) 증상과 판정
- 자각증상
  - 주로 피로감으로 주관적인 판정
  - 요통, 위장장애, 만성두통, 우울증, 어깨·목의 뻐근함과 통증, 시력저하, 초조감, 불면 등
- 대사물질 축적 : 생화학적 측정
- 생체기능저하 : 생리·심리적 측정

(4) 대책
- 작업조건을 개선하고 근로자의 적절한 보건관리가 필요
- 충분한 수면과 휴식 유도
- 적절한 휴식시간 운영
- 작업자세와 작업방법의 합리화
- 작업강도와 시간의 조절
- 음주와 약물의 남용 자제

3. 산업재해와 재해지표

학습목표
- 재해발생의 특징을 설명할 수 있다.
- 주요 산업재해지표를 열거하고 각각에 대해 설명할 수 있다.

1) 재해의 개념

(1) 재해의 정의

재해(unwanted accident)란 산업현장에서 우발적으로 발생하는 사고로 장비결함이나 유해물질에 의해 상해를 입는 것으로 인명이나 경제적 손실이 수반된다. 일반적으로 인적요인이 80% 정도이나 다원적인 경우가 많다.

① 인적 원인
- 관리상 원인
- 생리적 원인
- 심리적 원인

② 환경적 원인
- 시설물 · 공구 불량
- 재료 · 취급품의 부적
- 작업장 환경 및 정돈 불량
- 복장의 불량 및 미비

(2) 산업재해의 분류

사고의 결과로 나타나는 것이 상해와 손실이다. 사고 중에는 상해가 없이 경제적인 손실만 나타나는 재해도 있으나, 이 경우도 재해에 속한다.

① 상해의 분류
- 사망 : 사고로 인해 생명을 잃는 것
- 영구노동불능 상해 : 사고로 인해 노동기능을 완전히 상실하는 상해(신체장애등급 제1급~제3급)
- 영구부분노동불능 상해 : 사고로 인해 신체의 일부가 노동기능을 상실하는 상해(신체장애등급 제4급~제14급)
- 일시부분노동불능 상해 : 의사의 진단으로 일정기간 노동에 종사할 수 없으나 휴무 상태가 아닌 상해, 즉 일시적으로 노동에 종사할 수 없는 상해

– 응급조치 상해 : 치료를 받고 바로 정상 작업에 임할 수 있는 상해

② 상해의 발생 형태
– 추락 : 사람이 건축물 · 비계 · 기계 · 사다리 · 계단 · 경사면 · 나무 등에서 떨어지는 것
– 전도 : 사람이 평면상으로 넘어지는 것
– 충돌 : 사람이 정지물에 부딪히는 것
– 낙하 · 비래 : 떨어지거나 날아온 물체에 사람이 맞는 것
– 붕괴 · 도괴 : 적재물 · 비계 · 건축물 등이 무너지는 것
– 협착 : 물건에 끼거나 말려드는 것
– 감전 : 전기 접촉이나 방전에 의해 인체에 충격을 받는 것
– 폭발 : 압력이 갑자기 높아져서 폭음을 일으키면서 팽창하는 것
– 파열 : 용기 또는 장치가 물리적인 압력에 의해 깨어지거나 갈라져서 터지는 것
– 화재 : 불에 의한 재해
– 무리한 동작 : 무거운 물건을 들다가 허리를 삐거나, 무리한 자세 또는 동작의 반동으로 상해를 입는 것

③ 상해의 종류
– 골절 : 뼈가 부러진 상해
– 동상 : 저온물 접촉으로 동해를 입은 상해
– 부종 : 국부의 혈액 순환 이상으로 몸이 퉁퉁 부어오르는 상해
– 자상 : 칼날 등 날카로운 물건에 찔린 상해
– 좌상 : 타박 · 충돌 · 추락 등으로 피하 조직 또는 근육부를 다친 상해
– 절상 : 신체 부위가 절단된 상해
– 중독 · 질식 : 음식 · 약물 · 가스 등에 의하여 중독되거나 질식된 상해
– 찰과상 : 스치거나 문질러서 벗겨진 상해
– 창상 : 창 · 칼 등에 베인 상해
– 화상 : 화재 또는 고온물 접촉으로 인한 상해
– 청력장해 : 청력이 감퇴 또는 난청이 된 상해
– 시력장해 : 시력이 감퇴 또는 실명된 상해

④ 재해정도별 분류
– 사망
– 중상 : 휴업 14일 이상
– 중경상 : 휴업 8~14일
– 경상 : 휴업 3~7일
– 미상 : 휴업 1~2일
– 불휴재해 : 휴업일 없음

(3) 재해의 발생부위 및 특성

— 부위 : 손과 손가락 〉 발과 발가락 〉 요부, 흉부 순 (손과 발은 왼쪽 다발)

— 업종 : 제조업, 소규모 사업장 다발

— 시각 : 오전은 10~12시경, 오후는 업무시작 2~3시간 후

— 주간 : 요일별 차이는 뚜렷하지 않지만 월요일에 약간 다발

— 기타 : 학력이 낮고 낮은 연령에서 그리고 근속 1년 미만인 경우 다발

(4) 산재보험관련 재해판정

산업재해로 인정되기 위해서는 산업안전보건법과 산업재해보상보험법에서 규정하는 산재의 조건에 합당하여야 한다. 산재 인정의 핵심은 재해의 발생과 업무관련성, 즉 업무 기인성 또는 업무 수행성의 인정여부이다.

2) 산업재해지표

재해율 산출과 관련하여 일반화된 국제기준은 없으며, 통계산출기준 · 업무상 재해 인정범위 등이 달라 재해율를 국제적으로 단순 비교하기는 어렵다. 우리나라의 경우 노동부에서 산업재해의 현황을 파악하고 기초자료를 확보하기 위하여 매년 산업재해를 조사하고 있으며, 조사대상은 산업재해보상보험법 적용사업체에서 발생한 산업재해 중 산업재해보상보험법에 의한 업무상 재해 및 질병으로 승인을 받은 사망 또는 4일 이상의 요양을 요하는 재해로 한정되어 있다. 산업재해보상보험법에 가입하지 않는 사업장은 조사대상에 포함되지 못하고 있는 실정이다.

(1) 재해지표의 종류

재해지표는 산업활동으로 인해 발생하는 재해를 비교하거나 관리하기 위해 지표화한 것으로 재해의 실상을 알고 대책을 수립하는데 중요한 기초자료가 된다. 산업재해의 성격에 따라 다양한 지표가 있으나, 일반적으로 많이 사용되는 것은 건수율 · 도수율 · 강도율 · 평균손실일수 등이 있다.

— 건수율은 재해발생의 개괄적인 지표로 근로자를 기준으로 했을 때 발생한 재해건수를 계산한 것이다. 우리나라 노동부에서 매년 실시하고 있는 산업재해분석 자료에서는 산업재해를 당한 근로자의 수가 얼마나 되는지 재해율과 천인율 · 만인율 등으로 재해발생현황을 조사하고 있다. 여기에서 재해율은 재해자수를 근로자수 100명을 기준으로 하여 백분율(%)로 나타낸 것이고, 천인율은 1000명당 재해자수의 비율을 의미한다. 만인율은 근로자 1만 명당 재해자수의 비율을 의미하는데, 주로 사망재해자수의 척도(사망만인율)로 사용되고 있다.

$$\text{건수율(발생율, incidence rate)} = \frac{\text{재해건수}}{\text{평균 근로자수}} \times 10^3$$

$$\text{재해율(\%)} = \frac{\text{재해자수}}{\text{근로자수}} \times 100$$

$$천인율 = \frac{재해자수}{근로자수} \times 10^3$$

$$사망만인율 = \frac{사망자수}{근로자수} \times 10^4$$

- 도수율은 재해의 발생빈도를 의미하는데 국제간 또는 국내산업간에 상호 비교하기 위한 척도로 사용된다. 이것은 연근로시간을 기준으로 했을 때 발생한 재해건수가 얼마나 되는지를 백만단위로 나타낸 것이다. 산업재해지표 산출시 도수율에서 10^6은 1인 평균연근로시간을 2000시간으로 보고 500인 규모사업장을 기준으로 표준화한 수치이다. 여기에서 연근로시간수는 월평균 근로시간수(매월노동통계) × 총 근로자수 × 12개월이 된다.

$$도수율(빈도율, \text{frequency rate}) = \frac{재해건수}{연근로시간수} \times 10^6$$

- 강도율은 재해의 정도를 나타내는 지표로 동일한 한건의 산업재해가 발생했다하더라도 피해수준은 경상재해, 중상재해 또는 사망재해 등으로 다르게 되는데 이를 반영할 수 있다. 강도율의 산출에 사용되는 근로손실의 정도는 근로손실일수로 나타내며 1000 근로시간이 기준이 된다. 따라서 강도율은 근로시간 중에 재해로 인해 발생된 근로손실일수의 비율이 얼마인가를 나타낸다.

$$강도율(\text{severity rate}) = \frac{근로손실일수}{연근로시간수} \times 10^3$$

강도율에서 사망과 영구폐질의 경우는 손실일수를 7500일로 계산한다. 여기에서 7500일의 산출근거는 다음과 같다.

① 사망자의 평균연령 : 30세
② 근로가능연령 : 55세
③ 근로손실연수 : 55세－30세 = 25년
④ 년간 근로손실일수 : 300일
⑤ 사망으로 인한 근로손실일수 : 25년 × 300일 = 7500일

- 평균손실일수는 발생한 근로손실일수를 재해건수로 나누어 구한다.

$$평균손실일수 = \frac{근로손실일수}{재해건수}$$

이상에서와 같이 천인율과 만인율은 재해를 당한 근로자수 자체가 의미를 지니며, 도수율은 산업활동에서 차지하는 재해건수를 그리고 강도율은 재해로 인한 근로손실일수를 파악하는데 중요한 의미를 갖는다.

(2) 산업재해의 추이 및 현황

① 재해율 추이

2004년 우리나라 산업재해를 설명하는 천인율, 도수율, 강도율, 사망만인율은 각각 8.5, 3.5, 2.5, 2.7이었으며, 이들의 추이변화는 그림 3-3과 같다. 여기에서 강도율의 경향이 도수율이나 천인율의 감소경향과 일치하지 않는 것은 같은 재해라 할지라도 사망 또는 중대재해의 발생이 많기 때문으로 전체 산재근로자 중 사망 및 중증장해(1급~7급) 근로자의 비율은 1996년 7.8%에서 1998년 10.1%, 2000년 9.8%이었다. 2004년 사망재해자는 2825명이며 그 중 업무상사고 사망자수는 1537명, 업무상질병 사망자수는 1288명으로 나타났다. 사망재해 유형은 뇌·심혈관 질환 788명, 추락 570명, 진폐 421명, 교통사고 248명의 순으로 나타났다. 사망만인율은 근로자 1만 명당 2~3명의 수준이다.

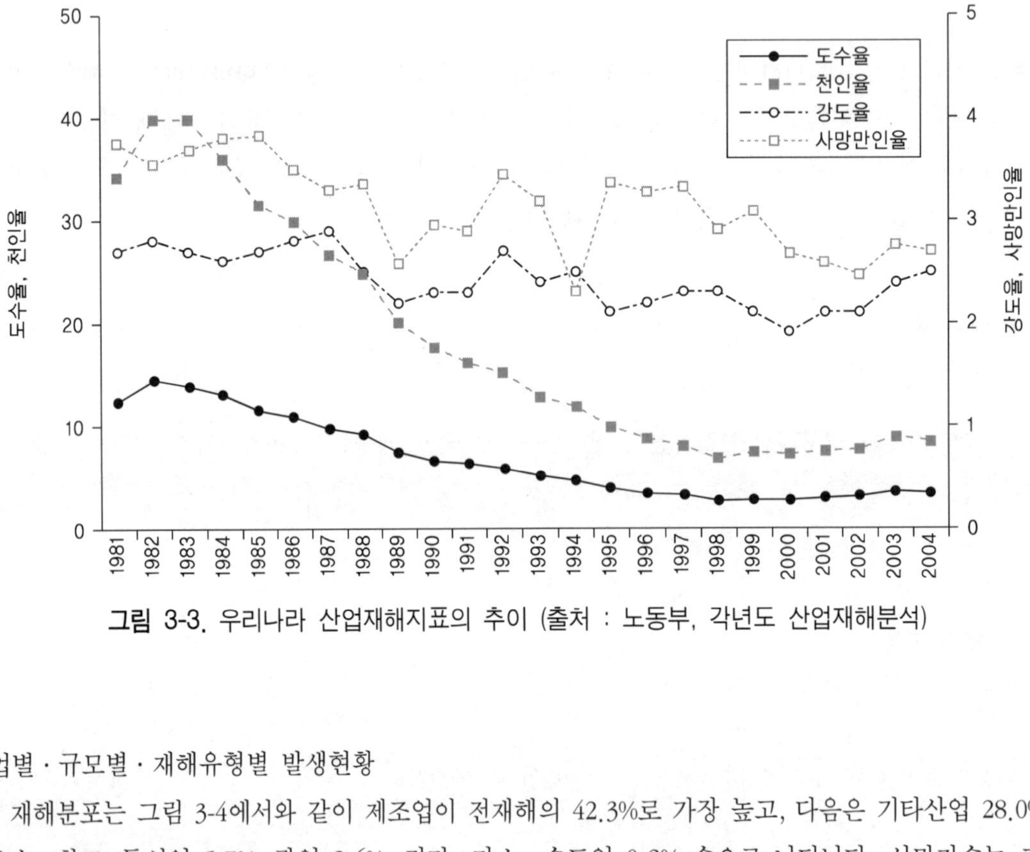

그림 3-3. 우리나라 산업재해지표의 추이 (출처 : 노동부, 각년도 산업재해분석)

② 산업별·규모별·재해유형별 발생현황

산업별 재해분포는 그림 3-4에서와 같이 제조업이 전재해의 42.3%로 가장 높고, 다음은 기타산업 28.0%, 건설업 21.3%, 운수·창고·통신업 5.7%, 광업 2.6%, 전기·가스·수도업 0.2% 순으로 나타났다. 사망자수는 그림 3-5에서와 같이 건설업 27.6%로 가장 많고, 기타산업(임업, 어업, 농업, 금융보험업이 포함된 것임) 25.4%, 제조업 23.8%, 광업 15.4%, 운수·창고·통신업 7.5%, 전기·가스·수도업 0.3% 순으로 나타났다.

규모별로는 300인 미만 중소사업장에서 주로 발생하고 있으며, 그 대부분이 50인 미만 영세사업장에서 발생하였다. 이것은 소규모 사업장일수록 안전대책이나 교육이 미흡하기 때문으로 지적되고 있다.

재해유형별로는 업무상 사고재해가 90% 이상이고, 그 나머지가 업무상질병으로 나타났다. 그러나 업무상질병 비중이 점차 증가하는 추세이며, 업무상사고 재해는 추락, 협착, 전도, 충돌, 낙하·비래 등 재래형 반복재해가 전체

사고재해의 대부분을 차지하고 있다. 업무상 질병은 직업병과 작업관련성 질병으로 다음과 같이 구분할 수 있는데 최근에는 작업관련성 질환의 비중이 크게 증가하고 있다. 세부적인 내용은 그림 3-6에서 보는 바와 같다.

– 직업병

- 작업환경 중 유해인자와의 관련성이 뚜렷한 질병
- 진폐, 난청, 금속 · 중금속 · 유기용제 · 특정화학물질 중독 등

– 작업관련성 질병

- 업무적 요인과 개인질병 등 업무외적 요인이 복합적으로 작용하여 발생하는 질병
- 뇌 · 심혈관질환, 신체부담작업, 요통 등

③ 산업재해로 인한 손실추이

– 근로손실일수

산업재해로 인한 근로손실일수는 전반적으로 증가추세에 있으며, 노사분규로 인한 근로손실일수의 약 40배나 높은 수준이다. 여기에서 근로손실일수는 신체장해자의 등급별 손실일수, 사망자 손실일수, 부상자 · 업무상 질병요양자의 요양일수를 합한 것이다.

– 경제적 손실

산업재해로 인한 경제적 손실은 꾸준한 증가추세를 보이고 있으며, 노사분규로 인한 경제적 손실의 약 5배 수준이다. 경제적 손실은 산재보상금과 간접손실액을 합한 것으로 계산되는데, 간접손실액은 하인리히 방식에 의하여 직접손실액(산재보상금 지급액)의 4배로 계산하고 있다.

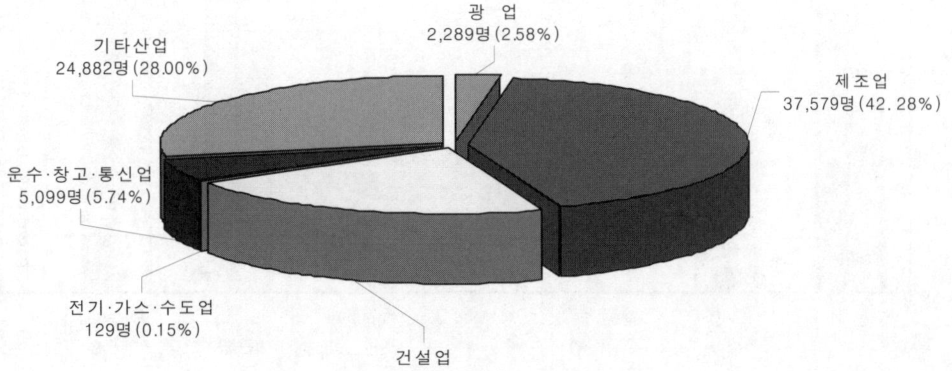

그림 3-4. 업종별 산업재해분포 (2004년 기준)

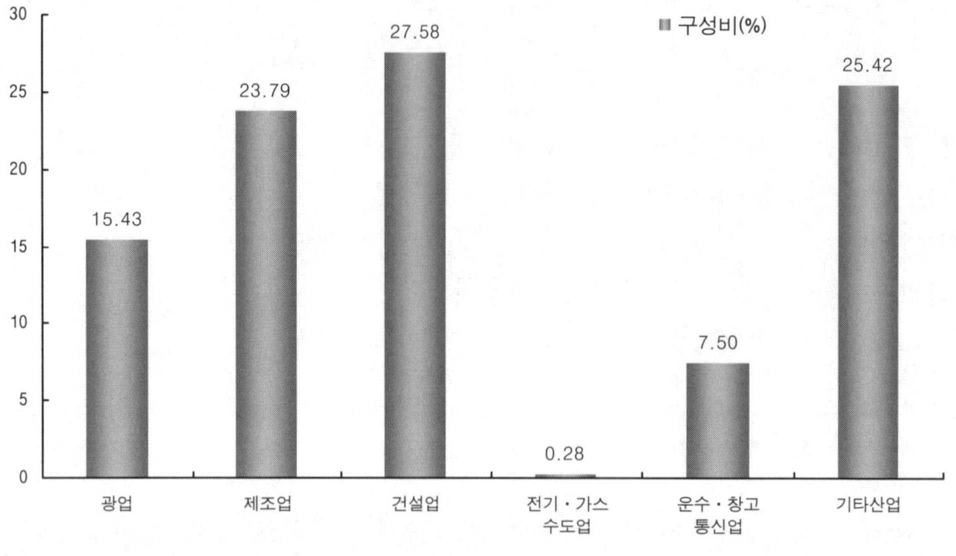

그림 3-5. 산업별 사망재해 분포도 (2004년 기준)

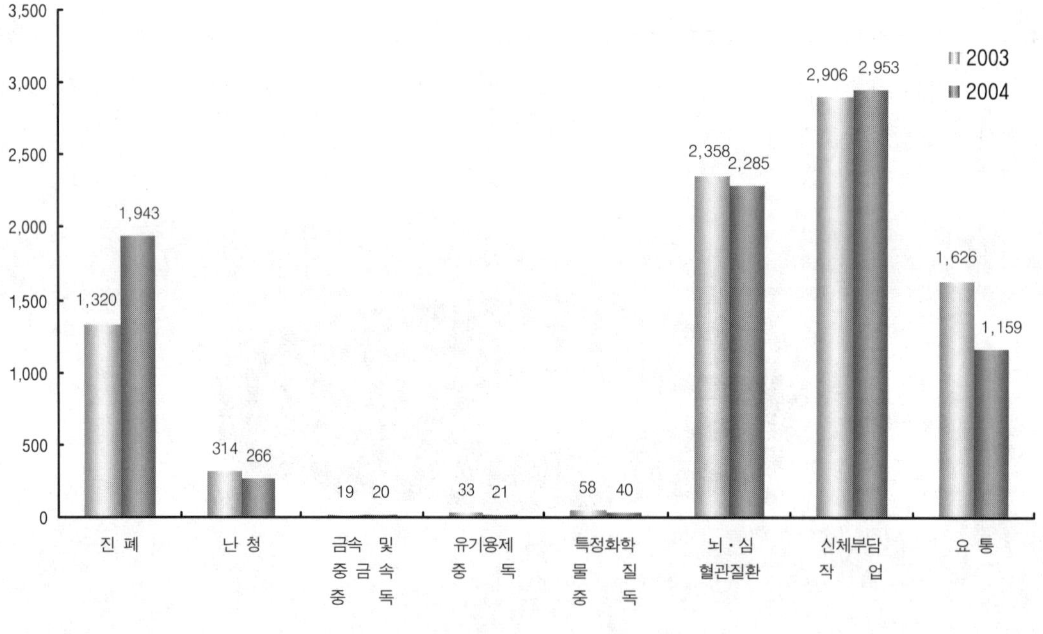

그림 3-6. 업무상 질병자수 비교 (2004년 기준)

3) 재해방지대책

(1) Heinrich의 재해관찰

- 인명손상에 따라 재해를 다음과 같이 구분
  - 사망을 초래하는 것을 사망재해 (fatal accidents)
  - 입원할 정도의 상해가 일어나는 것을 주요재해 (major accidents)
  - 통원할 정도의 상해가 일어나는 것을 경미재해 (minor accidents)
  - 상해없이 재산피해만을 가져오는 것을 유사재해 (near-accidents)
- Heinrich, H.W. (1959)는 330건의 재해에 대한 관찰결과 사망을 포함한 주요재해(중상해 사고), 약간의 상해가 있는 경미재해(경상해 사고), 상해가 없는 유사재해(무상해 사고)의 비가 1 : 29 : 300이라고 보고함
- 주요재해만이 문제가 되고 있으나, 이들 재해를 현성·불현성·잠재성의 개념으로 살펴보면 불현성 및 잠재성 재해의 비중이 상대적으로 크기 때문에 이들 재해의 가능성을 예측하여 적절한 대책수립이 필요
  - 현성 재해(휴업재해) : 불현성 재해(불휴업재해) : 잠재성 재해 = 1 : 29 : 300

(2) 산업재해방지의 4대 원칙

- 손실우연의 원칙 : 사고발생시의 조건 및 상황에 따라 달라지므로 우연성에 의해 결정
- 예방가능의 원칙 : 원칙적으로 예방이 가능하다는 전제
- 원인연계의 원칙 : 재해의 원인으로 여러 요소들이 복합적으로 작용
- 대책선정의 원칙 : 원인이 각각 다르므로 원인을 정확히 규명한 후 대책을 선정 적용

(3) 4E 대책

- 교육적 대책 (education)
- 기술적 대책 (engineering)
- 규제적 대책 (enforcement)
- 환경적 대책 (environment)

(4) 안전관리

- 산업장의 안전관리 대책
- 안전관리자의 철저한 직무수행
- 재해기록·의료구급제도 등

4. 직업병 관리

학습목표

- 직업병을 설명할 수 있다.
- 직업병의 특성을 설명할 수 있다.
- 잠함병을 설명할 수 있다.
- 열중증의 종류를 열거하고, 각각을 설명할 수 있다.
- 한랭폭로에 의한 신체장애를 설명할 수 있다.
- 방사선을 물리학적 성질에 따라 분류할 수 있다.
- 전리방사선의 인체장해에 대하여 설명할 수 있다.
- 진폐증의 종류를 열거할 수 있다.
- 유기용제의 중독기전과 예방대책을 설명할 수 있다.
- 유해금속을 분류하고, 폭로원 · 중독작용 · 예방대책을 설명할 수 있다.
- 발암물질을 분류하고 설명할 수 있다.

1) 직업병의 개요

직업병은 일정 직종이 갖고 있는 특정한 요인에 의해 그 직종에 종사하는 사람에게만 발생하는 질환으로 직업기인성 질환(occupational disease)을 의미하며, 발생원인은 다음과 같이 분류한다.

- 작업환경의 불량
  - 작업장의 온도 · 기압 · 소음 · 진동 · 전리방사선 등의 물리적인 작업환경
  - 작업장의 분진
  - 금속 · 가스 · 유기용매 등의 화학적 요인에 의한 공업중독
  - 세균이나 곰팡이 등 병원성 미생물에 의한 생물학적 요인
- 부적당한 근로조건
- 작업환경의 불량과 부적당한 근무조건이 동시에 작용

2) 물리적 환경에 기인하는 직업병

(1) 고온·고열환경

- 이상 고온의 고열환경에서 장시간 작업시 **열중증**(heat attack)과 피부장해 발생

– **체내 수분 및 염분 손실, 순환기계 부조화, 체온조절 중추의 마비 등에 의해 발생**
– 열중증은 열경련, 열허탈증(열실신), 울열증(열사병), 만성적 열쇠약증으로 분류(표 3-3)
– 일반적인 예방책
- 비만자, 순환기능 장애자, 음주자는 고온작업 금지
- 근로자의 적정배치와 작업 및 휴식시간의 적정배분
- 식염소다, 비타민 B · C 투여
- 방열복 등의 개인보호구 착용
- 과열방지, 인공환기 및 냉방설비 필요

표 3-3. 열중증의 증상과 대책

열중증	증상	대책
열경련 (heat cramp)	· 고온환경에서 심한 근육운동시 발한에 의한 **탈수와 염분의 손실로 근육경련** 발생 · 체온이나 혈압의 현저한 상승은 없으나 현기증 · 이명 · 두통 · 구토 등 호소	· 생리식염수 주사 · 체열발산 촉진
열허탈증 열실신 열피로 (heat exhaustion)	· 고온환경에 장시간 폭로시 **말초혈관 혈액순환의 부전(不全)**으로 발생, 대뇌피질의 혈류량 부족이 주원인 · 두통 · 구토 · 현기증을 호소하다가 의식이 흐려지고 허탈상태에 빠져 심하면 실신 · 심박출량 감소, 피부혈관의 확장, 혈압·맥박이 강하, 탈수 등	· 시원한 곳에 안정 · 따뜻한 차복용
울열증(鬱熱症) 열사병 (heat stroke)	· 고온다습한 환경에서 격심한 육체적 노동을 하거나 실외에서 태양복사열이 머리부분에 직접 조사된 경우 뇌막혈관의 충혈과 **뇌온상승으로 체온중추신경장애** 발생 · 가장 치명적인 열중증으로 땀을 흘리지 못해 체온이 급격히 상승(40℃ 이상), 두통 · 이명, 동공반응 소실 등	· 즉각적인 체온발산 · 호흡 및 순환관리
열쇠약증 (heat prostration)	· 고온작업시 **비타민 B_1의 결핍**에 의한 **만성적 열중증** · 전신권태 · 식욕부진 · 위장장해 · 불면 및 빈혈 등	· 비타민 B_1 공급 · 충분한 영양 · 휴식

(2) 이상저온

– 국소의 발적, 빈혈, 전신세포의 기능저하 · 참호족 · 동창 · 동상으로 구분
– 참호족(塹壕足, trench foot)은 차가운 물속에 장시간 발을 담그고 일을 하는 잠수부에게 잘 발생
– 동창(凍瘡, chilblain)은 추운데 노출된 얼굴 · 손 · 발 등이 붉게 변하면서 발적 생성, 심하면 물집이 생기고 곪기도 함
– 동상(凍傷, frostbite)은 수시간 동안 영하의 온도에 노출될 때 몸의 조직이 얼어붙어 생기는 손상으로 다음과 같이 구분
- 1도 동상 : 발적 · 부종
- 2도 동상 : 수포형성에 의한 삼출성 염증

- 3도 동상 : 피부와 피하조직 등 국소조직의 괴사상태
- 4도 동상 : 괴사 및 조직의 손실

— 예방책

- 고지방식 섭취
- 작업관리, 방한복 착용
- 혈액순환을 위해 지속적으로 움직일 것

☞ **참호족 (塹壕足, trench foot)**

습기와 냉기 등으로 인해 발이 파랗게 변색되고 부어오르며 통증이 수반된다. 병명은 1차세계대전 때 참호속의 습기 찬 환경에 오래 노출된 군인들의 발에 생긴 한냉손상에서 유래되었다.

(3) 불량조명

— 근시 : 불량조명에서 장시간 미세 또는 정밀 작업시 시력조절을 위한 과도한 긴장

— 안정피로 : 고속 업무시 물체의 판별·확인 등을 위해 안구 조절근의 과도한 사용

— 안구진탕증 : 안구의 상하좌우가 진통하는 질환으로 탄광부에서 보고

(4) 자외선과 적외선

— 자외선과 적외선은 비전리방사선으로 피부와 눈에 영향

- 피부 장애 : 홍반, 발진, 수포 등
- 눈 장애 : 설안염, 전기성안염, 백내장 등

— 자외선

- 태양, 용접불꽃, 자외선램프, 눈이나 얼음 위에서의 장시간 노출
- 발진, 홍반, 피부암, 백내장 등
- 광원의 차단, 보호구(안경) 사용

— 적외선

- **온열작용**이 수반되는 초자공·가열공과 용광로·제철업 등에서 발생
- 피부장애, 백내장 등
- 광원의 차단, 보호구(안경)·방열복 착용

(5) 전리방사선

① 전리방사선과 비전리방사선

— 방사선은 에너지를 갖는 파동 또는 입자의 흐름으로 전리방사선(電離放射線, ionizing radiation, 이온화 방사선이라고도 함)과 비전리방사선으로 분류 (표 3-4)

— 전리방사선은 방사선 에너지가 충분히 커서 방사선이 통과하는 물질을 이온화시키는 방사선을 의미하고, 그

러지 못하는 경우 비전리방사선이라 함(흔히 방사선이라 하면 전리방사선을 의미)

- 원자를 구성하는 양성자 · 중성자 · 전자가 균형을 이루지 못할 때 방사선을 낼 수 있는 능력(방사능)을 갖게 되는데, 이러한 물질을 방사성 물질이라고 하고 여기에서 나오는 일종의 에너지를 방사선이라 함
- 방사선은 불안정한 원소가 안정된 원소로 되면서 방출하는 에너지로, 엑스(X)선 · 알파(α)선 · 베타(β)선 · 감마(γ)선 등이 있으며 종류에 따라 투과력이 다름 (그림 3-7)
- 전리방사선중 입자방사선인 α · β선은 투과력이 작지만, X-선과 γ선은 투과력이 커서 신체 장기에 치명적이며, 중성자의 경우 투과력이 매우 강함

표 3-4. 방사선의 종류

전리방사선 (ionizing radiation)	전자기방사선 (electromagnetic radiation)	엑스선(X-ray), 감마(γ)선
	입자방사선 (particulate radiation)	델타(α)선, 베타(β)선, 중성자(neutron)
비전리방사선 (non–ionizing radiation)		자외선(UV), 가시광선(VR), 적외선(IR), 라디오파(MV, HF), 저주파(LF), 극저주파(ELF)

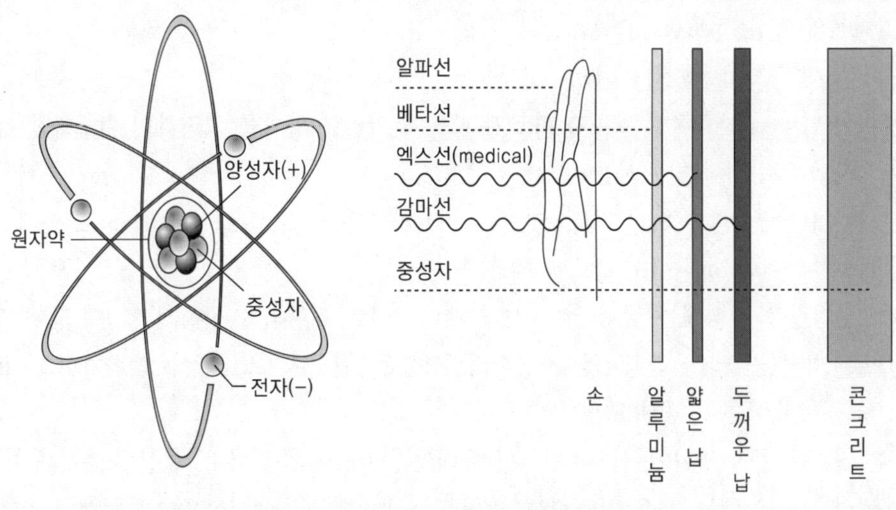

그림 3-7. 원자와 전리방사선의 투과력

② 방사능의 단위

- 방사능(radioactivity)은 어떤 물질 중의 방사성핵종(방사선을 내놓는 성질을 갖는 원자핵)이 단위시간 내에 붕괴를 일으키는 방사선의 세기를 나타내는 것으로, 방사선 물질에 함유된 방사성핵종의 양과 반감기에 의해 결정
- 방사능량의 단위는 과거에는 Ci(퀴리)가 사용되었으나 국제도량형총회의 결의에 따라 Bq(베크렐)이 SI 단위로 사용
- 베크렐(Bq) : 단위시간당 원자핵의 붕괴수에 따른 방사능을 나타내는 단위로, 방사능의 발견자인 베크렐

(Antoine Henri Becquerel, 프랑스, 1852~1908)의 이름을 따서 명명 (매초 1개의 붕괴수(disintegration per second, DPS)를 1 Bq이라 함)

- 퀴리(Ci) : 전통적인 방사능의 단위로 라듐(radium)을 발견한 폴란드 태생의 프랑스 여성물리학자 마리 퀴리(Marie Curie, 1867~1934)의 이름을 따서 명명, 라듐(Ra 226) 1g이 1초 동안에 붕괴하는 핵 변환수로 정의, 1 Ci = 3.7×10^{10} Bq = 3.7×10^{10} DPS, 1 pCi(pico Curie) = 1×10^{-12} Ci = 0.037 Bq에 해당
- 입자방출율 : 단위시간에 방출되는 입자의 방출수

③ 방사선의 단위

— 흡수선량 (absorbed dose)

- 어떤 장소에서 어떤 물질에 흡수된 방사선 에너지량
- 피조사체 1g에 100 erg의 방사선 에너지가 흡수되는 것을 rad(라드)로 나타냈으나, 현재는 Gy(그레이)가 주로 사용
- 1 Gy = 1 J/Kg = 100 rad에 해당

— 조사선량 (exposure dose)

- 방사선의 통과에 의해 생성된 전하량을 의미, 표준상태(0℃, 1기압)의 건조공기 1 ㎤ 중에 1정전단위(1 esu)의 전하가 발생하는 조사선량을 1 R(뢴트겐)으로 정의
- 엑스선과 감마선의 노출 정도를 나타냄

— 선당량 또는 등가선량 (dose equivalent)

- 방사선의 종류에 따라 생물학적인 효과가 다르기 때문에 이러한 차이를 고려하여 척도화한 것으로, 방사선의 생물학적인 영향을 정량화하는데 사용
- 등가선량을 나타내는 단위에는 Sv(시버트, Sievert), rem(렘, Roentgen equivalent man, 인체 뢴트겐 당량) 등이 있으며, 1 Sv = 100 rem = 10^3 mSv에 해당
- 시버트(Sv)는 선당량을 나타내는 국제단위로서 그레이(Gy)로 표현되는 방사선의 흡수량에 생물학적 효과를 반영한 것으로 방사능 노출 측정 및 생물학적 영향을 연구한 스웨덴의 의학자이고 물리학자인 Rolf Maximilian Sievert의 이름을 따서 명명
- 자연방사능은 장소에 따라 편차가 심하지만 1년에 대략 3.5 mSv 수준이며, 전신 노출시에 1 Sv는 약간의 혈액변화를 유발하고, 2~5 Sv는 메스꺼움, 탈모, 출혈을 유발하며, 6 Sv 이상은 2개월 이내에 80% 이상이 사망 (그림 3-8)

표 3-5. 방사선 단위의 비교

구분		국제단위(SI 단위)	구단위	관계
방사능		Bq	Ci	1 Ci = 3.7×10^{10} Bq
방사선	조사선량	C/Kg	R	1R = 2.58×10^{-4} C/Kg
	흡수선량	Gy	rad	1Gy = 100 rad
	등가선량	Sv	rem	1Sv = 100 rem

④ 발생원

- X-선(X-ray), **라듐**, 동위원소의 사용 · 조사 · 치료를 하는 작업
- 선박 등의 비파괴검사
- 핵연료의 채광·정련·농축 등이나 핵연료사이클의 각 시설
- 전리방사선을 이용하는 연구와 실험을 하는 사람
- 자연계에도 우라늄 · 라듐을 포함해 약 40종에 이르는 방사성핵종이 존재 (그림 3-9)

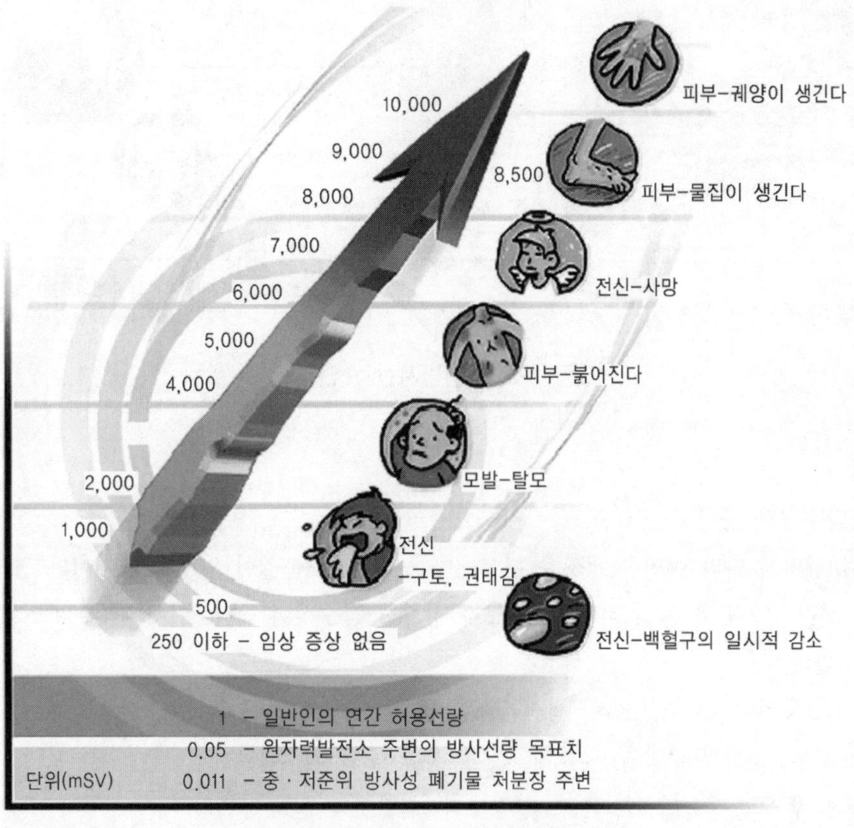

그림 3-8. 방사선이 인체에 미치는 영향

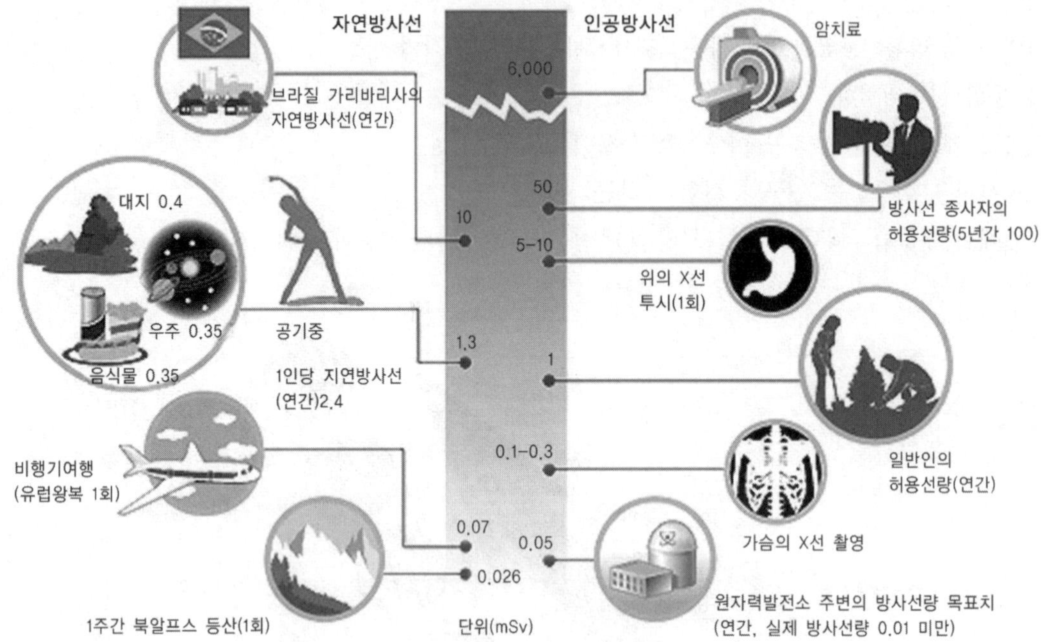

그림 3-9. 자연방사선과 인공방사선

⑤ 인체부위별 감수성과 증상

– 신체조직이나 장기에 따라 예민한 정도로 다르게 되는데, 세포분열이 왕성한 조직이나 장기(골수, 피부 등의 재생조직)가 신경이나 근육 등의 비재생조직보다 방사선 감수성이 높다. 인체 각 부위별 예민한 정도를 구분하면 다음과 같다.

- **민감부위** : 신생능력이 큰 림프조직, 생식기관(고환, 난소), 조혈기관(골수), 작은창자
- 중간 수준 : 피부, 눈동자(수정체), 위 폐, 간 〉 성장 중인 뼈, 연골
- 감수성이 적은 부위 : 성숙된 골, 근육, 신경조직, 지방조직 등

– 증상

- 혈액 장애 : 적혈구 · 백혈구 · 혈소판이 감소하는 혈액장애(조혈기능 장애)
- 생식기 장애 : 고환 · 난소 장애로 불임증 유발
- 국부증상 : 탈모, 피부건조, 지문소실, 손 · 발톱의 궤양, 백내장
- 유전성 돌연변이, **백혈병**, 각종 장기의 **악성종양(암) 유발**, 수명단축 등

⑥ 전리방사선에 대한 대책

– 사용하지 않는 방사성물질은 밀폐된 용기에 넣어 정해진 장소(저장시설)에 보관하고 접근을 차단
– 동위원소 등 방사성 물질취급시 안전한 취급법을 익혀 정해진 장소(사용시설)에서 사용
– 오염방지에 최선을 다하고, 오염되었을 경우 가능한 한 손쉽고 빠르게 오염을 제거할 수 있도록 사전에 대비
– 오염제거에 사용한 물건이나 그 밖의 관련된 물질이나 물건을 폐기기 정해진 장소(폐기시설)와 방법에 따라

실시
- 외부 피폭시 가능한 방사선 발생원과의 거리를 멀리하고 적합한 차폐를 하며, 피폭시간을 짧게 할 것

☞ 방사선의 이용

① 의료분야

방사선의 성질을 이용하여 암치료와 병의 진단 및 의료 기기를 멸균·소독하는데 사용된다.
- 신체내부를 조사하는데 이용, ^{131}I(방사선 추적자)를 환자에게 투여해 I를 흡수하는 갑상선의 활동을 검진하여 진단
- 매우 강한 γ선을 방출하는 ^{60}Co을 이용하여 주사기·압박붕대·수술기구 등을 멸균, 암치료에도 이용

② 산업분야

재료의 두께를 측정하거나 기계를 파괴하지 않고 그 결함을 조사하여 작업을 통제하는데 이용된다.
- 방사선 추적자는 지하에 묻힌 관의 틈을 찾는데 이용, 추적자를 관속에 흘려보낸 다음 방사선이 증가하는 곳을 찾아 깨진 틈을 탐색
- 철의 방사성 동위원소는 기계장치의 운동 부분이 닳는 정도를 측정(방사성 동위원소의 철을 포함한 피스톤링을 엔진에 넣어 사용한 후 엔진에서 나온 기름의 방사능을 분석하여 피스톤링의 닳은 정도를 측정)

③ 농업분야

식품보존과 품종개량 등에 이용된다.
- 식품을 장기간 보관하는데 γ선 이용(γ선은 투과력이 세기 때문에 냉동식품이나 미리 포장된 식품에 비추어 멸균소독하고 독성을 제거하나, 식품 자체의 세포도 죽일 수 있어 맛을 변질시킬 수 있음)
- γ선은 새로운 작물을 만들어내는데 이용(많은 양의 γ선은 세포를 죽이지만, 극소량의 γ선은 작물의 특성을 변화시켜 돌연변이를 일으킴)

④ 학문연구 및 조사 분야

고고학에서 연대를 측정하거나 기타 연구와 분석에 이용된다.
- 모든 생물은 많은 양의 탄소를 갖고 있으며, 그중 일부는 방사성 동위원소인 ^{14}C가 되는데, 이때 ^{14}C의 방사성을 측정하여 그 반감기로부터 고대유물의 연대측정이 가능
- 각종 공정 관리의 추적(유속·유량·이동 등), 생산 공정의 개선, 흡착·확산·마모·부식 등의 규명, 액체 수송, 해저표사·지하수 이동조사 등의 각종 연구에 추적자로 이용

(6) 이상고압

- 고막의 내외압차에 의한 불쾌감, 호기중의 O_2·N_2·CO_2의 분압상승으로 생체내 용입되는 가스증가로 인한 화학적 장애

- 산소 : 3 기압 이상에서 폐의 충혈로 산소 중독증의 원인
- 질소 : 질소가스의 용해도 (지방 〉 물 〉 혈액), 체내의 지방에 용해

– **잠함병** (caisson disease)

- 가압이 된 상태에서 압력이 급격히 감소하면, 호흡과정에서 체내로 유입된 질소가스(N_2)가 체외로 배출되지 않고 혈중으로 용입되어 나타나는 질소가스전색증의 신체장애, 감압병(decompression sickness)이라고도 함
- 잠함(潛函)이란 수중에 내려서 수중작업을 할 수 있도록 한 상자를 의미, 수중 약 10 m 하강시 1기압씩 상승하는데 1.6 기압 이상에서 발병 위험

– 잠함병의 증상은 다음과 같이 질소기포의 생성부위에 따라 다름

- 뇌속 : 시력장애 · 현기증 · 의식불명 · 경련
- 관절 · 근육 · 뼈속 : 해당부위에 통증
- 폐속 : 질식 · 호흡곤란
- 척추 : 반신불수, 마비
- 피부 : 부풀어 오르고 가려움
- 혈액 : 혈액순환 장애

(7) 이상저압

– 산소공급 부족시 저산소증 (hypoxemia)
– 고산지대의 경우 한냉 · 피로 등의 작용이 가해져 고산병 초래
– 기계적 장애 (해발 3000 m 이상)
– 수면장애, 흥분, 호흡촉진, 식욕감퇴, 난청, 두통 등

(8) 소음

– 물리적 유해요인 중 가장 많은 비중을 점유
– 회화방해, 불쾌감, 수면장해, 생리적 기능장해, 작업능률 저하, 주의력 감소 등
– 작업 중 대화방해로 사고위험 초래
– 청력장애나 소음성난청 유발

- 주로 주파수 3000~6000 Hz 음역에서 발생, 특히 4000 Hz 부근에서 심각 (C_5 dip 현상)
- 달팽이관 안에 있는 기저막 신경세포의 불가역적인 파괴현상 (permanent threshold shift, PTS)
- 90 dB(A) 이상 소음에 장기간 노출시 발생
- 소음성 난청은 노인성 난청, 공업중독에 의한 난청, 매독, 스트렙토마이신성 난청과 구별 필요

– 작업장 소음에 대한 허용기준은 연속음의 경우 표 3-6에서와 같이 1일 8시간 90 dB(A)이 기준이며, 5 dB(A) 증가시마다 노출시간은 절반으로 됨
– 충격음의 경우 표 3-7에서와 같이 140 dB(A)를 초과하는 충격소음에 노출되지 않아야 함

– 대책

- 8시간 작업기준시 90 dB(A)을 초과하는 사업장은 청력보존프로그램 시행
- 소음원의 제거나 저감
- 소음기 부착이나 공명음 차단, 차음 및 흡음
- 소음원의 격리, 설치장소 변경
- 귀마개 · 귀덮개 등의 개인보호구 착용

(9) 진동

– 국소장애(리벳팅 · 착암 · 연마작업 등)와 전신장애(교통기관 승무원 등)로 구분

– 전신장애 : 소화기 장애, 생리 이상 등

– 진동에 기인하는 직업병 : **레이노드 현상**(Raynaud's disease)과 골·관절장애 등

– 레이노드병은 Maurice Raynaud(1834~1881)에 의해 명명, 혈액순환장해로 손가락이 창백해지는 청색증(cyanosis)과 동통, 저림, 냉감을 초래하는 질환

표 3-6. 소음의 노출기준 (충격소음 제외)

1일 노출시간(hr)	소음강도 dB(A)
8	90
4	95
2	100
1	105
1/2	110
1/4	115

주 : 115dB(A)를 초과하는 소음 수준에 노출되어서는 안된다.

표 3-7. 충격소음의 노출기준

1일 노출회수	충격소음의 강도 dB(A)
100	140
1,000	130
10,000	120

주 :

1. 최대 음압수준이 140 dB(A)를 초과하는 충격소음에 노출되어서는 안 된다.
2. 충격소음이라 함은 최대음압수준에 120 dB(A) 이상인 소음이 1초 이상의 간격으로 발생하는 것을 말한다.

3) 작업장의 분진에 의한 질병

(1) 진폐증 (塵肺症, pneumoconiosis)

– 분진흡입에 의하여 폐에 조직반응을 일으킨 신체장애

– 유해한 분진을 장기간 흡인하면 폐조직 내에 분진이 침착하여 만성의 섬유증식반응(섬유증, fibrosis) 초래

– 진폐증을 유발하는 분진의 종류

- 섬유화 분진 : 규소, 석면, 베릴륨, 활석 등
- 비섬유화 분진 : 칼슘이나 마그네슘의 탄산염, 철분, 주석, 흑연 등

– 유리규산(SiO_2)과 석면이 대표적

– 분진입자의 크기에 따라 폐포부위의 침착율이 다름

- 주로 입경이 0.5~5.0 μm인 분진이 폐포에 축적
- 먼지의 크기가 5~10 μm인 경우 대개 상기도에서 배출되고, 0.5~5 μm 범위는 폐포에 도달하게 된다. 그림 3-10은 Lippmann에 의한 입자의 크기에 따른 폐포부로의 침착율을 나타낸 것이다. 여기에서 입으로 호흡하는 경우 폐포부에서 최대침착율을 나타내는 입경은 약 3μm이고, 코로 호흡하는 경우 2.5 μm 부근에서 약 25%의 가장 높은 침착율을 나타내었다.

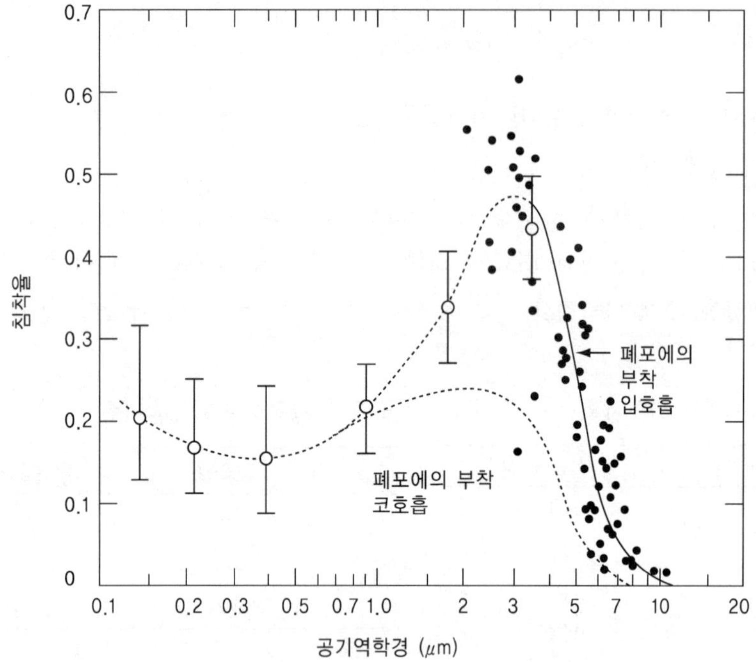

그림 3-10. 분진입자의 크기에 따른 폐포부위로의 침착율 (Hinds, 1982)

(2) **규폐증** (silicosis)

— **유리규산(SiO_2)의 장기 흡입시 발생**

— **폐조직의 섬유화(만성섬유증식)를 유발**하는 대표적인 질환

— 3대 직업병(규폐증 · 납중독 · 벤젠중독)의 하나

— 증상은 호흡곤란, 기침, 흉통, 폐활량 감소

— 규폐 말기에는 폐결핵과 병행해서 규폐성 폐결핵이 발생

— 발생원

- 금속광산, 제련소, 탄광, 토석채취업
- 주물업 · 요업 등의 산업
- 암석분쇄, 채광, 선광, 금속이나 암석을 연마하는 작업장 등

(3) **석면폐증** (asbestosis)
- 폐포의 간질에 섬유증식, 2~5 μm 석면섬유가 가장 유해
- 발생원은 절연제·내화제 취급, 자동차(브레이크라이닝) 등
- 증상은 규폐증과 유사하나 초기에 체중이 감소
- **폐암**의 원인

(4) **탄폐증**
- 탄가루에 의한 폐질환

(5) **면폐증**
- 폐조직의 섬유화를 초래치 않음

4) 공업중독

- 중금속과 벤젠이 대표적
- 중금속은 비중이 약 4 이상인 모든 금속류
- 체내 흡수시 생체내 물질과 결합하여 난분해성의 유기복합체 형성
- 간장 · 신장 등의 장기와 뼈에 축적

(1) **공업독물의 인체 침입경로**
- 유해물질의 인체 침입경로는 입 · 코 · 피부, 인위적 투여로 분류 (그림 3-11)
- 호흡기계 침입 : 폐포의 모세혈관에 흡입되어 가장 빠르고 심한 전신장애 유발
- 소화기계 침입 : 간장애 유발
- 경피 침입 : 피부장애와 유발
- 정맥 · 복강 · 피하 · 근육 등의 인위적 투여

(2) **공업독물의 인체 배설경로**
- 신장을 거쳐 소변으로 배설
- 장을 통해 분변으로 배설
- 금속성 물질의 배설 : 소변 〉 대변 (5~10배 이상), 소변중의 배설량은 혈중농도의 약 10배에 해당함으로 혈중 농도 추정이 가능
- 금속성 물질의 종류에 따른 배설형태
  - 유기인제 : 분해산물이 소변으로 직접 배설
  - Pb·Cd·Hg : 장기에 축적된 것이 혈중으로 이동된 후 소변으로 배설

- Pb·Mn·Bi·As : 침샘으로 분비되어 황화물을 만들어 치은에 금속연(金屬緣)이 형성
- Pb : 젖으로 분비되어 영아에 납중독을 일으킴

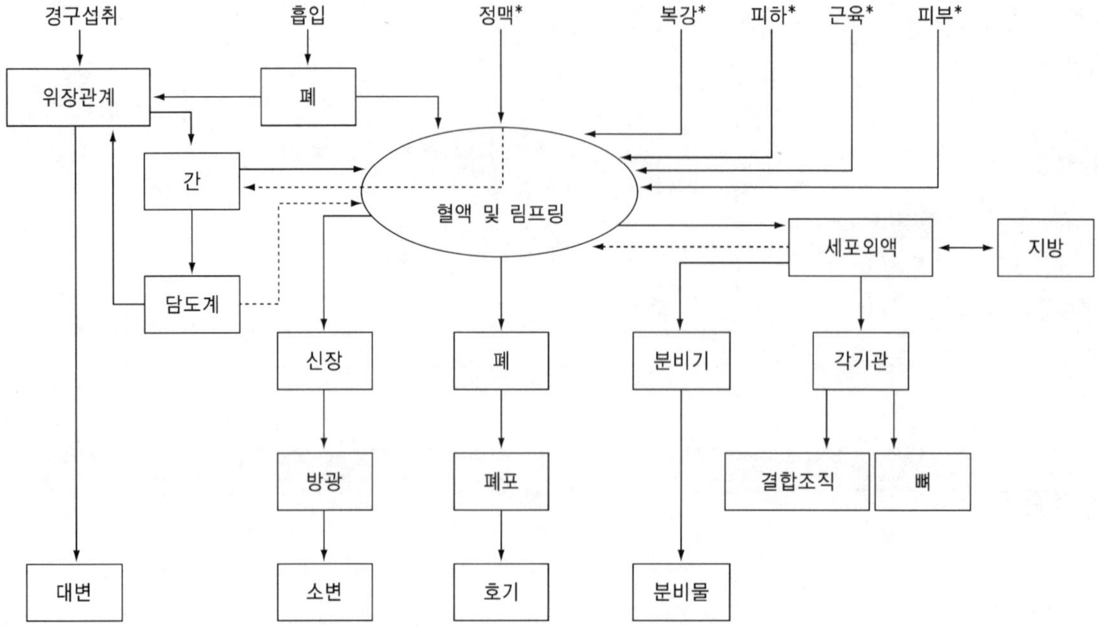

그림 3-11. 유해물질의 체내흡수 및 배설 경로 (* 체내의 인위적 투여에 해당)

(3) 공업중독의 종류

① 납(Pb, 연) 중독

- 납은 회백색의 비철금속으로 비교적 연함(soft)
- 발생원
  - 연광산, 연제련, 크리스탈유리 제조, 도자기 제조, 농약
  - 자동차 축전지 제조, 활자의 식자 또는 조판작업, 인쇄공장, 페인트 안료
  - 납용접 작업(연관공), 교통기관의 배출가스(휘발유의 anti-knocking제) 등
- 초기 증상 : 권태, 체중감소, 식욕저하, 연선, 헤모글로빈(Hb)량의 저하, 빈혈 등
- 중독진행시 : 연산통, 관절통, 신근마비 등
- 체내 납은 모유를 통해 배설되기 때문에 영아 납중독의 원인
- 조기진단에 유용한 **납 중독의 4대 징후**
  - 적혈구의 수명단축으로 빈혈을 유발하거나 혈관수축으로 피부를 창백(蒼白)화
  - 연선(lead line, 치은연에 암자색의 황화연(PbS)이 침착되어 착색)이 생김
  - 호염기성 과립적혈구수의 증가
  - 소변에 coproporphyrin 배출

② 카드뮴(Cd) 중독
- 은백색의 잘 부식되지 않은 금속
- 간과 신장에 축적되어 골연화증 유발, 이따이이따이병의 원인물질
- 발생원 : 도금작업, 도자기의 안료, 용접, 페인트, 플라스틱, 축전지 등
- 증상
  - 급성중독시 : 구토, 설사, 복통, 폐부종
  - 만성중독시 3대 증상 : 신장기능장애, 폐기종, 단백뇨

③ 수은(Hg) 중독
- 상온에서 유동성 액체, 상온·상압에서 증기압을 형성하기 때문에 신체흡입이 용이해 쉽게 노출
- 주로 신장에 축적, 유기수은 중독은 미나마타병(Hunter-Russel 증후군)으로 알려짐
- 환경오염문제로 알려진 것은 주로 유기수은이지만 산업장에서는 무기수은 중독이 문제
- 발생원
  - 유기수은 : 농약, 의약품, 산업폐수(메틸수은에 의한 미나마타병) 등
  - 무기수은 : 소독제·살균제 제조, 화학약품 제조 등
  - 금속수은 : 수은광산, 수은정련, 수은체온계, 각종 계측기 제조 등
- 증상 : 피로감, 기억력 감퇴, 두통, 구내염, **중추신경계 장애**
  - 급성중독시 : 신장장애, 기침, 호흡곤란, 폐렴, 구내염과 치은염 발생
  - 만성중독시 : 구강, 잇몸의 염증, 위장·신경정신장애

④ 크롬(Cr) 중독
- 강력한 산화제, 색소로 산업장에 널리 사용
- 채광·제련, 크롬색소, 도금의 공정과정, 가죽제조 등
- 호흡기계 장애(비염 · 인두염 · 기관지염 · 비중격천공) 유발
- 피부궤양, 피부염 유발

⑤ 벤젠(C_6H_6) 중독
- 대표적인 유기용제
- 유기화합물질의 기본원료, 용제·추출제에 사용, 엔진의 첨가제
- 급성중독 : 두통 · 이명 · 현기증 · 구토 · 근육마비 · 의식상실 등, 심하면 사망
- 만성중독 : 피로감, 두통, 위장장애

  조혈기능장애(적혈구 및 백혈구 감소로 재생불량성 빈혈, 백혈병)

☞ **유기용제에 의한 건강장해**

강한 지용성과 휘발성을 갖기 때문에 인쇄·도장·표면가공·접착·세정 등의 산업분야에 널리 사용되고 있다. 화학적으로 분류하면 방향족탄화수소류(벤젠 등), 염화지방족탄화수소류(트리클로로에칠렌 등), 알코올류(메탄올 등), 케톤류(아세톤 등), 에테르류, 에스테르류 등으로 나누어진다. 건강장해는 공통적으로 신경조직에 친화성이 있고(고농도 폭로시 마취작용), 점막을 자극하며 피부의 탈지작용으로 염증·각화·균열 등을 수반한다. 대부분의 유기용제는 피부를 자극하고, 뇌손상 또는 말초신경의 손상을 초래한다. 이외에 화재나 폭발의 위험이 있다.

⑥ 신체영향에 따른 화학적 원인물질

- 폐암 발생물질 : 석면, 비소, 니켈, 크롬
- 골수기능 억제제 : 벤젠 (재생불량성 빈혈)
- 콜린에스터라제(cholinesterase) 억제제 : 유기인계 살충제(말라티온, 파라티온)는 살충성분의 아세틸콜린에 대한 분해효소인 콜린에스터라제의 작용을 억제 (신경전달물질인 아세틸콜린 축적 → 근육수축·마비 → 파리·모기 등의 곤충에 치명적)
- 중추신경 억제제 : 아세톤
- 경련제 : DDT, 페놀 (phenol)
- 간장장애 : 비소, 클로로포름 (간세포 손상)
- 용혈제 : 비소
- 신장독성 : 수은, 납, 카드뮴 (세뇨관 손상)
- 중추신경계 말초신경장애, 정서불안, 정신착란, 지능저하 : 납
- 사지의 떨림, 미나마타(Minamata)병 : 수은
- 금속 증기열 : 아연·동·마그네슘·카드뮴·망간·니켈·수은·연·비소·베릴륨 등의 금속 흄을 다량 흡입시 발생, 아연이 대표적

☞ **금속증기열** (metal fume fever)

금속산화물의 증기를 다량 흡입시 기도점막에 손상이 일어나면서 생기는 발열현상을 의미한다.

표 3-8. 유해금속의 종류에 따른 급성 및 만성중독 증상

금속	증상	
	급성	만성
무기연	경련, 복부산통 (연산통) 등의 위장장애 연연(鉛緣)	빈혈, 신근마비 · 관절통 · 근육통 등의 신경 및 근육장애, 피로감, 불안감, 체중감소, 말초신경장애 폴피린뇨, 적혈구중 ALA–D[1]저하, ALA뇨 호염기성과립적혈구증가, 신장애
카드뮴	구토, 설사 등의 급성위장장애 발열, 기관지염, 폐부종, 호흡곤란	폐기종, 신장기능장애, 단백뇨, 골연화증 이따이이따이병의 원인물질
수은	설사, 폐렴, 신장애	기도진전, 구내염, 치은염, 정신불안정, 시야협착
알킬수은[2]		Hunter-Russel증후군 (구심성 시야협착 · 운동실조 · 언어장해 · 감음성난청 · 지각이상) 미나마타병의 원인물질
크롬	피부 · 점막 자극, 궤양	비중격 궤양 · 천공, 신장해, 알러지성접촉성피부염, 알러지성기관지천식, 폐암
망간		망간폐렴, 파킨슨증후군 (사지진전 · 돌진증 · 운동실조 · 가면상표정 · 언어장해 등)
비소	피부 · 점막자극, 비소진 (홍진 · 습진 · 구진), 안결막, 각막장애, 흐흡기계장애(비점막이상), 소화기계장애	비소진, 피부변화 (흑피증 · 백반 등), 말초신경장해 (다발성신경염), 폐암, 보웬병 (Bowen), 비중격 궤양 · 천공, 만성기관지염
베릴륨	피부 · 점막자극 (접촉성피부염 · 피부궤양 : 피하육아종), 기관지염, 폐수종, 폐렴	피부장애 (육아종형성), 폐육아종 (베릴륨폐), 알러지성접촉성피부염, 안장애 (결막염 · 각막궤양), 기침, 숨참, 호흡곤란
금속열	기침, 발열, 백혈구증가	

[1] ALA–D : 아미노레부린 탈수소효소(aminolevulinate dehydratase)

[2] 유기수은에 의한 중독

유기수은은 의약이나 농약 등의 용도로 사용되며, 아주 다양한 종류의 화합물로 이루어져 있다. 그중에서도 유해성이 문제가 된 것은 메틸수은으로 대표되는 알킬수은과 아세트산페닐수은으로 대표되는 아릴수은이다. 메틸수은중독의 전형적 증상은 사지의 지각이상, 언어활동에 사용하는 근육실조 · 마비로 인한 발음장애, 청력장애, 보행실조, 주변부에서 중심을 향해 진행되는 시야협착 등이며, 보고자의 이름을 따서 헌터–러셀(Hunter–Russel) 증후군이라고 한다. 일본에서 발생한 미나마타병도 메틸수은에 의한 중독으로 밝혀졌다. 페닐수은은 대기중에서나 몸속에서 쉽게 분해되어 2가의 무기수은이 되므로 중독증상이 무기수은중독과 유사하다.

일반인의 수은 노출은 수중 포유류를 포함한 생선 섭취가 가장 흔한 원인으로 지적되고 있다. 이것은 대기 · 폐수 중에 포함된 금속 및 무기수은이 수중으로 들어가 유기수은으로 변하고, 유기수은은 먹이사슬을 거치면서 축적이 이루어지기 때문이다. 따라서 먹이사슬의 상위에 있는 생선일수록 수은중독에 심각한 영향을 주는 것으로 알려져 있다.

(4) **일반 대책**

— 시설·작업방법·후생시설 개선

— 보호구 사용

— 예방제·영양제 투여

— 정기적인 정기건강검진 실시 등

5) 신체에 과도한 부담을 주는 작업으로 인한 질병

최근 들어 컴퓨터 영상단말기(VDT, Video Display Terminal)를 직업적으로 다루는 일이 많아지고, 자동차·금속·전자 등 제조업분야에서 단순반복작업이 많아지면서, 이로 인한 누적외상성질환(Cumulative trauma disorders, CTDs) 등의 근골격계 질환이 새로운 직업병으로 발생되고 있다.

누적외상성질환은 장시간에 걸친 반복동작에 의하여 근육이나 관절·혈관·신경 등에 미세한 손상이 발생하고, 이것이 누적되어 목·어깨·팔·손목 및 손가락 등에 만성적인 동통과 감각 이상으로 발전되는 대표적인 직업관련성 질환이다. 산업재해보상보험법 시행규칙 제39조 업무상재해인정기준에 경견완증후군이란 이름으로 현재 직업병으로서의 치료와 보상이 이루어지고 있다. 여기에서 경견완증후군이란 상지에 반복적으로 무리한 힘을 가하는 업무에 6월 이상 종사한 근로자에게 나타나는 경부·견갑부·상완부·주관절·전완부 및 그 이하에서 발생된 근골격계 질환으로 규정하고 있다.

업무상 질병 인정기준은 작업자세 및 작업강도 등에 의하여 신체에 과도한 부담을 줄 수 있는 작업을 수행한 근로자가 근육·건·골격 또는 관절에 질병이 발생하거나 내장탈(장기 또는 조직의 일부가 자기의 위치에서 다른 부위로 이탈하는 증상), 그리고 다음의 경견완증후군 등이다. 다만, 선천성이상·류마티스관절염·퇴행성질환·통풍 등 업무상 질병에 의하지 아니한 장해의 경우는 제외된다.

① 경추부의 신경 또는 기능장해

② 견갑부(어깨)의 극상근증후군·건초염·활액낭염

③ 상완 및 전완부의 상과염을 포함한 건초염·수근관증후군

④ 손가락의 압통과 부종을 동반한 운동기능 장해

직업성 경견완장애라는 용어는 미국에서 쓰던 shoulder-arm syndrome가 번역되어 일본의 정형외과 영역에서 사용된 것으로, 주로 미국에서는 누적외상성장해(cumulative traumatic disorders, CTDs)라는 용어로 그리고 호주에서는 반복긴장성손상(repetitive strain injuries, RSIs) 등으로 사용되고 있다. 아직 국내에서는 통일된 용어가 없이, 노동부의 업무상 재해인정기준에 "신체에 과도한 부담을 주는 직업으로 인한 질병"에서 "경견완증후군"으로 규정하고 있다.

국내에서는 1986년에 처음으로 방송국에서 근무하는 타자수가 소송을 통해 경견완장애로 인정받았으며, 1991년에는 신문사의 전산제작을 위한 자료입력 근로자들 중 10명이 직업성 경견완장애로 인정되는 등 소수의 사람들만이 공식적인 직업병으로 확인되었다. 그러나 1995년에는 모두 128명이 그리고 1996년 6월 120명이 근로복지공단

의 업무상 질병 여부에 대한 심사를 거쳐 공식적인 직업병 판정을 받은 사례가 증가하였으며, 최근 들어 요통환자와 함께 더욱 늘어나고 있는 실정이다. 경견완장애의 발병 요인으로는 업무 내용 및 작업 조건 등과 관련된 직업 요인과 함께 인적 특성 및 심리적 요인 등이 복합적으로 작용하여 발병하는 것으로 알려져 있다. 표 3-9는 경견완장애를 유발하는 작업의 종류와 원인을 나타낸 것이다.

표 3-9. 경견완장해를 유발하는 작업

작업의 종류	질병명	직업적 원인
연마	건혈막염, 흉곽출구, 수근관증후군, 회내근증후군	반복적인 손목운동, 지속적인 어깨의 굴곡, 진동, 강한 척골 편위, 반복적인 전완의 외내전
타자, 컴퓨터키펀치작업	목긴장흉곽출구수근군증후군	정적 제한된 자세, 상완외전/굴곡 빠른 손가락운동, 손바닥의 압박척골 편위
자동조립작업	어깨와 손목의 건염흉곽출구,수근관증후군	상완의 신전, 외전, 60도 이상의 굴곡, 강하고 반복적인 손목운동
머리 위 작업 (용접,도장,자동차수리)	De Quervain병 흉곽출증후군,어깨의 건염	반복적인 철골편위, 상완의 지속적인 과신전, 어깨보다 높은 손의 위치
트럭운전	흉곽구출구증후군	계속적인 어깨의 외전과 굴곡
목수, 벽돌작업	수근관, Guyon관증후군	망치질, 손박닥의 압력
건축작업	어깨의 건염, 상과염	반복적으로 무거운짐 던지기, 나르기
세공작업	척골신경포착증후군	척골신경구의 압력을 동반한 지속적인 팔꿈치관절 굴곡

(1) VDT(visual display terminal) **증후군**

— 사무자동화, 컴퓨터의 보급으로 등장

— 눈의 증상(안정피로), 근육계 · 정신신경계 증상이 주가 됨

☞ **VDT 작업관리 지침**

노동부고시 제1997-8(1997. 5. 12)에 의한 영상표시단말기(VDT) 취급근로자 작업관리지침에 명시된 작업대, 의자, 작업자세에 관한 규정은 다음과 같다.

① 작업대

작업대의 높이(키보드 지지대가 별도 설치된 경우에는 키보드 지지대 높이)는 조정되지 않은 작업대를 사용하는 경우에는 바닥면에서 작업대 높이가 60~70 cm 범위 내의 것을 선택하고, 높이 조정이 가능한 작업대를 사용하는 경우에는 바닥면에서 작업대표면까지의 높이가 65 cm 전후에서 작업자의 체형에 알맞도록 조정하여 고정할 수 있어야 한다.

② 의자

의자는 바닥면에서 앉은 면까지의 높이가 눈과 손가락의 위치를 적절하게 조절할 수 있도록 적어도 35~45 cm의 범위내에서 조정이 가능한 것으로 한다.

③ 작업자세

영상표시단말기 취급근로자의 시선은 화면 상단과 눈높이가 일치할 정도로 하고, 작업화면상의 시야범위는 수평거리상으로부터 10~15° 밑으로 오도록 하며 근로자의 눈과의 거리는 적어도 40 cm 이상이 확보될 수 있도록 한다. 윗팔은 자연스럽게 늘어뜨리고, 작업자의 어깨가 들리지 않아야 하며, 팔꿈치의 내각은 90° 이상이 되어야 하고, 손 등은 수평을 유지하여 키보드를 조작하도록 한다.

(2) 누적외상성질환 (cumulative trauma disorders, CTDs)

- 부적당한 작업자세나 환경에서 신체의 한 부위를 오랫동안 반복적으로 사용함으로써 근육 · 관절 · 혈관 · 신경 등에 미세한 손상이 발생하여 목 · 어깨 · 팔 · 손목 · 손가락 · 팔 · 허리 · 다리 등 근골격계에 저림 · 쑤심 등의 동통이 수반되는 근골격계질환으로 만성적인 건강장애 (그림 3-12)
- 간단한 운동과 휴식, 편안한 작업환경과 올바른 작업자세로 예방

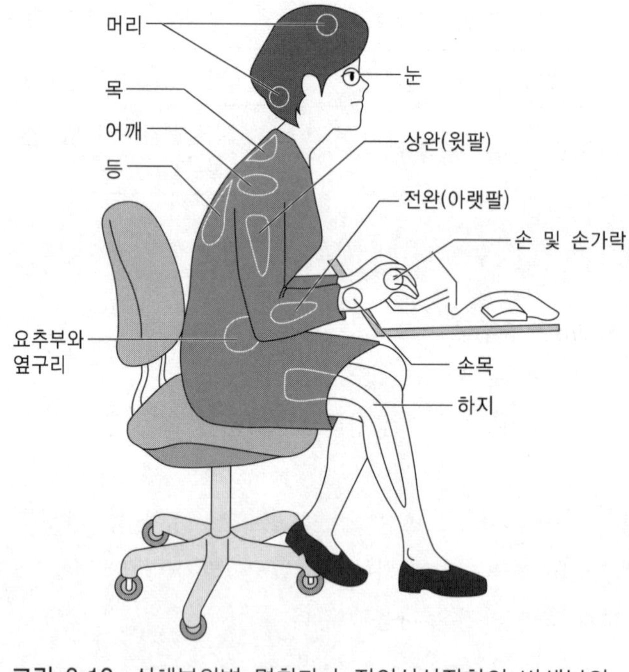

그림 3-12. 신체부위별 명칭과 누적외상성질환의 발생부위

(3) 근골격계 질환의 발생원인

VDT 증후군, 경견완증후군을 포함한 누적외상성 질환은 근골격계 질환으로 장기간에 걸친 단순반복작업이나 무리한 힘이 가해지는 작업, 잘못된 작업자세로 작업을 수행하는 경우에 발생하며, 일반적인 발생원인은 다음과 같다.

① 반복동작

반복동작은 관절을 중심으로 이루어지는 동적인 동작일 수도 있으며, 주기적인 근육의 수축도 포함된다. 한편 ILO에서는 작업주기가 10초 이하인 경우 근육의 피로를 유발하게 되므로 휴식이 필요하고 작업주기가 짧을수록 회복시간은 더욱 길어지게 된다고 보고하였다.

② 지속적인 작업시간

단순한 반복작업의 경우 조직에는 극히 미세한 손상만이 발생하며, 이러한 미세손상은 평상적인 동작에서는 조직에 전혀 문제가 되지 않는다. 우리 몸의 자연치유 능력은 이 정도의 미세손상으로부터 조직을 복원시킴으로서 손가락이나 손목을 수십 년씩 사용하여도 닳거나, 망가지지 않는다. 그러나 이러한 미세손상이 1시간에 수백 번 혹은 수천 번 반복될 경우 자연치유 능력이 손상되어 회복시킬 틈을 얻지 못한다. 또한 이런 손실이 6개월 이상 지속될 경우 미세 손상은 누적되어 경우에 따라서는 복원이 불가능한 상태에 이를 수 있다.

③ 불안정한 작업자세

지속적으로 불안정한 작업자세를 취할 경우 누적외상성 장애의 빈도가 증가하는데, 부위별로 보면 목을 과도하게 구부릴 경우(45도 이상) 또는 옆으로 돌린 자세 등이 질병 발생위험도가 증가하는 대표적인 불안정한 작업자세라 할 수 있다.

④ 무리한 힘이 필요한 작업

무리한 힘을 쓰는 작업일 경우 많은 근력을 필요하게 되고, 결과적으로 인대에 높은 부하가 걸리게 된다. 수근관을 지나는 굴근건은 4.5 kg 이상의 무게로 다룰 경우 건초염의 빈도가 증가하는 것으로 알려져 있다. 다른 위험요소가 동시에 작용할 경우 그 질병발생의 빈도는 증가하게 된다.

(4) 근골격계 질환의 주요 증상

허리나 다리에 발생하는 근골격계 질환은 처음부터 통증이 심하게 나타날 수도 있으나, 대부분은 반복작업에 의한 피로감이나 통증 · 민감함 · 쇠약함 · 힘이 없음 · 부어오름 · 밤에 통증이나 화끈거림 · 무감각 등이 먼저 발생되는 특징이 있다. 이들 증상들을 3단계로 구분하면 다음과 같다.

① 질환 1단계

- 작업시간 동안에 통증이나 피로감이 나타남
- 보통 하루 밤이 지난 아침이면 증상은 나타나지 않음
- 작업능력 감소는 없음
- 몇 주 · 몇 달이 지속될 수 있으며, 악화와 회복을 반복함

② 질환 2단계

- 작업시간의 초기부터 통증이 발생함

- 보통 하룻밤이 지나도 통증은 계속됨
- 밤에 화끈거림 때문에 잠을 깨거나 통증으로 잠을 못 이룸
- 작업능력이 감소됨
- 몇 주·몇 달이 지속될 수 있으며, 악화와 회복을 반복함

③ 질환 3단계
- 휴식시간에도 통증이 발생함
- 하루 종일 통증을 느끼고 통증 때문에 잠을 이루지 못함
- 작업을 수행할 수 없을 정도로 움직이기 곤란
- 다른 일을 하는데도 어려움과 통증이 동반됨

(5) 요통

요통은 부적절한 물체의 취급과 불량한 작업자세 및 적합하지 않은 장비의 사용으로 척추에 긴장을 유발하여 발생하는 근골격계 질환으로, 일반적으로 과도하게 무거운 물체를 들어올리거나 척추를 굽히거나 비튼 상태에서 물체를 들어올릴 때 발생할 수 있다. 즉, 척추뼈·추간판(디스크)·관절·근육·인대·신경·혈관 등의 기능 이상 및 상호조정이 어려워짐으로써 발생하는 허리부위의 통증을 요통이라 한다.

발생원인은 매우 다양하지만 정형외과적 질환에 의한 요통증과 내과·외과·부인과·비뇨기과적 질환에 의한 요통증, 그리고 산업의학적 요인에 의한 요통증으로 구분할 수 있으며, 사업장에 있어서의 일반적인 요통이라고 하면 자세·근육·근막증의 역학적인 문제가 관련된 산업의학적 요인에 의한 것이라 할 수 있다.

요통을 예방하기 위해서는 바른 자세와 적절한 운동이 매우 중요하다. 바른 자세란 중립위를 유지하는 것인데 앞뒤로 볼 때 척추가 곧게 일직선을 이루며 옆에서 보면 목과 허리뼈는 앞으로 휘었고, 등과 골반 뼈는 뒤로 만곡을 이루어 균형을 유지하는 자세를 의미한다.

6) 직업병 예방 및 근로자의 보건관리대책

직업병 예방대책으로는 먼저 작업환경관리를 철저히 하여 근본적으로 직업병 발생요인이 되는 유해물질이나 인자를 제거하여야 한다. 유해물질을 유해하지 않은 다른 것으로 바꾸고, 원료를 바꾸기 어려운 경우는 생산공정이나 작업방법을 개선하여 근로자에게 유해물질이 노출되지 않도록 하고 유해물질이 확산되지 않도록 작업공정을 폐쇄하거나 작업장을 격리시키며 국소배기장치를 설치하여 환기를 통해 유해물질을 희석시켜야 한다. 또한 개인위생보호구를 공급하여 필요시 적절히 착용하도록 해야 하고, 육체적·정신적 부담이 경감되도록 작업방법 및 작업시간을 개선하며, 작업내용이 변경되거나 유해업무에 종사하게 될 때에는 사전에 반드시 안전위생교육을 실시하여야 한다.

다음은 산업보건에 대한 일반적인 대책을 요약한 것이며, 직업병의 예방수준에 따른 구체적인 내용은 표 3-10에서 보는 바와 같다.

- 작업장의 환경개선 및 안전관리 대책
- 작업조건이나 작업방법의 개선대책
- 건강진단과 결과조치, 보호구 사용, 보건교육 등의 근로자 보건대책
- 법적 규제와 보상대책

표 3-10. 직업병의 예방수준에 따른 내용

예방수준	내용
1차적 예방	· 사용 전 독성검사 (premarket testing) · 대체 또는 제거 (substitution/elimination) · 공학적 제어 (engineering controls) · 개인보호장비 (personal protective devices) · 작업환경 모니터링 (environmental monitoring) · 생물학적 모니터링 (biological monitoring)
2차적 예방	· 의학적 집단검진 (medical screening) · 임상적 치료 (clinical care)
3차적 예방	· 재활 (rehabilitation)

제4장 식품위생

1. 식품위생의 개념

학습목표
- 식품위생의 정의를 설명할 수 있다.
- 식품위생에서 관리되는 대상들을 토의할 수 있다.
- 식품위생의 목적을 설명할 수 있다.

1) 식품위생의 정의

(1) WHO 환경위생전문위원회 (1955년 제네바)

- Food hygiene means all measures necessary for enduring the safety, wholesomeness, and soundness of food at all stages from its growth, production or manufacture until its final consumption.
- 식품위생이란 식품의 재배, 생산, 제조로부터 사람이 섭취하는 과정까지의 모든 단계에 걸쳐 식품의 ① 안전성(safety), ② 완전무결성(wholesomeness), ③ 건전성(soundness)을 확보하기 위한 모든 수단을 말한다.
- 위의 세 가지를 식품위생의 3대 접근요소라 하며, 안전성이 가장 중요하다.

(2) 우리나라 식품위생법

- **식품으로 인한 위생상의 위해를 방지**하고 **식품영양의 질적 향상을 도모**함으로써 **국민보건의 증진**에 이바지함을 목적으로 1962년 제정
- 여기에서, 식품위생이라 함은 **식품, 식품첨가물, 기구** 또는 **용기·포장**을 대상으로 하는 음식에 관한 위생으로 정의

2) 식품위생관리

- 식품을 통한 병원미생물의 감염 (**식품관련 전염병**)
- **식중독, 식품을 통한 기생충 질병의 감염**
- **식품보전방법**
- 식품의 오염(폐수·농약·각종 유해물질·방사능 등)에서 오는 피해
- 식품위생 행정활동, 부정식품의 단속 및 유통관리, 식품검역 등

2. 식품에 의한 건강장해

학습목표

- 식품에 의한 전염병의 특징을 설명할 수 있다.
- 인수공통질병을 열거할 수 있다.
- 선충류를 열거하고 생활환을 소개할 수 있다.
- 유구조충증을 설명할 수 있다.
- 조충류를 열거하고, 생활환을 설명할 수 있다.
- 간흡충증과 폐흡충증을 설명할 수 있다.
- 아니사키스증을 설명할 수 있다.

- 식품에 의한 질병은 소화기계 질환이 대부분으로 병원성 미생물에 의한 각종 전염병, 세균성 식중독, 기생충 질환, 식품 중 유해 및 유독성분에 의한 화학물질중독 등이 있다.
- 식품에 의한 건강장해 분류
  - 식품관련전염병 : 세균성 전염병, 바이러스성 전염병
  - 인수공통전염병 : 탄저, 결핵, 브루셀라증, 돼지단독, 살모넬라증 등
  - 식중독 : 세균성 식중독, 화학물질에 의한 식중독, 자연독에 의한 식중독
  - 기생충증 : 선충류, 조충류, 흡충류 등
  - 원충증 : 아메바성 이질 등

1) 식품관련전염병

- 경구전염병으로 세균 · 바이러스 · 리케치아(rickettisa) · 나선균(spirochetes) · 원충 등의 병원체가 음식물 · 손 · 기구 · 위생동물 등을 거쳐 경구적으로 체내에 침입하여 발생

(1) 분류

- 세균성 : 장티푸스, 파라티푸스, 세균성 이질, 콜레라 등
- 바이러스성 : 소아마비(polio), 전염성 설사증, 유행성 간염 등
- 원충 : 아메바성 이질

(2) 감염경로

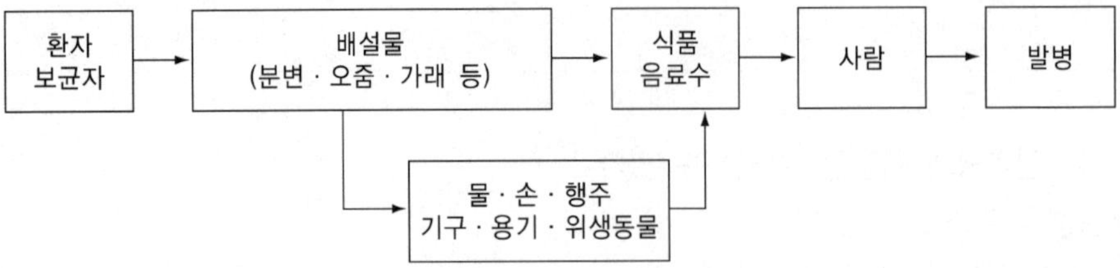

그림 4-1. 식품관련전염병의 감염경로

(3) 특징

- 폭발적으로 유행하거나 집단적인 발생이 쉽게 일어남
- 환자의 발생률이 계절에 따라 좌우되며, 특히 여름철에 많이 발생
- 지역적인 특성에 영향을 받으며 비위생적인 환경에서 쉽게 발생
- 연령과 성별에 따라 유행되는 것은 음식에 대한 기호와 경제적인 수준 차이에 기인
- 병원체가 식품속에서 증식이 가능하므로 발병률이 높음
- 물에 의한 감염의 경우 보다 잠복기간이 짧음
- 물로 인한 경우보다 비교적 가족 집적성이 인정
- 질병 발생자와 음식을 먹은 사람이 일치

(4) 대책

- 감염원 대책 : 환자의 조기발견 및 격리 필요, 음식물 취급자의 정기적인 건강진단 등
- 감염경로 대책 : 감염경로가 되는 전파체 또는 조건의 제거
- 숙주 대책 : 건강관리로 신체의 면역력 및 저항력 유지, 예방접종 실시

2) 인수공통전염병 (zoonosis)

사람과 동물이 공통적으로 감염되는 전염병으로 주요 세균성 전염병은 다음과 같다.

표 4-1. 인수공통전염병과 특징

인수공통전염병	특징
결핵 (tuberculosis)	우형 결핵균이 원인 병원체, 주로 우유로 감염
탄저 (anthrax)	소 · 말 · 돼지 · 양으로부터 피부상처 · 경구 · 호흡기계로 흡입되어 감염
파상열 (브루셀라병, undulant fever)	소 · 양 · 말 · 닭 등에서 감염
야토병 (tularemia)	산토끼의 고기로부터 감염
돼지단독 (swine erysipelas)	돼지나 이환동물의 고기로부터 감염
소해면상뇌증 (bovine spongiform encephalopathy, BSE)	감염 시 소의 뇌조직이 스펀지 형태로 변하게 되는데, 방향감각을 잃고 미친 듯이 흥분하는 증세 때문에 **광우병**(mad cow disease)이라고도 불림, 원인은 변형 프리온 단백질(abnormal prion protein)로 발병원인에 대해서는 많은 논쟁이 있지만, 동물성 사료를 소의 사료로 사용함으로써 감염이 시작된 것으로 보는 것이 일반적이며, 치사율이 100%로 발생시 확산을 방지하기 위해 도살함
렙토스피라증 (leptospira species)	Leptospira균 감염에 의한 인수공통전염병, 감염된 동물의 소변에 오염된 물 · 토양 · 음식물에 노출시 상처 난 피부를 통해 감염

☞ **크로이츠펠트-야콥병**(Creutzfelt-Jakob disease, CJD)**과 변형 크로이츠펠트-야콥병**(variant CJD, vCJD)

소에 발생하는 치명적인 전염성 뇌질환인 소해면상뇌증(牛海綿樣腦症, BSE)과 비슷한 사람의 증세를 크로이츠펠트-야콥병(Creutzfeldt-Jakob disease, CJD)이라고 한다. 이것은 독일의 신경과학자인 크로이츠펠트(Creutzfeldt HG)와 야콥(Jakob AM)에 의해 1920년대에 처음 발견되었으며, 인구 백만 명당 1명 정도로 발생하는 희귀한 질병으로 50~60대 연령층에서 주로 나타나며, 노인성 치매와 유사한 증상을 보이지만 뇌조직이 스펀지 모양으로 변하게 된다. 크로이츠펠트 야콥병은 다음의 4가지 형태로 분류되고 있다.

① 산발성 크로이츠펠트-야콥병 (sporadic CJD)

발병원인이 밝혀지지 않았으며, 모든 크로이츠펠트-야콥병의 약 85%를 차지한다.

② 가족성 크로이츠펠트-야콥병 (familial CJD)

모든 크로이츠펠트-야콥병의 10~15%를 차지하며, 프리온 단백질을 코딩하는 유전자(prion protein gene)에 특징적인 돌연변이가 나타난다.

③ 의인성 크로이츠펠트-야콥병 (iatrogenic CJD)

전체 크로이츠펠트-야콥병의 1~2%를 차지한다. 과거에는 환자의 뇌하수체에서 유래된 오염된 성장호르몬을 주사 맞을 경우 발생하였으나, 최근에는 크로이츠펠트-야콥병에 걸린 사람을 수술한 수술도구 등의 재사용, 환자로부터 유래된 조직이나 장기이식 등으로 발병한다.

④ 변종 크로이츠펠트-야콥병 (variant Creutzfelt-Jakob disease, vCJD)

최근 새로 분류된 변종 크로이츠펠트-야콥병은 소의 광우병(소해면상뇌증, BSE)과 연관성이 의심이 되는 질환으로 인간광우병이라고도 불린다. 이것은 우울증, 불안, 무기력, 시각장애와 걸을 때 비틀거리는 증세가 나타나며 언어장애, 자율운동조절 장애 등 신경장애가 수반된다. 병이 진행되면서 뇌가 스펀지처럼 변하고 기억력을 잃는 등 심한 치매증세를 보이다가 일단 발병하면 1년 이내에 사망하는 치명적인 병이다. 크로이츠펠트-야콥병(CJD)처럼 인간의 뇌에 손상을 일으켜 사망하게 만들지만, CJD와는 병리학적이나 임상학적인 관점에서 서로 다른 특징이 있다. 크로이츠펠트-야콥병은 잠복기간이 수십 년으로 보통 50대 후반 이후 발병하거나 40대 후반이 되어야 증세가 나타나 보통 1년 이내에 사망하지만, 변종 크로이츠펠트-야콥병은 연령에 관계없이 발병하는 대신 병의 진행이 다소 느린 편이다. 원인물질인 프리온은 물리적, 화학적 저항성이 매우 커서 X-선(X-ray)을 조사하거나 조리과정을 통해서는 사멸시킬 수 없어 문제가 되고 있다. 따라서 광우병과 변형 크로이츠펠트-야콥병을 예방하기 위해서는 동물성 사료금지를 통해 광우병의 발생 위험을 줄이고, 광우병에 걸린 소와 변형 크로이츠펠트-야콥병 감염 가능성이 있는 사람의 혈액 관리 등을 철저히 해서 감염 가능성을 차단하는 것이 중요하다. 변형크로이츠펠트-야콥병은 2001년 2월 31일 우리나라 "지정전염병"으로 분류되었다.

3) 식중독

유해미생물이나 유해물질이 함유된 식품을 섭취함으로써 발생되는 건강장해로 직접적인 원인은 식품에 부착된 미생물과 미생물이 생산한 독소, 외부로부터 혼입된 유해독성물질, 식품 본래의 성품으로 존재하는 유해물질 등이 있다. 세균에 의해 발생하는 세균성 식중독과 경구전염병의 차이점은 다음과 같다.

표 4-2. 세균성 식중독과 경구전염병의 차이점

항목	세균성 식중독	경구전염병
감염원	식품	물 또는 식품
식품의 역할	증식매체	운반매체
병원균의 독력	약함	강함
감염양식	식품중에서 대량 증식한 균이나 독소 섭취로 발병	미량의 병원체에 의해서도 발병
잠복기	짧다	길다
2차 감염 (전염성)	거의 없음 (식품으로부터 사람감염이 종말감염)	많음 (병원체와 사람 사이에 감염환 성립)

4) 식품관련 기생충 질병

(1) 육류를 통해 감염되는 기생충

- 쇠고기 : 무구조충(taenia saginata, beef tapeworm, 민촌충)
- 돼지고기 : 유구조충(taenia solium, pork tapeworm, 갈고리촌충), 선모충(trichinella spiralis)
- 고양이 : 톡소플라즈마(toxoplasma), 성인의 경우 감수성이 낮아 불현성(不顯性) 감염이 많으나, 태아·신생아는 감수성이 높아 감염되어 유산·사산되기도 한다.

☞ **무구조충과 유구조충**

쇠고기에 있는 무구조충은 중심온도가 66℃ 이상이 될 때까지만 가열하면 사멸하게 되지만, 돼지고기의 유구촌충은 77℃ 이상이 되어야 사멸한다. 유구조충은 설사나 구토 등을 일으킬 수 있으며, 심하면 사람의 목숨까지도 잃을 수 있기 때문에 주의해야 한다. 그러나 쇠고기 역시 가열하지 않고 육회로 먹으면 기생충에 감염되기 쉬우므로 날로 먹는 것은 되도록 지양하는 것이 바람직하다.

(2) 어패류 및 게를 통해 감염

- 간흡충 (clonorchis sinensis, 간디스토마, chinese liver fluke)
  - 제1중간숙주 : 우렁이
  - 제2중간숙주 : 피라미·잉어·붕어 등의 민물고기

- 폐흡충 (paragonimus westermanii, 폐디스토마, lung fluke)
  - 제1중간숙주 : 다슬기
  - 제2중간숙주 : 가재와 게

- 요꼬가와흡충 (metagonimus yokogawai)
  - 제1중간숙주 : 다슬기
  - 제2중간숙주 : 은어·잉어·송어 등의 담수어 (우리나라는 특히 은어에 피낭유충이 많이 감염)

- 광절열두조충 (diphyllobothrium latum, fish tapeworm)
  - 제1중간숙주 : 물벼룩
  - 제2중간숙주 : 민물고기 또는 반담수어인 송어·농어·연어 등

- 아니사키스 (anisakis, 고래회충)
  - 바다생선 (대구·생태·고등어·조기 등)

(3) 야채 관련

– 회충, 구충, 편충, 동양모양선충, 유구낭충 등

(4) 예방

– 식육 관련

- 식육을 완숙해서 섭취
- 도축장 위생검사의 철저

– 민물고기, 바다생선 관련

- 생선회를 금하고, 조리 후 도마 · 칼 · 식기구의 청결
- 생수음용 자제

– 채소 관련

- 흐르는 물에 5회 이상 세척
- 분변관리, 파리구제 등

3. 식중독

학습목표
- 감염형 식중독의 종류와 특성을 설명할 수 있다.
- 독소형 식중독의 종류와 특성을 설명할 수 있다.
- 동·식물에 의한 식중독을 열거하고 설명할 수 있다.
- 식중독을 일으키는 화학물질을 열거하고 설명할 수 있다.

1) 식중독의 정의

- 식중독(food poisoning)이란 일종의 급성위장장애 또는 신경장애 현상을 일으키는 중독성 질병
- 세균, 유해화학물질 및 자연유독물 등이 음식물에 혼입되거나 오염되어 경구적으로 섭취시 발생

2) 식중독 발생의 역학적 특성

- 급격히 집단적으로 발생
- 발생지역이 국한되고 계절에 관계없이 발생하나 여름철에 많음
- 연령별 특성이 없으나 20~24세 사이에 많음, 성별로는 남자가 많음

3) 식중독의 분류

① 세균성 식중독 (감염형, 독소형)
② 화학물질에 의한 식중독
③ 자연독에 의한 식중독 (동물성·식물성 자연독)

4) 세균성 식중독

세균에 의한 급성 위장염으로 감염형과 독소형이 있음
- 감염형 식중독

• 원인균 자체가 식중독의 원인이 됨 (제1형)
• 살모넬라균속, 장염비브리오균, 장출혈성대장균 등

– 독소형 식중독
• 균이 분비하는 독소가 원인이 됨 (제2형)
• 미리 생성된 독소섭취로 이환되는 식중독
• 보튤리누스균(*Clostridium botulinum*), 황색포도상구균(*Staphylococcus aureus*) 등

(1) 감염형 식중독

감염형 식중독의 임상소견과 소화기계 전염병의 임상소견은 엄격히 구별하기 곤란한 경우가 많으며, 세균분류학적으로도 똑같은 살모넬라 균속의 장티푸스균(Salmonella typhi), 파라티푸스균(Salmonella paratyphi)은 전염병이고, 장염균(Salmonella enteritidis), 쥐티푸스균(Sal. typhi murium), 돼지콜레라균(Sal. cholerae suis) 등은 식중독의 원인균이다.

① 살모넬라균 (*Salmonella*)
– 원인균 : 살모넬라는 2435 혈청형이 있는데 대표적인 종류는 다음과 같다.
• 장염균(*Salmonella enteritidis*)
• 쥐티푸스균(*Salmonella typhimurium*)
• 돼지콜레라균(*Salmonella choleraesuis*)
• 장티푸스균(*Salmonella typhi*)
• 파라티푸스균(*Salmonella paratyphi A*)

– 그람음성균이고 통성 혐기성
– 감염원 : 보균자나 보균동물
– 감염경로 : 쥐 · 파리 · 바퀴에 의해 조리 · 제조 과정시 2차적인 오염, 육류의 불완전조리
– 잠복기 : 평균 20시간 (6시간~3일)
– 주증상 : **급격한 발열**, 두통, 복통, 설사, 구토 등
– 원인식품 : 장기저장식품
– 발명률 75%, 치명률 1~3%

② 장염비브리오균
– 원인균 : *Vibrio parahaemolyticus*
– 그람음성균의 통성 혐기성, 호염균
– 감염원 : 해수 · 해토 등의 염지식품
– 잠복기 : 8~20시간 (국내에서 5~10월 사이에 발생하며, 특히 여름철에 많이 발생)

- 주증상 : 복통(특히 상복부통), 설사, 구토, 혈변, 열은 거의 없음
- 원인식품 : **어패류, 오이 및 야채소금절이**
- 발병률 30~95%, 치명률 0.5% 이내

③ 장출혈성대장균
- 원인균 : *Escherichia coli O157:H7, O26, O111* 등
- 감염원 : 환자의 변이나 덜 익힌 쇠고기 등의 식품, 물을 매개로 전파되는데 사람사이의 직접전파도 가능
- 잠복기 : 2~8일 (통상 3~4일)
- 영 · 유아에게 위험
- 주증상 : 장출혈, 복통, 오심, 구토 등

(2) 독소형 식중독

① 포도상구균
- 원인균 : 황색포도상구균 (*Staphylococcus aureus*)
- 원인물질 : 균의 증식과정에서 생성되는 장독소(enterotoxin)가 원인, **내열성**(100℃, 30분간에도 파괴되지 않음)
- 감염원 : 화농성 질환의 조리인, 오염된 유제품과 유방염이 있는 젖소로부터 감염
- 잠복기 : 1~6시간 (평균 3시간)
- 주증상 : 급성 위장염 증상 (구토 · 구기), 열은 거의 없음 (38℃ 이하)
- 원인식품 : 유제품 · **김밥 · 도시락,** 늦은 봄과 가을에 발생
- 치명률 : 1% 이하

② 보툴리누스균 (*Botulinus*)
- 원인균 : *Clostridium botulinum*
- 원인물질 : **통조림** · 소시지 등의 오염된 식품, **혐기성 상태**에서 균이 증식되면서 분비된 신경독소(neurotoxin)를 경구 섭취함으로서 발생, 보툴리즘이라고도 불림, 독소는 80℃에서 수분간에 파괴
- 감염원 : 토양, 동물의 분변, 연안의 어패류 등
- 잠복기 : 12~36시간 (2시간~8일)
- 주증상 : 신경계 증상, 신경증상전에 소화계 증상(구역 · 구토 · 복토 · 설사 등) 발생, 열이 거의 없음
- 원인식품 : 혐기성 상태의 통조림, 소시지, 야채, 과일 등
- 치명률 : **25%** (10~80%)

③ 웰치균
- 원인균 : *Clostridium perfringens*, 아포형성 혐기성 세균
- 원인물질 : 장독소 (enterotoxin)

— 원인식품 : 육류 제품
— 주증상 : 위장계 증상(복통 · 구토)
— 치명률은 매우 낮음

④ 세레우스균 (*Bacillus cereus*)
— 구토형과 설사형이 있음
— 장독소(enterotoxin)가 원인물질
• 볶은 쌀요리를 오래 두었다가 먹으면 1~5시간 후에 내열성 장독소(구토독소, emetic toxin)에 의한 구토 발생
• 육류와 야채요리로 인한 것은 8~16시간 후에 이열성 장독소(설사독소)에 의해 설사 발생

(3) 세균성 식중독의 예방

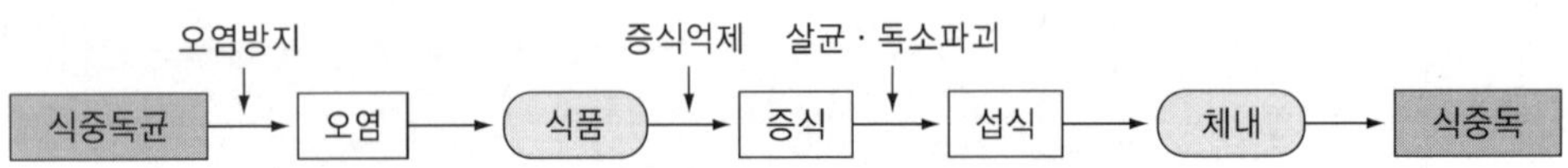

그림 4-2. 세균성 식중독의 감염경로 및 예방

① 오염방지
— 신선한 식품재료를 사용
— 조리 또는 식품 제조 및 취급자는 손의 소독 · 세척을 습관화하여 손에 의한 식품오염을 방지
— 위장장해 · 편도선염 · 화농성 질환자의 식품 조리업무 종사 금지
— 식품 조리 종사자의 수시 검변으로 보균자에 의한 사고를 미연에 방지
— 도마 · 행주 등의 조리기구와 식기류는 항상 청결하게 하고, 자주 소독할 것
— 쥐와 곤충에 의한 오염을 방지

② 증식억제
— 식품을 오랫동안 실온에서 방치하는 것을 피하고 저온에서 보존
— 특수한 식품의 경우 60℃ 이상의 온도에서 보관
— 식품 내에 존재하는 미생물은 냉동에 의해 사멸되는 것이 아니라 증식만 억제되므로 냉동을 중지하면 다시 증식, 식품취급자의 이해가 필요

③ 살균
— 살모넬라 · 장염비브리오 · 병원성대장균 등에 의한 감염형 식중독 및 보툴리누스 식중독은 섭취 전에 식품을 충분히 가열 조리하면 예방 가능
— **포도상구균 식중독**은 내열성이 강해 가열 조리에 의해 예방이 곤란

5) 화학적 식중독

– 식품의 본래 구성성분 이외의 화학물질이 첨가되거나 혼입으로 발생

(1) 유해금속류

– 비소 : 농약의 오용
– 납(Pb, 연) : 식기나 농약의 오용
  • 만성중독 : 체중감소 · 지각소실 · 빈혈 등
  • 급성중독 : 복통 · 구토 · 설사 · 혼수 · 사지마비 등
– 수은 : 미나마따병(공장폐수), 시야협착 · 언어장애 · 지각장애 등의 신경장애
– 카드뮴 : 이따이이따이병, 음료수 또는 식품용기나 기구류
  • 급성중독 : 구토 · 복통 · 설사 · 의식장애 등
  • 만성중독 : 신장장애 · 골연화증 등
– 유해금속에 의한 중독의 특징
  • 생물농축에 의한 만성중독
  • 공통적으로 구토증상 발생

(2) 농약

– 신체 각종기관의 기능장애나 암의 발생 및 환경호르몬으로도 작용
– 종류
  • Parathion, Malathion, Diazinon, TEPP(tetraethyrophosphate) 등의 유기인제제
  • 유기염소제 (DDT)
  • 유기수은제

(3) 용기 및 포장

– 합성수지
  • Formaldehyde나 Phenol의 용출
  • 비스페놀 A : 식품과 드링크캔의 라이닝에서 사용, 식중독뿐만 아니라 환경호르몬(남자의 생식능력 저하)으로도 작용

(4) 불량 첨가물

① 유해 감미료
– Cyclamate : 감미료로 사용되었으나 발암물질로 사용금지
– Toludine : 색소의 원료, 감미가 설탕의 200배이나 독성이 강함, 많은 식중독 사고 유발, **살인당**으로 알려져

있음

- Dulcin : 식품 첨가물로 사용되었으나 소화효소억제, 혈액독, 중추신경계 자극의 독성이 강해 사용금지

② 허용되지 않는 유해 인공착색료

- Auramine : 황색 (단무지)
- Rhodanine B : 적색 (과자류, 빙과류)
- Orange II : 등색
- Methylene Blue : 청색
- 공업용 색소 : 식중독의 원인

(5) 다이옥신

- 염소화합물의 연소과정(소각장)이나 화학공장에서 발생
- 먹이사슬에 의해 체내 축적

(6) 메탄올 (불량주)

- 과실주 기준 : 1.0 mg/ l 이하
- 기타주류 : 0.5 mg/ l 이하
- 증상 : 두통, 실명, 사망

6) 자연독에 의한 식중독

자연식품 자체가 내포하고 있는 유독물질의 섭취로 발생한다.

(1) 동물성 자연독

① 복어 식중독

- Tetradotoxin이 원인 독성분으로 복어알 · 난소 · 고환 · 간 등에 다량 함유
- 5~6월의 산란기에 독성 최대,
- 내열성 (100℃에서 4시간 가열해도 파괴되지 않음)
- 증상 : 중추 및 말초신경에 대한 신경독
  - 구순 및 혀의 지각마비
  - 사지의 운동마비
  - 언어장애
  - 호흡근 마비

② 조개류 중독

— Venerupin이 원인 독성분으로 모시조개나 바지락 및 굴에 함유

— 초기에 전신권태 · 구역 · 구토 · 변비 · 두통이 있으며, 배 · 목 · 다리에 피하 출혈반점 생성

— 중증으로는 피하출혈, 토혈, 혈변, 혼수 등

(2) 식물성 자연독

① 독버섯 중독

— Muscarin, muscaridine, cholin, neurin, phalin 등

— 외형이 아름다운 버섯은 의심

— 100% 발병률, 10~100% 치명률

② 맥각 중독

— 보리나 호밀 등 맥류의 개화기에 발생하는 맥각균의 기생에 의한 독성분

— Ergotamine, ergotoxin, ergometrin 등

③ 솔라닌 중독

— **감자**의 새싹이나 태양에 노출되어 녹색의 색소가 침착된 곳의 solanine 독성분

④ 기타

— 청매 : amygdalin

— 독미나리 : cicutoxin

— 곰팡이류 : 아플라톡신(aflatoxin)이라는 발암물질의 곰팡이 독소

— 황변미 중독 : 장기간 부적당하게 저장된 쌀

4. 식품의 변질과 보존

학습목표
- 식품의 변질을 설명할 수 있다.
- 식품의 보존방법을 설명할 수 있다.

1) 식품변질의 개념

식품의 변질(spoilage)이란 식품을 자연조건에 방치할 경우 그 본래의 성질을 잃게 되어 그 영양물, 비타민의 파괴와 향미가 손상되거나 탈수가 되어 식용에 부적합하게 되는 현상을 의미한다. 이것은 부패와 변패로 구별된다.

(1) 부패 (putrefaction)

- 단백질이 미생물에 의해 분해되어 아미노산이 되고, 다시 아민·암모니아 등이 생성되어 악취를 발생하는 것을 의미
- 단백질이 주성분인 육류, 어패류, 계란류 등의 변질

(2) 변패 (deterioration)

- 당질이나 지방질 식품이 미생물에 의해 분해되는 것을 의미
- 주류·버터 등 당류나 지방질이 주성분인 물질의 변질

(3) 자기소화와 부패성 식중독

동물이나 어류가 죽으면 근육이 최고로 굳어지는 사후경직이 오고, pH·온도 등의 영향을 받아 그 자신이 가지고 있는 각종 효소에 의해 분해작용이 일어나 근육이 연화되는데, 이를 **자기소화**(autodigestion)라 한다.

- 자기소화 속도는 저온에서 감소 (냉장시 변질의 지연 가능)
- 자기소화가 끝나면 부패가 진행
- 초기에는 호기성 균(*Pseudomonas* 속·*Chryseobacterium* 속(구명 : *Flavobacter* 속)·*Achromobacter* 속·*Bacillus* 속 등)의 번식으로 변색이나 부패취를 발생
- 다음에 혐기성 균(*Clostridium*속)의 번식으로 완전한 부패가 이루어짐
- 부패한 식품 섭취시 균의 대사물에 포함되어 있는 유해성 아민에 의해 **부패성 식중독** 발생

2) 식품의 보존방법

- 미생물의 번식을 억제할 수 있는 조건으로 만들거나 미생물을 살균하여 보존
- 미생물의 번식과 관계되는 요소 : 온도 · 습도 · 영양분 · pH 등

(1) 물리적 처리법

① 가열법 (heating)
- 물리적 소독법의 한 종류
- 포자를 형성하지 않는 미생물 : 80℃에서 30분이면 사멸
- 완전멸균 : 120℃에서 20분 정도
- 가열처리시 음식물 고유의 향미 · 비타민 · 영양가 등의 손상

② 냉장 및 냉동법 (cold refrigeration)
- 자기소화의 지연 또는 정지/미생물 번식의 지연 또는 억제 방법
- 냉장법 : 0~10℃ 사이의 저장
- 냉동법 : 0℃ 이하의 저장
- 호한세균의 경우 냉장온도에서 발육할 수 있어 주의 요망, 장기간의 냉장은 음식물을 변질

③ 건조 및 탈수법 (drying)
- 미생물 번식에 적합한 습도를 제거
- 수분함량이 40% 이면 미생물 번식은 완만해지고, 15% 정도에서 미생물 증식이 억제

④ 자외선 및 방사선 이용법 (radiation)
- 자외선이나 방사선의 살균작용을 이용
- 자외선의 유효파장은 250~270 nm
- 식품을 다량 장기 보전시 방사선 처리

⑤ 통조림 (canning)
- 통속의 가스를 제거하고 밀봉 후 가열처리
- 일종의 밀봉법으로 식품의 장기보존이 가능

(2) 화학적 처리법

① 방부제 첨가법
- 식염 · 초산 · 알코올 등의 정균작용에 의해 방부하는 방법

— 방부제 조건
- 독성이 없고
- 미량으로 효과가 있어야 하며
- 무미 · 무취해야 하고
- 식품에 어떤 변화가 없어야 함

② 소금 · 설탕절임법 (salting and sugaring method)
— 음식물에 소금이나 설탕을 고농도 첨가시 미생물의 발육억제, 소금절임은 염장법이라고도 함

③ 훈연법 (smoking)
— 연기속의 aceton, formaldehyde, 개미산(formic acid) 등에 의한 살균작용 이용
— 주로 육류나 어류의 보전, 특히 햄 · 베이컨 · 조개 등

④ 가스 저장법
— CO_2나 N_2 가스의 이용으로 호기성 부패세균의 번식을 억제

5. 식품의 위생관리

학습목표
- HACCP를 설명할 수 있다.
- 식중독예보지수와 식중독 발생의 관계를 설명할 수 있다.

1) 식품위생행정의 강화

- 사람의 생명과 건강유지에 직결되기 때문에 모든 보건행정 중에서 가장 중요
- 사후관리보다 예방행정이 중요

2) 식품위생행정의 과학화

- HACCP(hazard analysis critical control point, 식품위해요소중점관리기준) 제도
- 식품행정의 과학화를 위해 식품의약품안전청이 적용
- 식품의 원료에서부터 제조·가공·유통·소비에 이르기까지 모든 단계에서 인체에 위해한 요소를 공정별로 분석하여 이를 중점 관리하는 예방적 위생관리제도

3) 식중독의 발생신고

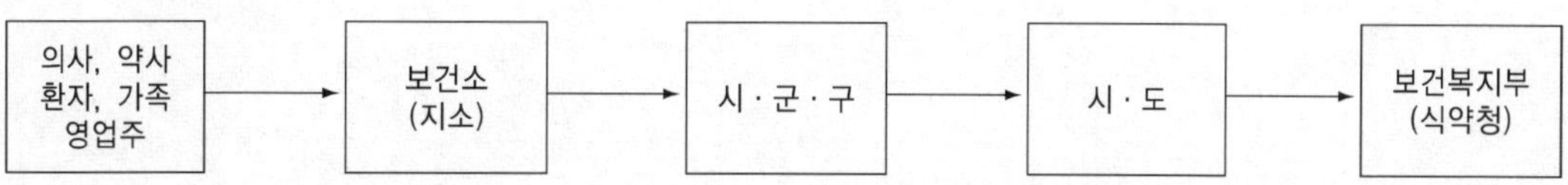

4) 식중독의 예보지수

- 조리한 음식물을 실온에서 보관할 경우 시간에 따라 식중독의 발생 가능성을 5에서 100 사이로 지수화한 것

표 4-3. 기온에 따른 식중독예보지수

기온	지수	식중독 발생	유의사항
35℃	86 이상	가능성 높음	극히 주의, 조리 즉시 섭취
29~35℃	50~85	경 고	발생우려, 4시간 이내 섭취
26~29℃	35~50	주 의	청결주의, 6시간 이내 섭취
20~26℃	10 이하	음식물 취급주의	취급주의, 9시간 이내 섭취

참고문헌

기후변화협약대책위원회, 기후변화협약 대응 제2차 종합대책, 2002.

김경연, 교토의정서 발효와 기업의 대응, CEO 레포트, LG주간경제 2005/1/12.

국립독성연구원, http://kntp.nitr.go.kr/html/bseQA1.jsp, 2007.

네이버 블로그, http://blog.naver.com/iris2570?Redirect=Log&logNo=10008029972, 2006.

노동부, 산업재해분석, 1981~2004.

노동부고시 제2002-8호, 화학물질 및 물리적인자의 노출기준, 개정일자 2002년 5월 6일, 2007.

방사성동위원소협회, http://www.ri.or.kr/html/data_a02_02.htm, 2007.

산업자원부 에너지경제연구원, 기후변화협약 및 교토의정서 대응전략 연구, 2002.

산업자원부 에너지경제연구원, 신질서를 예고한다, 기후변화협약과 교토의정서, 2003.

에너지관리공단 기후변화협약대책반, 기후변화협약과 우리의 대응, 2003.

예방의학과 공중보건 편집위원회, 예방의학과 공중보건, 계축문화사, 2003.

원자력지식발전소, http://www.knef.or.kr/know/info_life/radi2.asp, 2007.

이승환, 알 무나위르, 김의경, 내분비 교란물질의 최신 연구 동향, Trends in Agriculture & Life Sciences, 4(2), 79~86, 2006.

정상림, 임근욱, 산성비, 원탑문화, 1992.

환경부, 2004 전국 폐기물 발생 및 처리현황, 2005.

환경부, 2005 상수도 통계, 2006.

환경부, 2005 하수도 통계, 2006.

환경부, 먹는물 수질기준 및 검사 등에 관한 규칙, 2006.

鈴木武夫, 大氣汚染の機構と解析(環境科學特論), 産業圖書, 1980.

Baird, C., Environmental Chemistry,. H. Freeman and Company, 1995.

Barnola, J.M., Raynaud, D., Lorius, C., Historical Carbon Dioxide Record from the Vostok ice core, http://cdiac.esd.ornl.gov/trends/co2/vostok.htm, 2004.

Blasing, T.J. and Jones, S., Name that Compound: The Numbers Game for CFCs, HFCs, HCFCs, and Halons, Updated August 2003, http://cdiac.esd.ornl.gov/pns/cfcinfo.html, 2003.

Blasing, T.J. and Jones, S., Current Greenhouse Gas Concentrations, http://cdiac.esd.ornl.gov/pns/current_ghg.html, 2005.

British Antarctic Survey, Antarctic ozone, http://www.antarctica.ac.uk/met/jds/ozone/, 2005.

Bureau of Mines, RINGELMANN SMOKE CHART, http://www.cdc.gov/Niosh/mining/pubs/pdfs/ic8333.pdf, 2006.

Centre for Atmospheric Science, Part II: Recent Ozone Loss over Antarctica, http://www.atm.ch.cam.ac.uk/tour/part2.html, 1998.

Davies, K., Climate Change: New Antarctic Ice Core Data, http://www.daviesand.com/Choices/Precautionary_

Planning/ New_Data/, 1999.

EANET, 2001 Data Report on the Acid Deposition in the East Asian Region, http://www.eanet.cc/, 2004.

EMEP, Data Report 2001, EMEP/CCC-Report 3/2003 http://www.nilu.no/projects/ccc/reports/, 2003.

FEA, Responsibility Means Doing Without - How to Rescue the Ozone-layer, Umweltbundesamt, 1989.

Franlke Owen, Nutrition in the Community(The art of Delivery Service), Mosby, 1978.

Goddard Space Flight Center, Unusually Small Antarctic Ozone Hole This Year Attributed to Exceptionally Strong Stratospheric Weather Systems, http://www.gsfc.nasa.gov/topstory/2002/20020926ozonehole.html, 2002.

Guthrie F.E. and Perry J.J., Introduction to Environmental Toxicology, New York, Oxford, 1980.

Hao, J., Tian, H., and Lu, Y., Emission Inventories of NOx from commercial energy consumption in China, 1995-1998, Environ. Sci. Technol. 36, 552-560, 2002.

Health and Welfare Statistics Association, Health and Welfare Statistics in Japan, 1992.

Hinds, William C., Aerosol Technology-Properties, Behavior, and Measurement of Airborne Particles, John Wiley & Sons, 1982.

Howells, G., Acid Rain and Acid Waters, Ellis Horwood, 1990.

Ichikawa, Y., Hayami, H., and Fujita, S., A Long-range Transport Model for East Asia to Estimate Sulfur Deposition in Japan, Journal of Applied Meteorology, 37(10), 1364-1374, 1998.

IEA(International Energy Agency), CO2 Emissions from Fuel Combustion 1971-2002, http://www.iea.org/, 2004.

ILO, Encyclopedia of Occupational Health and Safety, 3rd ed., Grenva, ILO, 1983.

International Labour Office, Encyclopedia of Occupational Health and Safety, Vol.1.2, Geneva, 1985.

IPCC, Climate Change, http://www.grida.no/climate/ipcc_tar/wg1/134.htm#fig41, 2001.

Jones, P.D., Parker, D.E. Osborn, T.J., and Briffa K.R., Global and Hemispheric Temperature Anomalies-land and Marine Instrumental Records, http://cdiac.esd.ornl.gov/trends/temp/jonescru/graphics.html, 2004.

Luigui Parmeggiani, Encyclopedia of Occupational Health and Safety, 1983.

Marland, G. and Boden, T., The Increasing Concentration of Atmospheric CO_2: How Much, When, and Why?, Paper presented at Erice International Seminars on Planetary Emergencies, 26th Session, Erice, Sicily, Italy, 19-24 August 2001. http://cdiac.esd.ornl.gov/epubs/other/Sicilypaper.pdf, 2001.

Marland, G., T.A. Boden, and Andres, R. J., Global, Regional, and National CO2 Emissions. In Trends: A Compendium of Data on Global Change. Carbon Dioxide Information Analysis Center, Oak Ridge National Laboratory, U.S. Department of Energy, Oak Ridge, Tenn., U.S.A., http://cdiac.esd.ornl.gov/trends/emis/tre_glob.htm, 2003.

MOE in Japan, Acid Deposition, http://www.env.go.jp/en/topic/acid.html, 2005.

MOE in Japan, Environmental Statistics 2004, http://www.env.go.jp/doc/toukei/contents/index.html, 2005.

More, P.D., Chaloner, B. and Stott, P., Global Environmental Change, Blackwell Science, 1996.

NADP, Isopleth Maps, http://nadp.sws.uiuc.edu/isopleths/, 2005.

National Protection and Council on Radiation Measurements(NCRP), Inoizing Radiation Exposure of the Population of the United States, NCRP Report No. 93, 1987.

OECD, Environmental Compendium, 2004.

Pauastenbach D.J., The Risk Assessment of Environmental and Human Health Harzards : A Textbook of Case Studies, New York, Wiley, 1989.

Petit, J.R., D. Raynaud, and C. Lorius, Historical Isotopic Temperature Record from the Vostok Ice Core, http://cdiac.esd.ornl.gov/trends/temp/vostok/jouz_tem.htm, 2004.

Schaug, J., UMEP-European Monitoring and Evaluation Programme and some related activities, Presented at 31. Annual Meeting of Japan Society of Air Pollution, 1 Nov. 1990, Kanazawa, Japan, Norwegian Institute for Air Research, 1990.

Seinfeld, J.H. and Pandis, S.N., Atmospheric Chemistry and Physics from Air Pollution to Climate Change, John Wiley & Sons, p.1030, 1998.

Streets, D.G., Tsai, N.Y., Akimoto, H., Oka, K., Sulfur Dioxide Emissions in Asia in the Period 1985-1997, Atmospheric Environment 34, 4413-4424, 2000.

Stumm, W. and Morgan, J.J., Aquatic Chemistry; An Introduction Emphasizing Chemical Equilibria in Natural Waters, 2nd Ed. John Wiley & Sons, New York, p.121-170, 1990.

UNEP, Action on Ozone, 2000.

UNEP and WHO, Assessment of Urban Air Quality, Nairobi : Global Environment Monitoring System, 1989.

WMO/UNEP, Scientific Assessment of Ozone Depletion: 2002, http://www.al.noaa.gov/WWWHD/pubdocs/assessment02/Q&As.html, 2002.

연 습 문 제

I. 환경위생

•환경위생의 개념

1. "위생(Hygiene)"이란 어원은 희랍신화에서 그 유래를 찾아 볼 수 있는데 이 용어를 처음 사용한 인물은?

① Hippocrates ② Galenus
③ Aesculapius ④ Hygeia
⑤ Apollo

2. 환경위생의 정의로 가장 적절한 것은?

① 인간의 신체발육, 정신건강을 지키는 것이다.
② 인간의 건강과 생존에 유해한 생활 및 작업환경을 관리하는 것이다.
③ 인간의 질병예방을 위하여 자연환경과 생활환경을 통제하는 것이다.
④ 인간의 신체발육, 건강 및 생존에 유해한 영향을 주거나 줄 가능성이 있는 환경요소를 관리하는 것이다.
⑤ 인간활동을 통제하여 자연환경을 지키는 것이다.

3. 이화학적 환경과 거리가 먼 것은?

① 일광 ② 병원성 미생물
③ 기류 ④ 기습
⑤ 기온

4. 환경위생을 근대과학으로 발전시킨 인물은?

① John Snow ② Hippocrates
③ M.V. Pettenkofer ④ Winslow
⑤ Bismark

5. Max von Pettenkofer 교수에 대한 설명으로 옳지 않은 것은?

① 항상성 이론을 제창하였다.
② 독일 뮌헨대학에서 실험위생학교실을 창설하였다.
③ 실험위생학 발전에 기여하였다.
④ 환경위생학을 근대과학으로 발전시키는데 기여하였다.
⑤ 의식주 분야에 이화학적 기술을 적용하였다.

| 풀 | 이 |

Max von Pettenkofer(1818～1901)는 환경위생을 근대과학으로 발전시킨 학자로 독일 뮌헨대학에서 위생학 강좌를 개설(1886)하여 의식주에 관계되는 분야에 관한 예방의학적 연구에 있어서 물리화학적 기술을 도입하여 실험위생학(Experimental Hygiene)을 발전시켰다. 항상성(Homeostasis) 이론은 Claude Bernard (1813～ 1878)에 의해 제창되었다.

6. 인간의 기후순화에 대한 설명으로 옳지 않은 것은?

① 새로운 환경에 기능적 변화를 일으키는 현상이다.
② 새로운 기후에 장기간 노출되어 그 기후에 적응하는 현상이다.
③ 순응현상에는 대상적, 자극적, 수동적 순응현상이 있다.
④ 인간은 고온에 순화가 가능하지만 한랭순화는 일어나지 않는다.
⑤ 새로운 환경에 장기간 노출되어 새로운 적응한도가 생기는 현상이다.

| 풀 | 이 |

근대 실험의학의 창시자인 Claude Bernard는 외부환경의 변화에 대한 항상성(恒常性, Homeostasis)을 유지하는 것은 인간이나 동물이 갖는 특성이며, 외부환경의 변동이 장시간 계속되면 생리적 적응을 거쳐서 새로운 적응한도가 성립되는데 이를 순화(Acclimatization) 또는 순응현상이라 하였다. 이러한 순응현상은 새로운 환경에 장기간 또는 반복해서 노출됨으로써 일어나는 생리적 변화로서 일정한 범위의 고온과 저온에서 모두 일어난다.

정답 : 1. ② 2. ④ 3. ② 4. ③ 5. ① 6. ④

7. 인간이 외부환경의 변화에 대하여 내부환경의 항상성(Homeostasis)이 유지되는 적응작용을 무엇이라 하는가?

① 변질현상 ② 변성현상
③ 순화현상 ④ 변천현상
⑤ 중화현상

8. 대상적 순응현상을 가장 잘 설명한 것은?

① 세포 또는 기관이 새로운 환경에 적응하는 현상
② 저하된 기능이 새로운 환경 자극에 의하여 정상으로 회복하는 현상
③ 약한 개체가 최적의 환경조건을 찾아 적응하는 현상
④ 민족별로 새로운 환경에 적응하는 현상
⑤ 종족 또는 국가별 특성에 따라 새로운 환경에 적응하는 현상

| **풀 | 이** |

②는 자극적 순응성이고, ③은 수동적 순응성이며, ④는 민족적 순응성을 의미한다.

9. 피부가 순응할 수 있는 온도 범위는?

① 10~40℃ ② 15~45℃
③ 15~35℃ ④ 10~35℃
⑤ 10~30℃

• 기후와 일광

1. 기후의 3요소인 것은?

① 기온, 기습, 기류 ② 기압, 기류, 기온
③ 기온, 기습, 강우 ④ 기압, 기류, 기습
⑤ 강우, 기압, 기습

2. 환경인자(Environmental Factor)로 구성된 것은?

가. 공기	나. 수륙분포
다. 소음	라. 위도

① 가, 나, 다 ② 가, 다
③ 나, 라 ④ 라
⑤ 가, 나, 다, 라

3. 일광에서 생명선이라 불리는 Dorno선 파장의 범위는?

① 1000~1500Å ② 1500~2800Å
③ 2800~3200Å ④ 3000~3500Å
⑤ 3500~4000Å

4. 자외선의 생물학적 영향에 대한 설명 중 옳지 <u>않은</u> 것은?

① 온열작용에 의한 일사병 유발
② 피부침착, 피부암, 백내장 유발
③ 신진대사와 적혈구생성 촉진
④ 체내 비타민 D 형성
⑤ 피부결핵 및 관절염 치료

| **풀 | 이** |

일사병은 온열감을 주는 적외선에 의해 발생한다.

정답 : 7. ③ 8. ① 9. ① 1. ① 2. ③ 3. ③ 4. ①

5. 다음의 보기에서 자외선의 생물학적 특성으로 옳은 것은?

가. 결막염, 설안염, 백내장 유발 나. 살균작용 다. 신진대사촉진이나 관절염 치료 효과 라. 체내에서 비타민 D 생성

① 가, 나, 다　　② 가, 다
③ 나, 라　　④ 라
⑤ 가, 나, 다, 라

| 풀 | 이 |

자외선은 살균작용, 통증을 멎게 하는 작용, 상처를 아물게 하는 작용, 혈압을 낮추는 작용, 위액의 산도를 높이는 작용, 이뇨작용 등을 한다. 자외선은 가시광선 중 파장이 가장 짧은 보라색 파장대보다도 더 짧은 파장과 큰 에너지를 가진 스펙트럼이다. 자외선은 다음과 같이 세 가지 파장대역으로 나누어진다.

① 장파장 자외선(UV-A, 320~400nm) : 에너지 강도가 UV-B에 1/1000밖에 되지 못하나 지구상에 도달하는 빛의 양은 UV-B의 100배 정도 많으며, UV-B와 마찬가지로 피부 홍반과 색소를 침착시키는 작용을 한다. 자외선이 피부에 조사되어 홍반이 형성되는 과정에서 히스타민이 생기고 색소가 침착되는데, 색소침착은 자외선이 피부에 깊숙이 침투하는 것을 막아 지나친 일사로 인한 부작용으로부터 인체를 보호하기도 한다. UV-A는 유리창을 투과하므로 실내 및 차안이라 할지라도 영향을 주고, 장시간 과다 노출될 경우 피부가 가렵고 따끔거리는 광알레르기성 피부 질환을 유발한다.

② 중파장 자외선(UV-B, 280~320nm) : 비타민 D를 합성하는 작용을 한다. 비타민 D 합성에 유효한 파장은 270~300nm로 한정되어 있어 보통의 유리창문을 통한 광선은 비타민 D의 생성에 유효하지 못하다. 과도하게 조사될 경우 색소침착을 유발하고 면역학적 기능을 저하시켜 세균감염 및 암을 유발할 수 있다. 성층권의 오존층에 의해 흡수되며, 오존층 감소시 지표면에 도달하는 UV-B는 증가하게 된다.

③ 단파장 자외선(UV-C, 200~280nm) : 세포와 세균을 파괴하는 힘이 매우 강하지만 거의 대부분이 성층권의 오존층에 의해 흡수된다.

6. 자외선의 인체 영향으로 옳지 않은 것은?

① 피부암 유발　　② 살균작용
③ 피부색소 침착　　④ 구루병 예방
⑤ 일사병 발생

7. 우리나라는 자외선 지수를 몇 단계로 예보하고 있는가?

① 9단계　　② 7단계
③ 6단계　　④ 5단계
⑤ 3단계

| 풀 | 이 |

자외선 지수 예보는 자외선에 대한 과다노출로부터 오는 위험을 인식시키고, 국민에게 정보를 제공하여, 스스로 자외선으로부터 자신을 보호하도록 권장하며, 자외선과 관련되어 발생할 수 있는 피부암, 백내장 등 국민 보건에 악영향을 미치는 문제를 최소화하려는 목적을 갖고 있다. 피부민감도에 따른 자외선 지수의 범위별 자외선 강도와 홍반 발생시간은 다음과 같다.

자외선 지수에 따른 피부의 홍반 발생시간

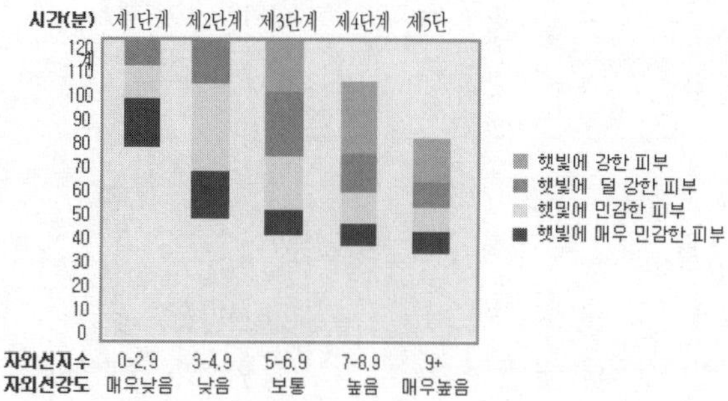

•온열환경

1. 온열조건을 설명하는 온열요소가 아닌 것은?

① 기온　　② 기습
③ 기류　　④ 기압
⑤ 복사열

2. 온열요소로 구성된 것은?

가. 기온	나. 기습
다. 기류	라. 복사열

① 가, 나, 다　　② 가, 다
③ 나, 라　　④ 라
⑤ 가, 나, 다, 라

정답 : 5. ⑤　6. ⑤　7. ④　　1. ④　2. ⑤

3. 실내에서 쾌적한 온도와 습도의 범위는?

① 14±2℃, 40±10%
② 18±2℃, 40±10%
③ 14±2℃, 60±10%
④ 18±2℃, 60±10%
⑤ 20±2℃, 80±10%

4. 침실의 가장 적절한 보건온도는?

① 10~13℃ ② 14~16℃
③ 18~20℃ ④ 20~22℃
⑤ 22~24℃

5. 병실의 가장 적당한 온도는?

① 10~14℃ ② 14~16℃
③ 18~20℃ ④ 20~22℃
⑤ 22~24℃

6. 습도 측정이 가능한 것은?

① 흑구온도계 ② 카타온도계
③ 열선풍속계 ④ 아스만통풍건습계
⑤ Kata 온도계

7. 온열조건을 나타내는 습도에 대한 설명으로 바른 것은?

① 절대습도란 1 m^3 중에 포함된 수증기량을 의미하며, 일반적인 습도의 의미로 사용된다.
② 상대습도란 절대습도에 대한 포화습도의 비를 백분율로 나타낸 것이다.
③ 실내에서 쾌적한 보건습도는 70~100%이다.
④ 상대습도는 건구온도와 습구온도의 차이가 클수록 높게 된다.
⑤ 상대습도는 기온이 높은 낮보다 기온이 낮은 밤에 높게 된다.

| 풀 | 이 |

절대습도란 단위체적(1 m^3)에 포함된 수증기량을 의미하며, 상대습도는 포화습도에 대한 절대습도의 비를 백분율로 나타낸다. 일반적인 습도의 의미는 상대습도이고, 이 값이 40~70%일 때 쾌적한 상태가 된다. 습도는 건구온도와 습구온도의 차이가 클수록 낮아져 건조한 상태가 되며, 일반적으로 기온이 높은 낮보다 밤에 높게 된다.

8. 기습의 작용과 관련이 <u>없는</u> 것은?

① 기습은 기온변화를 완화시킨다.
② 기습은 피부의 온감과 냉감에 영향을 준다.
③ 기온이 상승할 때 상대습도는 낮아진다.
④ 절대습도가 40~70%이면 쾌적한 상태를 의미한다.
⑤ 기온이 상승해도 절대습도는 불변이다.

| 풀 | 이 |

상대습도가 40~70%일 때 쾌적한 상태를 의미한다.

9. 실외에서 기온 측정은 어디에서 하는가?

① 지상 0.5 m ② 지상 1.0 m
③ 지상 1.5 m ④ 지상 2.0 m
⑤ 지상 2.5 m

| 풀 | 이 |

기온의 측정은 인간의 호흡선을 기준으로 한다. 즉, 실내에서는 바닥으로부터 45㎝에서 이루어지며, 실외에서는 1.5m 높이에서 측정한다.

10. 대류권에서 고도에 따른 기온은 지상 100 m 마다 얼마만큼 감소하는가?

① 0.1~0.2℃ ② 0.3~0.5℃
③ 0.6~1.0℃ ④ 1.0~2.0℃
⑤ 2.0~3.0℃

| 풀 | 이 |

대류권에서는 고도에 따라 100m 상승할 때마다 약 0.6~1℃ 감소하는 기온감률이 일어난다. 기온감률의 크기는 습도가 높을수록 작아지며, 건조할수록 크게 된다.

정답 : 3. ④ 4. ② 5. ④ 6. ④ 7. ⑤ 8. ④ 9. ③ 10. ③

11. 일교차가 큰 순서로 이루어진 것은?

① 내륙 〉 해안 〉 산림지역
② 내륙 〉 산림지역 〉 해안
③ 해안 〉 내륙 〉 산림지역
④ 해안 〉 산림지역 〉 내륙
⑤ 산림지역 〉 해안 〉 내륙

12. 절대습도는 포화습도보다 항상 어떠한가?

① 항상 높다. ② 항상 낮다.
③ 항상 같다. ④ 높거나 낮다.
⑤ 낮거나 같다.

13. 기습에 관한 설명으로 옳지 않은 것은?

① 더울 때 기습이 높으면 더 덥다.
② 추울 때 기습이 낮으면 더 춥다.
③ 기습은 주야의 기온 변화를 완화시킨다.
④ 기습은 12~14시 사이가 가장 높다.
⑤ 적정기습은 온도상승에 따라 낮아진다.

| 풀 | 이 |
기습은 온도가 높은 낮에 낮아지게 된다.

14. 습식 카타(Kata)온도계로 측정할 수 있는 것은?

① 복사와 증발에 기인하는 냉각력
② 대류와 증발에 기인하는 냉각력
③ 증발과 복사에 기인하는 온도변화
④ 복사, 대류, 증발에 기인하는 냉각력
⑤ 복사와 대류에 기인하는 온도변화

15. 인체의 체온조절과 관련성이 가장 적은 것은?

① 기온 ② 기습
③ 기류 ④ 기압
⑤ 복사열

| 풀 | 이 |
온열조건이 변화해도 체온은 일정하게 유지될 수 있는 현상을 체온조절이라 하는데, 체온조절은 화학적 조절과 이학적 조절로 구분된다. 신진대사의 증감에 의한 체온조절을 화학적 조절이라 하고, 체열 방산에 의한 조절을 이학적 조절이라고 한다. 이학적 조절에 관여하는 온열인자는 기온, 기습, 기류, 복사열이며, 이들의 종합적인 상태를 온열상태 또는 온열환경이라 한다.

16. 사람의 체온조절은 체온생산과 체열방산으로 이루어지는데 체열방산이 가장 많이 일어나는 곳은?

① 대변 및 소변 ② 폐포 증발
③ 피부에서의 증발 ④ 호흡 배출
⑤ 피부에서의 복사 및 전도

17. 사람이 최소의 작업으로 최대의 생산을 올릴 수 있는 온도를 무엇이라 하는가?

① 주관적 지적온도 ② 생산적 지적온도
③ 생리적 지적온도 ④ 최적 지적온도
⑤ 물리적 지적온도

| 풀 | 이 |
체온조절에 가장 적절한 온도를 지적온도라 하고, 감각적으로 가장 쾌적하게 느끼는 온도를 주관적 지적온도, 그리고 최소의 에너지 소모로 최대의 생리적 기능을 발휘할 수 있는 온도를 생리적 지적온도 혹은 기능적 지적온도라 한다.

18. 불감기류의 범위를 가장 잘 나타낸 것은?

① 0.1 m/sec 이하 ② 0.5 m/sec 이하
③ 0.9 m/sec 이하 ④ 1 m/sec 이하
⑤ 10.0 m/sec 이하

| 풀 | 이 |
0.1 m/sec 이하는 무풍, 0.5 m/sec 이하는 불감기류라 한다.

19. 실내의 기류 측정에 사용되는 온도계는?

① 흑구온도계 ② 카타온도계
③ 습구온도계 ④ 건구온도계
⑤ 수은온도계

정답 : 11. ① 12. ⑤ 13. ④ 14. ④ 15. ④ 16. ⑤ 17. ② 18. ② 19. ②

20. 실내기류에 관한 설명으로 옳은 것은?

가. 신체의 방열작용을 촉진시키고 신진대사를 촉진한다. 나. 신체로부터 수분증발을 촉진한다. 다. 기류측정은 Kata 한란계를 이용한다. 라. 불감기류는 0.1 m/sec 이하이다.

① 가, 나, 다 ② 가, 다
③ 나, 라 ④ 라
⑤ 가, 나, 다, 라

21. 감각온도의 측정에 영향을 주는 온열요소만으로 이루어진 것은?

가. 기온	나. 기습
다. 기류	라. 복사열

① 가, 나, 다 ② 가, 다
③ 나, 라 ④ 라
⑤ 가, 나, 다, 라

| 풀 | 이 |

사람이 느끼는 온도의 감각은 기온, 기습, 기류의 3인자가 종합된 작용으로 이루어진다. 이때의 체감을 기초로 하여 Houghton, Yaglon, Miller 등에 의하여 고안된 온도감각을 온도감각(EF) 또는 체감온도나 실효온도라고 하는데, 이것은 건구온도, 습구온도, 기류에 의해 측정할 수 있다.

22. 감각온도(Effective Temperature)란?

① 불감기류 상태에서 느끼는 온감의 정도
② 공기가 가지고 있는 온도
③ 기류 1 m/sec, 습도 100%일 때 기온
④ 무풍, 습도 100%일 때 기온
⑤ 무풍, 습도 50%일 때 기온

23. 건구온도와 감각온도가 같게 되는 조건은?

① 기류 0.5 m/sec 이상, 습도 100%일 때
② 기류 0.5 m/sec 이하, 습도 40~70%일 때
③ 기류에 관계없이 습도가 100%일 때
④ 무풍이고 습도가 40~70%일 때
⑤ 무풍이고 습도가 100%일 때

24. 무풍상태에서 습도가 100%이고 건구온도가 20℃일 때 감각온도는?

① 0℃ ② 2℃
③ 20℃ ④ 80℃
⑤ 100℃

25. 최호적 감각온도의 범위는?

① 10~18℃ ② 18~22℃
③ 10~20℃ ④ 10~40℃
⑤ 5~20℃

| 풀 | 이 |

최호적 감각온도는 성별, 연령, 피복, 계절 등에 따라 차이가 나는데, 여름철의 감각온도는 64~73℉이고, 겨울철은 60~74℉이다. 최호적 감각온도는 겨울철이 66℉(18.9℃), 여름철 71℉(21.7℃)이다.

26. 여름철의 가장 쾌적한 감각온도는?

① 14~16℃ ② 16~18℃
③ 21~22℃ ④ 23~24℃
⑤ 18±2℃

27. 겨울철의 가장 쾌적한 감각온도는?

① 16~17℃ ② 18~20℃
③ 20~22℃ ④ 24~25℃
⑤ 25~27℃

28. Yaglou & Drinker이 말하는 최적감각온도는?

① 여름철 54°F, 겨울철 48°F
② 여름철 60°F, 겨울철 55°F
③ 여름철 71°F, 겨울철 66°F
④ 여름철 78°F, 겨울철 73°F
⑤ 여름철 86°F, 겨울철 77°F

정답 : 20. ① 21. ① 22. ④ 23. ⑤ 24. ③ 25. ② 26. ③ 27. ② 28. ③

29. 여름철보다 겨울철의 최호적 감각온도가 낮은 이유는?

① 기온감률현상 ② 기온순응현상
③ 체온상승현상 ④ 체온하강현상
⑤ 체온변화현상

30. 불쾌지수(DI) 측정에 필요한 기후요소는?

① 기온, 풍속 ② 기습, 기압
③ 습구온도, 건구온도 ④ 기온, 복사열
⑤ 기온, 기류

| 풀 | 이 |

불쾌지수(Discomfort Index: DI)는 기온의 변화에 따라 공장, 사무실 등에서 난방 또는 냉방에 소요되는 전력 소모를 알기 위하여 E.C. Thom에 의해 고안되었다. 불쾌지수는 기류와 복사열의 영향이 고려되지 않아 감각온도와 차이가 있을 수 있기 때문에 실내에서만 적용된다. 불쾌지수는 다음 식과 같이 건구온도와 습구온도에 의해 산출할 수 있다.

DI = (건구온도 ℃+ 습구온도 ℃)×0.72 + 40.6

31. 불쾌지수가 감각온도와 일치하지 <u>않은</u> 이유는 무엇 때문인가?

① 기온 ② 기습
③ 기압 ④ 기류
⑤ 기온과 기습

| 풀 | 이 |

불쾌지수는 감각온도와 달리 기류의 영향이 고려되지 않았다.

32. 불쾌지수를 산출하는데 필요한 것은?

가. 건구온도(℃)	나. 기류(m/sec)
다. 습구온도(℃)	라. 복사열

① 가, 나, 다 ② 가, 다
③ 나, 라 ④ 라
⑤ 가, 나, 다, 라

33. 실내에서 대부분의 사람들이 불쾌감을 느끼는 불쾌지수 값은?

① 35 ② 55
③ 60 ④ 75
⑤ 82

| 풀 | 이 |

체감온도가 주로 겨울철에 사용된다면 여름철에는 불쾌지수(DI)라는 용어가 사용된다. DI는 건습구온도계에서 건구온도(통상적인 온도)와 습구온도로부터 산출된다. 불쾌지수가 70 이하이면 대부분의 사람들은 쾌적하게 느낀다. 그러나 70 이상이면 불쾌감을 느끼게 되고, 80 이상이면 대부분의 사람이 불쾌감을 느끼며, 86 이상이면 견딜 수 없는 상태가 된다.

34. 온열상태를 나타내는 종합지표가 <u>아닌</u> 것은?

① 감각온도 ② 불쾌지수
③ 카타냉각력 ④ 건구온도
⑤ 실효온도

| 풀 | 이 |

온열종합지수란 인체의 열교환에 작용하는 기온, 기습, 기류, 복사열 등의 복합적인 온열요소를 단일척도로 표현한 것으로, 단순히 물리적인 지표가 아니라 생리적인 현상의 지표라 할 수 있다.

•공기

1. 정상공기의 체적백분율(%)로 옳지 <u>않은</u> 것은?

① O_2 21% ② CO_2 0.3%
③ N_2 78% ④ Ar 0.9%
⑤ O_3 미량

| 풀 | 이 |

건조상태에서 공기 중 주요성분의 체적 백분율은 질소(N_2) 78.10%, 산소(O_2) 20.93%, 아르곤(Ar) 0.93%, 이산화탄소(CO_2) 0.03%이다.

정답 : 29. ② 30. ③ 31. ④ 32. ② 33. ⑤ 34. ④ 1. ②

2. 많은 사람이 모인 실내에서 군집독이 발생되는 이유로 가장 적당한 것은?

① 실내기온의 증가
② 공기성분 중 산소의 부족현상
③ 실내공기의 화학적 변화
④ 실내공기의 이화학적 조성 변화
⑤ 실내공기의 먼지와 복사열 증가

| 풀 | 이 |

군집독이란 다수의 사람이 장시간 밀폐된 실내에 있을 때 나타나는 불쾌감, 권태감, 두통, 구토, 현기증 등을 의미한다. 그 원인은 단일물질이 아니고 공기의 화학적 조성변화 및 이학적 변화에 취기 등이 혼합되어 나타나는 것으로, 환기 및 통풍에 의해 예방할 수 있다.

3. 군집독 발생의 원인을 가장 잘 설명한 것은?

① 실내의 O_2 부족 및 CO_2 증가
② 실내의 CO_2 증가 및 O_2 증가
③ 실내의 고온, 고습, 고압상태
④ 실내공기의 이화학적 조성 변화
⑤ 실내의 CO_2, CO, SO_2 증가

| 풀 | 이 |

군집독은 실내에서 고온, 고습, 무기류, 유해가스 발생, O_2 부족, 악취 발생 등 공기의 이화학적 조성 변화에 의해 발생한다. 군집독은 다수의 사람이 장시간 밀폐상태에 있을 때 나타나는 불쾌, 권태감, 두통, 구토, 현기증 등을 의미한다.

4. 군집독의 예방대책으로 가장 바람직한 것은?

① 난방　② 환기
③ 목욕　④ 냉방
⑤ 체온보호

5. 공기의 자정작용과 거리가 먼 것은?

① 희석작용　② 여과작용
③ 식물가스교환작용　④ 살균작용
⑤ 강우의 세정

| 풀 | 이 |

여과작용은 물의 정수처리과정에 해당된다.

6. 공기의 자정작용현상을 잘못 설명한 것은?

① 공기 자체의 희석작용
② 강우에 의한 분진이나 가스의 세정작용
③ 산소와 오존 등에 의한 환원작용
④ 태양광선 중 자외선에 의한 살균작용
⑤ 식물의 탄소동화작용에 의한 O_2 생성

| 풀 | 이 |

산소와 오존은 공기 중에서 산화작용을 하며, 식물의 탄소동화작용은 공기 중 CO_2를 이용하여 O_2를 생산하는 작용으로 중요한 공기의 자정작용에 해당된다.

7. 공기 중 산소에 대한 설명으로 옳은 것은?

가. 인간의 1일 산소소비량은 1인 기준 0.52~0.65 kℓ이다. 나. 물질의 산화나 연소에 꼭 필요하다. 다. 대기 중 산소농도는 15~27%이며 평균적으로 21%를 유지한다. 라. 대기 중 산소가 결핍되면 산소중독이 일어난다.

① 가, 나, 다　② 가, 다
③ 나, 라　④ 라
⑤ 가, 나, 다, 라

| 풀 | 이 |

공기 중의 산소 농도가 15% 이하로 충분하지 않을 경우 산소결핍증 또는 저산소증이 나타나며, 10% 이하가 되면 호흡곤란이 일어난다. 반면에 고농도 또는 고압환경에 노출될 때 산소중독이 일어난다.

8. 대기 중 산소의 체적 백분율은?

① 0.3~1.0%　② 2~5%
③ 10~15%　④ 15~27%
⑤ 30~40%

| 풀 | 이 |

대기 중의 산소 농도는 15~27% 이지만 평균적으로 21% 전후이다.

정답 : 2. ④ 3. ④ 4. ② 5. ② 6. ③ 7. ① 8. ④

9. 저산소 상태에서 발생되는 질병은 무엇인가?

① 일산화탄소 중독 ② 군집독
③ 산소중독 ④ 잠함병
⑤ 저산소증

| 풀 | 이 |

공기중의 산소 변동범위는 15~27%이지만 그 이하의 상태에서는 저산소증(Hypoxia)을 초래할 수 있고, 고농도의 산소에서는 산소중독(Oxygen Poison)이 발생할 수 있다.

10. 고산지대에서 발생할 수 있는 질병은 무엇인가?

① 산소중독증 ② 잠함병
③ 군집독 ④ 저산소증
⑤ 일산화탄소 중독

11. 인간의 호흡에서 호기중 O_2의 체적 백분율은?

① 21% ② 19%
③ 17% ④ 15%
⑤ 10%

| 풀 | 이 |

인간의 호흡과정에서 흡입하는 공기(흡기) 중 산소와 이산화탄소 농도는 각각 20.93%와 0.03%이고, 내 쉬는 공기(호기) 중의 경우 각각 17%와 4%이다.

12. 한 사람의 성인이 하루에 필요한 공기량은?

① 10 *kl* ② 13 *kl*
③ 15 *kl* ④ 17 *kl*
⑤ 20 *kl*

13. 안정된 상태에서 성인 한사람이 하루에 필요한 산소량은?

① 10~15 *l* ② 50~100 *l*
③ 150~200 *l* ④ 520~650 *l*
⑤ 1000~1500 *l*

| 풀 | 이 |

성인이 안정시 호흡을 통해서 체내에 흡입되는 공기량은 약 13 kL이고, 그중 소모되는 산소량은 4~5%이므로 1일간의 산소소비량은 13,000ℓ ×(4/100~5/100) = 520~650ℓ가 된다.

14. 실내공기오염도의 지표로 사용되는 것은?

① CO ② N_2
③ CO_2 ④ NO_2
⑤ SO_2

15. 이산화탄소(CO_2)를 실내공기오염의 지표로 사용하는 이유는?

① 산소량이 감소하기 때문에
② 미량이라도 인체에 해가 되기 때문에
③ 공기의 전반적인 오염상태를 반영하기 때문에
④ 일산화탄소로 변하기 때문에
⑤ 인체에 가장 독성이 있기 때문에

16. CO 중독시 안정상태에서 임상증상이 나타나는 혈중 COHb의 농도는?

① 0.01% ② 0.1%
③ 1.0% ④ 10%
⑤ 30%

| 풀 | 이 |

일산화탄소(CO)는 연소시 산소가 부족하거나 연소온도가 낮을 때 불완전 연소에 의해 생성된다. 따라서 연탄의 연소가스나 자동차의 배출가스 중에 많이 포함되어 있으며 큰 산불이 일어날 때도 주위에 산소가 부족하여 많은 양의 일산화탄소가 발생되기도 하고 담배를 피울 때 담배연기 속에 함유되어 배출되기도 한다. CO가 인체로 흡입될 경우 체내에 산소를 운반하는 역할을 하는 혈액중의 헤모글로빈(Hb)과 결합한 후 일산화탄소-헤모글로빈(COHb)을 만들어 혈액의 산소운반능력을 저하시키고 그 농도에 따라 사망에 이르게 할 수 있다. 다음은 혈액 중 COHb의 농도에 따른 인체의 증상을 나타낸 것이다.

COHb(%)	증 상
10	가벼운 두통
20	두통
30	판단장애, 오심, 어지러움, 시력장애
40	구토, 혼돈, 실신
50	혼수, 경련
60	호흡부전, 영구뇌손상
70	사망

정답 : 9. ⑤ 10. ④ 11. ③ 12. ② 13. ④ 14. ③ 15. ③ 16. ④

17. 혈중의 COHb 포화도가 몇 %일 때 경련, 가사를 일으키는가?

① 10% 미만 ② 20~30%
③ 30~40% ④ 50~60%
⑤ 70% 이상

18. 일산화탄소 중독시 혈중의 COHb가 얼마일 때 구토 증상이 발생되는가?

① 5~10% ② 10~20%
③ 30~40% ④ 50~60%
⑤ 80~100%

19. 일산화탄소에 대한 설명으로 옳지 않은 것은?

① 무색, 무취의 가스이다.
② 자극성이 없다.
③ 헤모글로빈에 대한 친화력이 산소보다 약하다.
④ 연소 초기와 말미에 많이 발생한다.
⑤ 체내 흡입시 무산소증을 초래한다.

| 풀 | 이 |

CO 가스는 연소 초기와 말미에 많이 발생되며, 작열시는 연소 초기의 1/4로 감소한다. 또한 무색, 무취이고 자극성이 없으며, 체내로 흡인되면 헤모글로빈(Hb)과의 친화력이 산소에 비해 약 200~300배 강한 것으로 알려져 있다.

20. 연탄에서 일산화탄소가 가장 많이 발생되는 시기는?

① 타기 시작할 때와 꺼질 때
② 화력이 강할 때
③ 고기압 상태일 때
④ 저기압이지만 화력이 강할 때
⑤ 산소 공급이 많을 때

21. 불완전 연소시에 발생하는 CO 가스를 저감시길 수 있는 가장 좋은 방법은?

① 질소가스 공급 ② 이산화탄소 공급
③ 신선한 공기 공급 ④ 소금 살포
⑤ 공기 차단

22. 일산화탄소 중독의 후유증으로 옳지 않은 것은?

① 뇌 장애 ② 소화기능 장애
③ 신경 장애 ④ 시야 협소
⑤ 지각기능 장애

| 풀 | 이 |

일산화탄소의 중독은 뇌조직과 신경 계통에 가장 많은 피해를 주고, 청력과 시력이 급격이 저하되며, 운동 신경과 근육 마비 등의 후유증이 나타난다.

23. 일산화탄소의 중독현상은?

① 헤모글로빈의 파괴현상
② 조직세포의 파괴현상
③ 폐포의 기능 방해현상
④ 조직세포 내 산소부족현상
⑤ 호흡 방해현상

| 풀 | 이 |

HbO_2의 형성을 방해하여 혈중의 O_2 농도를 저하시켜 조직세포에 공급할 O_2의 부족을 초래함으로써 무산소증(Anoxia)을 초래한다.

24. 일산화탄소에 대한 설명으로 옳은 것은?

가. 무색, 무취, 자극성 기체이다
나. 헤모글로빈과의 결합능력이 산소에 비해 약 200~300배 강하다.
다. 독성이 없고 안전하다.
라. 연소 초기에 많이 발생한다.

① 가, 나, 다 ② 가, 다
③ 나, 라 ④ 라
⑤ 가, 나, 다, 라

정답 : 17. ④ 18. ③ 19. ③ 20. ① 21. ③ 22. ② 23. ④ 24. ③

25. 실내공기 중 이산화탄소의 8시간 기준 허용한계는?

① 500 ppm
② 1000 ppm
③ 1000 ppm
④ 1500 ppm
⑤ 2000 ppm

| 풀 | 이 |

실내공기의 일반적인 오염지표는 CO_2를 사용하는데, 허용한계치에 대해 Pettenkoffer는 0.07%, Fugge는 0.1%, Pietchel은 0.15%를 주장한 바 있으나, 일반적으로 0.1%(1000 ppm)를 기준으로 한다.

26. 실내에서 1~2시간에 생명에 위험을 줄 수 있는 CO의 농도(ppm)는?

① 10 ② 50
③ 100 ④ 500
⑤ 1000

27. 공기 중 CO_2가 얼마 이상이면 호흡곤란이 초래되는가?

① 0.3% ② 1%
③ 1.5% ④ 3%
⑤ 7%

| 풀 | 이 |

성인은 흡기 중에 4%의 CO_2를 배출하는데, 1시간에 약 20ℓ 를 배출하고, 근로에 의한 신진대사가 항진되면 1.5～2배까지 도달하기도 한다. 폐포 내의 CO_2 농도는 5～6%이므로 그 이하에서는 분압에 의하여 CO_2의 호흡이 이루어지지만 7% 이상이 되면 호흡이 곤란해지고, 10% 이상에서는 질식하게 된다.

28. 공기 중의 산소농도가 몇 % 이하일 때 질식사할 수 있는가?

① 0.3% ② 1%
③ 1.5% ④ 7%
⑤ 10%

| 풀 | 이 |

공기 중 산소량이 10% 이하이거나, CO_2가 7% 이상이면 호흡이 곤란해지고, 산소량이 7% 이하이거나 CO_2가 10% 이상이 되면 질식사한다.

29. 공기 중의 O_2가 얼마 이하이면 호흡곤란이 초래되는가?

① 19% ② 17%
③ 15% ④ 10%
⑤ 7%

30. 호기(呼氣)중의 O_2와 CO_2의 농도(%)는?

① 17%, 0.03% ② 19%, 0.4%
③ 17%, 4.0% ④ 10%, 7.0%
⑤ 7%, 10%

31. CO 중독사건이 발생했을 때 고압산소요법이 중요한 이유는?

① O_2 공급으로 CO_2량의 감소
② O_2 공급으로 Hb량의 감소
③ O_2 공급으로 CO_2량의 증가
④ O_2 공급으로 COHb의 가역반응 촉진
⑤ O_2 공급으로 Hb량의 증가

32. 잠함병의 원인이 되는 물질은?

① 일산화탄소 ② 이산화탄소
③ 오존 ④ 질소
⑤ 산소

| 풀 | 이 |

잠함병이란 이상 고압환경에서의 작업으로 질소성분이 체조직, 특히 지방질에 들어가 질소기포가 형성되어 체외로 배출되지 않음으로써 오는 질환을 의미하며, 감압병이라고도 한다.

33. 잠함병의 직접적인 원인은?

① 혈중의 CO 농도 증가
② 혈중의 CO_2 농도 증가
③ 체액 및 지방조직의 CO_2 증가
④ 체액 및 지방조직의 O_2 부족
⑤ 체액 및 지방조직의 N_2 증가

정답 : 25. ② 26. ⑤ 27. ⑤ 28. ④ 29. ④ 30. ③ 31. ④ 32. ④ 33. ⑤

34. 잠함병에 관한 설명으로 옳지 않은 것은?

① 고압환경에서 작업하는 사람에게 잘 발생한다.
② 반신불수, 관절통, 마비증상이 있을 수 있다.
③ 체액 및 지방조직에서 질소 기포의 증가가 원인이다.
④ 고압환경에서 급감압시에 잘 발생한다.
⑤ 고지 거주자나 고산 등산시에 잘 발생한다.

35. 잠함병 증상과 관계가 가장 적은 것은?

① 관절통 ② 피부소양감
③ 사지관절통 ④ 마비증상
⑤ 폐출혈

36. 이상저기압 현상과 거리가 먼 것은?

① 고산병 ② 두통·혼수
③ 감압병 ④ 레이노드현상
⑤ 저산소증

| 풀 | 이 |

레이노드현상은 진동이 있는 환경에서 작업하는 사람에게 발생할 수 있는 직업병이다.

•상수

1. 지하수와 비교했을 때 지표수의 특징으로 옳지 않은 것은?

① 미생물과 세균번식이 활발하다.
② 부유성 유기물의 함량이 낮다.
③ 경도가 낮다.
④ 수온, 탁도의 변화가 심하다.
⑤ 용존 산소를 많이 함유하고 있다.

2. 지표수보다 지하수에서 높은 함유량을 나타내는 것은?

① 탁도 ② 색도
③ 경도 ④ 일반세균수
⑤ 대장균수

3. 지표수의 자정작용으로 옳지 않은 것은?

① 산화작용
② 침전작용
③ 태양광선에 의한 살균작용
④ 생물에 의한 식균작용
⑤ 여과작용

| 풀 | 이 |

여과작용은 물의 정수처리과정에 해당된다.

4. 음료수의 구비조건으로 옳은 것은?

가. 일반세균수는 검출되지 않을 것 나. 대장균수는 100 mL중 검출되지 않을 것 다. 알카리성이어야 할 것 라. 수원이 위생적이어야 할 것

① 가, 나, 다 ② 가, 다
③ 나, 라 ④ 라
⑤ 가, 나, 다, 라

5. 물속에 존재하는 오염물질 1 ppm과 같은 농도 단위는?

① ㎍/ l ② g/ l
③ mg/m³ ④ mg/ l
⑤ mg/ton

| 풀 | 이 |

1 ppm(parts per million)은 100만분의 1을 의미한다.

6. 수돗물의 수질기준항목이 아닌 것은?

① 칼슘 ② 카드뮴
③ 색도 ④ 증발잔류물
⑤ 암모니아성 질소

7. 먹는 물의 수질기준항목이 아닌 것은?

① 대장균 ② 병원균
③ 일반세균 ④ 염소이온
⑤ 과망간산칼륨 소비량

정답 : 34. ⑤ 35. ⑤ 36. ④ 1. ② 2. ③ 3. ⑤ 4. ③ 5. ④ 6. ① 7. ②

8. 상수의 수질검사에서 과망간산칼륨 소비량으로 추정할 수 있는 것은?

① 유기물 종류 ② 미생물 오염
③ 용존산소량 ④ 유기물 오염
⑤ 물의 경도

| 풀 | 이 |

과망간산칼륨($KMnO_4$) 소비량은 수중의 유기물을 양적으로 추정하는 지표이다. 과망간산칼륨을 황산과 함께 검수에 넣어서 가열하면 수중의 유기물이 산화되는데 이때 유기물량에 따라 과망간산칼륨의 소비량이 다르게 된다. 따라서 과망간산칼륨 소비량으로부터 수중의 유기물 양을 추정할 수 있다.

9. 상수의 미생물학적 오염지표는?

① 경도 ② 탁도
③ 색도 ④ 대장균군수
⑤ 증발잔류물량

10. 상수의 수질판정기준으로 대장균 검사를 하는 가장 중요한 이유는?

① 부패의 원인균이기 때문에
② 발병의 원인균이기 때문에
③ 병독력이 강한 균이기 때문에
④ 가스발생으로 수질을 변화시키기 때문에
⑤ 병원성 세균의 혼입을 시사하기 때문에

| 풀 | 이 |

대장균군은 인체장관의 상재균이다. 대장균의 존재여부로 병원성 미생물의 존재 가능성을 추정할 수 있다.

11. 대장균을 상수의 수질판정기준으로 사용하는 이유로 옳지 <u>않은</u> 것은?

① 병원성이 크기 때문
② 병원균의 오염을 추정할 수 있기 때문
③ 검출방법이 간편하기 때문
④ 분변오염을 추측할 수 있기 때문
⑤ 검출이 정확하기 때문

| 풀 | 이 |

대장균이 수질오염의 지표로 중요하게 고려되는 이유는 대장균의 검출로부터 병원성 미생물의 오염이나 분변오염을 추측할 수 있으며, 검출 방법이 간편하고 정확하기 때문이다.

12. 상수의 수질기준 평가시 대장균과 일반세균의 기준 검수량은 각각 얼마인가?

① 100 mL, 10 mL ② 100 mL, 1 mL
③ 모두 100 mL ④ 모두 10 mL
⑤ 모두 1 mL

13. 상수의 수질검사에서 대장균 검사의 순서는?

① 추정시험-확정시험-완전시험
② 추정시험-완전시험-확정시험
③ 확정시험-추정시험-완전시험
④ 완전시험-추정시험-확정시험
⑤ 완전시험-확정시험-추정시험

14. 대장균 지수(Coli Index)가 의미하는 것은?

① 대장균을 검출한 최소 검수량
② 검수 50 mL중 대장균수
③ 검수 100 mL중 대장균수
④ 대장균을 검출한 최소검수량의 역수
⑤ 대장균과 일반세균의 비율

| 풀 | 이 |

상수의 수질검사항목 중 대장균의 수질검사기준은 일반적으로 검수 100 mL 당 대장균군수, 즉 최확수(MPN)가 사용되며, 대장균지수(Coli Index)는 대장균을 검출한 최소 검수량의 역수(逆數)를 의미한다.

정답 : 8. ④ 9. ④ 10. ⑤ 11. ① 12. ② 13. ① 14. ④

15. 상수의 수질검사항목에서 암모니아성 질소의 검출의미는?

① 병원균 오염이 발생했다.
② 중금속물질 오염이 발생했다.
③ 유기물 오염이 발생하지 않았다.
④ 유기물 오염이 발생한지 얼마되지 않았다.
⑤ 분변오염이 발생한지 오래되었다.

| 풀 | 이 |

상수에서 암모니아성 질소(NH_4^+-N)가 검출되었다는 것은 유기물질에 의한 오염이 얼마되지 않았다는 것을 의미하며 특히, 사람 또는 동물배설물의 분변오염을 의심할 수 있다. 질소화합물의 5단계 분해과정은 단백질 → 아미노산 → 암모니아성 질소 ↔ 아질산성 질소 ↔ 질산성 질소의 순서로 이루어진다.

16. 수돗물의 수질판정기준상 가장 미량으로 규제되는 유해무기물질은?

① 비소 ② 납
③ 시안 ④ 카드뮴
⑤ 수은

| 풀 | 이 |

2002년 7월 1일에 시행된 수돗물의 수질판정기준(55개 항목)은 다음과 같다.

(1) 미생물(4개 항목)
- 일반세균수 : 1 mL중 100CFU를 넘지 아니할 것
- 총대장균군 : 100 mL중 검출되지 아니할 것
- 분원성대장균군 : 100 mL중 검출되지 아니할 것
- 대장균 : 100 mL중 검출되지 아니할 것

(2) 건강상 유해한 무기물질(11개 항목)
- 납 : 0.05 mg/ℓ 이하
- 불소 : 1.5 mg/ℓ 이하
- 비소 : 0.05 mg/ℓ 이하
- 세레늄 : 0.01 mg/ℓ 이하
- 수은 : 0.001 mg/ℓ 이하
- 시안 : 0.01 mg/ℓ 이하
- 6가크롬 : 0.05 mg/ℓ 이하
- 암모니아성 질소(NH_4^+-N) : 0.5 mg/ℓ 이하
- 질산성 질소(NO_3^--N) : 10 mg/ℓ 이하
- 카드뮴 : 0.005 mg/ℓ 이하
- 보론 : 0.3 mg/ℓ 이하

(3) 건강상 유해한 유기물질(24개 항목)

① 휘발성유기물질
- 페놀 : 0.005 mg/ℓ 이하
- 1,1,1-트리클로로에탄 : 0.1 mg/ℓ 이하
- 테트라클로로에틸렌 : 0.01 mg/ℓ 이하
- 트리클로로에틸렌 : 0.03 mg/ℓ 이하
- 디클로로메탄 : 0.02 mg/ℓ 이하
- 벤젠 : 0.01 mg/ℓ 이하
- 톨루엔 : 0.7 mg/ℓ 이하
- 에틸벤젠 : 0.3 mg/ℓ 이하
- 크실렌 : 0.5 mg/ℓ 이하
- 사염화탄소 : 0.002 mg/ℓ 이하
- 1,1디클로로에틸렌 : 0.03 mg/ℓ 이하

② 농약
- 다이아지논 : 0.02 mg/ℓ 이하
- 파라티온 : 0.06 mg/ℓ 이하
- 페니트로티온 : 0.04 mg/ℓ 이하
- 카바릴 : 0.07 mg/ℓ 이하
- 1,2-디브로모-3-클로로프로판 : 0.003 mg/ℓ 이하

③ 소독부산물
- 유리잔류염소 : 4.0 mg/ℓ 이하
- 총트리할로메탄 : 0.1 mg/ℓ 이하
- 클로로포름 : 0.08 mg/ℓ 이하
- 클로랄하이드레이트 : 0.03 mg/ℓ 이하
- 디브로모아세토니트릴 : 0.1 mg/ℓ 이하
- 디클로로아세토니트릴 : 0.09 mg/ℓ 이하
- 트리클로로아세토니트릴 : 0.004 mg/ℓ 이하
- 할로아세틱에시드 : 0.1 mg/ℓ 이하

(4) 심미적 영향물질(16개 항목)
- 경도 : 300 mg/ℓ 이하
- 과망간산칼륨소비량 : 10 mg/ℓ 이하
- 냄새(소독외의 냄새) : 무취
- 맛(소독외의 맛) : 무미
- 색도 : 5도 이하
- 탁도 : 0.5 NTU 이하
- 수소이온농도(pH) : 5.8~8.5
- 동 : 1 mg/ℓ 이하
- 세제 : 0.5 mg/ℓ 이하
- 아연 : 1 mg/ℓ 이하
- 염소 이온 : 250 mg/ℓ 이하
- 증발잔유물 : 500 mg/ℓ 이하
- 철 : 0.3 mg/ℓ 이하
- 망간 : 0.3 mg/ℓ 이하
- 황산이온 : 200 mg/ℓ 이하
- 알루미늄 : 0.2 mg/ℓ 이하

정답 : 15. ④ 16. ⑤

17. 음용수 판정기준상 일반세균수는 검수 1 mL중 몇 CFU 이하인가?

① 음성　② 10 이하
③ 50 이하　④ 100 이하
⑤ 200 이하

18. 수돗물의 수질기준이 <u>틀린</u> 것은?

① 탁도 0.5 NTU 이하
② pH 5.8~8.5
③ 증발잔유물 500 mg/l 이하
④ 과망간산칼륨 소비량 10 mg/l 이하
⑤ 총트리할로메탄 100 mg/l 이하

| 풀 | 이 |
총트리할로메탄의 수질기준은 0.1 mg/ℓ 이하이다.

19. 수돗물의 수질기준이 <u>틀린</u> 것은?

① 동, 아연 1 mg/l 이하
② 철, 망간 0.3 mg/l 이하
③ 6가크롬, 비소 0.05 mg/l 이하
④ 카드뮴 0.005 mg/l 이하
⑤ 페놀 0.01 mg/l 이하

| 풀 | 이 |
페놀은 휘발성유기물질로 수질기준은 0.005 mg/ℓ 이하이다.

20. 수돗물의 수질기준에 대한 내용이 <u>아닌</u> 것은?

① 미생물 – 대장균, 일반세균 등 검사
② 심미적 영향물질 – 색도, 탁도, pH, 맛, 냄새 등 검사
③ 유해성 유기물질 – 다이아지논, 페놀, 벤젠 등 검사
④ 병원성 미생물 – 병원성 세균검사, 수인성 질병 등 검사
⑤ 유해성 무기물질 – 납, 불소, 비소, 카드뮴 등 검사

21. 수인성 질병이 <u>아닌</u> 것은?

① 장티푸스　② 우식치
③ 콜레라　④ 소아마비
⑤ 이질

| 풀 | 이 |
우식치는 충치(썩은 이)를 의미하며, 반상치는 불소의 과다투입에 의해 초래된다.

22. Mills-Reinke 현상이 의미하는 것은?

① 하수처리　② 대기오염방지
③ 하천오염방지　④ 방사능처리
⑤ 상수여과효과

23. 수돗물에서 과망간산칼륨 소비량의 허용기준은?

① 0.1 mg/l　② 0.5 mg/l
③ 1.0 mg/l　④ 10 mg/l
⑤ 50 mg/l

24. 상수의 일반적인 정수과정은?

① 침전 – 여과 – 소독 – 급수
② 침전 – 폭기 – 소독 – 급수
③ 폭기 – 침전 – 소독 – 급수
④ 폭기 – 여과 – 소독 – 급수
⑤ 여과 – 침전 – 소독 – 급수

25. 상수의 정수과정으로 옳지 <u>않은</u> 것은?

① 침전법　② 여과법
③ 폭기법　④ 활성슬러지법
⑤ 소독법

| 풀 | 이 |
활성슬러지법은 생물학적 하수처리방법이다.

정답 : 17. ④　18. ⑤　19. ⑤　20. ④　21. ②　22. ⑤　23. ④　24. ①　25. ④

26. 정수과정 중 응집 및 침전의 효과로 볼 수 없는 것은?

① 세균 감소 ② 색도 감소
③ 부유물 감소 ④ 탁도 감소
⑤ 용존산소량 감소

27. 약품침전에서 사용하는 응집제가 아닌 것은?

① 황산알루미늄 ② 황산동
③ 황산제2철 ④ 황산제1철
⑤ 염화제2철

| 풀 | 이 |

황산동은 조류 제거를 위해 사용되는 약품이다.

28. 정수장의 침전지에서 약품처리의 가장 중요한 의미는?

① 부유물의 침전 촉진
② 세균 제거
③ 소독력의 상승
④ 유기물의 산화 촉진
⑤ 부유물의 응집 억제

| 풀 | 이 |

부유물의 응집을 촉진하여 침전을 빠르게 한다.

29. 상수의 여과효과로 옳지 않은 것은?

① 취기 감소
② 탁도 및 색도 감소
③ 세균 감소
④ 유기물 및 광물질 감소
⑤ 잔류염소량 감소

30. 정수과정에 대한 설명으로 연결이 옳지 않은 것은?

① 급속여과법－역류세척법
② 급속여과법－약품침전법
③ 완속여과법－사면대치법
④ 완속여과법－고가의 유지비
⑤ 급속여과법－저가의 건설비

| 풀 | 이 |

완속여과법은 보통침전과 사면대치 등을 통해 운전이 가능하기 때문에 유지비는 적게 소요되지만 넓은 면적을 필요로 하여 초기 시설투자비가 많이 소요된다.

31. 상수의 정수과정에서 여과막의 기능에 대한 설명으로 옳지 않은 것은?

① 잔류염소 제거 ② 부유생물 제거
③ 이끼류 제거 ④ 무기염류 제거
⑤ 세균 제거

| 풀 | 이 |

원수를 여과하면 부유물이 세사층 상부에 남게 되어 콜로이드(Colloid)상의 막이 형성되는데, 이를 생물막이라 한다. 이 막은 세균 등의 여과효과가 있어 여과막이라고도 하는데, 이 여과막이 너무 두꺼워져서 여과효과가 떨어지면 사면대치(완속여과)나 역류세척(급속여과)이 이루어져야 한다. 완속사여과지에서 여과속도는 일반적으로 3～6 m/day이고 1회 사용일수는 1～2개월이지만, 원수가 깨끗하면 6개월까지도 사용할 수 있다.

32. 급속사여과법에 대한 설명으로 옳지 않은 것은?

① 보통침전법의 적용
② 역류세척법의 적용
③ 50~200 m/day의 여과속도
④ 12시간～2일의 여과막 사용일수
⑤ 동결이 잘 되는 추운지역에 유용

| 풀 | 이 |

완속사여과법과 급속사여과법의 차이점

구 분	완속사여과법	급속사여과법
침전법	보통침전법	약품침전법
생물막 제거법	사면대치	역류세척
여과속도	3～6 m/day	50～200 m/day
1회 사용일수	1～2개월	12시간～3일
탁도·색도가 높을 때	-	좋다
이끼류 발생시	-	좋다
수면 동결시	-	좋다
면적	넓은 면적	좁은 면적
건설비	고비용	저비용
유지비	저비용	고비용
세균제거율	98～99%	95～98%

정답 : 26. ⑤ 27. ② 28. ① 29. ⑤ 30. ④ 31. ① 32. ①

33. 완속사여과법의 특징을 설명한 것은?

① 여과막의 제거는 역류세척에 의한다.
② 여과속도는 1일 평균 수심 약 3~6 m이다.
③ 수면이 동결되기 쉬운 장소에 적합하다.
④ 사용가능한 부지가 좁은 지역에 적합하다.
⑤ 여과막의 1회사용일수는 약 1~2일간이다.

34. 여과법의 정수처리과정에 대한 설명으로 옳지 않은 것은?

① 급속사여과법 – 역류세척법
② 완속사여과법 – 보통침전법
③ 완속사여과법 – 사면대치법
④ 완속사여과법 – 고비용의 유지비
⑤ 생물막 – 세균, 조류 등의 여과효과

35. 정수과정에서 폭기의 가장 중요한 의미는?

① 부유물의 응집 촉진
② 부유물의 부상 촉진
③ 미생물의 제거
④ pH의 중화
⑤ 물의 냄새 및 맛 제거

36. 상수의 정수과정에서 소독의 목적은?

① 세균발육 억제 ② 세균분비 독소 파괴
③ 모든 미생물 사멸 ④ 대장균군 사멸
⑤ 병원균 사멸

37. 음용수의 소독에 사용하는 염소의 특징으로 옳지 않은 것은?

① 강한 소독력 ② 강한 잔류효과
③ 간편한 조작 ④ 경제적
⑤ 무취, 무독성

| 풀 | 이 |

염소 소독의 장점은 ① 강한 소독력 ② 강한 잔류효과 ③ 조작이 간편하며 ④ 경제적이라는 것이다. 그러나 냄새, 독성, THM_s 발생 등의 단점이 있다.

38. 염소 소독에 의한 부산물로 발암성 물질인 것은?

① 아플라톡신 ② 벤조피렌
③ 트리할로메탄 ④ 나이트로사민
⑤ 차아염소산칼슘

39. 음용수 소독에 사용되지 않은 것은?

① 액화 염소 ② 표백분
③ 차아염소산나트륨 ④ 석탄산
⑤ 이산화염소

| 풀 | 이 |

석탄산은 방역용 소독제에 해당된다.

40. 수중의 세균이 감소하는 직접적인 이유로 볼 수 없는 것은?

① 영양원의 부족
② 높은 습도
③ 일광의 살균작용
④ 수온의 변화
⑤ 다른 생물과의 생존경쟁

41. 유리잔류염소 0.2 ppm으로 사멸되지 않은 것은?

① 장티푸스균
② 콜레라균
③ 이질균
④ 바이러스 및 포낭형 원충
⑤ 대장균

42. 음용수의 염소 소독에서 소독효과가 가장 큰 것은?

① $HOCl$ ② NH_2Cl
③ $NHCl_2$ ④ OCl^-
⑤ Cl^-

| 풀 | 이 |

염소(Cl_2)는 수중에서 가수분해 되어 $Cl_2 + H_2O \rightarrow HCl + HOCl$(차아염소산)으로 되고, 차아염소산은 다시 분해되어 $HOCl \leftrightarrow H^+ + OCl^-$로 된다. 수중의 OCl^-이나 HOCl 모두 살균력이 있으나, HOCl의 살균력이 더 강하다.

정답 : 33. ② 34. ④ 35. ⑤ 36. ⑤ 37. ⑤ 38. ③ 39. ④ 40. ② 41. ④ 42. ①

43. 상수의 염소 소독에서 잔류염소량는?

① 불연속점 이전의 염소주입량
② 수중의 염소요구량
③ 수중의 유기물 산화에 필요한 염소의 총량
④ 불연속점 이상의 염소량
⑤ 수중에 여분으로 주입하는 염소량

44. 수도전에 유리잔류염소가 필요한 이유로 옳지 않은 것은?

① 송수과정의 오염에 대비
② 급수과정의 오염에 대비
③ 상수원으로부터 도수과정의 오염에 대비
④ 사용과정의 오염에 대비
⑤ 급수과정의 오염에 대비

| 풀 | 이 |
수도전에 유리잔류염소는 0.2 ppm이 요구된다. 염소는 강한 산화력을 가지고 있기 때문에 유기물이나 기타 환원성 물질에 접촉하게 되면 살균력이 떨어지게 된다. 따라서 유리잔류염소는 송수, 배수, 급수 및 사용과정에서 오염될 수 있는 미생물의 살균작용에 유효하며, 도수과정에서는 소독을 실시하기 전의 원수이기 때문에 잔류염소가 필요하지 않게 된다.

45. 음료수의 염소 소독에서 요구되는 유리잔류염소의 최소농도는?

① 0.1 ppm ② 0.2 ppm
③ 2 ppm ④ 5 ppm
⑤ 10 ppm

46. 일시경수의 원인물질로만 구성된 것은?

① $Ca(HCO_3)_2$, CaSO
② $Ca(HCO_3)_2$, $MgSO_4$
③ $Ca(HCO_3)_2$, $Mg(HCO_3)_2$
④ $MgSO_4$, $CaSO_4$
⑤ $MgSO_4$, $Mg(HCO_3)_2$

47. 경도의 원인물질이 아닌 것은?

① 칼슘 ② 마그네슘
③ 염소 ④ 철
⑤ 망간

| 풀 | 이 |
경도의 원인물질은 칼슘, 마그네슘, 철, 망간, 동 등의 이온으로 보통 $Ca(HCO_3)_2$, $Mg(HCO_3)_2$, $CaSO_4$, $MgSO_4$와 같은 Ca, Mg의 탄산염, 황산염, 질산염이 함유된 물을 경수라고 한다.
일시경수는 $Ca(HCO_3)_2$, $Mg(HCO_3)_2$를 함유하는 물로 가열하면 물에 불용성인 $CaCO_3$, $Mg(OH)_2$가 생성되어 침전이 발생함으로써 연수화가 가능하다. $CaSO_4$, $MgSO_4$와 같은 황산염이 함유된 물은 끓여도 연수화가 되지 않기 때문에 영구경수라 한다.

48. 경수(硬水)에 많이 함유되어 있는 물질은?

① 암모니아, 불화물
② 칼슘, 마그네슘
③ 요오드, 이산화탄소
④ 질산염, 아질산염
⑤ 조류 세균

49. 수중의 철분 제거법으로 가장 좋은 방법은?

① 황산동 주입 ② 명반 주입
③ 지올라이트법 ④ 폭기법
⑤ 황산알루미늄 주입

| 풀 | 이 |
수중의 철이나 망간의 경우 폭기법에 의해 산소를 공급함으로서 수산제이철, 수산화망간 등의 불용성 침전물로 침전 또는 여과하여 제거할 수 있다.

50. 다음 중 상호관계가 적절하지 않은 것은?

① 유리잔류염소 – 0.2~4 ppm 유지
② 염소소독 – 병원성 미생물 및 THM의 제거
③ 약품침전법 – 황산알루미늄 주입
④ 생물막 – 세균 및 조류제거
⑤ 경수 – 칼슘과 마그네슘의 다량 함유

| 풀 | 이 |
염소 소독시에는 THM(Trihalomethane) 등의 염소 소독부산물이 생성되며 그 독성이 문제가 되고 있다.

정답 : 43. ④ 44. ③ 45. ② 46. ③ 47. ③ 48. ② 49. ④ 50. ②

51. 다음 중 서로 관계가 없는 것으로 연결된 것은?

① 황산동 – 조류 제거
② 결합잔류염소 – NH_2Cl, $NHCl_2$
③ 황산마그네슘 과다 – 설사
④ 불소 과다 – 반상치
⑤ 일시경수 – 황산칼슘, 황산마그네슘

| 풀 | 이 |
수중의 황산칼슘, 황산마그네슘은 영구경수의 원인물질이다.

52. 물의 냄새와 맛을 제거하는데 효과가 가장 큰 것은?

① 염소　② 클로르칼키
③ 활성탄　④ 황산동
⑤ 질산은

53. 수중에 불소가 부족한 물의 장기 음용시 발생가능성이 가장 큰 질병은?

① 반상치　② 수도열
③ 청색증　④ 우식치
⑤ 수도열

54. 수인성 전염병이 아닌 것은?

① 장티푸스　② 콜레라
③ 발진티푸스　④ A형 간염
⑤ 세균성이질

| 풀 | 이 |
발진티푸스는 해충(이)에 의해 전파되는 전염병이다.

55. 수인성 전염병의 특징으로 옳지 않은 것은?

① 발병률과 치명률이 모두 높다.
② 환자가 단시일내에 폭발적으로 발생한다.
③ 2차 환자 발생률이 낮다.
④ 유행지역과 식수사용지역이 일치한다.
⑤ 식수에서 동일한 병원체가 검출된다.

56. 우유계 전염병의 특징으로 옳지 않은 것은?

① 음용지역과 유행지역이 일치한다.
② 환자발생이 폭발적이다.
③ 치명률이 수인성 전염병보다 낮다.
④ 잠복기가 비교적 짧다.
⑤ 발병률이 높다.

57. 우리나라 먹는 물의 수질검사 항목 중 정수장의 일일 검사 항목이 아닌 것은?

① 색도 및 맛　② 탁도 및 냄새
③ 수소이온농도　④ 유리잔류염소
⑤ 총대장균군

| 풀 | 이 |
총대장균군은 주간검사 항목이다.

58. 우리나라 수돗물의 수질검사 항목 중 주간검사 항목이 아닌 것은?

① 총대장균군 및 일반세균
② 암모니아성 질소 및 질산성 질소
③ 과망간산칼륨 소비량
④ 유리잔류염소
⑤ 증발잔유물

| 풀 | 이 |
유리잔류염소는 매일 검사하는 수질기준 항목이다.

59. 수영장 오염으로 인해 발생할 수 있는 질병이 아닌 것은?

① 사상충증　② 장티푸스
③ 결막염　④ 중이염
⑤ 피부병

| 풀 | 이 |
사상충증은 모기가 매개하는 기생충병으로 수영장의 오염과는 무관하다.

정답 : 51. ⑤ 52. ③ 53. ④ 54. ③ 55. ① 56. ③ 57. ⑤ 58. ④ 59. ①

60. A급 수영장의 대장균 최확수(MPN)는?

① 10 이하 ② 50 이하
③ 100 이하 ④ 500 이하
⑤ 1000 이하

| 풀 | 이 |

A급 수영장은 MPN 값이 50 이하, B급은 500 이하, C급은 1,000 이하이고, D급은 1000 이상으로서 불합격 기준이 된다.

61. 수영장에서 물 1 mL중 일반세균수의 허용한계는?

① 10 CFU 이하 ② 50 CFU 이하
③ 100 CFU 이하 ④ 200 CFU 이하
⑤ 1000 CFU 이하

62. 수영장의 유리잔류염소량 기준은?

① 0.2 ppm ② 0.4 ppm
③ 0.6 ppm ④ 2 ppm
⑤ 4 ppm

63. 수영장의 수질등급 결정에 이용되는 것은?

① 냄새 ② 탁도
③ 대장균군수 ④ 물의 온도
⑤ 물의 성분

64. 수영장의 가장 적당한 수온은?

① 14℃ ② 16℃
③ 18℃ ④ 22℃
⑤ 36.5℃

65. 목욕탕의 오염과 관련이 없는 질병은?

① 질트리코모나스 ② 트라코마
③ 성병 ④ 피부병
⑤ 당뇨병

66. 목욕탕 원수의 가장 적당한 수온은?

① 18℃ ② 22℃
③ 30℃ ④ 36.5℃
⑤ 42℃

•하수

1. 하수운반시설에서 분류식 처리시설에 비해 합류식 처리시설의 가장 큰 문제점은?

① 시설비가 많이 소요된다.
② 수리, 검사 등 관리가 불편하다.
③ 악취발생, 하수범람이 일어난다.
④ 하수의 희석이 이루어지지 않는다.
⑤ 자연청소가 이루어지지 않는다.

| 풀 | 이 |

합류식의 장점은 ① 시설비가 적게 들고 ② 우기에는 하수관의 자연청소가 되며 ③ 하수관이 크기 때문에 수리, 검사, 청소 등을 쉽게 할 수 있다는 것이다. 그러나 ① 우기에 처리능력을 초과할 경우 범람의 우려가 있고 ② 빗물을 별도로 이용할 수 없으며 ③ 악취가 발생하는 등의 문제점이 있다.

2. 하수의 본 처리에 해당되는 것은?

① 침사조에 의한 처리
② 제진망에 의한 처리
③ 침전에 의한 처리
④ 미생물에 의한 호기성 처리
⑤ 화학약품에 의한 처리

3. 생물학적인 하수처리법의 원리는?

① 용해성의 무기물을 유기물로 바꿔 침전시킨다.
② 부유물을 공기부상법으로 제거한다.
③ 용해성의 유기물을 미생물로 바꾸어 침전시킨다.
④ 불용성의 부유물을 중력으로 침전시킨다.
⑤ 불용성의 유기물을 미생물로 바꾸어 부상법으로 제거한다.

정답 : 60. ② 61. ④ 62. ② 63. ③ 64. ④ 65. ⑤ 66. ⑤ 1. ③ 2. ④ 3. ③

4. 하수처리의 2대 방법은?

① 활성슬러지법, 임호프조법
② 활성슬러지법, 살수여과법
③ 활성슬러지법, 부패조법
④ 살수여상법, 산화지법
⑤ 임호프조법, 부패조법

5. 하수처리에서 예비처리인 것은?

① 침전처리 ② 활성슬러지처리
③ 살수여과처리 ④ 혐기성분해처리
⑤ 슬러지처리

6. 생물학적 하수처리에서 호기성 처리법이 아닌 것은?

① 활성슬러지법 ② 살수여과법
③ 임호프탱크법 ④ 산화지법
⑤ 접촉여상법

| 풀 | 이 |

하수의 호기성 분해 처리법은 살수여과법(Tricking Filter)과 활성슬러지법(Activated Sludge Process)이 대표적인 방법이다. 이외에 접촉여상법(Contact Bed), 관계법(Irrigation Field), 산화지법(Oxidation Pond) 등이 있으며, 임호프탱크(Imhoff Tank)법은 혐기성 처리방법에 해당된다.

7. 하수의 생물학적 처리법이 아닌 것은?

① 활성슬러지법 ② 살수여상법
③ 부패조 ④ 응집침전법
⑤ 산화지법

| 풀 | 이 |

응집침전법은 하수의 물리적 처리법에 해당된다.

8. 생물학적 하수처리 중 호기성 처리법은 ?

가. 소화법	나. 부패조
다. 임호프탱크	라. 활성슬러지법

① 가, 나, 다 ② 가, 다
③ 나, 라 ④ 라
⑤ 가, 나, 다, 라

9. 최근 가장 많이 사용되고 있는 도시하수처리법은?

① 접촉여상법 ② 활성슬러지법
③ 살수여과법 ④ 임호프탱크법
⑤ 산화지법

10. 활성슬러지법과 살수여과법의 비교 설명으로 옳지 않은 것은?

① 활성슬러지법은 시설의 설치면적이 작아도 가능하다.
② 활성슬러지법은 조작에 고도의 숙련이 필요하다.
③ 활성슬러지법은 해충이 많이 발생한다.
④ 살수여과법은 높은 수압이 필요하다.
⑤ 살수여과법은 하수량의 변화에 쉽게 적응할 수 있다.

| 풀 | 이 |

최근의 도시하수처리는 활성슬러지법이 가장 많이 이용되고 있으며, 살수여과법은 주로 산업폐수처리나 분뇨의 소화처리 후 탈리액(脫離液)의 처리에 이용되고 있다. 이들 하수처리방법의 장·단점은 다음과 같다.

① 활성슬러지법 : 살수여과법에 비해 경제적이며, 처리면적이 작아도 가능하지만 기계조작이 어렵고, 고도의 숙련이 필요하다.
① 살수여과법 : 수량이 갑자기 변화해도 조치가 가능하지만 파리나 악취 발생이 심하고, 높은 수압이 필요하다.

11. 하수처리에서 활성슬러지법은 무엇을 이용한 것인가?

① 부패작용 ② 산화작용
③ 침전작용 ④ 희석작용
⑤ 여과작용

12. 살수여과법에서 여상(Media)에 형성된 생물막의 세균은 어떤 상태인가?

① 표면은 호기성 세균, 저부는 혐기성 세균
② 표면과 저부 모두 호기성 세균
③ 표면과 저부 모두 혐기성 세균
④ 표면은 호기성 세균, 저부는 무균상태
⑤ 표면과 저부 모두 통기성 세균

정답 : 4. ② 5. ① 6. ③ 7. ④ 8. ④ 9. ② 10. ③ 11. ② 12. ①

13. 하수를 호기성 처리했을 때 주로 발생하는 가스성분은?

① CO ② CO_2
③ SO_2 ④ CH_4
⑤ NH_3

14. 탄소계 오염물질이 다량 함유된 하수를 혐기성 처리할 때 주로 발생하는 가스성분은?

① 일산화탄소 ② 암모니아가스
③ 메탄가스 ④ 황화수소
⑤ 수소가스

| 풀 | 이 |

혐기성 분해는 무산소 상태에서 혐기성 균이 증식함으로써 탄소계 물질이 분해되어 메탄, 유기산이 생성되고, 단백질 등 질소계 물질은 분해되어 암모니아, 아미노산, amide 등이 생성된다. 황화물은 분해되어 황화수소, 메르캅탄(Mercaptan) 등의 화합물이 생성된다.

15. 단백질 계통의 오염물질에 심하게 오염된 하수를 혐기성 처리했을 때 주로 발생하는 가스성분은?

① 메탄 ② 이산화탄소
③ 암모니아 ④ 황화수소
⑤ 일산화탄소

16. 임호프탱크에서 일어나는 하수정화작용은?

① 고체와 액체의 분리 및 산화작용
② 고체와 액체의 분리 및 부패작용
③ 액체의 산화작용, 고체의 부패작용
④ 고체의 산화작용, 액체의 부패작용
⑤ 액체와 고체의 부패작용

| 풀 | 이 |

Imhoff Tank는 1907년 독일의 Karl Imhoff가 고안한 것으로 부패조의 단점을 보완하여 침전실과 슬러지 소화실로 나누어 처리되도록 한 장치이다. 장치의 가스 출구에는 검은 거품이 생기고 불쾌한 냄새가 나는데, 이것은 액체와 고체의 분리작용과 부패작용이 일어나고 있음을 의미한다.

17. 하수도의 복개로 예상되는 가장 큰 문제점은?

① 조류 증가 ② pH 증가
③ 메탄가스 증가 ④ 대장균 증가
⑤ 이산화탄소 증가

18. 부패조에 대한 설명으로 옳지 않은 것은?

① 호기성균에 의한 처리
② 메탄가스의 발생
③ 부사의 형성
④ 무산소 상태로 처리
⑤ 소규모 처리장에서 활용

| 풀 | 이 |

혐기성 처리법은 부패조(Septic Tank)와 Imhoff Tank법이 있다. 부패조는 단순한 탱크로서 하수의 부유물인 부사(Scum)를 형성, 무산소 상태로 만들어 혐기성균의 분해작용을 촉진시켜 처리하는 방법이다. 부사를 뚫고 올라온 가스 때문에 냄새가 나는 것이 단점이며, 주로 소규모 처리장에 사용된다.

19. 생화학적 산소요구량(BOD)을 가장 잘 표현한 것은?

① 수중의 용존 산소량
② 수중생물의 서식에 필요한 산소량
③ 수중의 유기물을 산화하는데 소비되는 산소량
④ 수중에 용존되는 대기 중의 산소 손실량
⑤ 20℃에서 5일간 수중에 용존되는 산소량

| 풀 | 이 |

생화학적 산소요구량(Biochemical Oxygen Demand)은 하수중의 유기물이 미생물에 의해 산화되어 무기물과 가스로 되는데 필요한 용존산소의 소모량을 정량화한 것으로, 20℃에서 5일간 방치하여 전후 용존산소량으로부터 측정할 수 있다. 이것은 하수와 공공수역의 오염도를 반영하는 중요한 수질오염지표로써, BOD가 높다는 것은 분해 가능한 유기물이 많이 함유되어 하수의 오염도가 높다는 것을 의미한다.

20. 하수의 생화학적 산소요구량(BOD)은 무엇에 의해 결정되는가?

① 탁도 ② 유기물
③ 수소이온농도 ④ 경도
⑤ 유리잔류염소

정답 : 13. ② 14. ③ 15. ③ 16. ② 17. ③ 18. ① 19. ③ 20. ②

21. 하수 중의 생화학적 산소요구량(BOD)을 정량할 때 기준온도와 측정기간은?

① 5℃에서 24시간
② 5℃에서 5일간
③ 20℃에서 3일간
④ 20℃에서 5일간
⑤ 20℃에서 7일간

•폐기물 및 분뇨처리

1. 쓰레기 처리법이 아닌 것은?

① 퇴비화법 ② 소각법
③ 고속퇴비화법 ④ 활성슬러지법
⑤ 위생매립법

| 풀 | 이 |
활성슬러지법은 생물학적 하수처리방법에 해당된다.

2. 도시 쓰레기의 가장 위생적인 처리법은?

① 매립법 ② 소각처리법
③ 비료화법 ④ 해양투기법
⑤ 육상투기법

3. 전염병 관리상 병원 쓰레기의 가장 안전한 처리법은?

① 소각법 ② 매립법
③ 해양투기법 ④ 퇴비화법
⑤ 소화처리법

4. 쓰레기를 위생매립할 때 최종복토의 높이는?

① 10~30 cm ② 30~60 cm
③ 60~100 cm ④ 100~150 cm
⑤ 200 cm 이상

5. 쓰레기의 비위생적 매립이 국민보건에 미치는 직접적인 영향으로 볼 수 없는 것은?

① 토양 오염 ② 해충 발생
③ 악취 발생 ④ 지하수 오염
⑤ 전염병 발생

6. 환경위생상 쓰레기 소각처리법의 가장 큰 문제점은?

① 악취 ② 대기오염
③ 화재 ④ 전염병
⑤ 해충

7. 쓰레기 소각처리법에 대한 설명으로 옳지 않은 것은?

① 위생적인 처리가 가능하다.
② 남은 열의 회수가 가능하다.
③ 기상의 영향을 거의 받지 않는다.
④ 고비용의 건설비가 소요된다.
⑤ 넓은 부지가 소요된다.

| 풀 | 이 |
소각처리법의 경우 위생매립법에 비해 부지의 면적이 작아도 가능하다는 장점이 있다.

8. 쓰레기의 퇴비화 처리에서 발생되는 온도는?

① 10~20℃ ② 20~30℃
③ 30~40℃ ④ 40~50℃
⑤ 60~70℃

9. 분뇨와 같이 유기물이 다량 함유된 것을 처리하는 혐기성 방법은?

① 살수여과법 ② 활성슬러지법
③ 임호프탱크법 ④ 여과지법
⑤ 매립법

정답 : 21. ④ 1. ④ 2. ② 3. ① 4. ③ 5. ⑤ 6. ② 7. ⑤ 8. ⑤ 9. ③

10. 분뇨의 비위생적 처리로 발병 가능한 전염병이 <u>아닌</u> 것은?

① 회충　　② 장티푸스
③ 세균성이질　　④ 유구낭충
⑤ 폐흡충

11. 분뇨의 비위생적 처리로 감염될 수 있는 기생충이 <u>아닌</u> 것은?

① 요충　　② 편충
③ 사상충　　④ 회충
⑤ 구충

12. 분뇨정화조의 구조에 해당되지 <u>않은</u> 것은?

① 부패조　　② 여과조
③ 활성슬러지조　　④ 산화조
⑤ 소독조

13. 정화조의 구조상 처리순서가 바른 것은?

① 부패조–예비여과조–산화조–소독조
② 부패조–산화조–예비여과조–소독조
③ 예비여과조–부패조–산화조–소독조
④ 예비여과조–산화조–부패조–소독조
⑤ 산화조–예비여과조–부패조–소독조

14. 유기물의 부패과정에서 질소의 최종 산물은?

① 질산성 질소　　② 아질산성 질소
③ 암모니아성 질소　　④ 요소
⑤ 아미노산

15. 분뇨에서 악취발생의 원인이 되는 주요 가스성분은?

① CH_4과 NH_3　　② CO와 CO_2
③ NH_3와 H_2S　　④ CO_2와 NH_3
⑤ CH_4와 CO

| 풀 | 이 |

분뇨의 악취 성분은 주로 달걀 썩는 냄새를 가지는 H_2S, 자극취를 갖는 NH_3, 재래식 변소의 $(NH_4)_2S$ 등이다. 기타 악취 유발 물질에 대한 화학종의 경우 황과 질소를 함유하는 물질로서 메르캅탄류[CH_3SH, C_2H_5SH, $(CH_3)_2CHSH$], 설파이드류[$(CH_3)_2S$, $(CH_3)_2S_2$, $(C_3H_5)_2S$, $(C_3H_7)S$], 아민류[CH_3NH_3, $C_2HO_5NH_2$, $(CH_3)_2NH$, $(C_2H_5)_2NH$, $(CH_3)_2N$, $(C_2H_5)_3N$], 알데히드류[HCHO, CH_3CHO, C_2H_5CHO], 인돌류(CHON), 지방산류[HCOOH, CH_3COOH, C_2H_5COOH, C_3H_7COOH], 페놀류(C_6H_5OH), 알코올류[C_4H_9OH, $C_5H_{11}OH$] 등이다. 메탄가스(CH_4)는 유기물이 혐기성 분해될 때 발생하는 가연성 가스성분으로 냄새는 없다.

16. 분뇨의 기생충란 사멸에 필요한 부숙기간은 얼마 이상이 좋은가?

① 여름, 겨울 모두 1개월
② 여름, 겨울 모두 2개월
③ 여름, 겨울 모두 3개월
④ 여름 15일, 겨울 1개월
⑤ 여름 1개월, 겨울 3개월

•의복 및 주택보건

1. 주택의 보건학적 조건으로 옳지 <u>않은</u> 것은?

① 언덕의 중간에 위치할 것
② 남향 또는 동남향일 것
③ 쓰레기 매립이 이루어진 택지의 경우 10년 이상 경과된 택지일 것
④ 지하수위가 지표면에 근접할 것
⑤ 공장이나 산업장이 인근에 없을 것

| 풀 | 이 |

지하수위가 지표면에 근접할 경우 주택의 배수가 좋지 않게 된다.

2. 주택보건의 불량으로 발생할 수 있는 질병이 <u>아닌</u> 것은?

① 인플루엔자　　② 소화기질환
③ 피부질환　　④ 호흡기질환
⑤ 고혈압

정답 : 10. ⑤ 11. ③ 12. ③ 13. ① 14. ① 15. ③ 16. ⑤ 1. ④ 2. ⑤

3. 실내의 보건적 환경조건으로 옳지 않은 것은?

① 온도 18±2℃
② 습도 40~70%
③ 조도 50~100 Lux
④ 기류 1 m/sec
⑤ 실내외 온도차 5~7℃

4. 동일 면적과 동일 방향의 창문으로 채광 및 환기량을 높일 수 있는 조건은?

① 창의 폭이 넓을 것
② 창의 위치가 낮을 것
③ 창의 수가 많을 것
④ 창의 위치가 높을 것
⑤ 창이 좌우로 길 것

| 풀 | 이 |

주택에서 자연조명을 위해 고려되어야 할 사항은 다음과 같다.
① 창의 방향 : 거실 및 침실은 남향이 좋으며, 균일한 밝기를 요하는 작업실은 북향이 좋다
② 창의 면적 : 방바닥 면적의 1/7~1/5이 적당하며, 같은 면적에서는 창이 세로로 긴 것이 유리하다
③ 거실의 안쪽 길이 : 거실의 안쪽 길이는 창틀 윗부분 높이의 1.5배 이하인 것이 좋다.
④ 개각과 입사각 : 개각은 4~5도, 입사각은 28도 이상이 좋다.
이외에도 광량이 많으면 커튼이나 기타 차광물로 차광하는 것이 좋고, 채광량이 작은 방의 벽은 흰색으로 하는 것이 좋다. 흰색의 반사율은 70~80%, 회색 15~55%, 진한녹색은 10~20%이다.

5. 주택의 보건학적 조건으로 옳지 않은 것은?

① 일조시간은 최소한 4시간 이상이 적당하다.
② 정밀작업을 장시간 할 때는 북향창이 적당하다.
③ 채광량은 창문이 가로로 긴 것보다 세로로 긴 것이 크다.
④ 창문의 입사각은 25° 이하가 적당하다.
⑤ 환기 중성대는 천장 근처에 형성되어야 한다.

6. 채광 및 온열관리를 위해 거실의 창문면적은 실내 바닥면적의 몇 %로 하는 것이 적당한가?

① 80 ② 70
③ 50 ④ 30
⑤ 20

7. 여름철에 주택의 실내공간을 냉방하고자 할 때 실외와의 적당한 온도차이는?

① 5~7℃ ② 6~9℃
③ 7~10℃ ④ 10~15℃
⑤ 15~20℃

| 풀 | 이 |

여름철 실내의 냉방시 실외와의 온도 차이는 5~7℃가 가장 좋으며, 그 이상이 될 경우 냉방병에 걸리게 될 수 있다.

8. 실내의 자연채광효과를 높이는 조건으로 옳지 않은 것은?

① 창의 개각은 4~5° 이상
② 창의 입사각은 28° 이상
③ 창의 면적은 바닥면적의 50% 이상
④ 거실 안쪽길이는 창틀 상단높이의 1.5배 이내
⑤ 창은 남향에 위치할 것

9. 공부방의 광원은 조명효과 및 눈의 보호를 위해 어떤 위치에 있어야 하는가?

① 정면 ② 등 뒷면
③ 시선보다 낮은 곳 ④ 좌측상방
⑤ 우측상방

10. 눈의 보호를 위한 가장 좋은 조명방법은?

① 직접조명 ② 간접조명
③ 반간접조명 ④ 반직접조명
⑤ 측면조명

정답 : 3. ④ 4. ④ 5. ④ 6. ⑤ 7. ① 8. ③ 9. ④ 10. ②

11. 눈의 보호와 정서적 안정을 위해 가장 좋은 조명은?

① 붉은색 ② 푸른색
③ 형광색 ④ 주광색
⑤ 초록색

12. 자연조명의 특징으로 볼 수 없는 것은?

① 구루병의 예방 및 치료효과가 있다.
② 살균작용이 있다.
③ 피부건강에 도움이 된다.
④ 각기병의 예방에 도움이 된다.
⑤ 골대사 증진에 도움이 된다.

| 풀 | 이 |

자연적인 일광조명(채광)의 긍정적인 영향은 다음과 같다.
- 피부를 튼튼하게 한다.
- 장기기능의 증진으로 식욕을 증진시킨다.
- 적혈구수 및 헤모글로빈량의 증가로 산소흡수능력을 증가시킨다.
- 구루병의 예방 및 치료효력가 있다.
- 살균작용을 한다.

13. 사무실에 가장 적당한 조도는?

① 50 Lux ② 50~70 Lux
③ 80~120 Lux ④ 150 Lux
⑤ 200~300 Lux

14. 정밀작업이 요구되는 공간에서 가장 적당한 조도는?

① 80 Lux ② 100 Lux
③ 120 Lux ④ 150 Lux
⑤ 300 Lux 이상

15. 실내외 자연환기의 가장 큰 원동력은?

① 기압 ② 온도
③ 습도 ④ 기류
⑤ 풍력

16. 실내외의 온도차에 의해서 이루어지는 환기는?

① 풍력환기 ② 인공환기
③ 중력환기 ④ 배기환기
⑤ 중앙환기

| 풀 | 이 |

중력환기(Gravity Ventilation)란 실내외의 온도차가 공기의 밀도차를 형성하고, 밀도차는 압력차를 형성하여 기류의 이동이 발생하는 것을 의미한다. 실내에 들어오는 공기는 하부로, 나가는 공기는 상부로 이동하는데 그 중간에 압력이 0인 영역의 중성대(Neutral Zone)가 형성된다.

17. 실내의 자연환기가 잘 일어나려면 중성대가 어느 곳에 형성되는 것이 좋은가?

① 바닥 가까이 ② 천장 가까이
③ 바닥과 천장 중간에 ④ 좌측 벽면 가까이
⑤ 우측벽면 가까이

| 풀 | 이 |

환기량은 중성대가 천장 가까이 형성될 때 많게 된다. 방바닥 가까이에 형성되면 환기량은 작아져 심한 온도차를 형성하여 불쾌감과 호흡기질환을 초래할 수 있다.

18. 실내의 1인당 적당한 공기의 체적기준은?

① 2 m^3 ② 3 m^2
③ 4 m^2 ④ 5 m^3
⑤ 10 m^3

19. 천정의 높이가 2.5 m인 침실에서 가장 적당한 1인당 침실면적의 기준은?

① 2 m^3 ② 2.5 m^2
③ 4 m^2 ④ 5 m^3
⑤ 10 m^3

정답 : 11. ④ 12. ④ 13. ③ 14. ⑤ 15. ② 16. ③ 17. ② 18. ⑤ 19. ③

20. 중앙난방법으로 볼 수 없는 것은?

① 온수난방 ② 공기조절
③ 증기난방 ④ 실내난로 설치
⑤ 지역난방

| 풀 | 이 |

난방은 국소난방과 중앙난방법이 있다. 국소난방은 열원을 실내에 두는 방법으로 경제적이지만, 연료운반의 불편, 실내공기의 오염, 화재사고의 위험성이 크다. 반면에 중앙난방은 발열장치를 실외에 설치하여 열을 공급하는 방법으로 실내공기오염은 발생되지 않지만 시설비와 관리비가 많이 소요된다.
중앙난방법은 다음과 같이 나누어진다.
· 공기조절법(Carrier System)
· 온수난방법
· 증기난방법
· 지역난방법

21. 난방이 필요한 실내온도 기준은 몇 ℃ 이하인가?

① 0℃ ② 5℃
③ 7℃ ④ 10℃
⑤ 15℃

22. 실내온도가 몇 ℃ 이상일 때 냉방이 필요한가?

① 11℃ ② 15℃
③ 18℃ ④ 20℃
⑤ 26℃

23. 중앙냉방법에 해당되는 것은?

① Room cooler ② 선풍기
③ 환풍기 ④ Carrier system
⑤ Room air conditioner

| 풀 | 이 |

Carrier 식은 Willis H. Carrier (1911)가 고안한 것으로 실내온도와 습도의 조절은 적당한 온도의 분무수를 가지고 공기를 포화시켜 노점온도(露店溫度)를 조절하는 방식으로 이루어진다.

24. 실내온도를 측정하는 위치는 방바닥으로부터 몇 cm를 기준으로 하는가?

① 150 cm ② 100 cm
③ 45 cm ④ 20 cm
⑤ 10 cm

25. 의복의 방한력을 나타내는 단위는?

① REM ② CLO
③ BOD ④ MP
⑤ ABS

26. 함기성이 낮지만 열전도율이 가장 큰 것은?

① 동물털옷 ② 화학섬유옷
③ 모직류 ④ 마직류
⑤ 면직류

| 풀 | 이 |

의복의 열전도율은 피복의 함기성과 반비례하는데 Rubner에 의하면 열전도율은 동물털 6.1, 견직물 19.2, 마직 29.5라고 한다.

27. 함기량이 가장 큰 직물은?

① 모피 ② 모직
③ 면직 ④ 마직
⑤ 견직

| 풀 | 이 |

함기량은 모피 98%, 모직 90%, 무명 70~80%, 견직 60~70%, 마직 50%로서 함기량이 클수록 열전도율이 낮아 방한력은 커지게 된다.

28. 겨울철 의복의 구비조건으로 옳지 않은 것은?

① 함기량이 높을 것
② 열전도율이 낮을 것
③ 중량이 가벼울 것
④ 열차단력이 높을 것
⑤ 흡수성이 높을 것

| 풀 | 이 |

여름철에는 흡수성이 높고 함기량이 낮은 의복이 적당하다.

정답 : 20. ④ 21. ④ 22. ⑤ 23. ④ 24. ③ 25. ② 26. ④ 27. ① 28. ⑤

29. 보통 작업복의 방한력 CLO는?

① 1 CLO ② 2 CLO
③ 3 CLO ④ 4 CLO
⑤ 0 CLO

30. 방한력이 아주 좋은 방안복의 CLO는?

① 0.5 CLO ② 1 CLO
③ 2 CLO ④ 3 CLO
⑤ 4 CLO

| 풀 | 이 |

의복의 방한력 단위는 CLO가 사용되는데, 이는 열차단력 단위로서 신진대사에 의한 피부온도가 92℉(33℃)로 유지될 때의 의복 방한력을 1 CLO로 한다. 방한력이 가장 좋은 것은 4 CLO이며, 방한화 2.5 CLO, 방한장갑 2 CLO, 보통작업복 1 CLO이다.

31. 의복의 착용으로 체온조절이 가능한 기온은?

① 0~15℃ ② 5~20℃
③ 10~26℃ ④ 10~36℃
⑤ 10~40℃

| 풀 | 이 |

10℃ 이하에서는 난방, 26℃ 이상에서는 냉방이 필요하며, 10~26℃ 범위는 의복으로 조절이 가능한 온도이다.

32. 안정시 기습 50±10%, 기류 0.1 m/sec에서 가장 쾌적한 의복기후는?

① 18±2℃ ② 20±2℃
③ 32±1℃ ④ 36±1℃
⑤ 37± 1℃

33. 털옷과 모직이 따뜻한 이유를 가장 잘 설명한 것은?

① 열전도율이 크기 때문에
② 함기량이 커서 열전도율이 낮기 때문에
③ 방열성이 커서 보온성이 크기 때문에
④ 열흡수성이 커서 보온력이 크기 때문에
⑤ 환기량과 열전도율이 모두 크기 때문에

•구충구서

1. 구충, 구서의 일반적인 원칙이 아닌 것은?

① 발생원 및 서식처 제거
② 해충의 성충 구제
③ 광범위하게 동시에 구제
④ 대상 동물의 생태습성에 따라 구제
⑤ 발생 초기에 구제

| 풀 | 이 |

구충, 구서의 일반적인 원칙은 다음과 같다.
① 구제 대상 동물의 발생원 및 서식처를 제거하는 것이 가장 근본적이고, 최선의 방법이다.
② 구충 구서는 발생 초기에 실시한다.
③ 대상 동물의 생태 습성에 따라서 가장 적절한 방법으로 실시하여야 한다.
④ 구충, 구서는 광범위하게 동시에 실시하여야 한다.

2. 해충구제의 가장 근본적인 방법은?

① 생물학적 방법 ② 물리적 방법
③ 화학적 방법 ④ 기계적 방법
⑤ 환경적 방법

3. 한국산 가주성 파리 중 집에서 가장 많이 발생하는 것은?

① 집파리 ② 큰집파리
③ 공주집파리 ④ 금파리
⑤ 쉬파리

| 풀 | 이 |

인가에서 활동하는 파리는 가장 흔한 ① 집파리(Musca domestica)를 비롯하여 ② 큰집파리(Musca stabulans) ③ 공주집파리(Fannia canicularis) ④ 금파리(Lucilia caesar) ⑤ 쉬파리(Sarcophaga sp) ⑥ 쇠파리(Stomoxys calciterabs) 등이 있다.

정답 : 29. ① 30. ⑤ 31. ③ 32. ③ 33. ② 1. ② 2. ⑤ 3. ①

4. 파리가 전파하기 어려운 전염병은?

① 장티푸스 ② 콜레라
③ 세균성이질 ④ 백일해
⑤ 회충

| 풀 | 이 |

파리가 전파할 수 있는 전염병의 종류는 다음과 같다.
· 소화기계 : 장티푸스, 파라티푸스, 이질, 콜레라 등
· 호흡기계 : 결핵, 디프테리아, 백일해 등
· 기생충 : 회충, 편충, 요충 등
· 기타 : 소아마비, 화농균 등

5. 파리 구제의 가장 근본적인 방법은?

① 유충 구제 ② 성충 구제
③ 번데기 구제 ④ 주택가 살충제 분무
⑤ 유충과 성충의 서식처 제거

| 풀 | 이 |

파리의 구제와 관리방법
① 환경적 방법(서식처 및 발생원 제거) : 근본적인 방법으로 부엌이나 취사실의 청결, 화장실 · 쓰레기장 · 퇴비장의 관리, 그리고 하수구의 청결 등이 가장 기본적인 구제방법이다.
② 유충 구제는 발생초기에 구제할 때 효과가 크며, 살충제와 생석회 등이 사용된다.
③ 기계적 방법(이학적 방법) : 성충 구제법으로 파리통, 파리채, 끈끈이 테이프법 등이 있다.
④ 성충 구제에는 화학적 방법으로 속효성 살충제 분무법 등이 있다.

6. 집파리의 생활환에 대한 설명으로 옳지 않은 것은?

① 불완전 변태한다.
② 성충의 생존기간은 1~2개월이다.
③ 유충에서 번데기까지는 1주일 내지 1.5주이다.
④ 비위생적인 환경에서 잘 발생한다.
⑤ 습기가 있는 곳에 산란한다.

| 풀 | 이 |

집파리의 생활사는 다음과 같다.

알 → 유충 → 번데기 → 성충 → 산란
0.5~1일 7일~10일 5~10일 1~2일

7. 바퀴벌레가 전파할 수 있는 전염병은?

① 일본뇌염 ② 사상충증
③ 장티푸스 ④ 황열
⑤ 발진티푸스

| 풀 | 이 |

바퀴벌레가 전파할 수 있는 전염병은 다음과 같다.
· 소화기계 : 장티푸스, 이질, 콜레라, 파라티푸스 등
· 기생충 : 회충, 편충, 요충 등
· 식중독 : 살모넬라증, 포도상구균중독 등

8. 파리에 의해 전파가 어려운 전염병은?

① 살모넬라균에 의한 식중독
② 파상풍
③ 세균성 이질
④ 장티푸스
⑤ 파라티푸스

| 풀 | 이 |

파상풍은 오염된 흙속의 균이 상처에 침입함으로써 발병하므로 파리에 의한 전파는 불가능하게 된다. 파리에 의하여 전파되는 전염병은 ①, ③, ④, ⑤ 이외에 콜레라, 이질, 결핵, 디프테리아 등이 있다.

9. 유행성 일본뇌염의 매개곤충은?

① 벼룩 ② 이
③ 파리 ④ 모기
⑤ 진드기

10. 한국에서 일본뇌염을 매개하는 대표적인 모기는?

① 중국얼룩날개모기 ② 작은빨간집모기
③ 토고숲모기 ④ 빨간집모기
⑤ 한국얼룩날개모기

| 풀 | 이 |

한국에서는 50여종의 모기가 보고되었으나, 전염병 매개종은 중국얼룩날개모기(Anopheles sinensi), 작은빨간집모기(Culex traeniorhynchus), 토고숲모기(Aedes togoi) 등으로 전파하는 전염병은 다음과 같다.
· Anopheles속 (중국얼룩날개모기) : 말라리아
· Culex속 (작은빨간집모기) : 일본뇌염
· Aedes속 (토고숲모기) : 사상충증, 황열

정답 : 4. ④ 5. ⑤ 6. ① 7. ③ 8. ② 9. ④ 10. ②

11. 모기 매개 기생충에 해당하는 것은?

① 간흡충 ② 말라리아원충
③ 유구조충 ④ 편충
⑤ 요충

12. 모기가 매개하지 않은 질병은?

① 말라리아 ② 사상충증
③ 발진티푸스 ④ 일본뇌염
⑤ 황열

13. 모기에 관한 설명으로 옳지 않은 것은?

① 모기의 종류에 따라 활동시간이 다르다.
② 암수 모두 흡혈한다.
③ 흐르는 물에는 산란하지 않는다.
④ 유충에서 성충까지는 약 10일이 소요된다.
⑤ 완전 변태 곤충이다.

14. 한국에서 말레이사상충을 매개하는 모기는?

① 중국얼룩날개모기
② 작은빨간집모기
③ 토코숲모기
④ 빨간집모기
⑤ 한국얼룩날개모기

15. 한국산 가주성 바퀴 중 가장 많이 분포하는 종류는?

① 독일바퀴 ② 이질바퀴
③ 먹바퀴 ④ 일본바퀴
⑤ 미국바퀴

| 풀 | 이 |

바퀴과에 속하는 종은 3,500여종이 알려져 있는데 우리나라에 보고된 가주성 바퀴벌레로는 독일바퀴 (Blattella germanica), 먹바퀴(Periplaneta fuliginosa), 이질 바퀴(Periplaneta americana), 일본바퀴(Periplaneta japonica) 등이 있으며 이중에서 독일바퀴벌레가 제일 흔하다.

16. 우리나라에서 전국적으로 분포되어 개체수가 많은 바퀴벌레는?

① Blattella germanica
② Periplaneta americana
③ Periplanta fuliginosa
④ Periplaneta japonica
⑤ Blattella americana

17. 생활사가 불완전 변태인 곤충은?

① 집파리 ② 쉬파리
③ 중국얼룩날개모기 ④ 작은빨간집모기
⑤ 바퀴벌레

| 풀 | 이 |

· 독일바퀴벌레의 생활사 : 불완전 변태
  알 → 유충 → 성충 → 산란
· 말라리아(학질)모기의 생활사 : 완전 변태
  알 → 유충 → 번데기→ 성충 → 산란

18. 이가 매개하는 전염병은?

① 장티푸스 ② 파라티푸스
③ 발진티푸스 ④ 황열
⑤ 파상풍

19. 해충과 매개하는 전염병의 연결이 옳지 않은 것은?

① 모기－사상충증, 일본뇌염
② 이－발진티푸스, 재귀열
③ 진드기－신증후군출혈열, 쯔쯔가무시증
④ 파리－황열, 뎅기열
⑤ 벼룩－페스트, 발진열

| 풀 | 이 |

· 모기 : 일본뇌염, 말라리아, 사상충증, 황열, 뎅기열
· 벼룩 : 페스트, 발진열
· 이 : 발진티푸스, 재귀열
· 진드기 : 신증후군출혈열, 양충병(쯔쯔가무시증)

정답 : 11. ② 12. ③ 13. ② 14. ③ 15. ① 16. ① 17. ⑤ 18. ③ 19. ④

20. 위생곤충에 의해서 전파되는 전염병이 <u>아닌</u> 것은?

① 페스트 ② 발진열
③ 발진티푸스 ④ 파상풍
⑤ 뎅기열

| 풀 | 이 |

페스트, 발진열은 벼룩, 발진티푸스는 이, 뎅기열은 모기가 전파하지만, 파상풍은 토양세균이다.

21. 쥐가 전파하는 질병이 <u>아닌</u> 것은?

① 페스트 ② 살모넬라증
③ 신증후군출혈열 ④ 유행성간염
⑤ 서교증

| 풀 | 이 |

쥐가 매개하는 대표적인 전염병은 다음과 같다.

- 세균성 : 페스트, 렙토스피라증(Weil's Disease)
  서교증, 살모넬라증
- 리케치아성 : 발진열, 쯔쯔가무시증
- 바이러스성 : 신증후군출혈열
- 기생충 : 아메바성이질

22. 모기 매개 전염병 중 발육증식형의 생물학적 전파를 하는 것은?

① 황열 ② 뎅기열
③ 사상충증 ④ 말라리아
⑤ 일본뇌염

23. 전염병과 병원체의 생물학적 전파 그리고 관련 해충의 연결이 옳지 <u>않은</u> 것은?

① 페스트-증식형 전파-벼룩
② 말레이사상충증-발육형 전파-모기
③ 발진티푸스-배설형 전파-이
④ 록키산홍반열-경란형 전파-진드기
⑤ 황열-기계적 전파-파리

24. 쥐의 구제에서 훈증법으로 이용되는 것은?

① 붕산 ② 초산
③ 아황산가스 ④ 아비산
⑤ 디디티(DDT)

25. 최근 모기 구제에 사용되지 <u>않은</u> 살충제는?

① Permenthrin ② S-biollin
③ Fenitrothion ④ Phenonthrin
⑤ DDT

26. 최근 DDT를 사용하지 않는 가장 중요한 이유는?

① 잔류효과가 없으므로
② 속효성 효과가 없으므로
③ 살충효과가 없으므로
④ 잔류독성에 의한 피해 때문에
⑤ 사용이 불편하기 때문에

| 풀 | 이 |

DDT는 자연계에서 쉽게 분해되지 않기 때문에 각종 식품을 통해 인체로 유입되며 잔류독성에 의한 피해가 초래된다.

•소독

1. 소독에 대한 의미를 가장 잘 설명한 것은?

① 이화학적인 방법으로 아포형성균까지 파괴시킨다.
② 병원성 및 비병원성 세균을 사멸시킨다.
③ 미생물의 발육을 저지시켜 분해 또는 부패를 방지한다.
④ 병원성 세균은 사멸시키고 비병원성 세균은 정지시킨다.
⑤ 모든 미생물을 사멸시킨다.

| 풀 | 이 |

소독은 병원균의 사멸을 의미하지만 멸균은 아포형성균까지 포함하여 모든 미생물, 즉 병원균과 비병원성균을 모두 사멸시키는 것을 의미한다.

정답 : 20. ④ 21. ④ 22. ④ 23. ⑤ 24. ③ 25. ⑤ 26. ④ 1. ④

2. 소독에 관한 설명으로 옳은 것은?

① 소독은 멸균된 상태이다
② 소독은 모든 세균이 사멸된 상태이다
③ 소독력의 강도는 소독 〉 방부 〉 멸균의 순서이다
④ 소독은 방부가 가능하지만 멸균조치라고는 할 수 없다
⑤ 소독, 멸균, 방부는 같은 의미이다

| 풀 | 이 |

소독력의 강도는 멸균 〉 소독 〉 방부의 순서이다. 각각의 차이점은 다음과 같다.

- 소독(Disinfection) : 병원미생물을 파괴시켜 세균의 증식력을 억제하거나 감염력을 없애는 조작을 의미한다.
- 멸균(Sterilization) : 강한 살균력을 작용시켜 모든 미생물의 영향력이나 아포까지도 파괴시키는 조작으로 멸균은 소독을 내포하지만 소독은 멸균을 의미하지 않는다.
- 방부(Antiseptic) : 미생물의 발육과 생활작용을 제지 또는 정지시켜 부패(Putrefaction)나 발효(Fermentation)를 방지하는 조작으로 방부가 소독이 될 수는 없으나, 소독은 방부가 될 수 있다.

3. 소독방법을 결정할 때 고려되어야 할 사항으로 옳지 않은 것은?

① 전염병의 전파양식
② 전염병 전파곤충의 종류
③ 전염병 병원체의 종류
④ 소독해야 할 대상물의 종류
⑤ 소독 담당자의 성별

| 풀 | 이 |

소독방법을 결정할 때 소화기계 전염병인지 호흡기계 전염병인지 또는 곤충이 매개하는 전염병인지 알아야 하고, 전염병의 전파경로가 직접전파인지 간접전파인지를 확인해야 한다. 또한 병원체가 세균인지 바이러스인지 또는 아포형성균인지 여부를 알아야 하며, 소독대상물은 무엇이며 소독에 따른 피해와 영향을 알아야 한다.

4. 소독제의 구비조건이 아닌 것은?

① 살균력이 강할 것 ② 부식성이 없을 것
③ 표백성이 없을 것 ④ 용해성이 낮을 것
⑤ 경제적이고 사용법이 간편할 것

| 풀 | 이 |

화학약품으로 소독할 때 소독제의 구비조건은 다음과 같다.

- 살균력이 강할 것
- 부식성, 표백성이 없을 것
- 용해성이 높으며, 안전성이 있을 것
- 경제적이고, 사용방법이 간편할 것

소독제의 살균작용은 다음과 같다.

- 산화작용(Oxidation)
- 가수분해작용(Hydrolysis)
- 균체의 단백응고작용
- 균체효소계의 침투작용
- 삼투압의 변화작용
- 중금속염과 같은 염의 형성작용
- 위의 두가지 이상의 복합작용

5. 주방의 식기소독에 적당한 방법은?

① 승홍수에 담근다. ② 알콜에 담근다.
③ 열탕에 끓인다. ④ 포르말린에 담근다.
⑤ 고압증기멸균을 한다.

6. 소독작용과 소독제의 연결이 옳지 않은 것은?

① 가수분해작용－강산, 강알칼리
② 산화작용－알코올, 중금속염
③ 균체단백응고작용－크레졸, 석탄산
④ 균체효소불활성화작용－알코올, 석탄산
⑤ 소독의 복합작용－석탄산, 알코올

| 풀 | 이 |

살균작용에 따른 소독제의 종류는 다음과 같다.
① 산화작용 : 염소, 염소유도체, 과산화수소, 과망간산칼륨, 오존
② 균체단백응고작용 : 크레졸, 석탄산, 산, 알칼리, 알코올, 승홍
③ 가수분해작용 : 강산, 강알칼리, 열탕수
④ 균체효소불활성화작용 : 석탄산, 알코올
⑤ 균체내 염의 형성작용 : 중금속염
⑥ 균체막의 삼투성 변화작용 : 석탄산, 중금속염
⑦ 복합작용 : 석탄산(② ④ ⑥), 알코올(②, ④)

7. 균체의 단백응고작용을 하는 소독약이 아닌 것은?

① 알코올 ② 크레졸
③ 산, 알칼리 ④ 과산화수소
⑤ 석탄산

| 풀 | 이 |

과산화수소는 산화작용에 의한 살균작용을 한다.

정답 : 2. ④ 3. ⑤ 4. ④ 5. ③ 6. ② 7. ④

8. 고압증기멸균법에서 20 파운드, 126.5℃의 조건에서 적당한 살균시간은?

① 5분 ② 10분
③ 15분 ④ 30분
⑤ 60분

9. 석탄산의 90배 희석액과 어느 소독약의 180배 희석액이 같은 살균력을 나타낸다면 이 소독약의 석탄산 계수는?

① 0.5 ② 1.0
③ 1.5 ④ 2.0
⑤ 3.0

10. 소독제로 석탄산을 사용할 때 적당한 농도는?

① 1~2% ② 3~5%
③ 5~7% ④ 7~9%
⑤ 9~10%

11. 손 소독용 승홍수의 희석농도는?

① 0.01% ② 0.1%
③ 2% ④ 3%
⑤ 5%

12. 식품 소독에 많이 사용하는 소독약은?

① 석탄산 ② 크레졸
③ 승홍 ④ 역성비누
⑤ 약용비누

13. 산화작용에 의한 소독효과를 갖지 않는 소독약은?

① 과산화수소 ② 과망간산칼륨
③ 염소 ④ 염소유도체
⑤ 알코올

14. 알코올 소독이 적당하지 <u>않은</u> 것은?

① 고무제품 ② 면도칼
③ 가위 ④ 상처부위
⑤ 핀셋

15. 화학적 소독용액의 농도 표시에서 소독약 용액 100 중에 포함되어 있는 소독약의 양을 나타내는 단위는?

① 퍼센트(%) ② 밀리그램(mg)
③ 퍼밀리(‰) ④ 피피엠(ppm)
⑤ 피피비(ppb)

16. 세균의 아포까지 사멸시킬 수 있는 소독법은?

① 열탕살균법 ② 증기살균법
③ 저온살균법 ④ 고압증기멸균법
⑤ 고온순간멸균법

17. 소독에 대한 설명으로 옳지 <u>않은</u> 것은?

① 알코올은 균체의 단백응고작용을 한다.
② 알코올은 균체의 효소불활성화작용을 한다.
③ 모든 소독약은 농도가 높을수록 소독력이 강하다.
④ 방사선 동위원소는 대량소독법으로 이용된다.
⑤ 석탄산은 균체단백응고 및 효소불활성화작용을 한다.

18. 화학적 소독방법에 사용되지 <u>않은</u> 것은?

① 석탄산 ② 생석회
③ 역성비누 ④ 고압증기
⑤ 과산화수소

| 풀 | 이 |

고압증기는 물리적인 소독방법에 해당된다.

정답 : 8. ③ 9. ④ 10. ② 11. ② 12. ④ 13. ⑤ 14. ① 15. ① 16. ④ 17. ③ 18. ④

19. 석탄산 소독제의 단점이 <u>아닌</u> 것은?

① 피부점막에 자극성이 크다.
② 금속 부식성이 있다.
③ 냄새가 강하다.
④ 독성이 강하다.
⑤ 살균력이 낮고, 유기물에 약화된다.

| 풀 | 이 |

석탄산의 단점은 피부점막에 자극성과 금속의 부식성이 있으며, 냄새와 독성이 강한 점이다. 장점은 살균력이 안정되고, 유기물에도 약화되지 않는다는 점이다. 석탄산은 고온일수록 소독효과가 크며, 바이러스에는 효과가 없으나 세균에는 강하다.

20. 석탄산 소독제에 대한 설명으로 옳지 <u>않은</u> 것은?

① 균체단백응고작용이 있다.
② 효소계에 침투하여 불활성화작용을 한다.
③ 방역용으로 3% 수용액이 적절하다.
④ 살균력이 불안정하다.
⑤ 유기물에 접촉해도 살균력이 약화되지 않는다.

| 풀 | 이 |

석탄산(Phenol)은 방역용으로 사용되는데, 사용농도는 3% 수용액으로 오염된 의류, 용기, 오물, 실험대, 대변, 배설물, 토사물 등에 사용된다. 석탄산의 살균작용은 균체 단백응고작용, 세포용해작용, 효소계의 침투작용, 삼투압 변화작용 등이 있다.

21. 병원에서 발생하는 오물 소독에 가장 적당한 것은?

① 승홍, 알코올
② 석탄산, 크레졸
③ 생석회유, 증기소독
④ 자비소독, 일광소독
⑤ 역성비누, 약용비누

22. 소독제의 살균력을 평가할 때 이용되는 균주는?

① 콜레라균　② 대장균
③ 장티푸스균　④ 이질균
⑤ 결핵균

23. 화학적 소독제인 승홍에 대한 설명으로 옳지 <u>않은</u> 것은?

① 피부소독에는 0.1% 수용액이 적절하다.
② 소독약의 온도가 높을수록 소독효과가 상승한다.
③ 금속 부식성이 강하다.
④ 식염을 0.1% 첨가하면 효과가 상승한다.
⑤ 승홍의 원액은 붉은색이다.

| 풀 | 이 |

승홍(Mercury Dichoride)의 살균력은 소독액의 온도가 높을수록 강하고, 피부소독액은 0.1%의 수용액을 사용한다. 또한 금속 부식성이 있으므로 사용할 때 주의가 요구된다. 조제는 승홍 1에 식염 1과 물 1,000의 비율로 조제하는데, 승홍액은 무색이므로 푸크신 등으로 염색해서 사용하는 것이 좋다.

24. 크레졸 소독제에 대한 설명으로 옳지 <u>않은</u> 것은?

① 물에 잘 녹지 않는다.
② 3% 비누액으로 사용한다.
③ 유기물의 접촉에도 안정되어 있다.
④ 석탄산 계수는 0.5 정도이다.
⑤ 손이나 오물 소독에 이용된다.

| 풀 | 이 |

① 물에 난용성이므로 크레졸 비누액 3에 물 97의 비율로 크레졸 비누액으로 만들어 사용한다.
② 소독력이 강하고 석탄산계수는 2이다.
③ 손, 오물 소독에 사용한다.
④ 바이러스에는 소독효과가 적으나 세균에는 효과적이다.
⑤ 유기물에 약화되지 않는다.

25. 자극성이 적고 무포자균에 대한 소독력이 강하여 구내염의 소독에 적당한 것은?

① 승홍수 0.1%　② 과산화수소 3%
③ 석탄산 3%　④ 크레졸 3%
⑤ 알콜 80%

| 풀 | 이 |

과산화수소(Hydrogen Peroxide, H_2O_2) 소독제는 2.5~3.5%의 수용액이 사용되는데 무포자균을 빨리 살균할 수 있으며, 자극성이 적어서 구내염, 인두염, 입안세척, 상처 소독 등에 사용된다.

정답 : 19. ⑤　20. ④　21. ②　22. ③　23. ⑤　24. ④　25. ②

26. 분변소독에 적당한 소독제는?

① 생석회 ② 크레졸
③ 승홍수 ④ 표백분
⑤ 열탕

| 풀 | 이 |

생석회(CaO, Lime)는 분변소독에 주로 사용되는데, 공기에 오래 노출되면 살균력이 저하되므로 주의를 요하며, 결핵균과 아포형성균 등에 효과가 있다.

27. 채소류나 과일류의 소독에 적당한 것은?

① 열탕 소독 ② 크레졸 소독
③ 일광 소독 ④ 표백분 소독
⑤ 알코올 소독

28. 식품 소독에 가장 적당한 소독제는?

① 과산화수소 ② 약용비누
③ 역성비누 ④ 에틸알코올
⑤ 승홍

29. 소독약과 사용농도의 연결이 옳지 않은 것은?

① 석탄산 – 3% 용액
② 과산화수소 – 3% 용액
③ 승홍 – 0.1% 용액
④ 알코올 – 95% 용액
⑤ 역성비누 – 0.1% 용액

| 풀 | 이 |

알콜의 경우 75% 메탄올과 70% 에탄올이 피부 소독에 사용된다.

30. 소독제로 사용하기 위한 에탄올(Ethylalcohol)의 농도는?

① 3% ② 10%
③ 50% ④ 70%
⑤ 100%

31. 전염병 환자가 사용하던 휴지, 쓰레기 등의 물품 처리 시 위생적으로 가장 적당한 방법은?

① 건열멸균법 ② 냉각처리법
③ 소각법 ④ 화염소독법
⑤ 위생매립법

정답 : 26. ① 27. ④ 28. ③ 29. ④ 30. ④ 31. ③

2. 환경보건

1. 1972년 6월 스웨덴 스톡홀름에서 개최된 국제인간회의의 "인간환경선언"에 대한 내용으로 적절하지 않은 것은?

① 인간은 좋은 환경에서 쾌적한 생활을 영위할 기본적인 권리가 있다.
② 현재와 미래에 있어서 공기, 물 등의 자연생태계를 포함하여 지구의 천연자원이 적절히 계획 관리되어야 한다.
③ 환경오염방지에 대한 산업체의 자발적인 협조를 유도하고 이에 필요한 비용이 확보되어야 한다.
④ 유해물질의 배출로 인하여 생태계가 회복불능 상태로 영향을 받지 않아야 한다.
⑤ 경제개발, 사회개발, 도시계획 등의 모든 계획은 환경의 보호와 향상을 고려하고 계획되어야 한다.

2. 가스성분 중 대기오염물질은?

① 산소(O_2) ② 아황산가스(SO_2)
③ 질소(N_2) ④ 탄산가스(CO_2)
⑤ 아르곤(Ar)

3. 입자상의 1차 대기오염물질이 아닌 것은?

① 분진 ② 매연
③ 검댕 ④ 비산재
⑤ 포름알데히드

| 풀 | 이 |
포름알데히드는 가스상의 2차 대기오염물질이다.

4. 1차 대기오염물질이 아닌 것은?

① 일산화탄소(CO) ② 아황산가스(SO_2)
③ 이산화질소(NO_2) ④ 오존(O_3)
⑤ 매연

| 풀 | 이 |
오존은 가스상의 2차 대기오염물질이다.

5. 1차 대기오염물질인 것은?

가. PAN	나. O_3
다. SO_3	라. SO_2

① 가, 나, 다 ② 가, 다
③ 나, 라 ④ 라
⑤ 가, 나, 다, 라

6. 우리나라 대기환경기준물질이 아닌 것은?

① CO ② CO_2
③ SO_2 ④ O_3
⑤ PM_{10}

| 풀 | 이 |
CO_2는 건조상태의 공기 중에 약 0.03% 존재하고 있으며, 오늘날 주요 온실가스로 알려져 있다. 또한 실내공기오염의 지표로 사용되고 있다.

7. 대기오염의 일반적인 지표로서 가장 많이 사용되는 것은?

① CO_2 ② O_2
③ SO_2 ④ N_2
⑤ CO

8. 대기환경기준물질인 것은?

가. 일산화탄소	나. 아황산가스
다. 오존	라. 이산화탄소

① 가, 나, 다 ② 가, 다
③ 나, 라 ④ 라
⑤ 가, 나, 다, 라

| 풀 | 이 |
환경기준은 국가와 지역 환경을 유지·개선하기 위한 일종의 행정목표 기준이다. 우리나라의 대기환경기준은 아황산가스(SO_2), 일산화탄소(CO), 이산화질소(NO_2), 미세먼지(PM_{10}), 오존(O_3), 납(Pb) 등의 6개 항목으로 2006년에는 벤젠이 추가되었다.

정답 : 1. ③ 2. ② 3. ⑤ 4. ④ 5. ④ 6. ② 7. ③ 8. ①

9. 디이젤 자동차의 배출가스 중 발암성 물질은?

① 이산화질소 ② 일산화탄소
③ 아황산가스 ④ 3,4-벤조피렌
⑤ 탄산가스

10. 환경오염의 특성으로 옳지 않은 것은?

① 다양화 ② 누적화
③ 국소화 ④ 다발화
⑤ 광역화

11. 우리나라 환경정책기본법에 규정된 NO_2의 연평균 대기환경기준은?

① 0.01 ppm 이하 ② 0.03 ppm 이하
③ 0.05 ppm 이하 ④ 0.06 ppm 이하
⑤ 0.1 ppm 이하

| 풀 | 이 |
NO_2의 대기환경기준(2006년 이후)은 연평균 0.03 ppm, 24시간 0.06 ppm, 1시간 0.10 ppm으로 각각 설정되어 있다.

12. 우리나라 환경정책기본법에 규정된 SO_2의 연평균 대기환경기준은?

① 0.01 ppm 이하 ② 0.02 ppm 이하
③ 0.05 ppm 이하 ④ 0.06 ppm 이하
⑤ 0.1 ppm 이하

| 풀 | 이 |
SO_2의 대기환경기준은 연평균 0.02 ppm, 24시간 0.05 ppm, 1시간 0.15 ppm으로 각각 설정되어 있다.

13. 링겔만비탁표를 이용하여 매연 배출량을 측정할 때 그 허용기준은?

① 1도 이하 ② 2도 이하
③ 3도 이하 ④ 4도 이하
⑤ 5도 이하

14. 어떤 굴뚝의 매연농도를 측정한 결과 링켈만차트 No.3이었다. 이것은 몇 %의 매연 농도를 의미하는가?

① 20% ② 40%
③ 60% ④ 80%
⑤ 100%

15. 대기오염을 일으키는 가장 중요한 인자로 볼 수 있는 것은?

① 검댕 ② 분진
③ 안개 ④ 기온역전
⑤ 무풍

16. 기온역전 현상이란?

① 상부기온이 하부기온보다 낮다.
② 상부기온이 하부기온보다 높다.
③ 상부기온과 하부기온이 같다.
④ 바람의 방향이 수평방향으로 이동한다.
⑤ 바람의 방향이 수직방향으로 이동한다.

17. 대기오염현상이 잘 발생될 수 있는 기상조건은?

① 기온역전 ② 고기압
③ 저기압 ④ 바람이 불 때
⑤ 고온, 다습할 때

18. 경유사용 교통기관의 대기오염물질로 가장 문제가 되는 것은?

① 일산화탄소 ② 아황산가스
③ 탄산가스 ④ 질소산화물
⑤ 탄화수소

정답 : 9. ④ 10. ③ 11. ② 12. ② 13. ② 14. ③ 15. ④ 16. ② 17. ① 18. ④

19. 탄화수소의 광화학적 반응에 의해 생성되는 자극성 물질로 옳지 않은 것은?

① Formaldehyde ② Acrolein
③ PAN ④ Acetic acid
⑤ Ozone

20. London형 스모그의 설명 중 옳지 않은 것은?

① 습도가 낮고, 낮 동안에 주로 발생한다.
② 복사성 역전에 의해 발생한다.
③ 주로 석탄연소에 의한 오염물질로 발생한다.
④ 무풍 상태에서 매연, 황산화물 등이 문제이다.
⑤ 인체에 대한 영향은 주로 호흡기계 질환이다.

| 풀 | 이 |

습도가 높은 밤이나 이른 새벽에 주로 발생한다.

21. 대기오염사건 중에서 오염물질이 주로 자동차 배출가스에 의한 것은?

① London 사건
② Donora 사건
③ Los Angeles 사건
④ Meuse Valley 사건
⑤ Poza Rica 사건

22. 런던스모그와 LA스모그 사건에 대한 설명으로 연결이 옳지 않은 것은?

① 런던 – 방사성 역전
② LA – 침강성 역전
③ 런던 – 이른 아침에 발생
④ LA – 85% 이상의 습도
⑤ LA – 광화학적 반응

23. 광화학스모그는 1차 대기오염물질과 태양복사에너지의 광화학적 반응에 의해 발생되며, 기침과 호흡곤란을 초래하는데 그 생성반응에 영향을 주는 요인과 거리가 먼 것은?

① 질소산화물 ② 황산화물
③ 자외선 조사량 ④ 알데하이드
⑤ 탄화수소

24. 오존경보가 발령되는 오존농도의 기준은?

① 1시간 평균 0.001 ppm 이상
② 1시간 평균 0.12 ppm 이상
③ 1시간 평균 0.15 ppm 이상
④ 1시간 평균 0.3 ppm 이상
⑤ 1시간 평균 0.5 ppm 이상

| 풀 | 이 |

기상조건 등을 검토하여 해당지역내 오존농도가 1시간 평균 0.12 ppm 이상일 때 주의보, 0.3 ppm 이상일 때 경보 그리고 0.5 ppm 이상일 때 중대경보를 발령한다.

25. 산성비는 호소나 하천을 산성화하여 담수생태계를 파괴하고 농작물과 산림에도 큰 피해를 초래한다. 각종 공장이나 교통기관 및 화력발전소 등에서 배출되는 황산화물과 질소산화물이 산성비를 내리게 하는데 우리나라에서는 pH 얼마 이하를 산성비라고 하는가?

① 3 ② 4.5
③ 5.0 ④ 5.6
⑤ 6.5

26. 온실효과의 원인물질은?

① 일산화탄소 ② 이산화황
③ 이산화탄소 ④ 질소
⑤ 수소

정답 : 19. ④ 20. ① 21. ③ 22. ④ 23. ② 24. ④ 25. ④ 26. ③

27. 대기 중 아황산가스에 대한 설명으로 옳은 것은?

가. 석탄, 석유 등 화석연료의 연소과정에서 배출된다.
나. 무색, 무자극성의 가스상 물질이다.
다. 대기오염의 지표물질로 사용되고 있다.
라. 광화학반응에 의해 생성되는 2차 대기오염물질이다.

① 가, 나, 다 ② 가, 다
③ 나, 라 ④ 라
⑤ 가, 나, 다, 라

28. 로스앤젤레스 스모그현상에 대한 설명으로 옳은 것은?

가. 여름철 낮에 발생하였다.
나. 침강성 역전이 발생하였다.
다. 오염물질은 자동차 배출가스인 질소산화물과 탄화수소 등이다.
라. 광화학스모그가 발생하였다.

① 가, 나, 다 ② 가, 다
③ 나, 라 ④ 라
⑤ 가, 나, 다, 라

| 풀 | 이 |

LA 스모그 현상은 자동차에서 배출된 질소산화물과 탄화수소가 여름철의 강한 햇빛(자외선)에 의해 오존 등의 광화학산화물이 생성되어 발생하게 된 대표적인 대기오염사건이다.

29. 지구대기의 온실효과로 기온이 상승하는데 그 이유는?

① 대기 중 먼지의 증가로 적외선 부근의 복사열이 흡수되기 때문
② 대기 중 일산화탄소의 증가로 자외선 부근의 복사열이 흡수되기 때문
③ 대기 중 아황산가스 증가로 적외선 부근의 복사열이 흡수되기 때문
④ 대기 중 탄산가스의 증가로 적외선 부근의 복사열이 흡수되기 때문
⑤ 화산 폭발로 인한 방사열이 대기 중에 흡수되기 때문

| 풀 | 이 |

대기의 온실효과(Greenhouse Effect)는 대기 중의 탄산가스 등의 온실가스 농도가 점점 증가하여 지면에서부터 열이 대기 중으로 유출되는 것을 방해하여 기온이 상승하는 것을 말한다.

30. 광화학스모그 현상은 자동차로부터 대기 중에 배출되는 탄화수소와 (　)이 태양광선에 의한 광화학적 반응에 의해 발생한다. 괄호 안에 알맞은 것은?

① 일산화탄소 ② 질소산화물
③ 황산화물 ④ 메탄가스
⑤ 오존

| 풀 | 이 |

광화학스모그 현상이란 자동차나 공장의 배출가스중 탄화수소와 질소산화물이 태양광선을 받아 유독물질인 PAN과 아세트알데히드, 오존 등의 광화학산화물을 생성하여 발생하는 광화학적 대기오염현상이다.

31. 대기오염물질 중 가장 큰 피해가 예상되는 것은?

① H_2SO_4 mist ② SO_2
③ CO_2 ④ O_3
⑤ NO_2

32. 석조건물에 가장 큰 피해를 초래하는 대기오염물질은?

① 일산화탄소 ② 탄산가스
③ 아황산가스 ④ 오존
⑤ 탄화수소

33. 비강자극이나 호흡기질환 및 식물의 고사를 일으키며, 미생물 활동과 인간 활동에 의하여 발생되는 대기오염물질은?

① 일산화탄소 ② 탄산가스
③ 질소산화물 ④ 황산화물
⑤ 탄화수소

정답 : 27. ② 28. ⑤ 29. ④ 30. ② 31. ① 32. ③ 33. ④

34. 도시 하수의 하천 유입에 의한 오염현상으로 옳지 않은 것은?

① 생화학적산소요구량의 증가
② 용존산소량의 증가
③ 화학적산소요구량의 증가
④ 유기물 오염의 증가
⑤ 부유고형물의 증가

35. 수산용수로서 어족보호에 필요한 용존산소량은?

① 0.2 mg/ l ② 1 mg/ l
③ 2 mg/ l ④ 3 mg/ l
⑤ 5 mg/ l

36. 자연 하천에서 BOD와 DO의 관계는?

① BOD가 높으면 DO도 높다.
② BOD가 낮으면 DO도 낮다.
③ BOD가 높으면 DO는 낮다.
④ BOD와 DO는 서로 관련이 없다.
⑤ BOD와 DO는 항상 그 절대치가 같다.

37. 환경정책기본법상 하천의 매우좋음 등급(Ia)에 대한 수질기준으로 옳지 않은 것은?

① pH 6.5~8.5
② BOD 3 mg/ l 이상
③ 부유물질량(SS) 25 mg/ l 이하
④ 용존산소량(DO) 7.5 mg/ l 이상
⑤ 총대장균군최확수(MPN) 50 이하

| 풀 | 이 |

하천의 수질환경기준상 매우좋음 등급(Ia)의 BOD는 1 mg/ℓ 이하로 규정하고 있다.

38. 공장폐수의 오염상태를 반영하는 대표적인 수질오염 지표는?

① 화학적산소요구량 ② 대장균검사
③ 용존산소량 ④ 일반세균검사
⑤ 부유물질량

39. 하천에서 용존산소(DO)가 낮을 때 그 의미는?

① 하천의 오염도가 낮다.
② 하천의 오염도가 높다.
③ 어류 서식이 적합하다.
④ 자정작용이 잘 이루어지고 있다.
⑤ 유기물량이 적다.

| 풀 | 이 |

하천의 용존산소량(DO)으로부터 하수의 오염도를 추정할 수 있으며, 용존산소가 부족할 경우 혐기성 분해가 일어나 메탄가스가 발생하고 악취가 난다.

40. 부영양화 현상의 원인물질은?

① 염소, 질소 ② 질소, 인
③ 인, 산소 ④ 수은, 수소
⑤ 수소, 인

41. 부영양화 현상을 초래하는 것은?

가. 질산염	나. 카드뮴
다. 인산염	라. 구리

① 가, 나, 다 ② 가, 다
③ 나, 라 ④ 라
⑤ 가, 나, 다, 라

42. 부영양화(Eutrophication) 현상을 일으키는 요인으로 볼 수 없는 것은?

① 정체성 수역 ② 화학비료
③ 합성세제 ④ 경도
⑤ 분뇨

43. 미나마타병의 원인물질은?

① 진동 ② 소음
③ 메틸수은 ④ 카드뮴
⑤ 규소 분진

정답 : 34. ② 35. ⑤ 36. ③ 37. ② 38. ① 39. ② 40. ② 41. ② 42. ④ 43. ③

44. 이타이이타이병의 원인물질은?

① 유기수은 ② 카드뮴
③ DDT ④ 메틸수은
⑤ 납

45. 수질오염물질과 건강장해의 연결이 옳지 않은 것은?

① 카드뮴－골연화증 ② 납－빈혈
③ 불소－반상치 ④ 시안－흑피증
⑤ 유기수은－시야 협착

| 풀 | 이 |

시안(CN)은 조직내 질식, 두통, 현기증, 의식장해, 경련, 구토, 흉부 및 복부의 중압감 등의 증상을 발현한다. 비소(As)는 다음과 같은 흑피증을 유발한다.

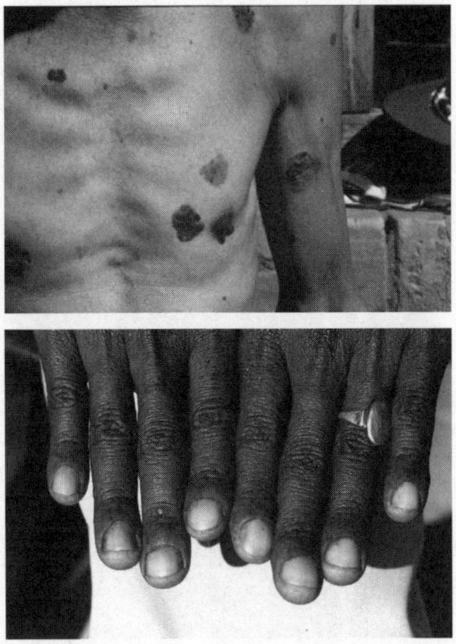

46. 상수의 정수과정에서 활성탄을 사용하여 수중의 오염물질을 처리하고자 할 때 제거대상으로 적당하지 않은 것은?

① CN ② 맛
③ 냄새 ④ 색도
⑤ ABS

| 풀 | 이 |

활성탄은 다공성의 활성탄 특유의 흡착력을 갖기 때문에 유기물, 냄새, 맛, 색도, 페놀, 벤젠, ABS, 중금속 등의 유해물질을 제거할 수 있다. 오늘날 활성탄여과장치는 정수처리과정에 많이 사용되고 있으나, 상수의 정수과정에서 CN의 경우 활성탄에 의한 제거대상으로 적절하지 않다.

47. 건강한 성인이 들을 수 있는 소리의 주파수 범위는?

① 10～2000 Hz ② 20～2000 Hz
③ 20～20000 Hz ④ 50～50000 Hz
⑤ 100～60000 Hz

48. 소음의 단위는?

① Lux ② Lambert
③ dB(A) ④ W/cm^2
⑤ g/cm^3

정답 : 44. ② 45. ④ 46. ① 47. ③ 48. ③

3. 산업보건

1. 직업병에 관한 저서를 발간하여 산업의학을 발전시킨 인물은?

① John Graunt
② Bernardio Ramzzini
③ John Snow
④ Max Von Pettenkoffer
⑤ Robert Koch

2. 근로기준법상 법정근로시간의 기준은?

① 1일 8시간, 1주 48시간
② 1일 9시간, 1주 45시간
③ 1일 9시간, 1주 54시간
④ 1일 8시간, 1주 44시간
⑤ 1일 8시간, 1주 40시간

| 풀 | 이 |

우리나라 법정근로기준시간은 1일 8시간, 1주 44시간이었으나 근로기준법 개정(2003. 9. 15)에 의하여 1주 40시간으로 단축되었다.

3. 우리나라 근로기준법상 근로자로 채용하지 못하는 연령기준은?

① 13세 미만 ② 14세 미만
③ 15세 미만 ④ 17세 미만
⑤ 18세 미만

4. 근로기준법상 보호연령은?

① 9~12세 ② 10~18세
③ 11~17세 ④ 15~18세
⑤ 12~19세

5. 근로기준법상 도덕상 또는 보건상 유해하거나 위험한 사업장에 일하지 못하는 대상자는?

① 임산부와 18세 미만자
② 여자와 15세 미만자
③ 임산부와 청소년
④ 18세 미만자
⑤ 고등학생 이하

6. 여성 근로자의 보호규정으로 옳지 않은 것은?

① 공업중독이 우려되는 작업장은 지양한다.
② 근로에너지대사율(RMR)은 3이상이어야 한다.
③ 출산자는 산후휴가를 주어야 한다.
④ 여성의 생리현상을 고려해야 한다.
⑤ 작업시간과 휴식시간 및 횟수를 고려해야 한다.

7. 고온환경에서 노동을 하는 근로자가 많이 섭취해야 할 영양소로 옳지 않은 것은?

① 식염 ② 비타민 B군
③ 지방 ④ 칼슘
⑤ 수분

8. 산업재해의 관찰과 시례조사에 따른 Heinrich의 현성재해 : 불현성재해 : 잠재성 재해의 비는?

① 1 : 29 : 300 ② 1 : 300 : 29
③ 300 : 29 : 1 ④ 300 : 1 : 29
⑤ 29 : 300 : 1

9. 신체 부위 중 산업재해가 가장 많이 발생하는 곳은?

① 수족 ② 체간부
③ 하지부 ④ 두부
⑤ 상지부

정답 : 1. ② 2. ⑤ 3. ③ 4. ④ 5. ① 6. ② 7. ③ 8. ① 9. ①

10. 한랭 또는 고열 등의 물리적인 환경과 관련이 없는 질병은?

① 동창 ② 참호족염
③ 열사병 ④ 잠함병
⑤ 열쇠약증

11. 한랭한 장소에서 장시간 생활하는 사람에게 발생되는 질병과 관련이 적은 것은?

① 동상 ② 동창
③ 참호족염 ④ 군집독
⑤ 발적

12. 직업병이라고 볼 수 없는 것은?

① 식중독 ② 잠함병
③ 규폐증 ④ 열중증
⑤ 진동증후군

13. 폐포에 섬유증식을 가져올 수 있는 물질은?

① 납 ② 카드뮴
③ 수은 ④ 흑연
⑤ 석면

14. 물리적 환경에 기인하는 직업병 중에서 열경련의 원인은?

① 말초혈관의 순환부전
② 뇌온 중추의 마비
③ 체내 수분과 염분의 소실
④ 만성적인 체열의 소모
⑤ 비타민 B_1의 결핍

15. 고열에 의한 신체장애의 현상에 해당되지 않은 것은?

① 체내 수분과 염분의 손실
② 지방질의 과다
③ 순환계의 부전
④ 체온조절중추의 마비
⑤ 뇌온상승에 의한 중추신경장애

16. 고온작업이나 중노동자가 많이 섭취해야 하는 영양소는?

① 식염 ② 티아민
③ 철분 ④ 지방
⑤ 칼슘

| 풀 | 이 |

근로 종류에 따른 영양 섭취
- 중노동 : Vitamin 식품, Ca 강화식품
- 고온작업 : Vitamin A · B · C, 식염
- 저온작업 : Vitamin A · B · C · D, 지방질이 많은 식품
- 소음이 심한 작업 : Vitamin B

17. 만성적으로 나타나는 열중증은?

① 열경련 ② 열쇠약증
③ 열사병 ④ 열허탈증
⑤ 열실신

18. 고온작업으로 비타민 B_1이 결핍되는 열중증은?

① 열사병 ② 열경련
③ 열실신 ④ 열쇠약증
⑤ 열허탈증

19. 투과력이 가장 작은 방사선은?

① 알파선 ② 베타선
③ 감마선 ④ 엑스선
⑤ 중성자

20. 방사선에 민감한 신체 부위가 아닌 곳은?

① 난소 ② 골수
③ 조혈장기 ④ 신경세포
⑤ 고환

21. 방사선 장애와 관련이 적은 것은?

① 조혈기능의 장애 ② 피부점막의 궤양
③ 악성신생물 ④ 호흡기의 장애
⑤ 생식기의 장애

정답 : 10. ④ 11. ④ 12. ① 13. ⑤ 14. ③ 15. ② 16. ② 17. ② 18. ④ 19. ① 20. ④ 21. ④

22. 유해광선과 건강장애의 연결이 잘못된 것은?

① 레이저광선－각막염
② 자외선－백혈병
③ 적외선－백내장
④ 엑스선－불임증
⑤ 전리방사선－악성신생물

23. 전리방사선에 대한 신체조직의 감수성이 큰 것부터 나열된 것은?

① 림프 － 상피세포 － 내피세포 － 근육 － 신경
② 신경 － 상피세포 － 림프 － 근육 － 내피세포
③ 상피세포 － 내피세포 － 근육 － 신경 － 림프
④ 신경 － 근육 － 상피세포 － 림프 － 내피세포
⑤ 림프 － 신경 － 내피세포 － 근육 － 상피세포

24. 백혈병 발생의 원인이 될 수 있는 것은?

① 판금 작업 ② 용광로 작업
③ 초자공 ④ 라듐 취급
⑤ 납 취급

25. 납중독의 조기진단에 사용되는 임상검사는?

① 심전도 검사
② 신기능 검사
③ 간기능 검사
④ 소변중 Corproporphyrin 검사
⑤ 혈액중 납검사

26. 납중독의 우려가 있는 직업이 아닌 것은?

① 축전지의 연도포 작업공
② 활자공
③ 전기공
④ 연관공
⑤ 페인트공

27. 납중독의 4대 증상이 아닌 것은?

① 연선
② 빈혈
③ 염기성 과립적혈구 증가
④ 소변의 Coproporphyrin 검출
⑤ 골연화증

28. 벤젠 중독의 주요 증상은?

① 구강염 ② 폐기종
③ 백혈구 증가 ④ 재생불량성 빈혈
⑤ 백내장

29. 용광로 화부들에게 백내장을 일으키는 광선은?

① 자외선 ② 적외선
③ 가시광선 ④ 레이저
⑤ 엑스선

30. 백내장을 일으킬 수 있는 직업은?

① 판금공 ② 초자공
③ 아연 취급 ④ 라듐 취급
⑤ 인쇄공

31. 직업성 난청에 대한 설명으로 옳은 것은?

가. 초기의 청력손실은 4000 Hz 주변 영역에서 일어난다.
나. 소음이 90 dB(A) 이상일 때 난청을 초래한다.
다. 소음성 난청은 내이의 달팽이관 신경말단의 손상에서 올 수 있다.
라. 청력장애는 폭로기간이 길수록 심해진다.

① 가, 나, 다 ② 가, 다
③ 나, 라 ④ 라
⑤ 가, 나, 다, 라

정답 : 22. ② 23. ① 24. ④ 25. ④ 26. ③ 27. ⑤ 28. ④ 29. ② 30. ② 31. ⑤

32. 방사선에 의한 신체장애 중 가장 피해가 큰 장기는?

① 뇌, 골격근 ② 소화기, 폐
③ 신경계, 근육 ④ 기관지, 폐
⑤ 임파선, 골수

33. 수포성 동상은 몇도 동상인가?

① 1도 ② 2도
③ 3도 ④ 4도
⑤ 5도

| 풀 | 이 |

동상의 신체 증상은 다음과 같이 분류할 수 있다.
- 1도 : 홍반성 발적, 부종
- 2도 : 수포형성에 의한 삼출성 염증
- 3도 : 국소조직의 괴사상태
- 4도 : 괴사 및 조직의 손실

34. 한랭작업의 부적격자가 <u>아닌</u> 것은?

① 고혈압자 ② 순환기계질환자
③ 심장질환자 ④ 안과질환자
⑤ 호흡기계질환자

35. 부적당한 조명의 영향으로 옳지 <u>않은</u> 것은?

① 근시 ② 안정피로
③ 트라코마 ④ 작업능률저하
⑤ 불쾌감

| 풀 | 이 |

부적당한 조명의 피해는 다음과 같다.
① 근시 : 특히 조도가 낮을 때 양 눈의 시력조절을 위한 안내압(眼内壓)이 항진되어 근시가 발생한다.
② 안정피로(眼精疲勞) : 조도 부족이나 현휘가 심할 때 대상물의 식별을 위하여 과도하게 무리하면 발생할 수 있다.
③ 안구진탕증 : 부적당한 조명하에서 안구가 좌우상하로 진탕하는 현상인데, 탄광부 등의 갱내 작업자에게 볼 수 있다.
④ 전광성 안염, 백내장 : 용접, 고열작업자에게 볼 수 있다.
⑤ 작업능률 저하 및 재해발생 등의 영향이 있을 수 있다.

36. 진동과 관련이 있는 질환은?

① 알츠하이머병 ② 잠함병
③ 안구진탕증 ④ 열중증
⑤ 레이노드병

| 풀 | 이 |

레이노드 현상(Raynaud's Phenomenon)이란 진동시설 및 공구의 사용시 사지의 간헐적인 창백을 보이는 증상을 말한다.

37. 공기 중 먼지가 많을 때 예상되는 건강장해는?

① 저산소증 ② 울열증
③ 군집독 ④ 진폐증
⑤ 청색증

38. 폐포부로의 침착률이 가장 큰 먼지의 입경은?

① 0.1 ㎛ 이하 ② 0.2~0.4 ㎛
③ 0.5~5.0 ㎛ ④ 5.0~6.0 ㎛
⑤ 7.0 ㎛ 이상

| 풀 | 이 |

먼지의 크기가 5~10 ㎛ 인 경우 대개 상기도에서 배출되고, 0.25~5 ㎛ 범위는 폐포에 도달하게 된다. Lippmann에 의한 폐포부로의 침착실험에 따르면 입으로 호흡하는 경우 폐포부에서 최대침착률을 나타내는 입경은 약 3 ㎛이고, 코로 호흡하는 경우 2.5 ㎛ 부근에서 약 25%의 최대침착률을 보이고 있다. 다음 그림은 입자의 크기에 따른 폐포부로의 침착률을 나타낸 것이다.

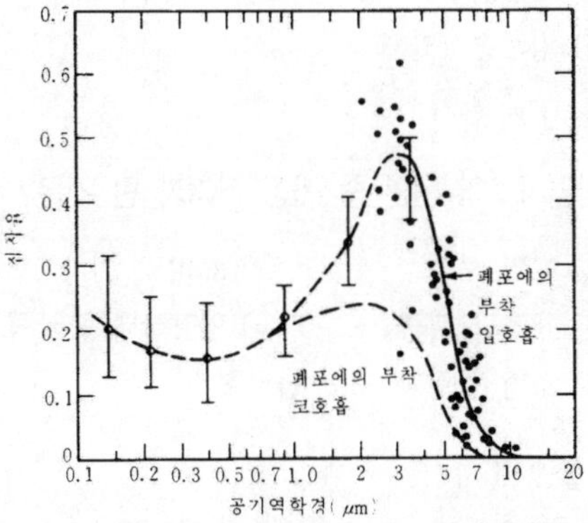

입자의 크기에 따른 폐포부로의 침착률

정답 : 32. ⑤ 33. ② 34. ④ 35. ③ 36. ⑤ 37. ④ 38. ③

39. 직업과 직업병을 연결한 것 중 틀린 것은?

① 용접공 – 백내장
② 인쇄공 – 진폐증
③ 항공기 정비사 – 소음성 난청
④ 도료공 – 빈혈
⑤ 용광로 화부 – 열쇠약

| 풀 | 이 |

인쇄공은 납중독과 관련이 있다. 도료공의 경우 페인트에도 납이 들어 있어 빈혈이 발생될 수 있다. 빈혈은 연판 제조업, 연용접, 연안료를 사용하는 직업 등에서 자주 발생한다.

40. 유기용제 중독의 공통적인 증상은?

① 생식기 장애 ② 조혈기능 장애
③ 간 장애 ④ 중추신경 장애
⑤ 말초신경 장애

41. 저기압 환경에서 나타날 수 있는 질병은?

① 고산병 ② 잠함병
③ 백내장 ④ 동상
⑤ 소음성난청

42. 재해지표에서 건수율의 분자는?

① 재해건수 ② 연근로시간수
③ 손실일수 ④ 근로자수
⑤ 평균손실일수

43. 산업피로의 원인 중 가장 거리가 먼 것은?

① 수면 부족 ② RMR 2 이하
③ 책임량 과중 ④ 영양상태 불균형
⑤ 조명 불량과 조도 불균형

| 풀 | 이 |

RMR은 육체적 근로강도의 지표가 되는 것으로 1 이하인 경우 경노동, 1~2의 경우 중등노동에 해당된다. 이 값이 클수록 높은 작업강도를 의미하게 되며, 산업피로를 초래할 수 있다.

44. 불량조명에 의해 발생되는 직업병은?

① 진폐증 ② 규폐증
③ 자폐증 ④ 잠함병
⑤ 안구진탕증

| 풀 | 이 |

불완전한 조명은 시력감퇴, 안정피로, 안구진탕증, 시야협착 등의 눈의 장애를 초래하며, 작업능률을 저하시키고 재해발생 가능성을 높게 한다.

45. 산업근로자를 위한 산업재해보상보험법에 의한 재해보상은 몇 등급으로 되어 있는가?

① 3 등급 ② 5 등급
③ 10 등급 ④ 12 등급
⑤ 14 등급

| 풀 | 이 |

장해급여의 경우 완치 후에도 신체장애가 남을 경우 그 등급정도(14등급)에 따라 장해보상연금 또는 장해보상일시금이 지급된다.

46. 비중격천공을 일으키는 물질은?

① 카드뮴 ② 유기수은
③ 크롬 ④ 비소
⑤ 납

| 풀 | 이 |

크롬화합물은 피부에 자극 증상을 일으키고 궤양을 형성하며 말초신경 마비작용을 일으킨다. 처음 궤양이 생겼을 때에 통증이 없어 무심히 지나가기 쉬우나 궤양이 심해져 골막에 이르게 되면 심한 통증이 생긴다. 비중격천공이란 코 점막을 부식시켜 코 안에 궤양이 생기고 심해지면 물렁뼈에 구멍이 생겨서 주저앉는 것을 의미한다.

47. 중추신경계에 이상을 일으키며 Wrist Drop, 빈혈, 치은에 푸른색의 착색 등을 일으키는 것은?

① 납 중독 ② 카드뮴 중독
③ 비소 중독 ④ 크롬 중록
⑤ 아연 중독

정답 : 39. ② 40. ④ 41. ① 42. ① 43. ② 44. ⑤ 45. ⑤ 46. ③ 47. ①

48. 진폐증을 일으키는 사업장으로 볼 수 없는 것은?

① 광산 ② 채석장
③ 암석 연마 ④ 벽돌제조 공장
⑤ 페인트 작업

49. 규폐증을 일으키는 먼지는?

① 유리규산 ② 금강사
③ 탄소 ④ 석면
⑤ 매연

50. 암을 유발할 수 있는 진폐증은?

① 규폐증 ② 석탄폐증
③ 석면폐증 ④ 면폐증
⑤ 탄폐증

51. 산업환기로 제거될 수 있는 것은?

가. 유해한 고열	나. 특정한 화학물질
다. 유기용제	라. 금속먼지

① 가, 나, 다 ② 가, 다
③ 나, 라 ④ 라
⑤ 가, 나, 다, 라

52. 우리나라에서 1990년대 말에 가장 많이 보고된 직업병은?

① 직업성 암
② 중금속 중독
③ 유기용제 중독
④ 누적 외상성 손상에 의한 질환
⑤ 소음성 난청

정답 : 48. ⑤ 49. ① 50. ③ 51. ⑤ 52. ⑤

4. 식품위생

1. 우리나라 식품위생법에 규정된 식품위생의 대상이 아닌 것은?

① 영양 ② 기구
③ 포장 ④ 용기
⑤ 첨가물

| 풀 | 이 |
우리나라 식품위생의 대상은 식품 첨가물, 기구, 용기, 포장을 말한다.

2. 식중독 환자발생시 신고하는 곳은?

① 시청 ② 구청
③ 도청 ④ 보건소
⑤ 보건복지부

3. 폐흡충의 중간 숙주는?

① 돼지고기 ② 쇠고기
③ 무우, 배추 ④ 왜우렁이, 참붕어
⑤ 다슬기, 가재

| 풀 | 이 |
폐흡충(폐디스토마)의 중간 숙주는 다슬기, 가재, 참게 등이다.
간흡충(간디스토마)의 중간 숙주는 왜우렁이, 참붕어 등이다.

4. 기생충과 원인식품의 연결이 옳지 않은 것은?

① 유구조충, 선모충 – 돼지고기
② 무구조충, 무구낭충 – 쇠고기
③ 간흡충, 광절열두조충 – 민물고기
④ 폐흡충 – 가재, 게
⑤ 아니사키스증 – 애완동물

| 풀 | 이 |
바다생선으로부터 감염되는 기생충이 아니사키스이다.

5. 광절열두조충을 유발하는 제 2중간 숙주는?

① 다슬기 ② 가재
③ 송어 ④ 우렁이
⑤ 고등어

| 풀 | 이 |
· 무구조충(민촌충) – 쇠고기
· 유구조충(갈고리촌충) – 돼지고기
· 구충(십이지장충) – 경구 및 경피감염
· 광절열두조충(긴촌충) – 물벼룩, 연어, 송어
· 만소니촌충 – 닭
· 스팔가눔 – 파충류

6. 어패류에 의해 감염되는 기생충을 설명한 것 중 옳지 않은 것은?

① 요꼬가와흡충은 붕어, 가재로부터 감염된다.
② 광절열두조충은 물벼룩, 송어로부터 감염된다.
③ 폐흡충은 다슬기, 민물게로부터 감염된다.
④ 간흡충은 왜우렁이, 잉어로부터 감염된다.
⑤ 아니사키스증은 바다생선으로부터 감염된다.

| 풀 | 이 |
요꼬가와흡충은 물벼룩, 은어로부터 감염된다.

7. 돼지고기, 소고기, 민물고기로부터 감염될 수 있는 기생충은?

① 폐흡충 ② 간흡충
③ 조충 ④ 요충
⑤ 십이지장충

8. 바다 생선회를 생식한 후 감염될 수 있는 기생충은?

① 선모충류 ② 사상충류
③ 간흡충류 ④ 아니사키스류
⑤ 유구조충류

9. 돼지고기의 식육과 관련이 있는 기생충은?

① 폐흡충 ② 무구조충
③ 유구조충 ④ 간흡충
⑤ 광절열두조충

정답 : 1. ① 2. ④ 3. ⑤ 4. ⑤ 5. ③ 6. ① 7. ③ 8. ④ 9. ③

10. 식품과 관련된 인수공통전염병이라고 할 수 없는 것은?

① 결핵 ② 탄저
③ 부르셀라 ④ 야토병
⑤ 발진열

11. 음식물을 매개로 하여 전파되는 전염병이 아닌 것은?

① 폴리오 ② 장티푸스
③ 결핵 ④ 콜레라
⑤ 광견병

12. 독소를 분비하는 세균성 식중독은?

① 맥각독 식중독과 프로테우스 식중독
② 살모넬라 식중독과 장염 비브리오 식중독
③ 리스테리아 식중독과 복어독 식중독
④ 포도상구균 식중독과 클로스트리디움 보툴리늄 식중독
⑤ 살모넬라 식중독과 장출혈성대장균 식중독

| 풀 | 이 |

세균성 식중독균은 다음과 같이 분류된다.
· 독소형 : 포도상구균, 보툴리누스균
· 감염형 : 살모넬라균, 장염비브리오, 장출혈성대장균

13. 세균성 식중독 중 잠복기가 가장 짧은 것은?

① 비브리오 ② 살모넬라
③ 포도상구균 ④ 보툴리누스
⑤ 장출혈성대장균

14. Staphylococcus 식중독의 특징과 거리가 먼 것은?

① 잠복기는 2~6시간이다.
② 사망자가 거의 발생하지 않는다.
③ 열이 39℃ 이상으로 지속된다.
④ Enterotoxin에 의한 독소 형이다.
⑤ 증상은 구토, 메스꺼움, 설사 등이 나타난다.

15. 신경독소를 분비하는 식중독균으로 높은 사망률을 나타내며, 특히 통조림에 많은 세균은?

① Clostridium botulinum
② Salmonella typhi
③ Vibrio parahaemolyticus
④ Bacillus mesentericus
⑤ Staphylococcus aureus

16. 소금에 절인 해산물을 생식한 후 발병 가능한 식중독은?

① 살모넬라 식중독
② 장염비브리오 식중독
③ 포도상구균 식중독
④ 장구균 식중독
⑤ 보툴리즘 식중독

17. 포도상구균 식중독의 설명으로 옳지 않은 것은?

① 사망율이 비교적 낮다.
② 김밥이나 도시락이 원인식품이다.
③ 감염형 식중독이다
④ 잠복기가 짧다
⑤ 늦은 봄과 가을철에 주로 발생한다.

18. 감염형 식중독이 아닌 것은?

① 장염균 식중독
② 포도상구균 식중독
③ 장염비브리오 식중독
④ 장출혈성대장균 식중독
⑤ 장티푸스균 식중독

19. 포도상구균 식중독의 원인독소는?

① Enterotoxin ② Aflatoxin
③ Tetradotoxin ④ Muscarin
⑤ Venerupin

정답 : 10. ⑤ 11. ⑤ 12. ④ 13. ③ 14. ③ 15. ① 16. ② 17. ③ 18. ② 19. ①

20. 화농성 상처의 조리사 손으로부터 발생 가능한 식중독은?

① 포도상구균 식중독 ② 보튤리즘 식중독
③ 웰치균 식중독 ④ 살모넬라 식중독
⑤ 비브리오 식중독

21. 봄, 가을 행락철에 김밥, 도시락 등에 의해 많이 발생하는 식중독은?

① 살모넬라 식중독 ② 비브리오 식중독
③ 장구균 식중독 ④ 보튤리즘 식중독
⑤ 포도상구균 식중독

22. 시골에서 단체로 음식을 오후 5시에 섭취한 후 4~5시간 지나서 오심과 구토증상이 나타나고 얼굴이 창백해졌다면 의심이 되는 식중독은?

① 보툴리누스균 식중독
② 장염비브리오균 식중독
③ 살모넬라균 식중독
④ 포도상구균 식중독
⑤ 장출혈성대장균 식중독

23. 통조림 등 밀봉식품의 부패로 인한 식중독은?

① 살모넬라 중독 ② 보툴리누스 중독
③ 포도상구균 중독 ④ 프로테우스 중독
⑤ 프토마인 중독

| 풀 | 이 |
보툴리즘은 소시지, 햄, 통조림, 병조림 등에서 증식한 세균이 분비하는 신경독소에 의하여 발생하는 것으로 독소는 A~G형이 있으나, 식중독을 일으키는 것은 A · B · E형이다.

24. 식중독에 관여하는 미생물과 거리가 먼 것은?

① Salmonella enteritidis
② Lactobacillus bulgaricus
③ Staphylococcus aureus
④ Clostridium botulinum
⑤ Vibrio parahaemolyticus

25. 식품과 독성분의 연결이 옳지 않은 것은?

① 버섯 – Muscarine
② 감자 – Solanine
③ 청매 – Amygdalin
④ 독미나리 – Cicutoxin
⑤ 목화씨 – Venerupin

26. 청매, 은행, 살구씨 등에 함유된 물질로 청산중독을 유발할 수 있는 것은?

① 리신(Ricin)
② 솔라닌(Solanine)
③ 아미그달린(Amygdalin)
④ 고시폴(Gossypol)
⑤ 베네루핀(Venerupin)

| 풀 | 이 |
식물의 종류에 따른 자연독 성분은 다음과 같다.
· 청매살구 : 아미그달린
· 피마자 : 리신
· 감자 : 솔라닌
· 면실유(목화씨) : 고시폴

27. 독버섯의 독소가 아닌 것은?

① Ergotoxin ② Muscarine
③ Phaline ④ Amanitatoxin
⑤ Muscaridine

| 풀 | 이 |
Ergotoxin은 맥각균의 기생에 의한 독성분이다.

28. 맥각 중독을 일으키는 원인물질은?

① Ergotoxin ② Ochratoxin
③ Patulin ④ Rubratoxin
⑤ Venerupin

29. 복어에 독성분(Tetrodotoxin)이 가장 많은 부위는?

① 난소 ② 아가미
③ 지느러미 ④ 꼬리 부위
⑤ 위장

정답 : 20. ① 21. ⑤ 22. ④ 23. ② 24. ② 25. ⑤ 26. ③ 27. ① 28. ① 29. ①

30. 복어 중독의 주요 증상으로 옳지 않은 것은?

① 혀의 지각 마비 ② 소화 장애
③ 언어 장애 ④ 운동 마비
⑤ 호흡근 마비

| 풀 | 이 |

복어 중독의 증상은 일종의 감각 마비로서 먼저 입술, 혀끝 또는 사지 말단에 저린 느낌이 나타나고, 두통, 오심, 구토에 이어서 혀의 운동이 부자유스러우며 연하곤란, 발성 곤란을 일으키고, 다음에 운동 장애가 일어나서 악력(握力)을 잃고 보행, 정좌 등이 어렵게 된다. 다음에 호흡 곤란, 흉내 고민을 호소하고 혈압은 내려가서 허탈 상태로 빠지게 된다.

31. 우리나라 위생업무의 일선 행정기관은?

① 보건소 ② 보건연구소
③ 구, 시, 군 ④ 읍, 면, 동
⑤ 국립보건연구원

| 풀 | 이 |

시 · 도의 보건사회국 내의 위생과나 보건과에서 그 행정 업무를 관장하고 있으며, 보건소의 위생업무는 1976년 1월부터 구 · 시 · 군으로 이관되어 담당하고 있다.

32. 식중독 발생시 환자측에서 우선적으로 해야 할 사항은?

① 식중독 발생신고
② 원인식품의 폐기처분
③ 역학 조사
④ 연막 소독
⑤ 의료비 청구

정답 : 30. ② 31. ③ 32. ①

국문 찾아보기

ㅅ

ㅇ

ㅈ

영문 찾아보기

A

B

C

D

E

F

G

H

K

L

M

N

P

Q

R

S

T

U

V

W

Y

Z

강공언 교수 (원광보건대학 보건계열)
김남송 교수 (원광대학교 예방의학교실)
박재원 교수 (대구보건대학 보건계열)

환경보건학

2007년 8월 30일 1판 1쇄 발 행
2008년 8월 30일 1판 2쇄 인 쇄
2008년 9월 5일 1판 2쇄 발 행

정가 18,000원

저 자 : 강공언 · 김남송 · 박재원

발행자 : 최 병 진

발 행 처 : 도서출판 **고 려 의 학**
(110-524) 서울시 종로구 명륜 4가 91
Tel. 765-0333 / 0337
Fax. 743-2288

ISBN 978-89-7043-578-7

등록번호 : 제 1-519호 1978. 6. 29.